Maisie Hill

Superpower für die Wechseljahre

Maisie Hill

Superpower für die Wechseljahre

So lassen Sie sich von den hormonellen Veränderungen in der Zeit vor der letzten Periode nicht in den Wahnsinn treiben

Aus dem Englischen übersetzt
von Beate Brandt

VAK Verlags GmbH
Kirchzarten bei Freiburg

Titel der englischen Originalausgabe: *Perimenopause Power*

Die englische Originalausgabe mit der ISBN 978-1-4729-7886-8 ist erschienen bei Green Tree, Bloomsbury Publishing Plc, London, UK.

Verlag und Autorin haben sich um eine inklusive Sprache bemüht. Die englische Sprache kennt keine weiblichen und männlichen Formen von Substantiven, für die deutsche Übersetzung mussten daher Anpassungen vorgenommen werden. Die Angaben in diesem Buch beziehen sich auf alle Menschen, die mit weiblichen Geschlechtsorganen geboren wurden.

Bibliografische Information der Deutschen Nationalbibliothek
Die Deutsche Nationalbibliothek verzeichnet diese Publikation in der Deutschen Nationalbibliografie; detaillierte bibliografische Daten sind im Internet über http://dnb.d-nb.de abrufbar.

VAK Verlags GmbH
Eschbachstraße 5
79199 Kirchzarten
Deutschland
www.vakverlag.de

Übersetzung: Beate Brandt
Lektorat: Nadine Britsch
Illustrationen: Jasmine Parker
Layout: Richard Kiefer
Umschlag: Favoritbüro, München
Satz & Druck: Friedrich Pustet GmbH & Co. KG, Regensburg
Printed in Germany
ISBN: 978-3-86731-251-6

Ich widme dieses Buch allen, die *Superpower Periode* gelesen und mir anschließend geschrieben oder einen Kommentar hinterlassen haben. Ihre Frage – „Und wie geht es weiter?“ – ist der Grund, warum dieses Buch existiert, und dafür danke ich Ihnen.

Und ich danke meinen Eierstöcken – sie haben großartige Arbeit geleistet.

Sprache und Inklusion

Die Perimenopause ist ein Prozess, der von allen durchlebt wird, die mit „weiblichen“ Geschlechtsorganen geboren wurden. Mir ist bewusst, dass nicht alle Menschen, die dieses Buch lesen, sich als weiblich sehen, da das Thema auch für Nichtbinäre oder Transgender interessant ist. Ich habe daher versucht, in der Wahl der Sprache inklusiv zu sein, und ich spreche in der Regel nur dann von Frauen, wenn dies die Bezeichnung in Forschungsergebnissen ist, auf die ich mich beziehe, oder um die Sicht des Patriarchats zu verdeutlichen.

Inhaltsverzeichnis

Wie Sie dieses Buch am besten lesen

Die Menschen, die sich an mich wenden, erhoffen sich Hilfe. Sie wünschen sich Strategien, wie sie ihre Symptome und ihr Leben verbessern können, und ich nehme einmal an, das ist auch Ihr Anliegen an mich und dieses Buch. Wenn Sie also bestimmte Symptome haben, die Ihnen das Leben erschweren, wie Hitzewallungen oder psychische Probleme, dann können Sie direkt in den entsprechenden Kapiteln nachschlagen. Holen Sie sich die notwendigen Informationen so schnell wie möglich.

Zusätzlich kann es hilfreich sein zu verstehen, *warum* wir bestimmte Dinge durchleben, denn Wissen kann eine enorme Wirkung entfalten. Wenn ich in die Gesichter meiner Klientinnen schaue, in dem Moment, in dem sie begreifen, was eigentlich vor sich geht, dann muss ich stets lächeln. Aus diesem Grund gehe ich im Buch auch auf den wissenschaftlichen Hintergrund von Perimenopause und Postmenopause ein. Mir ist dabei stets bewusst, dass Fachbegriffe verwirrend sein können, weshalb Sie am Ende dieses Buchs ein Glossar finden, in dem die wichtigsten Begriffe erklärt werden.

Sie können während Ihrer Reise durch die Wechseljahre und in Richtung Postmenopause immer wieder zu diesem Buch zurückkehren. Einiges kann schon jetzt auf Sie zutreffen, anderes wird vielleicht erst später relevant. Ein Gesamtüberblick über all das, was die Wechseljahre ausmacht, kann Ihnen helfen, darauf gut vorbereitet zu sein und sie so zu einer positiven Erfahrung werden zu lassen – etwas, das ich uns allen wünsche.

Einleitung

Vielleicht wundern Sie sich, warum sich eine 40-Jährige hinsetzt und ein Buch über die Wechseljahre – medizinisch als Perimenopause bezeichnet – schreibt. Ist das nicht etwas, das eher so um die Fünfzig passiert? Nun ja, nicht ganz.

Das Durchschnittsalter für die Menopause liegt tatsächlich bei 51 Jahren – doch viele wissen nicht, dass die Menopause selbst nur einen Tag andauert, denn sie markiert einfach nur den Ablauf eines periodenfreien Jahres seit der letzten Regelblutung. Die Perimenopause hingegen ist der Zeitraum, in dem Sie noch einen Zyklus haben, sich aber bereits erste Symptome des Wechsels zeigen. Wenn wir von Menopause sprechen, meinen die meisten von uns also tatsächlich die Perimenopause. Sie beginnt häufig in den Vierzigern, kann aber auch schon in den Dreißigern einsetzen. Auch ihre Länge ist unterschiedlich, denn zwischen zwei und zwölf Jahren ist alles möglich. Wären mehr von uns sich der subtilen Anzeichen dieses Übergangs bewusst, würden wir die Signale, die unser Körper sendet, auch viel früher erkennen und könnten so auch viel früher etwas tun.

Zu Beginn stellen Sie vielleicht fest, dass Sie Ihre Regel in kürzeren Abständen bekommen als zuvor und die Blutungen möglicherweise stärker ausfallen. Auch können sich vor Einsetzen der Periode Symptome zeigen wie Nachtschweiß, Schlaflosigkeit, Kopfschmerzen, Migräne und Brustspannen. All dies sind Vorzeichen, dass Ihr Hormonhaushalt sich verändert und die Wechseljahre beginnen, und sie mehren sich im Laufe der Zeit. Im letzten Stadium der Perimenopause kommt es immer seltener zu einer Blutung und andere Symptome wie Scheidentrockenheit, Gelenkschmerzen und Veränderungen der Blase werden wahrscheinlicher.

Es ist durchaus möglich, dass Sie ohne größere Probleme durch die Perimenopause kommen. Oder es trifft Sie unvermittelt und richtig hart. Manche kommen gut und ohne zusätzliche Hilfe durch diese Zeit, möchten einfach „der Natur ihren Lauf lassen“ und fühlen sich wohl damit. Andere entscheiden sich für eine Hormonersatztherapie und alles, was die moderne Medizin zu bieten hat. Vielleicht stellen Sie auch irgendwann fest, dass Ihre Gefühle und Gedanken darüber, wie Sie mit dem sogenannten „Wechsel“ umgehen möchten, sich verändern. Was am Anfang noch funktioniert, klappt später vielleicht nicht mehr so gut, und was bei Ihrer besten Freundin Wunder wirkt, muss noch lange nicht für Sie gelten.

Und wenn wir schon beim Thema sind: Es gibt keinen Preis dafür, eine Geburt ohne Schmerzmittel zu überstehen, und es gibt es auch keinen dafür, ohne eine Hormonersatztherapie durch die Wechseljahre zu kommen. Wie auch immer Sie am besten durch die Perimenopause kommen möchten – in diesem Buch finden Sie hilfreiche Informationen und Strategien zu verschiedenen Ansätzen.

Im Laufe dieses Prozesses werden sich Ihre Bedürfnisse wahrscheinlich verändern. Es ist vollkommen in Ordnung, wenn Sie ihre Entscheidung, wie Sie ihre Gesundheit und Ihr Wohlbefinden fördern möchten, neu überdenken. Wir sollten weder uns selbst noch andere für die Entscheidungen verurteilen, die wir treffen. Welche Vorgehensweise auch immer Sie wählen, ich möchte, dass Sie sich gut dabei fühlen. Und ich hoffe, dass dieses Buch Ihnen dabei hilft, in Bezug auf Ihre medizinische Versorgung und Ihr Leben eine gute Wahl zu treffen, denn Unentschlossenheit zehrt an den Kräften. Ständig hin und her zu überlegen, was wohl die „richtige“ Vorgehensweise sein könnte, kostet mentale Energie, wovon Sie in diesem Lebensabschnitt – ehrlich gesagt – oft nicht allzu viel haben werden. Ganz zu schweigen davon, dass solche Gedanken Ihnen den Schlaf rauben können, was ebenfalls nicht gerade förderlich ist.

Wenn Sie dieses Buch gelesen haben, verfügen Sie über einen nützlichen Werkzeugkasten an Tipps und Techniken, der Ihnen das Durchleben der Perimenopause – umgangssprachlich als Wechseljahre bezeichnet – und auch der postmenopausalen Jahre – also die Zeit 12 Monate nach der letzten Periode – erleichtern wird. Zu Beginn wird es bei Ihren Überlegungen vor allem um den Umgang mit Symptomen gehen. Sie werden jedoch bald feststellen, dass die getroffenen Entscheidungen auch Auswirkungen auf die nachfolgenden Jahrzehnte haben. Nicht umsonst wird die Perimenopause oft als Zeitfenster beschrieben, das durchaus auch positive Seiten hat, und ich würde mich freuen, wenn Sie das auch so sehen könnten.

Zu den Symptomen der Perimenopause zählen (unter anderem):

- Häufigere oder länger auseinander liegende Perioden (oder eine unvorhersehbare Kombination aus beidem)
- Veränderungen der Blutung – stärker, länger, kürzer, leichter
- Verstärktes prämenstruelles Syndrom (PMS)
- STÄNDIGE GEREIZTHEIT UND WUT
- Schlafstörungen
- Müdigkeit
- Brustspannen
- Kopfschmerzen und Migräne
- Gehirnnebel
- Schlechtes Gedächtnis
- Blähbauch
- Hitzewallungen
- Nachtschweiß
- Mundtrockenheit
- Gelenk- und Muskelschmerzen
- Stimmungsschwankungen, Ängste und Depressionen
- Panikattacken
- Scheidentrockenheit
- Schmerzen bei penetrativem Sex
- Vermindertes sexuelles Verlangen
- Verstärktes sexuelles Verlangen (ja, durchaus auch!)
- Blasenprobleme – unfreiwilliger Harnverlust, Harndrang, häufiger nächtlicher Toilettengang
- Hautveränderungen – Akne, trockene Haut, fettige Haut, Verlust von Straffheit und Elastizität
- Juckende Haut
- Haarausfall oder dünner werdende Haare
- Durchfall, Verstopfung oder beides

Die Wechseljahre bestehen jedoch aus mehr als nur rein körperlichen Symptomen. In der Herbstphase des Lebens werden wir mit Gedanken und Gefühlen konfrontiert, die wir möglicherweise seit Jahren unterdrückt haben. Kreative und sexuelle Impulse können plötzlich auftauchen oder nachlassen, der Drang, sich selbst zu verwirklichen, nimmt möglicherweise zu und es kann die Sehnsucht entstehen, aus dem gewohnten Leben auszubrechen. Hinzu kommt, dass wir zu einer Art wandelndem Pulverfass werden, das aufgrund von Reizbarkeit, Ungeduld und Wut jederzeit in die Luft zu gehen droht. Die Perimenopause ist eine Art Feuertaufe, die uns dazu zwingt, uns selbst, unserer Lebensgeschichte und unserer Zukunft ins Auge zu blicken, und zwar mit einer Intensität, auf die wir meist nicht vorbereitet sind. Dabei wäre das wirklich wichtig, denn so werden die Wechseljahre von etwas, das uns einfach „passiert", zu einer machtvollen Erfahrung, in der wir uns selbst und unsere Kraft finden.

Der aktuelle Stand der Dinge

In den vergangenen drei Jahren hat sich die Anzahl der Suchanfragen im Internet zum Thema Menopause verdreifacht – und das ist kein Wunder, denn laut der unabhängigen britischen Wohlfahrtsorganisation *Nuffield Health* befinden sich derzeit in Großbritannien rund 13 Millionen Frauen in der perimenopausalen oder postmenopausalen Phase. Aufgrund des Bevölkerungsanstiegs, der aus der ersten und zweiten Welle der geburtenstarken Jahrgänge resultierte, haben derzeit schätzungsweise mehr als 50 Millionen Frauen und Menschen, denen bei der Geburt das Geschlecht „weiblich" zugewiesen wurde, in den USA das Durchschnittsalter für die Menopause erreicht.[1] Bis zum Jahr 2050 wird sich diese Zahl wohl vervierfachen.[2] Dennoch werden die Menge und die Vielfalt der Symptome ebenso wie die Bedürfnisse aller, die sich in der Perimenopause und Postmenopause befinden, weder in der Forschung, noch in der Gesundheitsbildung oder den Ausgaben im Gesundheitswesen abgebildet. Würden Männer mitten in der Nacht schweißgebadet aufwachen, unter kognitiven Störungen leiden und mit eingeschrumpelten Penissen leben müssen, wie viel Geld würde dann wohl bereitgestellt? Es gäbe sicherlich keine weltweiten Engpässe bei der Hormonersatztherapie wie es derzeit der Fall ist. Nach der Menopause bleibt uns schließlich immer noch ein Drittel unserer Lebenszeit, und die Auswirkungen der Hormonumstellung während der Wechseljahre begleiten uns durch all diese Jahre. Im Verhältnis dazu wird viel zu wenig auf diesem Gebiet geforscht.

Da in den vergangenen Jahren Themen wie die Periode und Fehlgeburten in den Vordergrund gerückt sind, beginnt die Menopause gerade erst an Aufmerksamkeit zu gewinnen. Stars wie Michelle Obama, Ulrika Jonsson, Meg Mathews, Louise Minchin und Michelle Heaton haben über ihre Erfahrungen mit der Menopause berichtet und erhielten dafür ein hohes Maß an Lob und Unterstützung. Die Psychologin und Menopausen-Expertin Diane Danzebrink hat die gemeinnützige Organisation *Menopause Support* (in Großbritannien) gegründet und ist die Triebfeder der Kampagne *#makemenopausematter*, die es sich zum Ziel gesetzt hat, das Wissen von Hausärzten über die Menopause zu fördern, die Menopause im Sozialkundeunterricht für Teenager zu thematisieren und das Bewusstsein am Arbeitsplatz für das Thema zu schärfen. Sie setzt sich auch dafür ein, dass Arbeitgeber entsprechende Richtlinien entwickeln, um Angestellte besser unterstützen zu können. All dies ist dringend erforderlich. Wer sich traut, mit seiner Hausärztin oder seinem Hausarzt über die Symptome zu sprechen (viele tun dies jedoch gar nicht erst), erhält häufig veraltete Ratschläge, da die meisten Mediziner nicht ausreichend geschult sind, um Wechseljahresbeschwerden, also menopausale Symptome, als solche zu erkennen und zu behandeln. Das liegt auch daran, dass im Studium nur wenig über die weibliche Gesundheit gelehrt wird, was über die fruchtbaren Jahre hinausgeht. Man könnte also fast meinen, dass unsere Gebärmutter nur so lange von Wert ist, wie wir darin ein neues Leben austragen können. Die *British Menopause Society* schätzt, dass rund ein Drittel aller Frauen sogar die Hälfte ihres Lebens in der Postmenopause verbringen werden – und dennoch werden ihre Bedürfnisse im Gesundheitswesen nahezu übersehen.

All dies kann tiefgreifende Auswirkungen haben. Mit Partnerschaften kann es rapide bergab gehen, die Arbeitsleistung kann sinken und 10 Prozent der Betroffenen überlegen sogar, aufgrund der Symptome die Arbeit ganz aufzugeben. Die Gesundheitsrisiken steigen, ebenso wie die Selbstmordgefahr. Das Durchschnittsalter für die Menopause ist 51 Jahre, und die britische Telefonseelsorge berichtet, dass die Altersgruppe mit der höchsten Selbstmordrate bei Frauen zwischen 50 und 54 Jahren liegt. Die Wechseljahre sind keine Krankheit, sie sind ein natürlicher und normaler Vorgang. Gleichzeitig sind sie aber eine Lebensphase, in der wir fundierte und hilfreiche Unterstützung benötigen. Dank dem passionierten und unermüdlichen Einsatz von Frauen wie Diane sehen wir auf diesem Gebiet endlich lang ersehnte Fortschritte.

Warum ich?

Was qualifiziert mich dafür, ein Buch über die Perimenopause zu schreiben, wenn ich sie selbst noch gar nicht durchlebt habe? Das habe ich mich selbst tatsächlich mehrfach gefragt. Ich habe überlegt, noch ein paar Jahre damit zu warten, bis ich eigene Erfahrungen gesammelt habe – und sicherlich denken einige, dass ich das auch hätte tun sollen. Ausgelöst wurde meine Entscheidung, dieses Buch dennoch jetzt schon zu schreiben, durch die zahllosen Kommentare, persönlichen Nachrichten und E-Mails, die ich von Menschen erhalten habe, die mein erstes Buch *Superpower Periode* (ebenfalls bei VAK erschienen) gelesen haben und mehr darüber wissen wollten, was in der Perimenopause mit den Hormonen geschieht – wie geht es weiter? Diese Frage kam so häufig auf, dass ich sie sogar als Titel für dieses Buch in Betracht gezogen habe. All diese Botschaften hatten eine Wirkung, weil das darin anklingende dringende Bedürfnis nach Informationen zu meinem dringenden Bedürfnis wurde, diese Informationen weiterzugeben, damit das Wissen wächst und Betroffene verstehen, was vor sich geht – und dass man eine Menge tun kann, um leichter durch die Wechseljahre zu kommen. Ich danke all jenen, die in den vergangenen 15 Jahren mit perimenopausalen und postmenopausalen Beschwerden zu mir gekommen sind, dafür, dass sie mir ihr Vertrauen geschenkt haben und ich einige ihrer Geschichten in diesem Buch erzählen darf. Ihren Fragen und ihrem Wunsch, die Wechseljahre anders anzugehen, ist es zu verdanken, dass Sie dieses Buch nun in Ihren Händen halten.

Ich bin mir sicher, dass das Buch anders ausgefallen wäre, wenn ich gewartet hätte – aber wäre es auch hilfreicher für Sie gewesen? Da bin ich mir gar nicht so sicher. Ich habe 10 Jahre lang Hunderte von Familien als Doula bei Schwangerschaft und Geburt unterstützt, bevor ich selbst Schwangerschaft und Geburt durchlebte, und ich war – ehrlich gesagt – eine bessere Doula, bevor ich selbst Mutter wurde. Seit mein Sohn auf die Welt gekommen ist, versuche ich darauf zu achten, dass meine Erfahrungen mich nicht zu sehr beeinflussen, wenn ich anderen dabei helfe, ihre eigenen Entscheidungen zu treffen. Dennoch lauern sie heute immer im Hintergrund, während ich in den 10 Jahren zuvor ohne die Vorurteile eigener Erfahrungen beraten habe. Meine Klientinnen haben davon profitiert und ich hoffe, Ihnen geht es beim Lesen dieses Buchs genauso. Ich habe Informationen aus verschiedenen Ecken zusammengetragen und reichlich recherchiert, damit Sie sich diese Arbeit ersparen können. Und natürlich ist meine praktische Erfahrung mit eingeflossen, sodass Sie am Ende ein Gesamtpaket haben, das Sie gesundheitlich und hormonell hoffentlich gut durch die Wechseljahre bringt.

Ich bin gerne gut vorbereitet und ich möchte mich und meine Familie so gut wie möglich für die nächste Phase in meinem Leben wappnen. Ich kann mich noch gut daran erinnern, was es bedeutete, als Teenager mit einer Mutter in den Wechseljahren zu leben, und ich wünsche mir eine andere Erfahrung für meinen Sohn und meinen Partner. Eine, in der man über die Dinge redet und in der Bewusstheit und Verständnis dafür herrschen, dass es Zeiten geben wird, in denen ich aus der Tür stürmen und ein paar Stunden lang am Wasser oder in den Bergen umherstapfen muss. Ich wollte wissen, welche Optionen mir zur Verfügung stehen, wenn die Zeit kommt, und das Schreiben dieses Buchs hat mir genau das ermöglicht. Auf diese Weise konnte ich auch vorab Entscheidungen treffen, von denen ich zum Teil selbst überrascht war. Die Herausforderungen der mittleren Lebensjahre treffen auch mich. Ich lerne, die Superpower meiner Hormone einzusetzen und gelassen den radikalen Umbruch zu genießen, den sie mir abverlangen.

Dieses Buch hat sich auch dann gelohnt, wenn es mir gelingt, mit dem furchtbaren Schlamassel aufzuräumen, den die fehlerhaften Ergebnisse der WHI-Studie *(Women's Health Initiative)* geschaffen haben – eine Forschungsarbeit, die 20 Jahre lang für größtenteils unbegründete und beängstigende Schlagzeilen gesorgt hat (mehr dazu ab Seite 104).

Also, sind Sie dabei?

Los geht's.

Kapitel 1

Was zum Teufel ist hier los?

Während unserer fruchtbaren Jahre gewöhnen wir uns an das, was wir als normal erleben – unsere individuelle Erfahrung des eigenen Zyklus. Bei all den zyklusbedingten Symptomen, wie Schmerzen, starken Blutungen, PMS, Brustspannen, Aufgeblähtheit und Veränderungen in Energie, Stimmung und Verhalten, wissen wir doch immer ungefähr, was wir zu erwarten haben. Ihr Zyklus mag mit seinen ausgeprägten Hochs und Tiefs einer Achterbahnfahrt gleichen, aber zumindest wissen Sie, wie sich eine Fahrt auf dieser speziellen Achterbahn anfühlt.

Mit der Perimenopause ändert sich das. Am Anfang sind es eher subtile Veränderungen, doch irgendwann schlagen die Wechseljahre zu. Anstatt in jedem Zyklus auf der gleichen Achterbahn unterwegs zu sein, fühlt es sich nun so an, als würden Sie ständig auf einer anderen fahren, vor allem wenn kürzere und längere Zyklen sich ohne Regelmäßigkeit abwechseln und nichts mehr so richtig vorhersehbar ist. Sie haben richtig gelesen – es ist an der Zeit, sich von regelmäßigen Zyklen zu verabschieden, sofern dies bei Ihnen bislang der Fall war, was nicht bei allen so ist.

Ratsuchende, die in meine Praxis kommen, sind häufig unsicher, ob sie überhaupt schon in den Wechseljahren sind. Sie erzählen mir, dass sich ihr Zyklus irgendwie verändert hat – meist betrifft es die Länge oder Stärke der Blutung. Manchmal sind neue Symptome hinzugekommen oder bestehende haben sich verschärft. Solche Veränderungen sind häufig (wenngleich nicht immer) den Wechseljahren geschuldet, aber weil sie nicht unbedingt in das Bild passen, das wir von Frauen in der Menopause haben – ständig schwitzend und zur Abkühlung vor dem offenen Kühlschrank stehend – verbinden viele Betroffene ihre Symptome nicht automatisch mit dem Einsetzen der Perimenopause.

Die Hitzewallungen, die wir für so typisch halten, kommen tatsächlich häufig erst später.

Andere kommen zu mir, weil sie unter einer ganzen Reihe von Symptomen leiden, die dafürsprechen, dass sie die Wechseljahre durchleben, es ihnen aber nicht bewusst ist. Die meisten thematisieren die Perimenopause erst dann, wenn sie sich schon mittendrin befinden, und Jahre voller offensichtlicher Anzeichen und Symptome können der „hitzigen" Phase mit den Schweißausbrüchen vorangehen, ohne jedoch mit den Wechseljahren in Verbindung gebracht zu werden. Ich bewerte das übrigens nicht, obwohl es mich ärgert, dass viele von uns nur wenig über die Funktionsweise unserer Hormone und Fortpflanzungsorgane wissen. An diesem Nichtwissen sind allerdings weniger die Betroffenen schuld als vielmehr das Patriarchat.

Natürlich gibt es auch all jene, die genau wissen, was in ihrem Körper abläuft und die sich einfach nur Hilfe und Unterstützung erhoffen.

Ganz gleich, in welchem Stadium Sie sich derzeit befinden (und ich hoffe natürlich, dass einige dieses Buch lange vor dem Beginn der Wechseljahre lesen) – beginnen möchte ich mit einer Erklärung, was genau die Perimenopause ist und wann sie startet, denn wenn Sie so ähnlich ticken wie ich, werden Sie sich eine klare und eindeutige Beschreibung wünschen, um von Anfang an zu wissen, ob Sie schon Mitglied im Club sind oder noch nicht.

Erste Anzeichen

Laut dem Stufensystem, das eine Gruppe von Wissenschaftlerinnen und Wissenschaftlern aus fünf Ländern und verschiedenen Fachbereichen im Jahr 2001 im Rahmen des *Stages of Reproductive Aging Workshop* (STRAW) entwickelt hat, beginnt die frühe Perimenopause, wenn sich die Länge Ihres Zyklus in mehreren aufeinanderfolgenden Zyklen um sieben oder mehr Tage verändert.[3] Gegen Ende der fruchtbaren Jahre seien zudem leichte Veränderungen in Stärke und Länge möglich. Dazu muss ich sagen, dass ich mit vielen Ratsuchenden gearbeitet habe, die meiner Einschätzung nach schon unter den hormonellen Veränderungen der Perimenopause litten, diese Kriterien aber nicht erfüllten.

Meiner beruflichen Erfahrung nach zeigen sich bereits Symptome, bevor es zu einer siebentägigen Abweichung der Zykluslänge kommt. Insofern sollten Sie nicht unbedingt bis zur Erfüllung dieses offiziellen Kriteriums warten, bevor Sie sich in den Wechseljahren sehen. Zu diesen Symptomen zählen unter anderem ein verkürzter Zyklus, Veränderungen der Blutungsstärke, Nachtschweiß vor und während der Periode, starke Kopfschmerzen und Migräne, ein Anschwellen und eine Berührungsempfindlichkeit der Brüste, die uns sogar vor Umarmungen zurückschrecken lassen, und ein Vorrat an Wut, der für eine ganze Armee ausreichen würde.

Hier kann ich tatsächlich aus persönlicher Erfahrung sprechen. Im vergangenen Jahr hat sich mein Zyklus auf 24 bis 25 Tage verkürzt, auch wenn es zwischendurch immer wieder einmal zu einer für mich normalen Zykluslänge von 28 bis 32 Tagen kommt. Neu ist auch, dass ich nun in den Tagen unmittelbar vor der Regel schlecht einschlafen kann, begleitet von prämenstruellem Nachtschweiß, der mich zumindest vorwarnt, dass meine Regel früher kommt als erwartet. Die erste größere Veränderung war jedoch, dass meine prämenstruellen Stimmungsschwankungen sich extrem verstärkt haben. Kommt Ihnen das bekannt vor? Ich weiß, dass ich nicht allein damit bin. Im Laufe der Jahre haben mir viele Betroffene von ähnlichen Erfahrungen berichtet.

Es handelt sich hier um eine Lebensphase, die das kanadische *Centre for Menstrual Cycle and Ovulation Research* (www.cemcor.ubc.ca), das zum Thema Zyklus und Ovulation forscht, als „sehr frühe Perimenopause“ bezeichnet. Das CeMCOR widersetzt sich zum Glück dem Trend, den Beginn der Perimenopause genau zu definieren, denn es legt den Fokus auf unsere sich verändernden Erfahrungen, die besser als regelmäßige Zyklen auf Veränderungen im Hormonhaushalt hinweisen.[4] Eine äußerst positive Entwicklung! Auf der Internetseite des CeMCOR findet sich der folgende Satz[5]: „Wenn sich unser Erleben verändert, wenn sich unser Hormonhaushalt verändert, dann legen wissenschaftliche Befunde nahe, dass der perimenopausale Östrogenspiegel höher ist, stärker schwankt und unvorhersehbar wird, weniger häufig ein Eisprung stattfindet und der Progesteronspiegel niedriger ist, was wiederum bedeutet, dass die Perimenopause begonnen hat, selbst wenn die Zyklen regelmäßig sind und eine normale Länge aufweisen.“ Das

CeMCOR nennt eine Reihe von möglichen Veränderungen, von denen drei beliebige Faktoren zur Bestimmung des Beginns der Wechseljahre dienen können, auch wenn der Zyklus weiterhin normal lang und regelmäßig ist:[6]

- Stärkere und/oder länger anhaltende Blutungen als bisher
- Kürzere Zykluslänge (25 Tage oder weniger)
- Stärker schmerzende, angeschwollene und/oder knotige Brüste als zuvor
- Stärkere oder neu auftretende Regelschmerzen
- Aufwachen in der Nacht
- Einsetzen von Nachtschweiß, speziell rund um die Blutung
- Migränekopfschmerz, der neu oder wesentlich stärker auftritt
- Prämenstruelle Stimmungsschwankungen, die neu oder verstärkt auftreten
- Deutliche Gewichtszunahme ohne Veränderungen an Ernährung oder Bewegung

So viele von uns haben ihren Tanz mit der Perimenopause bereits begonnen, ohne dass es uns bewusst ist. So verpassen wir die Gelegenheit, etwas zu tun – Zeiten, in denen wir vorausschauend aktiv werden und unser Erleben der Wechseljahre sowie der Zeit nach der Menopause positiv beeinflussen und gestalten können. Daran möchte ich etwas ändern.

Wann geht es los?

Die meisten von uns erleben ihre natürliche Menopause, wenn die Periode also aussetzt, irgendwann zwischen 45 und 55 Jahren. Das Durchschnittsalter liegt bei 51, wobei diese Zahl schwankt, je nach dem Land, in dem Sie leben. Vielleicht denken Sie jetzt, dass eine „natürliche" Menopause bedeutet, dass man ohne Hormonersatztherapie auskommt – als gäbe es eine besondere Auszeichnung dafür (kleiner Spoiler: Nein, gibt es nicht!). Stattdessen geht es einfach nur um die Festlegung des Alters, in dem Sie ganz natürlich in die Menopause eintreten, im Gegensatz zur induzierten Menopause als Folge einer medizinischen

Behandlung (wie einer Bestrahlung) oder eines chirurgischen Eingriffs (wie der Entfernung der Eierstöcke).

Die Perimenopause, in der Sie noch einen Zyklus haben, aber bereits menopausale Symptome auftreten, dauert in der Regel vier Jahre, aber es können auch schon einmal 10 oder 15 sein. Die ersten leisen Anzeichen, dass sich etwas verändert, sind häufig verkürzte Zyklen, variierende Zykluslängen und ein (manchmal extrem) schwankender Hormonhaushalt. Obwohl man bei der Menopause meist eher an einen Hormonmangel denkt, insbesondere in Hinblick auf den sinkenden Östrogenspiegel, ist die Perimenopause häufig eine Zeit, in der der Östrogenspiegel erhöht bleibt.[7]

Bei Zwanzigjährigen liegt der höchste Östrogenspiegel etwa bei 500–1000 pmol/L, aber auch in der Perimenopause können 5000 pmol/L gemessen werden. Von einem Mangel kann da wohl nicht die Rede sein. (Es ist nicht wichtig, wenn Sie sich mit der hier verwendeten Maßeinheit nicht auskennen, bei der es sich um Pikomol pro Liter oder pmol/l handelt, wichtig ist das Verhältnis.) Nach und nach sinkt der Östrogenspiegel, und es kann sein, dass Sie zwischen Zyklen mit hohem Östrogenwert und solchen mit niedrigem schwanken. Das erste Hormon jedoch, das sich verabschiedet, ist das Progesteron. In den Zeiten, in denen der Östrogenspiegel hoch ist und der Progesteronspiegel niedrig, treten Symptome auf wie kürzere Zyklen, stärkere und/oder längere Perioden, Regelschmerzen, Schmierblutungen, Aufgeblähtheit, Kopfschmerzen und Migräne, Schlafstörungen, Ängste, Depressionen, Reizbarkeit und jede Menge WUT.

Der stufenweise und sprunghafte Rückgang des gebildeten Östrogens ist eher typisch für die späten Stadien der Perimenopause und sorgt dafür, dass der Zyklus länger wird, immer mehr Zeit zwischen Ihren Blutungen liegt und sich Symptome zeigen wie Hitzewallungen, Nachtschweiß und Scheidentrockenheit. Der sinkende Östrogenspiegel bewirkt Veränderungen im Urogenitalsystem, und das Risiko für Herz-Kreislauf-Erkrankungen, Diabetes und Osteoporose steigt.

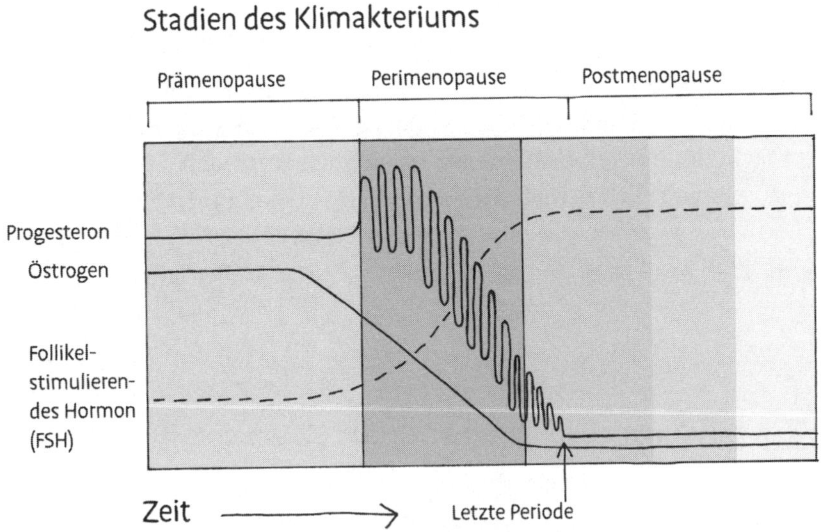

Definition der Menopause

Unter der **Prämenopause** versteht man die Jahre, in denen Sie einen Menstruationszyklus haben.

Die **Perimenopause** (auch Wechseljahre genannt) umfasst den Zeitraum, in dem Sie noch Perioden haben, diese allerdings eher unregelmäßig sind. Außerdem zeigen sich die ersten Wechseljahressymptome. Dieses Stadium kann weiter unterteilt werden in:

- *Sehr frühe Perimenopause*: Die Zykluslänge ist gleichbleibend oder kann sich leicht verkürzen, neue Symptome tauchen auf oder bestehende verschärfen sich. Der Östrogenspiegel ist im Verhältnis zum Progesteronspiegel häufig erhöht.
- *Frühe Perimenopause*: Die Zykluslänge nimmt ab. Der Östrogenspiegel ist im Verhältnis zum Progesteronspiegel häufig erhöht.
- *Späte Perimenopause*: Die Zykluslänge nimmt zu, und es können Symptome auftreten wie Hitzewallungen, Nachtschweiß und Scheidentrockenheit. Der Östrogenspiegel ist niedrig.

Die **Menopause** selbst dauert *nur einen einzigen Tag* und markiert den Zeitpunkt, an dem Ihre letzte Periode ein Jahr her ist. Die **Postmenopause** ist die Zeit, in der die Periode dauerhaft ausbleibt und Hitzewallungen wahrscheinlicher werden. Sie beginnt 12 Monate nach der letzten Regel. Außerdem nehmen Symptome wie Scheidentrockenheit und Harnwegsinfekte zu. Wir verbringen etwa ein Drittel unseres Lebens in dieser Phase.

Warum es nicht ohne Grund „Wechsel" heißt

Auch wenn es Forschungsarbeiten zum Alter gibt, in dem die natürliche Menopause in der Regel einsetzt, und zu den dazugehörigen Faktoren, so gibt es doch – wie generell auf dem Gebiet der Frauengesundheit – leider nur wenige Studien zu Verlauf und Dauer der Perimenopause. Manche erleben die Wechseljahre durchaus als positiv; es ist immerhin eine Lebensphase, keine Krankheit oder Störung. Für andere kann sie jedoch verwirrend und überwältigend sein und sich stark auf die Lebensqualität auswirken.

Es gibt kein Patentrezept, wie man am besten durch diese Zeit kommt. Ihre Erfahrung der Perimenopause und der darauffolgenden Jahre wird sehr individuell sein. Und es ist ein Prozess: Kaum haben Sie sich an ein bestimmtes Symptom oder einen Gefühlszustand gewöhnt, ändern sich die Dinge, und das immer wieder. Kein Wunder also, dass wir von den „Wechseljahren" oder kurz dem „Wechsel" sprechen. Die Dinge werden unberechenbar und das kann gehörigen Stress verursachen. Aber es ist auch eine Chance, und ich möchte Sie dazu ermuntern, diese Zeit als solche zu sehen (mehr dazu erfahren Sie in Kapitel 6).

Kann mir ein Test verraten, ob ich schon in den Wechseljahren bin?

Die Perimenopause ist keine Krankheit, aber die Diagnose erfolgt in der Regel auf der Grundlage von Anzeichen und Symptomen. Bluttests, bei denen die Hormone bestimmt werden, sind kein zuverlässiger Indikator für die Perimenopause, da der Hormonspiegel von Zyklus zu Zyklus variieren kann und zudem während der Wechseljahre wilden Schwankungen unterworfen ist. In einigen Fällen kann er auch Werte anzeigen, die typisch für die *Prä*menopause – also den Zeitraum *vor* den Wechseljahren – sind. Dennoch: Wenn Sie vor Ihrem 45. Geburtstag schon Symptome haben, sollten Sie Ihr Blut untersuchen lassen, da bei Ihnen möglicherweise eine vorzeitige Menopause oder eine vorzeitige Ovarialinsuffizienz (siehe hierzu Seite 369) vorliegt.

Aber wenn es nicht die Perimenopause ist – was ist es dann?

- Schwangerschaft (das kommt häufiger vor, als man denkt)
- Fehlfunktionen der Schilddrüse nehmen mit dem Alter zu und können mit den Wechseljahren einhergehen, aber auch unabhängig davon auftreten. Weil einige Symptome einer Schilddrüsenfunktionsstörung jenen der Perimenopause ähneln, kann es zu Fehldiagnosen kommen. So kamen beispielsweise Ratsuchende zu mir, die unter Gewichtszunahme, depressiven Verstimmungen, veränderter Periode und anderen Zyklusunregelmäßigkeiten litten und überzeugt waren, in den Wechseljahren zu sein. Es stellte sich jedoch heraus, dass die Schilddrüse das Problem war.
- Ein hoher Prolaktinspiegel kann die normale Produktion anderer Hormone und den Eisprung (Ovulation) stören. Ihr Arzt oder Ihre Ärztin wird in der Regel neben anderen Hormonwerten auch Ihren Prolaktinspiegel untersuchen, um auszuschließen, dass das Hormon für die unregelmäßigen Zyklen verantwortlich ist. Ist der Prolaktinspiegel erhöht, müssen Sie einen Schwangerschaftstest machen, um die häufigste Ursache auszuschließen. Außerdem muss die Schilddrüsenfunktion überprüft und ein Hirnscan (MRT) durchgeführt werden, da eine Ursache für einen hohen Prolaktinspiegel das Vorhandensein eines gutartigen Hypophysentumors sein kann, den man als Prolaktinom bezeichnet (diese Tumore schrumpfen häufig in der Menopause).
- Amenorrhoe (das Ausbleiben der Periode) aufgrund von Mangelernährung, Diät, zu viel Sport und Stress.

- Stress hat massive Auswirkungen auf den Zyklus, was uns allen seit Einsetzen des Lockdowns im Jahr 2020 noch einmal so richtig bewusst geworden ist. Wenn Ihr Zyklus sich verkürzt oder verlängert hat, könnte Stress der Grund dafür sein – und er könnte auch viele weitere Symptome ausgelöst haben.

Wenn die Eizellen knapp werden

Früher ging man davon aus, dass der Beginn der Menopause mit dem Vorrat an Eifollikeln zusammenhängt, der unwiderruflich zu Ende geht. Auch glaubte man, dass die veränderte Beziehung zwischen zwei Drüsen in Ihrem Gehirn – dem Hypothalamus und der Hypophyse – eine Folge der nachlassenden Eierstockfunktion sei. Mittlerweile jedoch weist immer mehr darauf hin, dass dies nicht der Fall ist. Stattdessen führen viele Faktoren nach und nach zu einer Dämpfung und geringeren Synchronisation der Kommunikation Ihrer Hormone untereinander und mit Ihrem Fortpflanzungssystem. All das läuft zusätzlich ab, unabhängig davon, was Ihre Eierstöcke sonst so veranstalten (oder auch *nicht* veranstalten).

Die Kommunikationswege, die zwischen Gehirn, Hypophyse und Hypothalamus in Ihrem Kopf und Ihrem Fortpflanzungssystem bestehen, durchlaufen in den Wechseljahren entscheidende Veränderungen. Bevor wir uns das genauer ansehen, treten wir jedoch zunächst eine Reise zurück in Ihre Teenagerzeit an.

Im Gegensatz zu den heutigen Teenagern hatten Sie vermutlich in Ihrer Jugendzeit kein Handy. Aber der Austausch mit Freundinnen und Freunden war Ihnen sehr wichtig. So wichtig, dass Sie um das Festnetztelefon der Familie herumschlichen und auf die Zeit nach 18 Uhr warteten, wenn die Telefongebühren niedriger waren. Es gab natürlich immer jede Menge Gesprächsstoff bei Ihnen, bei der Freundin oder dem Freund am anderen Ende der Leitung, und manchmal versuchten auch andere Sie zu erreichen. Wenn Ihre Mutter das Telefon blockierte, kratzten Sie Ihr Kleingeld zusammen und gingen zur Telefonzelle an der Ecke, weil sie es gar nicht erwarten konnten, all Ihre Neuigkeiten loszuwerden. Und ja, mir ist bewusst, dass diese Beschreibung mich extrem alt erscheinen lässt. Der Punkt ist, mit Ihrem Hormon- und Fortpflanzungssystem war es seinerzeit nicht anders. Die einzelnen Komponenten waren scharf darauf, miteinander zu kommunizieren, und sie reagierten in hohem Maße aufeinander.

Schauen wir uns nun an, was geschah, als Sie erwachsen wurden. Während des Großteils Ihrer fruchtbaren Jahre war die Kommunikation zwischen Gehirn und Hormondrüsen gut aufeinander abgestimmt und reaktionsfreudig – vergleichbar mit der Zeit, als Sie Ihr erstes Handy bekamen. Damals war es leicht, Freunde zu erreichen, und es nahm wenig Zeit in Anspruch. Anstatt wertvolle Minuten des Handykontos zu vergeuden, verschickte man Signale in Form von einmaligem Klingeln. SMS waren so neu, dass man fast immer direkt antwortete. Mit dem Einsetzen der Perimenopause vergessen wir – bildlich gesprochen – „hormonelle“ Anrufe zu tätigen, selbst wichtige. Man versucht sich den ganzen Tag über zu erreichen, aber erwischt den anderen immer zum falschen Zeitpunkt. Oder Ihr Gegenüber sieht Ihre Nachricht, antwortet aber nicht gleich, weil – seien wir mal ehrlich – er oder sie gerade einfach keine Lust dazu hat. Die Kommunikation zwischen Gehirn, Hormonen und Fortpflanzungsorganen verändert sich – Nachrichten werden nicht so gesendet und empfangen, wie es sein sollte, und das Timing ist aus dem Lot geraten.

Es sind die signifikanten Veränderungen in diesen Kommunikationsschleifen, die vor allem für die Wechseljahre prägend sind, und sie scheinen unabhängig von der nachlassenden Funktion der Eierstöcke einzutreten. Insofern ähnelt die Perimenopause der Pubertät, denn auch sie ist ein Prozess, der vom Hypothalamus gelenkt wird. Die Menopause kommt nicht einfach, weil Ihnen die Eizellen ausgehen.

Nach der Menopause befinden sich in Ihren Eierstöcken immer noch einige verbleibende Follikel – sogar in den Eierstöcken von 70-Jährigen wurden noch intakte Follikel gefunden.[8] Und selbst wenn dort noch eine geringe hormonelle Aktivität vorhanden ist, reicht diese zumeist nicht mehr aus, um in der Gebärmutter eine Schleimhautschicht aufzubauen, die zu einer Blutung führen würde. Auch wenn im Alter von 52 Jahren bei rund 4,5 Prozent die Periode nach einer einjährigen Pause wieder einsetzt[9] und das mit den Aktivitäten einiger verbleibender Follikel zusammenhängen mag, müssen Sie Ihren Arzt dennoch über *jede* postmenopausale Blutung informieren. Gehen Sie nicht davon aus, dass es sich einfach nur um eine normale Regel handelt. Jedes Auftreten einer postmenopausalen Blutung sollte abgeklärt werden, da sie ein Warnsignal für Endometriumkrebs sein kann (mehr dazu auf Seite 284).

Die Menopause markiert das endgültige Ende der Zyklusjahre und in der Regel verbringen wir rund drei Jahrzehnte in der Postmenopause. Es ist also höchste Zeit zu überlegen, wie die nächsten 30 Jahre (und mehr) aussehen sollen.

Körperliche Veränderungen in den Wechseljahren

Mit dem Alter verändert sich nicht nur unser Äußeres – auch unser Fortpflanzungssystem unterliegt einem fortschreitenden Alterungsprozess.

Vulva

Wenn die meisten Menschen über die *Vagina* reden, meinen sie eigentlich die *Vulva.* Wenn Sie nicht so genau wissen, was was ist, dann sind Sie damit keineswegs allein. Kein Grund also sich zu schämen, denn es geht den meisten so – wir haben schließlich lange genug „gelernt", uns für unseren Körper zu schämen. Jetzt ist es dann auch einmal gut damit. Und deswegen schadet es nicht, die Bezeichnungen für unsere Körperteile zu kennen, denn es ist ja nicht nur unser Körper, sondern wir können so auch leichter mit Spezialistinnen und Spezialisten über das Urogenitalsystem sprechen.

Die Vulva umfasst die Gesamtheit der externen Genitalien, einschließlich des Scham- oder Venushügels (der kleine Hügel aus Fettgewebe über Ihrem Schambein, der mit Schamhaaren bewachsen ist), der inneren und äußeren Schamlippen, der Klitoris und ihrer Haube, des Perineums (auch Damm genannt), das zwischen Vulva und Anus liegt, sowie der externen Öffnungen von Vagina und Harnröhre (also das Loch, aus dem Sie pinkeln). Die Vagina ist die innenliegende Röhre, die Ihre externen Genitalien – Ihre Vulva – mit der Gebärmutter verbindet. Wenn man die Schamlippen auseinanderzieht, kann man nur die Öffnung der Vagina sehen.

In den Wechseljahren kommt es zu einem Gewebeverlust von Vulva und Vagina. Ja, auch da unten kann man Falten bekommen! Die

Körperliche Veränderungen in den Wechseljahren

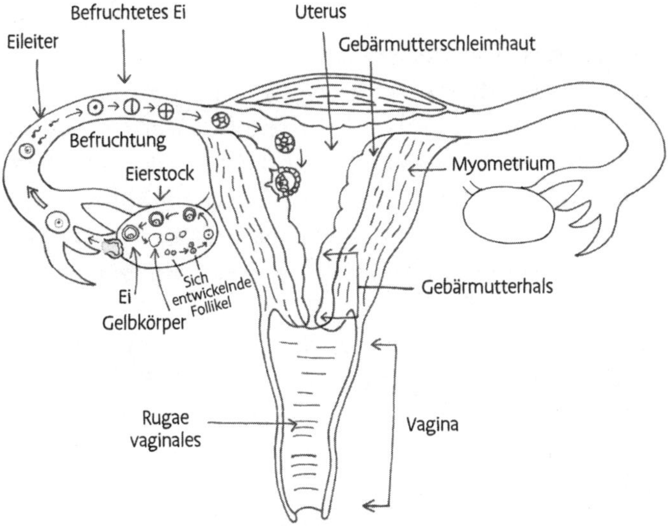

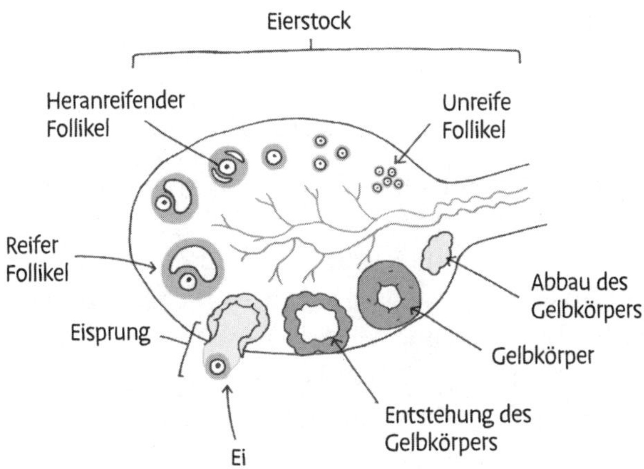

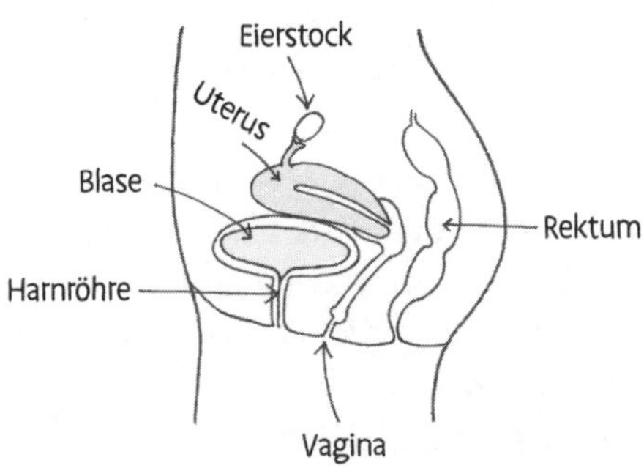

äußeren Schamlippen verlieren einen Teil des Unterhautfetts, sodass sie möglicherweise weniger prall erscheinen als zuvor. Der Schamhügel kann sichtbarer hervortreten, entweder aufgrund von Veränderungen am Schambein (Schambeinsymphyse) oder, und die Erklärung wird Ihnen sicher gefallen, weil das Fett, das ursprünglich am Unterbauch angesiedelt war, nun zum Ansatzpunkt der Vulva wandert. Außerdem nimmt die Schambehaarung ab, und die verbleibenden Schamhaare sind dünner, weicher und flaumiger ... und färben sich weiß oder grau.

Der Scheideneingang wird enger, was die Verwendung von Tampons (sofern Sie noch menstruieren) und penetrativen Sex schmerzhafter machen kann. In der Postmenopause wird die Vulva zudem weniger stark durchblutet und die Haut dort ist häufig leichter reizbar, speziell durch exzessives Waschen und Abwischen, unnötige „Reinigungsprodukte“ und Cremes, die Propylenglykol, Parabene und Duftstoffe enthalten.

Vagina

Ihre Vagina ist von außen nicht sichtbar. Sie ist um etwa 45 Grad nach hinten in Richtung Ihres Allerwertesten geneigt und ihre Vorderwand ist etwas kürzer als die Hinterwand. Ihre Blase sitzt vor Ihrer Vagina und Ihr Rektum (der letzte Abschnitt Ihres Dickdarms) liegt dahinter. Senkungen der Beckenorgane, bei denen ein Organ seine Position verändert, nehmen jenseits der 50 zu, wenn der sinkende Östrogenspiegel sich auf die Anatomie und Funktion des Beckenbodens auswirkt.

Auch wenn wir dazu neigen, die Vagina als eine Art Loch anzusehen – auch weil sie häufig als etwas dargestellt wird, das nur darauf wartet, gefüllt zu werden –, ist es eher so, dass die Scheidenwände einander berühren. Wenn sich etwas in der Vagina befindet – ein Tampon, eine Menstruationstasse, ein Penis, ein Sexspielzeug oder ein Baby während der Geburt – dehnt sie sich aus, um Platz dafür zu machen. Ermöglicht wird dies durch Rillen, die die Oberfläche der Vagina bedecken; man nennt sie *Rugae*. Die *Rugae* sind der Grund, warum die Scheide hochelastisch und dehnbar ist, was unter anderem dafür sorgt, dass der Muttermund in die Höhe gezogen wird, wenn Sie erregt sind. Solange das Östrogen während der fruchtbaren Jahre zirkuliert, ist das vaginale Gewebe prall und großflächig überzogen mit Rugae. In den Jahren vor Ihrer letzten Periode und in der Postmenopause, wenn der Östrogenspiegel sinkt, wird das Gewebe „dünner" und auch die Rillen werden weniger. Dadurch nimmt auch die Elastizität der Vagina ab und sie kann sich weniger gut und weit ausdehnen.

Damit noch nicht genug – die Wände der Vagina trocknen auch aus und atrophieren (das ist der beschönigende medizinische Ausdruck für „verkümmern"). Sie werden blasser und sind leichter reizbar. Die Vaginalsekrete, die normalerweise zu einem gesunden pH-Wert beitragen, nehmen auch ab, sodass sich alles trockener anfühlt und das Risiko für Risse, blutende Verletzungen und Infektionen steigt.

Genau wie Ihr Darm ein eigenes Ökosystem aus freundlichen Bakterien besitzt, das man als Mikrobiom bezeichnet, hat auch Ihre Vagina ein solches, und wenn es aus dem Gleichgewicht gerät, kann es zu wiederkehrenden Pilzinfektionen und bakterieller Vaginose kommen. Die Scheide muss nicht gesäubert oder ausgespült werden. Im Gegenteil: Der Gebrauch von entsprechenden Produkten wie Intimspülungen kann das bakterielle Gleichgewicht der Scheidenflora durcheinanderbringen und Schaden anrichten. Das Fehlen eines gesunden vaginalen Mikrobioms kann zu entzündlichen Beckenerkrankungen, bakterieller Vaginose, Geschlechtskrankheiten, Fehlgeburten, Eileiterschwangerschaften, Frühgeburten und Gebärmutterhalskrebs führen.

In den Wechseljahren bewirkt der niedrigere Östrogenspiegel, dass der pH-Wert in der Vagina basischer wird, sodass sich ihr Mikrobiom verändert. In der Prämenopause herrschen vor allem gesunde Bakterien namens Laktobazillen (Milchsäurebakterien) vor. Durch ihre Produktion von Milchsäure und Wasserstoffperoxid behält die Vagina ihr saures Milieu, das Sie vor Infektionen schützt. In der Postmenopause geht die Anzahl der Laktobazillen zurück und der pH-Wert ist weniger sauer, dadurch werden Sie anfälliger für Infektionen und das urogenitale Menopausensyndrom kann sich verstärken.[10] In einigen Fällen kann eine Hormontherapie, etwa die Einnahme von Östrogen, die Anzahl der Laktobazillen und den Säuregrad der Vagina erhöhen.[11]

Das urogenitale Menopausensyndrom

Das urogenitale Menopausensyndrom (auch GSM für engl. *Genitourinary Syndrome of Menopause*) beschreibt die menopausalen Anzeichen und Symptome von Vulva, Vagina und unteren Harnwegen. Zu den Letzteren zählen Blase, Harnröhre (die Röhre, die den Urin von der Blase zur Öffnung transportiert, durch die er dann austritt) und die Schließmuskeln, mit denen sie Urin zurückhalten oder fließen lassen. Das Menopausensyndrom umfasst die Anzeichen und Symptome, die mit dem Östrogenverlust zur Zeit der Menopause verbunden sind. Dazu zählen:

- Genitale Symptome wie Brennen, Trockenheit und Reizung
- Sexuelle Symptome wie mangelnde Feuchte, Beschwerden und Schmerzen
- Urinale Symptome wie Harndrang, häufiges Wasserlassen, Schmerzen oder Schwierigkeiten beim Wasserlassen und Infektionen der Harnwege

Gebärmutterhals

Am oberen Ende der Scheide befindet sich der Eingang zur Gebärmutter, der Gebärmutterhals. Er trägt den Namen „Hals", weil es der tiefstliegende und engste Teil des Uterus ist. Er ist ein bisschen wie ein Tor, da sein Job die meiste Zeit Ihres Lebens darin besteht, geschlossen zu bleiben. Er öffnet sich nur zur Zeit des Eisprungs, um das Eindringen von Spermien zu ermöglichen, bei der Menstruation zum Abfluss des Blutes und während der Geburt, damit ein Baby das Licht der Welt erblicken kann.

Nach der Menopause wird der Gebärmutterhals dünner und weicher. Die Transformationszone – der Bereich des Gebärmutterhalses, der am anfälligsten ist für Krebserkrankungen und von dem daher bei Untersuchungen Abstriche genommen werden – verschiebt sich leicht nach oben, was eine Sichtprüfung des Gebärmutterhalses, auch Kolposkopie genannt, schwieriger macht. Das sollte jedoch kein Hinderungsgrund für Vorsorgeuntersuchungen sein. Die Hauptursache, warum die Untersuchung während und nach der Menopause unangenehmer sein kann, sind die hormonellen Veränderungen in der Vagina. Hier hilft es, wenn Ihr Arzt oder Ihre Ärztin ein kleineres Spekulum und ein wenig Gleitmittel verwendet. Es kann auch angenehmer sein, wenn Sie bei der Untersuchung auf der Seite liegen. Zögern Sie nicht, dieses Thema anzusprechen. Ärztinnen und Ärzte kennen das Problem und können Ihnen helfen, sich gut und geschützt zu fühlen.

Nach der Menopause führt der Mangel an Östrogen zu einer Reduzierung oder dem gänzlichen Versiegen des Zervixschleims. Ursächlich hierfür sind Veränderungen an den Verbindungen zwischen den Zellen, die den Gebärmutterhals auskleiden[12], und der verringerten Durchblutung der Zervix.[13]

Gebärmutter

Während der Jahre, in denen Sie einen Zyklus haben, ähnelt Ihre Gebärmutter (Uterus) in Größe und Form einer auf dem Kopf stehenden Birne. Nach der Menopause schrumpft sie um etwa 20 Prozent.[14] An Bändern, Muskeln und anderem Gewebe, das den Uterus stützt, finden ebenfalls Veränderungen statt, die dazu führen können, dass er seine Lage ändert. Diese sogenannte Gebärmuttersenkung ist keinesfalls etwas, das Sie als Teil des Alterungsprozesses akzeptieren sollten. Man kann eine Menge tun, um einer Senkung vorzubeugen und sie zu behandeln. Mehr dazu in Kapitel 2.

Abnorme uterine Blutungen treten während der Perimenopause häufiger auf. Die Gründe dafür sind vielfältig, und es gibt ebenso viele Möglichkeiten hier Abhilfe zu schaffen, ohne dass die Gebärmutter im Rahmen einer Hysterektomie operativ entfernt werden muss (siehe Seite 267). Hysterektomien liegt oft der Gedanke zugrunde, dass der Uterus seine Schuldigkeit getan hat, sobald die fruchtbaren Jahre vorbei sind – also kann man ihn auch gleich entfernen. Natürlich gibt es durchaus medizinische Indikationen, bei denen solch ein Eingriff sinnvoll ist. Jüngste Forschungsergebnisse deuten allerdings darauf hin, dass der Uterus neben der Rolle, die er in der Schwangerschaft spielt, auch noch andere Funktionen erfüllt. Forscher haben im Rahmen von Tierversuchen herausgefunden, dass Hysterektomien Bereiche des Kurzzeitgedächtnisses beeinflussen können, was darauf hindeutet, dass Eierstöcke und Gebärmutter Teil eines Systems sind, das mit dem Gehirn kommuniziert und an kognitiven Funktionen beteiligt ist. Sie schlossen daraus, dass der nicht unübliche operative Eingriff dieses Kommunikationssystem unterbrechen und zu Veränderungen der Gehirnfunktion führen kann.[15]

Eierstöcke

Die Eierstöcke sind zwei perlfarbene Drüsen, die sich an beiden Seiten der Gebärmutter befinden, unmittelbar unter den Enden der Eileiter. Sie werden durch Bänder, die mit der Gebärmutter und der Beckenwand verbunden sind, an Ort und Stelle gehalten. Die Eierstöcke erfüllen zwei Funktionen: In jedem Menstruationszyklus erzeugen sie ein reifes Ei, das beim Eisprung freigesetzt wird, und sie erzeugen Hormone wie Östradiol (die Form des Östrogens, die wir am besten kennen), Testosteron, Progesteron und Inhibin, die alle eine Rolle beim Tanz der Hormone im Menstruationszyklus spielen und zudem für Ihre Gesundheit und Ihr Wohlbefinden wichtig sind.

Im Gegensatz zu Spermien, die von der Pubertät an regelmäßig produziert werden, ist die Anzahl an Follikeln begrenzt. Sie werden bereits mit der vollen Anzahl an Eizellen geboren, die Sie jemals besitzen werden. Mit abnehmender Anzahl an Follikeln sinkt auch die Fähigkeit Ihrer Zellen, Östrogen (Östradiol), Progesteron, Testosteron und einen Teil des „Mutterhormons" DHEA zu produzieren, aus dem einige andere Hormone hergestellt werden. Das Progesteron sinkt häufig schneller ab als die anderen Hormone, weil seine Produktion davon abhängt, dass ein Eisprung stattfindet. Mit zunehmendem Alter nimmt die Anzahl der Zyklen ohne Eisprung zu, in denen dann natürlich auch kein Progesteron gebildet wird.

Es ist zudem wahrscheinlich, dass die Follikelzellen im Alter weniger aufnahmebereit für die Signale der HHO-Hormonachse (Hypothalamus-Hypophyse-Ovar, engl. auch HPO für *Hypothalamic-Pituitary-Ovarian*) werden. Neben der nachlassenden Eierstockfunktion spielt also auch das zentrale Nervensystem eine Rolle oder, anders gesagt, Ihr famoses Gehirn.

Die Eierstöcke schrumpfen im Übrigen auch. Vor der Menopause haben sie in etwa die Größe von ungeschälten Mandeln (3–4 Zentimeter). Nach der Menopause bewegen wir uns eher im Blaubeerbereich (0,5–1 Zentimeter). Je älter Sie werden, umso kleiner werden Ihre Eierstöcke – was natürlich nicht heißt, dass sie sich irgendwann komplett auflösen. Auch erfüllen sie nach Ausbleiben eines Eisprungs durchaus noch eine Funktion. Während der Menopause geben Ihre Eierstöcke weiterhin Testosteron und Androstendion ab, die beide in Östrogene umgewandelt werden können. Ihre Eierstöcke produzieren nach der Menopause noch etwa 10 Jahre lang Androgene. Wenn es also keinen eindeutigen medizinischen Grund gibt, sie zu entfernen, dann sollten Sie sie besser behalten.[16]

Und als wäre all das noch nicht genug, können die Muskeln, die Ihren Beckenboden bilden, ebenfalls an Tonus verlieren, sodass Vagina, Uterus oder Blase aus ihrer gewohnten Position fallen, was man dann als Senkung oder Prolaps bezeichnet. Ich weiß, das klingt ganz schön hart, aber ich kann Ihnen gleichzeitig versichern, dass man eine Menge tun kann, um die unangenehmen Symptome zu verbessern; mehr dazu finden Sie in den jeweiligen Kapiteln. Nachdem wir uns nun angesehen haben, was anatomisch so passiert, schauen wir uns als Nächstes bei den Hormonen um.

Die Zyklushormone

Wahrscheinlich ist Ihnen bewusst, dass Ihre Hormone einen großen Einfluss auf Ihren Energiepegel und Ihre Stimmung haben, und dass es Zeiten im Monat gibt, an denen dies besonders stark spürbar ist. Zu anderen Zeiten wiederum denken Sie gar nicht erst darüber nach, weil Sie sich großartig fühlen und mit Freude und Elan Ihr Leben führen. Die Wahrheit ist, dass die Hormone des Menstruationszyklus einen beständigen Einfluss auf Energie, Stimmung und Verhalten haben. Wie stark diese Hormone in den Wechseljahren schwanken, wird Ihr Erleben dieser Zeit stark prägen – ebenso wie Ihre mentale Einstellung dazu und Ihre Lebensumstände. Schauen wir uns also die Hauptdarsteller in Ihrem Zyklus an.

Gonadotropin-freisetzendes Hormon (GnRH)

Das GnRH, auch Gonadoliberin genannt, ist in Ihrem Zyklus so etwas wie der Boss. Es wird pulsatil (stoßweise) vom Hypothalamus im Gehirn freigesetzt und dann zu seinem Nachbarn transportiert, der Hypophyse. Diese nimmt die Meldungen des GnRH auf und schüttet dann zwei andere Hormone aus: das follikelstimulierende Hormon (FSH) und das luteinisierende Hormon (LH). Wie viel von diesen beiden jeweils ausgeschüttet wird, hängt von der Frequenz und Stärke der GnRH-Impulse ab. Langsame Impulse scheinen das FSH zu fördern, während das LH eher auf höhere Frequenzen anspringt. Das GnRH kann man mit Meryl Streeps Rolle in dem Film *Der Teufel trägt Prada* vergleichen – ihre Präsenz ist überall spürbar, nichts geschieht ohne ihr Zutun, und trotzdem sind es ihre Mitarbeiter, die die eigentliche Arbeit verrichten.

Mit zunehmendem Alter verändern sich Koordination und Muster der GnRH-Impulse. Die Geschwindigkeit verlangsamt sich, Meldungen werden nicht immer ausgesendet oder kommen manchmal nicht an. Diese Veränderungen sind ein Indiz dafür, dass es bei der Menopause nicht allein um die nachlassende Qualität oder Quantität von Eizellen geht. Das GnRH hat sozusagen einfach an Glamour verloren.

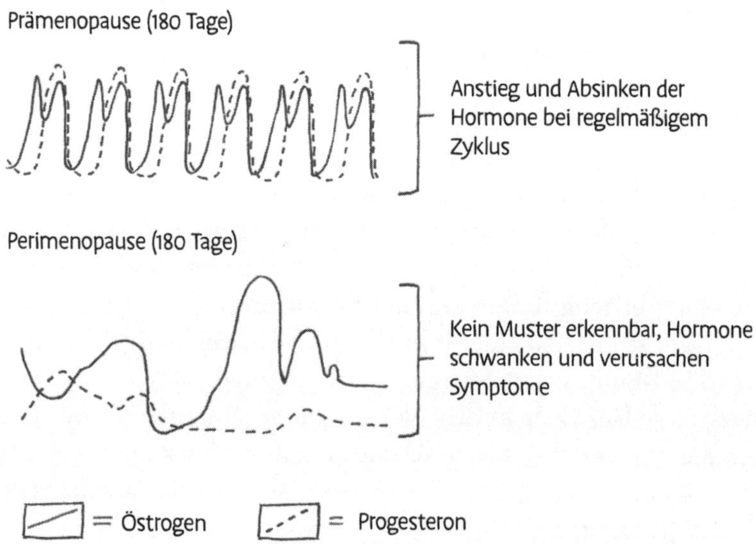

Follikelstimulierendes Hormon (FSH)

Das follikelstimulierende Hormon macht genau das, was sein Name vermuten lässt – es stimuliert die Follikel, um den darin enthaltenen Eizellen zur Reife zu verhelfen und letztlich eine Zelle beim Eisprung auf die Reise zu schicken. Gegen Ende jedes Zyklus, kurz vor Eintritt der Periode, rekrutiert es eine Gruppe von Follikeln aus Ihren Eierstöcken, von denen dann eines für den Eisprung „gekrönt" wird. Sobald das führende Follikel ausgewählt wurde und damit beginnt, Östrogen zu produzieren, verabschiedet sich das FSH erst einmal, denn nun sendet ein anderes Hormon namens Inhibin B das Signal, dass in diesem Zyklus keine weiteren Follikel benötigt werden. Zu einem späteren Zeitpunkt im Zyklus, kurz vor dem Eisprung, taucht das FSH wieder auf und wechselt sich mit dem luteinisierenden Hormon (LH) ab. Die beiden schaukeln sich gegenseitig immer weiter hoch, bis am höchsten Punkt der Eisprung stattfindet. Sie können sich die Rolle des FSH in etwa so vorstellen wie die von Heidi Klum in *Germany's Next Top Model*. Zu Beginn baut sie die Teilnehmer auf und hilft ihnen dabei, sich gut zu fühlen. Dann nimmt sie sich zurück und schaut zu, wem es tatsächlich gelingt, voll aufzublühen. Und am Ende verleiht sie der Gewinnerin den Preis.

In den Wechseljahren muss Ihr Gehirn lauter „rufen", damit die Botschaft bei den Eierstöcken ankommt. Dazu produziert es eine größere Menge an FSH. Eine stärkere Follikelstimulation beschleunigt die Entwicklung eines Follikels oder mehrerer Follikel. Wie Sie vielleicht wissen, zieht Heidi Klum sich in der Regel zurück, sobald die Gruppe der Kandidatinnen sich versammelt hat. Etwa ab dem 35. Lebensjahr nimmt die Ausschüttung des Hormons Inhibin ab, welches das FSH hemmt, und diese Entwicklung beschleunigt sich, sobald Sie die 40 überschritten haben. Das heißt, niemand informiert Heidi darüber, dass sie gerade nicht mehr gebraucht wird, und so bleibt sie im Raum und stachelt die Kandidatinnen weiter an. In der Folge schütten die Follikel mehr Östrogen aus und die Östrogenschwelle, die zur Auslösung von LH benötigt wird, wird schneller erreicht. Aus diesem Grund findet der Eisprung zu einem früheren Zeitpunkt statt und der Zyklus verkürzt sich insgesamt.

Höhere FSH-Mengen bedeuten auch, dass mehr Follikel stimuliert werden. Das kann zu einer „Überschuss"-Reaktion führen, bei der mehr als ein Follikel gewählt wird. Obwohl die meisten davon absterben, macht man den FSH-Anstieg für den Anteil zweieiiger Zwillinge verantwortlich. Diese entstehen, wenn sich jeder Zwilling aus einer eigenen Ei- und Spermazelle entwickelt. Bei eineiigen Zwillingen hingegen teilt sich das eine befruchtete Ei. Anders gesagt: Zweieiige Zwillinge entstehen in Folge einer mehrfachen Ovulation, die mit zunehmendem Alter häufiger auftritt.

Abläufe und Hormone des Menstruationszyklus in der Perimenopause

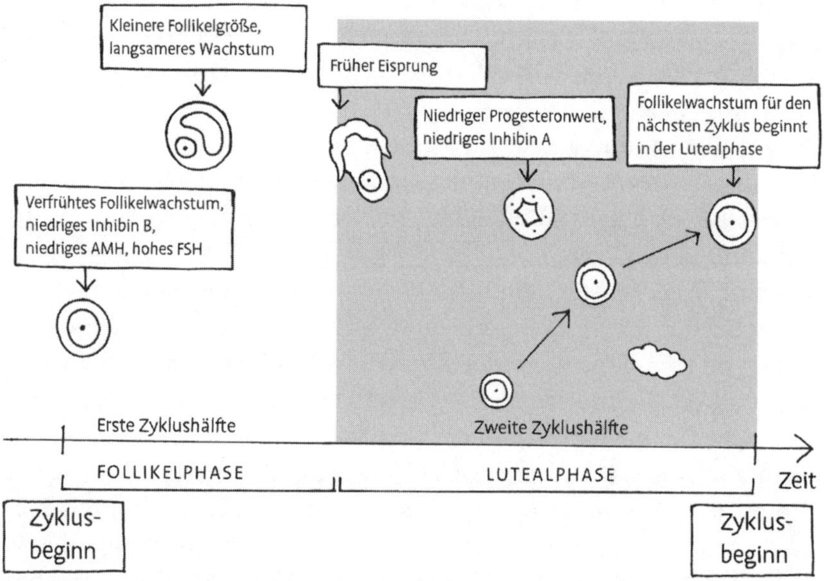

Anm. d. Übers.: AMH steht für Anti-Müller-Hormon und ist ein Marker für die Beurteilung der ovariellen Reserve; es gibt also Aufschluss darüber, wie viele Eizellen eine geschlechtsreife Frau produziert.

Östrogen

Östrogen ist das Hormon, das die erste Hälfte Ihres Zyklus bestimmt. Es wird von den sich entwickelnden Follikeln gebildet und sorgt dafür, dass die Gebärmutterschleimhaut in Erwartung der Ankunft einer befruchteten Eizelle in der zweiten Zyklushälfte – der sogenannten Lutealphase – anwächst. Östrogen kann Ihnen eine selbstsichere, verführerische und sinnliche Ausstrahlung verleihen. Ihre Haut wird reiner und die Gesichtszüge können sogar symmetrischer erscheinen. Es fällt Ihnen leichter, Neues zu lernen, und Sie fühlen sich insgesamt großartig. Deshalb ist Östrogen für mich auch so etwas wie die Beyoncé unter den Hormonen.

Bei der Menopause denkt man zumeist an einen sinkenden Östrogen-Spiegel – schließlich werden Symptome wie Scheidentrockenheit und schmerzende Gelenke allgemein mit einem niedrigen Östrogenspiegel in Verbindung gebracht. Aber obwohl die Östrogenmenge in den späten Wechseljahren abnimmt, sobald die Zeiträume zwischen den Perioden länger werden und sie schließlich ganz ausbleibt, *erreicht der Östrogenspiegel in der Perimenopause meist einen absoluten Höchstwert.* Das klingt zunächst vielleicht gut, ist aber tatsächlich eher zu viel des Guten, denn es kann Symptome auslösen wie schwere Blutungen, Aufgeblähtheit und Brustspannen.

Wir reden meist von Östrogen, als ob es sich um ein einzelnes Hormon handeln würde. Tatsächlich gibt es in Wahrheit verschiedene Arten von Östrogenen:

- **Östron** (E1) wird in den Eierstöcken produziert sowie durch die Umwandlung von Androgenen („männlichen" Hormonen) in den Fettzellen des Körpers. In der Postmenopause ist es das vorherrschende Östrogen, es ist aber im Vergleich zu Östradiol schwächer.
- **Östradiol** (E2) hat von allen Östrogenen die größte Wirksamkeit: Es wirkt 10-mal stärker als Östron und 100-mal stärker als Östriol. Ihre Eierstöcke stellen es während der fruchtbaren Jahre her, und es ist verantwortlich für die Entwicklung von Geschlechtsmerkmalen wie Brüsten und breiteren Hüften. Auch bei der Entwicklung und Aufrechterhaltung des Fortpflanzungssystems spielt es die

entscheidende Rolle. Das Östradiol steigt und fällt im Verlauf des Zyklus und beeinflusst unter anderem die Gesundheit von Gehirn, Brust, Knochen und Herz-Kreislauf-System. Diese Östrogenart übernimmt mehr als 300 Aufgaben im Körper, weshalb eine Abnahme tatsächlich spürbar ist.
- **Östriol** (E3) ist nur in kaum messbaren Mengen vorhanden, es sei denn, Sie sind schwanger. Genau wie Östron ist es eine eher schwach wirksame Östrogenart. In der Schwangerschaft produziert die Plazenta große Mengen davon.
- **Östretol** (E4) wird nur in der Schwangerschaft von der sich entwickelnden Leber des Babys produziert.

Östrogen entsteht tatsächlich durch die Umwandlung von Androgenen wie Testosteron und Androstendion mithilfe des Enzyms Aromatase. Enzyme unterstützen Tausende von Vorgängen im Körper wie Nahrungsverdauung, Muskelaufbau und Ausscheidung von Giftstoffen, indem sie die jeweiligen chemischen Reaktionen beschleunigen. Enzyme spielen also eine entscheidende Rolle – ohne sie gibt es kein Leben. Das Enzym Aromatase findet sich in Körperzellen, die Östrogen produzieren – Eierstöcke, Blutgefäße, Gehirn, Haut, Knochen und Fettzellen – und wandelt dort Androgene (sogenannte „männliche" Hormone) in Östrogen um. Sobald Ihre Eierstöcke zunehmend weniger Östrogen produzieren, steigt die Aktivität der Aromatase im Fettgewebe und den Muskeln Ihres Körpers, um Östron (E1) herzustellen. Nun findet der Wechsel in der Östrogenproduktion statt – vom Östradiol (E2), dem Östrogentyp, der Sie durch die fruchtbaren Jahre begleitet hat, zu seiner weniger wirkungsvollen Schwester, dem Östron (E1).

Luteinisierendes Hormon

Das luteinisierende Hormon (LH) zeigt sich kurz vor der Ovulation, wenn das Östrogen seinen Höchststand erreicht. Es gibt dem Eisprung einen letzten Schubs und legt die Grundlage für die Bildung von Progesteron in der zweiten Zyklushälfte. Beyoncé (alias Östrogen) mag von außen betrachtet vielleicht der Star der Show sein, aber es ist ihr Gegenstück Solange Knowles (das LH), das den Eisprung eintreten lässt.

Absender:

Name

Straße Nr.

PLZ Ort

Land

Telefon

Telefax

E-Mail

Bitte ausreichend frankieren

Deutsche Post

ANTWORT

VAK Verlags GmbH
Eschbachstraße 5
79199 Kirchzarten
Deutschland

Im Gegensatz zu FSH und Östrogen ist die Ausschüttung von LH in den Wechseljahren relativ stabil. Ein Anstieg zeigt sich erst in den allerletzten Zyklen. Durch die sinkende Koordination der GnRH-Ausschüttung wird auch der Zeitpunkt des LH-Anstiegs kurz vor dem Eisprung beeinträchtigt und das Muster verändert sich: LH-Spitzen werden vermehrt von Plateaus abgelöst. In Bezug auf die Reaktionsfähigkeit Ihrer Eierstöcke entsteht so eine Art Kettenreaktion.

Testosteron

Testosteron ist kein männliches Hormon, denn es wird von allen Menschen hergestellt. Es erreicht ebenso wie Östrogen und LH kurz vor dem Eisprung (Ovulation) seinen Höchststand. Es macht sie aktiv, ehrgeizig, sexy und wettbewerbsorientiert oder, anders gesagt, es ist die Serena Williams der Hormone. Testosteron hilft beim Aufbau und Erhalt von Muskeln und Knochendichte und kurbelt im Vorfeld des Eisprungs Ihre Libido an.

Wer mit einem weiblichen Fortpflanzungssystem geboren wurde, bei dem wird Testosteron an zwei Orten produziert: Die Nebennieren, die auf den Nieren sitzen, stellen sowohl DHEA her (das Mutterhormon, aus dem verschiedene andere Hormone hergestellt werden), als auch Androstendion, das in Testosteron umgewandelt werden kann. Zusätzlich produzieren die Eierstöcke Testosteron.

Nach der Menopause nimmt die Testosteronproduktion zwar ab, allerdings stellen die Eierstöcke in den ersten fünf Jahren nach der Menopause meist mehr Testosteron her als während der Wechseljahre. Wenn die Eierstöcke doch mehr produzieren, warum also sinkt der Gesamtspiegel dann? Der Grund hierfür findet sich in den Nebennieren, es ist die reduzierte Umwandlung von Androstendion in Testosteron.

Ist der Testosteronspiegel niedrig, kommt es häufig zu Symptomen wie Stimmungsschwankungen, Zunahme von Bauchfett, Energiemangel, Konzentrationsprobleme, Rückgang von Muskelmasse und Knochenschwund. Hohe Testosteronwerte hingegen können Akne, eine Zunahme der Gesichts- und Körperbehaarung, Haarausfall und Aggressionen fördern.

Progesteron

Progesteron wird gebildet, wenn ein Eisprung stattfindet. Es dominiert die zweite Hälfte Ihres Zyklus (Lutealphase) und sorgt dafür, dass die Gebärmutter eine ausreichend hohe Schleimhaut aufbaut, um eine befruchtete Eizelle aufnehmen zu können. Insofern ist es essenziell für den Eintritt und die Aufrechterhaltung einer Schwangerschaft. Als die Kristen Stewart ihrer Fortpflanzungshormone ist es nervös und reizbar, steht nicht gerne im Mittelpunkt und bleibt am liebsten daheim, um mit Freundinnen Apfelkuchen zu essen.

Aber das ist nicht seine einzige Rolle. Progesteron ist entscheidend für den Erhalt gesunder Knochen und zur Vorbeugung von Brust- und Gebärmutterkrebs. Für eine Hormonersatztherapie ist es unabdingbar, denn ohne Progesteron kann sich die Gebärmutterschleimhaut verdicken – ein Risikofaktor für Gebärmutterkrebs. Im Allgemeinen beruhigt Progesteron die Stimmung und fördert guten Schlaf, denn es wird in Allopregnanolon (ALLO) umgewandelt, was die Rezeptoren in Ihrem Gehirn beruhigt, die Ihnen wiederum helfen, von der Palme herunterzukommen. In einzelnen Fällen jedoch, beispielsweise bei all jenen, die unter einer Prämenstruellen Dysphorischen Störung (PMDS) leiden, reagieren Betroffene aufgrund von dysfunktionalen Rezeptoren anders auf ALLO – statt der beruhigenden Wirkung kommt es zu Stimmungsschwankungen, Ängsten, Depressionen, Reizbarkeit und quälendem Grübeln.

Mit dem Alter sinkt die Progesteronproduktion, was nicht nur Auswirkungen auf die Fruchtbarkeit hat, sondern auch auf unser Erleben des Zyklus. Der sinkende Progesteronspiegel in den Wechseljahren wird mit einem niedrigeren ALLO-Spiegel in Verbindung gebracht, was eine Erklärung für die Stimmungsveränderungen sein kann, die in der Perimenopause auftreten. Anzeichen und Symptome eines niedrigen Progesteronspiegels sind:

- Prämenstruelle Schmierblutungen
- Zwischenblutungen in der zweiten Zyklushälfte
- Schwierigkeiten, schwanger zu werden
- Schwierigkeiten, schwanger zu bleiben

- PMS
- Zyklusbedingte Kopfschmerzen
- Starke Menstruationsblutungen
- Unregelmäßige Zyklen oder kürzere Zyklen
- Aufgeblähtheit oder Wassereinlagerungen
- Geschwollene Brüste, einhergehend mit Berührungsempfindlichkeit oder Schmerzen
- Tollpatschigkeit oder Koordinationsprobleme
- Juckende oder unruhige Beine, speziell nachts
- Schlafstörungen
- Zysten an Eierstöcken, Brüsten oder in der Gebärmutter (Polypen)

Das Progesteron hält überdies das Östrogen in Schach. Nimmt es ab, steigt der Östrogenspiegel an, und Sie leiden zusätzlich unter den Symptomen eines Östrogenüberschusses. Progesteron ist in allen Bereichen der reproduktiven Gesundheit ein zu Unrecht vernachlässigtes Hormon und wird allzu oft nur als Voraussetzung für den Eintritt einer Schwangerschaft angesehen. Tatsächlich ist es sowohl während der fruchtbaren Jahre als auch danach noch von Bedeutung. In den Wechseljahren müssen wir auf das ausgeklügelte Zusammenspiel von Östrogen und Progesteron achten, denn meist ist der Östrogenspiegel hoch und der Progesteronspiegel niedrig.

DHEA

Dehydroepiandrosteron (DHEA) ist ein sogenanntes Vorläuferhormon, aus dem andere Hormone hergestellt werden. Biologisch bewirkt es im Grunde nicht viel, sondern erlangt erst seine Wirkung, wenn es in andere Hormone wie Testosteron und Östrogen umgewandelt wird. DHEA wird größtenteils in den Nebennieren aus Cholesterin hergestellt, die Eierstöcke können ebenfalls kleine Mengen produzieren. DHEA ist deshalb so wichtig, weil es während der Zyklusjahre für 75 Prozent Ihres Östrogens verantwortlich ist[17] und nach der Menopause zur einzigen Quelle von Östrogen und Testosteron wird.

Das kleine Zyklus-Einmaleins

Ihr Menstruationszyklus wird gesteuert von einer Kommunikationsschleife zwischen zwei Drüsen in Ihrem Kopf – dem Hypothalamus und der Hypophyse – und den Eierstöcken. Diese Schleife ist bekannt unter dem Namen HHO-Achse (Hypothalamus-Hypophyse-Ovar, engl. auch HPO für *Hypothalamic-Pituitary-Ovarian*). Sie zeichnet verantwortlich für die größtenteils vorhersehbaren Abläufe und hormonellen Veränderungen in jedem Zyklus. Sobald wir in die Wechseljahre kommen, gerät das System allerdings immer stärker aus dem Lot. Ich möchte diese Veränderungen im Folgenden gerne erklären, damit Sie Ihre Erfahrungen – im Guten wie im Schlechten – besser einordnen können.

Zunächst einmal meine ich nicht Ihre Periode, wenn ich vom Zyklus spreche. Die Periode ist der Zeitpunkt im Zyklus, an dem Sie bluten, wohingegen der Zyklus die ganzen 28 Tage umfasst (beziehungsweise den Zeitraum, der für Sie typisch ist). Nur rund 12,4 Prozent aller Menstruierenden haben einen „Bilderbuchzyklus" von 28 Tagen Länge, und in der Perimenopause sind unregelmäßige Zykluslängen sowieso eher vorprogrammiert.

Östrogen ist das Hormon, das über Ihre erste Zyklushälfte regiert, die man auch als Follikelphase bezeichnet. Seine Aufgabe ist es, den Körper auf eine Schwangerschaft vorzubereiten, ob Sie nun eine planen oder nicht. In der ersten Zyklushälfte sorgt das Östrogen dafür, dass die Gebärmutterschleimhaut – das Endometrium – anwächst. Auch die Produktion von Zervixschleim nimmt zu, der für das Überleben und Vorankommen der Spermien eine wichtige Rolle spielt. Unser Verhalten in der ersten Zyklushälfte ist ebenfalls vom Östrogen geprägt. Wenn Sie festgestellt haben, dass Sie in dieser Zeit gesprächiger sind, gerne ausgehen, leichter Menschen kennenlernen und mehr Lust auf Sex haben, dann liegt das am Östrogen (und am Testosteron), die einen guten Job machen.

Nach dem Eisprung wird Progesteron produziert, um das Einnisten der Eizelle und eine mögliche Schwangerschaft zu unterstützen. Das Progesteron verändert und erhält die Gebärmutterschleimhaut, sodass sie als „Nest" geeignet ist. In der gleichen Weise, wie das Östrogen Sie in der ersten Zyklushälfte auf eine Empfängnis vorbereitet, will das

Progesteron Sie in der zweiten Hälfte schützen und nähren. Progesteron sorgt für Entschleunigung. Sie sind vielleicht stärker in sich gekehrt und weniger daran interessiert, das Haus zu verlassen, und wenn, dann nur mit engen Freunden. Auf diese Weise möchte Progesteron für Ihre Sicherheit sorgen. Sogar Ihr Verdauungssystem arbeitet langsamer, damit Ihr Körper mehr Nährstoffe aus der Nahrung resorbieren und einen sich potenziell entwickelnden Embryo optimal versorgen kann.

Wie wir unseren Zyklus erleben, ist individuell verschieden, und wir sind unseren Hormonen nicht hilflos ausgeliefert. Dennoch gehe ich davon aus, dass dieses Wissen Ihnen hilft, zu verstehen, was genau Ihre Hormone mit ihrem „Verhalten" bezwecken.

Die Zyklusphasen

Das war die Kurzfassung des Ganzen, nun schauen wir uns die einzelnen Phasen des Zyklus und ihre Veränderungen in den Wechseljahren noch einmal genauer an.

Follikelphase: Von der Menstruation bis zur Ovulation

Die Follikelphase beginnt am ersten Tag Ihrer Periode und dauert bis zum Moment des Eisprungs an. Sie ist in der Hauptsache für die Zykluslänge verantwortlich, denn die zweite Zyklushälfte, die Lutealphase, ist mit rund 14 Tagen nahezu immer gleich lang. Das verändert sich allerdings in den Wechseljahren. Weil es immer mehr Zyklen ohne Eisprung gibt, ändert sich auch die Dauer der Follikelphase und die Anzahl der Lutealphasen nimmt ab. Ihre Follikelphase kann also 14 Tage lang sein oder nur 9 oder sogar 44. Findet Ihr Eisprung früher statt, setzt auch die Periode früher ein, und bei einem späten Eisprung verzögert sich auch das Einsetzen der Regel. Wenn wir also davon sprechen, dass die Periode verspätet einsetzt, dann meinen wir eigentlich die verspätete Ovulation.

Die Follikelphase kann weiter unterteilt werden in die Zeit der Blutung und die Zeit, in der sich Ihr Körper auf den Eisprung vorbereitet.

Menstruation

Der erste Tag Ihres Zyklus ist der Tag, an dem die Monatsblutung so richtig einsetzt. Es ist egal, zu welcher Tageszeit dies passiert. Schmierblutungen zählen noch zum Ende des vorhergehenden Zyklus, selbst wenn sie mehrere Tage anhalten. Prämenstruelle Schmierblutungen können ein Anzeichen dafür sein, dass der Progesteronspiegel niedrig ist, was mit zunehmendem Alter und in den Wechseljahren häufiger der Fall ist. Ist der Progesteronspiegel niedrig, wird die Gebärmutterschleimhaut nicht ausreichend unterstützt und schon frühzeitig abgestoßen.

Hat keine Empfängnis stattgefunden, sinken die Östrogen- und Progesteronwerte gegen Ende des Zyklus und die Blutung setzt ein. Dieser Hormonabfall, den Sie vielleicht an Ihrer Stimmung spüren, löst die Freisetzung hormonähnlicher Substanzen aus, die man als Prostaglandine bezeichnet. Prostaglandine bewirken, dass sich die Blutgefäße in der Gebärmutterschleimhaut zusammenziehen und verdrehen. Die Schleimhautzellen erhalten so nicht mehr ausreichend Sauerstoff und sterben ab. Prostaglandine stimulieren auch die mittlere Muskelschicht der Gebärmutter, sodass sie sich zusammenzieht, um Blut und tote Zellen aus dem Körper heraus zu transportieren. Diese krampfartige Bewegung kann Regelschmerzen und Periodendurchfall verursachen. Nichtsteroidale Entzündungshemmer wie Ibuprofen wirken bei Regelschmerzen und starken Blutungen gut, weil sie die Enzyme blockieren, die Prostaglandine produzieren. Aus diesem Grund ist Ibuprofen meist hilfreicher als Paracetamol. Auch Kurkumin, der aktive Bestandteil von Kurkuma, hemmt diese Enzyme und ist daher ebenfalls ein gutes Mittel bei Regelschmerzen und starken Blutungen.

Starke Blutungen und längere Zyklen nehmen in den Wechseljahren zu, wenn mehr Östrogen im Blut zirkuliert als Progesteron (das einen abschwächenden Effekt auf die Blutung hat). Die Produktion von Progesteron sinkt, weil es in weniger Zyklen zu einem Eisprung kommt – und ohne Ovulation wird kein Progesteron gebildet. Selbst wenn Sie einen Eisprung haben, ist die produzierte Menge niedriger als zuvor, weshalb die zweite Zyklushälfte sich verkürzen kann und prämenstruelle Schmierblutungen zunehmen, ebenso wie prämenstruelle Ängste und

Sorgen, Schlafprobleme, Brustspannen, prämenstruelle Kopfschmerzen und Migräne.

Nach einigen Tagen der Blutung ist Ihre Gebärmutterschleimhaut bereit, sich wieder neu aufzubauen. Ab dem dritten Zyklustag präsentieren die Rezeptoren für Östrogen und Progesteron das Schloss, an das die Schlüssel (Östrogen und Progesteron) andocken können, um ihrer Aufgabe nachzukommen: Aufbau und Erhalt der Schleimhaut. Am sechsten Tag hat sich das Endometrium wieder aufgebaut und ist rund 4–7 Millimeter dick. Nun ist es an der Zeit, sich auf die Hauptattraktion im Zyklus vorzubereiten: den Eisprung.

Regelschmerzen (Dysmenorrhö)

Auch wenn Regelschmerzen weit verbreitet sind, bedeutet das nicht, dass sie normal sind oder Sie sie klaglos akzeptieren müssten. Leichte Krämpfe im Unterbauch sind noch im Rahmen, sie sollten jedoch nicht solch ein Ausmaß annehmen, dass Sie zu Schmerzmitteln greifen müssen, um den Tag zu überstehen.

Vielleicht fragen Sie sich auch, wodurch diese Schmerzen überhaupt verursacht werden und warum es sich jedes Mal so anfühlt, als würde Ihre Gebärmutter Krieg gegen Sie führen? Gegen Ende des Zyklus, kurz vor dem Einsetzen der Periode, beginnt der Abbau der Gebärmutterschleimhaut. Dabei werden Prostaglandine freigesetzt, die eine Kontraktion der Gebärmutter bewirken, um den physischen Prozess der Blutung zu unterstützen. Zu Regelschmerzen kommt es, wenn Sie zu viele Prostaglandine freisetzen, wie dies bei den meisten Menstruierenden mit schweren Krämpfen der Fall ist. Prostaglandine bereiten das Nervensystem auf Schmerz vor und steigern die Schmerzreaktion, was zu quälenden Kontraktionen und noch mehr Schmerzsignalen an das Gehirn führt. Und als wäre das nicht schon schlimm genug, sind sie auch noch verantwortlich für Übelkeit, Erbrechen und den sogenannten Periodendurchfall – die Prostaglandine lassen manchmal auch den Darm krampfen. Nicht selten leiden Betroffene unter

heftigen Gebärmutterkontraktionen, die zu einer Zunahme des Drucks in der Gebärmutter führen können und einer eingeschränkten Sauerstoffzufuhr zu den kontrahierenden Muskeln, was die Schmerzen zusätzlich verstärkt.
Ich habe selbst jahrelang unter Regelschmerzen gelitten, die so stark waren, dass sie mich quasi komplett außer Gefecht setzten. Daher kann ich alle gut verstehen, die sich hier Erleichterung wünschen. Wenn Sie unter starken Blutungen leiden – was während der Wechseljahre nicht selten ist –, dann sollten Sie die Einnahme nichtsteroidaler Entzündungshemmer wie Ibuprofen und Naxopren in Betracht ziehen, da sie die Produktion von Prostaglandinen senken und gegen Schmerzen und Blutverlust helfen. Andere Möglichkeiten zur Linderung von Regelschmerzen sind folgende:

- Reduzieren Sie Entzündungen, indem Sie auf Zucker, Alkohol und Milchprodukte verzichten oder deren Konsum zumindest einschränken, speziell in der zweiten Zyklushälfte. Seit dem Erscheinen meines ersten Buches *Superpower Periode* habe ich zahlreiche Zuschriften erhalten, in denen Betroffene mir berichteten, dass sie durch das Meiden von Milchprodukten ihre Regelschmerzen loswurden.
- Ziehen Sie eine Histaminintoleranz in Betracht (Seite 333).
- Akupunktur, Kräuter und Körperbehandlungen in Form von Physiotherapie, Reflexzonenmassage und Arvigo®-Therapie (siehe Seite 329) können ein rettender Anker sein, wenn es um Regelschmerzen geht.
- Nahrungsergänzungsmittel wie Magnesium, B-Vitamine, Omega-3-Fettsäuren (z. B. Fischöl) und Kurkumin sind dafür bekannt, dass sie Regelschmerzen lindern können.
- Wärmetherapie – sprich: ein heißes Bad oder eine Wärmflasche – kann die Durchblutung fördern und Schmerzen lindern. Daten aus zwei klinischen Versuchen legen den Schluss nahe, dass sie ebenso wirkungsvoll sein kann wie eine Behandlung mit nichtsteroidalen Entzündungshemmern.

- Rizinusölpackungen auf dem Unterbauch können die Durchblutung des Beckens fördern und Regelschmerzen lindern. Eine Anleitung finden Sie im Anhang.
- Rauchen, sowohl aktiv als auch passiv, wird mit Regelschmerzen in Verbindung gebracht, also streichen Sie diese Angewohnheit.
- Orgasmen, durch penetrativen oder nicht-penetrativen Sex, zusammen mit dem Partner oder im Alleingang (je nach Belieben), helfen ebenfalls, indem sie schmerzlindernde Endorphine und Oxytocin freisetzen. Für viele meiner Klientinnen sind sie zu einem Teil der Selbstfürsorge geworden.
- Versuchen Sie es einmal mit Cannabidiol-Öl oder CBD-Öl (siehe Seite 195). Wenn Ihr Zyklus unregelmäßig ist, dann nehmen Sie es 7–10 Tage vor dem Tag ein, an dem Ihre Periode einsetzen sollte, und auch während der ersten Zyklustage. Wenn Sie nicht wissen, wo sie gerade im Zyklus stehen, dann leiden Sie möglicherweise an weiteren Symptomen, bei denen CBD hilfreich sein kann, und eine regelmäßige Verwendung bietet sich an.
- Ruhe und Bewegung können gleichermaßen hilfreich sein. Manche finden, dass Bewegung bei Regelschmerzen hilft, für andere ist dies keine Option. Probieren Sie einfach aus, was Ihnen guttut. Bewegung kann jederzeit bei vielen zyklusbedingten Beschwerden helfen und ist außerdem gut für die Knochen und eine gesunde Psyche.
- Vielleicht reagieren Sie auch empfindlich auf Nachtschattengewächse wie Kartoffeln, Auberginen, Paprika und Tomaten; ihr Verzehr kann zu Entzündungen und Schmerzen führen.

Regelschmerzen treten häufig bei allen Betroffenen auf, die unter Endometriose und Adenomyose leiden. Auf diese Themen werde ich in Kapitel 9 noch genauer eingehen.

Vor der Ovulation

Nun, ich habe wohl ein wenig geschummelt, als ich Ihnen gesagt habe, dass dies der Zeitpunkt im Zyklus ist, an dem sich unser Körper auf den Eisprung vorbereitet. Es stimmt schon, dass in dieser einen Woche eine Menge passiert, aber es ist in Wahrheit nur der Schlusssprint in einem sehr, sehr langen Rennen – einem, das bereits gestartet wurde, als Sie sich noch im Bauch Ihrer Mutter befanden.

Als Sie in der 20. Schwangerschaftswoche in der Gebärmutter Ihrer Mutter wuchsen, hatten Sie die Höchstzahl an Eizellen oder Oozyten erreicht – erstaunliche sieben Millionen! Von der 24. Woche an nahm die Anzahl der Eizellen allerdings wieder rapide ab, sodass bei Ihrer Geburt noch rund eine Million vorhanden waren und mit Beginn der Pubertät noch etwa 400 000. Ab der Pubertät beginnen jeden Tag einige Follikel zu wachsen, sodass in den fruchtbaren Jahren ein kontinuierlicher Vorrat an Follikeln bereitsteht, um als Bewerber für den Eisprung in Frage zu kommen – oder eben nicht. Nur etwa 400 werden tatsächlich als reife Eier beim Eisprung freigesetzt, was in etwa der Zahl der Perioden entspricht, die Sie in Ihrem Leben haben werden. All jene Eizellen, die die Voraussetzungen nicht erfüllen, werden abgebaut und vom Körper resorbiert.

Etwa sechs Monate bevor ein Follikel die in ihm enthaltene Eizelle beim Eisprung freisetzt, entwickelt sich eine Blutzufuhr und er durchläuft verschiedene Entwicklungsstadien. Gegen Ende jedes Menstruationszyklus erhalten solche Follikel die Meldung des follikelstimulierenden Hormons (FSH), dass ihre Zeit nun gekommen ist, und es wird eine Gruppe zusammengestellt. Trotz aller vorbereitenden Abläufe gelten diese Follikel immer noch als unreif. Erst unter dem Einfluss von FSH reifen sie und beginnen mit der Produktion von Östrogen, weshalb Sie etwa ab dem dritten Zyklustag feststellen, dass Energie und positive Stimmung zunehmen. Rund um den sechsten Zyklustag beginnt ein Follikel die anderen in punkto Reife und Größe auszustechen. Dieser Follikel gibt dann vermehrt Östrogen ab. In Kombination mit Inhibin, dem anderen Ovarialhormon, sendet das Östrogen ein Signal an die Hypophyse, nun weniger FSH zu produzieren. Auf diese Weise kommunizieren Ihre Eierstöcke, dass sie den Follikel für diesen Zyklus gefunden haben – es muss nicht länger nach einem Kandidaten gesucht werden und das FSH hat seine Arbeit getan.

Im ersten Stadium der Perimenopause beginnt dieser Ablauf sich zu verändern. Zum einen gibt es weniger Follikel, die rekrutiert werden können. Zum anderen muss Ihr Gehirn sich mehr Mühe geben, um mit den Eierstöcken „laut genug" zu kommunizieren, also ist der FSH-Spiegel höher. Das wiederum bedeutet, dass die Follikel zu einem früheren Zeitpunkt im Zyklus wachsen als zuvor[18] – und sie wachsen auch noch schneller.[19] Forschungen, die die Follikelgröße bei Frauen unter 34 mit der von Frauen im Alter von über 45 verglichen, fanden heraus, dass das Follikelwachstum in der älteren Gruppe zwar zunächst dank des erhöhten FSH-Werts zu einem frühen Zeitpunkt im Zyklus stärker war, der Durchmesser des Follikels kurz vor dem Eisprung aber dafür geringer. Wie zu erwarten war, gelang der Reifungsprozess des dominanten Follikels bei den älteren Frauen ebenfalls seltener, was zu Zyklen ohne Eisprung führte (siehe folgender Kasten).

Eine an 511 prämenopausalen und perimenopausalen Frauen durchgeführte Studie fand heraus, dass 10 Jahre vor dem Eintritt der letzten Periode die meisten Zyklen mit Eisprung verliefen. In den Folgejahren ging die Anzahl von Zyklen mit Ovulation Stück für Stück zurück, bis etwa vier oder fünf Jahre vor der letzten Periode. Ab dann sank die Zahl der Zyklen mit Eisprung rapide, ebenso wie die Progesteronproduktion. Im letzten Jahr vor der endgültigen Menopause ließ sich nur bei 22,8 Prozent der Zyklen ein Eisprung nachweisen.[20]

Periode ohne Eisprung – geht das überhaupt?

Die kurze und knappe Antwort lautet: Ja!
Wenn wir über den Menstruationszyklus sprechen, dann geht es eigentlich um das, was Experten als Ovulationszyklus bezeichnen, wobei die Ovulation – der Eisprung – rund zwei Wochen vor Beginn der Periode stattfindet. Es gibt jedoch auch Zyklen ohne Eisprung, die man als *anovulatorische Zyklen* bezeichnet.

Bei einem Ovulationszyklus löst das schnelle Absinken von Östrogen und Progesteron am Ende der Lutealphase die Menstruation aus. Bei einem anovulatorischen Zyklus haben Sie keine Lutealphase oder Periode, denn ohne den Eisprung wird kein Progesteron produziert. Stattdessen befinden Sie sich in einer verlängerten Follikelphase, in der Sie unterschiedliche Mengen an Östrogen produzieren und an irgendeinem Punkt eine sogenannte anovulatorische Blutung (auch Zwischenblutung genannt) erleben.

Gelegentliche anovulatorische Zyklen sind auch in den fruchtbaren Jahren normal und werden häufig ausgelöst durch Stress, mangelnde Ernährung und Essstörungen, exzessiven Sport und das Absetzen hormoneller Verhütungsmittel. Sie treten auch häufig als Begleiterscheinung des polyzystischen Ovarialsyndroms (PCOS) auf. Anovulatorische Zyklen sind vor allem im Teenageralter und in der Perimenopause üblich, weshalb es durchaus sein kann, dass Sie und Ihr Teenager zur gleichen Zeit mit langen und schweren Blutungen zu kämpfen haben (Randbemerkung: nett zueinander sein hilft). Das liegt daran, dass das Progesteron das Wachstum der Gebärmutterschleimhaut hemmt und die Blutmenge begrenzt, die Sie bei der Periode verlieren. Ohne Progesteron fehlt seine Fähigkeit, die Blutung leichter ausfallen zu lassen.

Bei Zyklen, die kürzer als 21 Tage und länger als 35 Tage sind, besteht eine höhere Wahrscheinlichkeit, dass kein Eisprung stattgefunden hat als bei solchen, die zwischen 21 und 35 Tagen lang sind. Blutungen, die mehr als sieben Tage anhalten oder sehr stark sind oder beides, können auf einen anovulatorischen Zyklus hindeuten. Andererseits kann die Blutung auch schwächer sein als sonst oder ganz normal. Die beste Möglichkeit, um festzustellen, ob ein Eisprung stattgefunden hat oder nicht, ist das regelmäßige Messen der Basaltemperatur, denn nach dem Eisprung steigt diese an. Durch das Aufzeichnen der Basaltemperatur sieht man also, ob und wann ein Eisprung stattfindet.

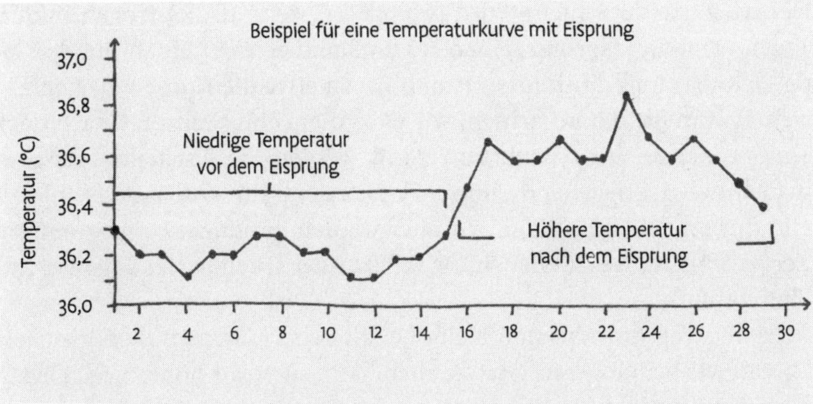

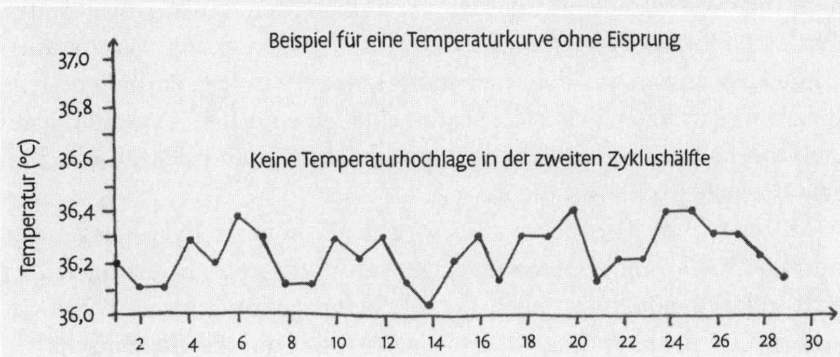

Während der dominante Follikel weiter wächst und heranreift, steigt der Östrogenspiegel und sorgt dafür, dass sich das Endometrium auf 10–11 Millimeter verdickt und Ihr Gebärmutterhals fruchtbaren Zervixschleim produziert. Die Konsistenz der Zervixschleims verändert sich im Laufe des Zyklus in Abhängigkeit von den Aktivitäten von Östrogen und Progesteron. Es wird Zeiten geben, in denen Sie gar keinen Schleim produzieren und eher „auf dem Trockenen“ sitzen, aber sobald das Östrogen die Bühne betritt, wird Schleim gebildet, der als fruchtbar eingestuft werden kann, denn in ihm können Spermien bis zu fünf Tage überleben. Der erste Schleim, den Sie in einem Zyklus sehen könnten (ich sage bewusst „könnten“, weil dies individuell verschieden ist), ist eher weißlich, cremig und fruchtbar. Wenn Sie also zu diesem Zeitpunkt ungeschützten Verkehr haben, ist eine Empfängnis möglich.

Der fruchtbarste Schleim wird produziert, wenn das Östrogen in den Tagen vor dem Eisprung seinen Höchststand erreicht. Er ist durchsichtig, dehnbar und dünnflüssiger und hat in etwa die Konsistenz von Eiweiß. Wenn Sie darauf achten, wie es sich anfühlt, wenn Sie nach dem Toilettengang Papier benutzen, dann werden Sie feststellen, dass es manchmal richtiggehend „flutscht". Das liegt am Vorhandensein von glitschigem Schleim. Wenn wir älter werden, produzieren wir weniger Zervixschleim, weshalb auch die Anzahl der fruchtbaren Tage im Zyklus abnimmt.

Die Östrogenproduktion bleibt bei älteren Frauen auf dem gleichen Niveau wie bei jüngeren[21], tatsächlich kann sie sogar höher liegen.[22] Einige Tage vor dem Eisprung erreicht das Östrogen seinen Höchststand, und eine Hormonsequenz wird ausgelöst, die den finalen Wachstumsschub auslöst, den das Follikel benötigt, um die in ihm enthaltene reife Eizelle freizusetzen. Der Wachstumsschub erzeugt eine Ausbeulung auf der Oberfläche des Follikels/Eierstocks, die dann aufbricht, und schon geht die reife Eizelle auf die Reise.

In der frühen Perimenopause sorgen ein höherer FSH-Spiegel und normale bis erhöhte Östrogenwerte dafür, dass der Eisprung früher stattfindet, weshalb sich auch der Zyklus insgesamt verkürzt. Mit der Zeit nimmt die Empfänglichkeit für Östrogen ab und die Botschaften sind nicht immer „laut" genug. Der LH-Anstieg, der die Ovulation auslöst, verliert seine Regelmäßigkeit, sodass manchmal ein Eisprung stattfindet und manchmal auch nicht. Gleichzeitig reagieren die Follikel weniger stark auf FSH und LH und der Östrogenspiegel beginnt zu sinken, was zu Störungen der Lutealphase und weiteren anovulatorischen Zyklen führt.

Lutealphase: Von der Ovulation bis zur Menstruation

Nach dem Eisprung passiert etwas höchst Erstaunliches und ganz Wunderbares. Der Follikel, der die Eizelle freigesetzt hat, fällt in sich zusammen, färbt sich gelb und wird nun als Gelbkörper oder *Corpus Luteum* bezeichnet. Die Fähigkeit des Follikels seine Farbe zu ändern, ist sicherlich ein cooler Partytrick – das wirklich Erstaunliche ist jedoch, dass er zudem eine eigene Blutzufuhr entwickelt und sich in eine temporäre

Drüse verwandelt, die nun mit der Produktion und Ausschüttung von Progesteron beginnt – dem Hormon, das die zweite Zyklushälfte und eine eventuelle Schwangerschaft unterstützt. Und all das in einem Zeitraum von nur 24 Stunden! Beeindruckend, oder?

Nach dem Eisprung trocknet Ihr Zervixschleim über Nacht ein und verdickt sich. Während fruchtbarer Zervixschleim Spermien auf ihrer Reise zur Eizelle hilft und sie am Leben erhält, ist der nach dem Eisprung produzierte Schleim eher dazu gedacht, den Zugang zu blockieren. Aufgrund der wärmenden Wirkung des Progesterons steigt Ihre Basaltemperatur an, wobei der Anstieg in der Perimenopause langsamer vonstattengehen kann oder nicht mehr so ausgeprägt ist.

In der zweiten Zyklushälfte werden sowohl Östrogen als auch Progesteron produziert, wobei in den fruchtbaren Jahren der Anteil an Progesteron bei Weitem überwiegt. Wenn Sie Ihren Zyklus besser kennenlernen, werden Sie auch merken, wie das Progesteron Ihr Verhalten in der zweiten Zyklushälfte steuert. Haben Sie weniger Lust auszugehen? Das ist das Progesteron, das für Ihre Sicherheit sorgen will, für den Fall, dass in Ihnen ein Embryo heranwächst. Plündern Sie den Kühlschrank? Auch hier sorgt das Progesteron dafür, dass Sie ausreichend Nährstoffe und Kalorien zu sich nehmen, um eine Schwangerschaft zu unterstützen, insbesondere bei mangelnder Proteinzufuhr. Haben Sie gar kein Interesse an einer Schwangerschaft und fragen sich, ob all das trotzdem auf Sie zutrifft? Die Wahrheit ist, Ihre Eierstöcke sind nicht sonderlich an Ihrer Meinung interessiert.

In der Welt der Hormone spielt das Progesteron hinter dem Östrogen die zweite Geige. Mediziner lassen sich über die vielen positiven Wirkungen von Östrogen aus, nur selten singt hingegen jemand ein Loblied auf Progesteron. Das Östrogen liebt es, im Scheinwerferlicht zu stehen, aber das Progesteron ist die Nebendarstellerin, ohne die der ganze Film nicht funktionieren würde.

Die Rolle von Progesteron beschränkt sich im Übrigen nicht auf die Unterstützung einer Schwangerschaft. Es beruhigt auch das Nervensystem, sorgt für besseren Schlaf, lindert Entzündungen, stimuliert den Aufbau von Knochengewebe und unterstützt die Brustgesundheit. Außerdem hält es das Östrogen im Zaum, was ausgesprochen wichtig ist. Steht dem Östrogen keine Gegenspielerin wie Progesteron gegenüber, dann gerät seine Fähigkeit, die Dinge „laufen" – also: wachsen – zu lassen, leicht außer Kontrolle. Zysten an den Eierstöcken, Knoten in der Brust, ein übermäßig verdicktes Endometrium und hormonsensitive Tumore werden alle mit hohen Östrogenwerten in Verbindung gebracht. Bevor Sie jedoch eine Abneigung gegen Östrogen entwickeln, sollten Sie nicht vergessen, dass es auch seine großartigen Seiten hat. Hier geht es nicht um zwei Stars, die um ihren Platz auf der Titelseite von Boulevardblättern kämpfen, sondern um ein ausgewogenes Verhältnis zwischen den beiden, denn beide Hormone sind unverzichtbar.

Findet keine Einnistung statt, beginnt der Gelbkörper sich 12–16 Tage nach seiner Entstehung aufzulösen und der Progesteronspiegel fällt ab. Das ist das Signal für die Gebärmutterschleimhaut mit dem Abbau zu beginnen, was die Menstruation einleitet und somit die Rückkehr zur Follikelphase. Die auf 12–16 Tage natürlich begrenzte Lebensdauer des Gelbkörpers ist der Grund, warum die Lutealphase während des Großteils Ihrer Zyklusjahre nahezu immer gleich lang ist: eine lange Lutealphase ist schlichtweg nicht möglich. Sie kann höchstens kürzer werden, wenn die Progesteronwerte in den Wechseljahren sinken.

Progesteron auf dem absteigenden Ast

Von Progesteron ist schon seit Langem bekannt, dass es einen beruhigenden Einfluss auf das Nervensystem hat, weshalb Sie in der Zeit, in der es seinen Höchststand erreicht – 5–7 Tage nach dem Eisprung oder etwa an Tag 21 bei einem 28-Tage-Zyklus – womöglich schneller in den Schlaf finden und auch tiefer schlafen. Sobald Ihr Körper erkannt hat, dass keine Empfängnis stattgefunden hat, baut sich der Gelbkörper ab und die Progesteronproduktion im aktuellen Zyklus wird gestoppt. Auch der Östrogenspiegel sinkt und diese Kombiwirkung macht sich schnell bemerkbar. Während Sie am Vortag noch ruhig und fokussiert waren, wachen Sie nun morgens als weinerliches Elend auf. Oder Sie beginnen den Tag ganz normal und dann gerät irgendwann alles aus den Fugen. Viele Ratsuchende, die zu mir kommen, haben das Gefühl, als würden ihr Verstand und ihre Welt zusammenbrechen.

Wenn Sie sich verletzlich fühlen, empfindsamer sind, nah am Wasser gebaut haben, das Bedürfnis verspüren, allein zu sein (vielleicht in der Natur) und das tägliche Leben hinter sich lassen wollen, dann sind das Anzeichen dafür, dass Sie in diese Phase gelangen – ebenso wie das Gefühl, leicht neben sich zu stehen. All das beginnt zwei Tage oder auch erst zwei Stunden bevor Ihre Periode einsetzt, achten Sie also in den Tagen vor der Fälligkeit Ihrer Regel gut auf sich, denn Sie werden tief in Ihr Inneres geführt; das könnten Sie sonst möglicherweise verpassen oder als Sorge oder Niedergeschlagenheit abtun.

Wenn Sie wissen, wann Ihr Eisprung stattfindet und wie lang Ihre Lutealphase ist, dann können Sie in etwa abschätzen, wann Ihre Periode beginnt und der Progesteronrückgang Sie treffen wird. Durch das Messen und Aufzeichnen Ihrer Basaltemperatur (siehe Seite 51) werden Sie bemerken, dass die Temperatur in den Tagen vor dem Einsetzen der Periode sinkt. So wissen Sie zumindest, was gerade in Ihnen vorgeht und können gut für sich sorgen. Im Idealfall können Sie sich darauf vorbereiten und den Hormonabfall kompensieren, damit es Sie nicht so hart und plötzlich trifft. Die folgenden Tipps können helfen:

- Achten Sie auf regelmäßige Mahlzeiten. Dies ist nicht die beste Zeit, um Mahlzeiten auszulassen.
- Sorgen Sie dafür, dass Sie Vorgekochtes im Tiefkühlfach haben, damit Sie nicht in einen leeren Kühlschrank starren oder Essen bestellen müssen.
- Meiden Sie Alkohol. Häufig möchten wir uns gerade dann gerne ein Gläschen genehmigen, aber das wird die schlechte Stimmung nur verstärken. Wenn Sie etwas in dieser Zeit nicht brauchen können, dann ist es ein Kater.
- Lassen Sie Ihren Gefühlen und Ihren Tränen freien Lauf. Ich weiß, dass dies in bestimmten Situationen, etwa am Arbeitsplatz, nicht immer leicht oder möglich ist. Aber wenn Sie sich

fünf Minuten Zeit für Ihre Gefühle nehmen, sie zulassen, benennen und anerkennen, dann können Sie sie erst einmal hinter sich lassen und weitermachen. Versuchen Sie hingegen, Ihre Gefühle zu unterdrücken und Ihre Maske aufzubehalten, werden sie eher verstärkt und es kostet Sie wesentlich mehr Energie und Mühe, um halbwegs durch den Tag zu kommen. Lassen Sie Ihre Gefühle also zu.

- Achten Sie darauf, dass Kleidungsstücke, in denen Sie sich wohlfühlen, sauber sind und bereit liegen. Gerade jetzt ist es ungünstig, wenn alle Lieblingsklamotten in der Wäsche sind und nur elegante oder anderweitig unpassende Kleidung im Schrank ist.
- Keine Übernachtungsgäste.
- Machen Sie es sich unter einer Decke gemütlich und schauen Sie sich Ihre Lieblingsserie an.
- Bewegen Sie Ihren Körper auf eine Weise, die sich gut anfühlt und Ihnen dabei hilft, aufgestaute Energie und Gefühle loszuwerden. Legen Sie Ihre Lieblingsmusik auf und lassen Sie einfach alles raus.

Die Zyklusstrategie

Nach der Lektüre dieses Buchs werden Sie eine gute gefüllte Werkzeugkiste mit Tipps und Techniken an der Hand haben, die Sie während der Wechseljahre und auch darüber hinaus nutzen können. Beginnen möchte ich mit dem größten und wichtigsten Tipp – dem Aufzeichnen Ihres Zyklus. Mir ist bewusst, dass dies zunächst merkwürdig erscheinen mag, vor allem, wenn Ihr Zyklus es derzeit an Beständigkeit und Vorhersehbarkeit mangeln lässt. Dennoch möchte ich Sie bitten, es zu tun.

Wenn Sie mein erstes Buch *Superpower Periode* gelesen haben, dann sind Sie bereits mit der Zyklusstrategie vertraut – meiner Herangehensweise, das Wissen über die einzelnen Phasen des Menstruationszyklus zu nutzen, um Ihr Leben zu erleichtern. Dennoch lohnt es sich, noch einmal einen Blick darauf zu werfen, dieses Mal vom Blickwinkel der Perimenopause aus, denn die in dieser Zeit auftretenden Hormonabweichungen können bewirken, dass Sie Ihren Zyklus nun gänzlich anders erleben.

Sollten Sie die Zyklusstrategie noch nicht kennen, dann freuen Sie sich auf spannende Erkenntnisse dazu, wie Stimmung, Energielevel und Verhalten von Ihren Hormonen beeinflusst werden. Machen Sie sich auch darauf gefasst, traurig und wütend zu sein, dass Sie nicht schon 20 Jahre früher auf dieses Wissen gestoßen sind, wenn es vielleicht sehr hilfreich gewesen wäre. Neben diesen verständlichen Gefühlen sollten Sie sich aber im Klaren darüber sein, dass es nie zu spät ist, sich selbst auf diese Weise kennenzulernen. In vielerlei Hinsicht können Sie sogar in der Perimenopause am meisten vom Aufzeichnen Ihres Zyklus profitieren.

Nach einigen Monaten des Aufzeichnens (siehe das Zyklusrad im Anhang) entwickeln Sie ein Gefühl für Ihr persönliches Muster, inklusive stärkender und schwieriger Phasen, und Sie werden in der Lage sein, hier und da kleine Veränderungen vorzunehmen, um Ihr Erleben zu verbessern und jede Zyklusphase optimal zu nutzen.

Das Ziel besteht nicht darin, ein „perfektes“ Zykluserlebnis zu haben. Ich kenne niemanden, der sich den gesamten Zyklus hindurch großartig fühlt und ich erwarte auch nicht, dass es Ihnen so geht. Zum Leben gehört eine Vielzahl von Erfahrungen – die Hälfte der Zeit fühlen wir uns gut, die andere Hälfte nicht. Beim Menstruationszyklus ist das nicht anders, wobei die Unterteilung in zwei Hälften hier tatsächlich bedeuten kann, dass Sie die eine Hälfte als positiv und die andere als negativ erleben.

Wenn es bei der Zyklusstrategie also nicht darum geht, den perfekten Zyklus zu haben – worum geht es denn dann? Nun, selbst wenn Ihr Zyklus sowohl in Länge als auch Erleben gut vorhersehbar ist, ist es dennoch höchst unwahrscheinlich, dass Sie Ihr tägliches Leben ständig an Ihre jeweilige Zyklusphase anpassen können. Bei der Zyklusstrategie geht es eher darum, vorbereitet zu sein – wie bei der Wettervorhersage. Wenn Sie wissen, dass Regen oder ein Gewitter angesagt ist, dann können Sie eventuell Ihre Pläne ändern und nicht vor die Tür gehen. In den meisten Fällen jedoch müssen Sie sich einfach entsprechend anziehen und der täglichen

Routine folgen. Und auch wenn Wettervorhersagen nicht immer punktgenau sind, geben Sie Ihnen dennoch die Möglichkeit, sich ein wenig auf die plötzlichen Regengüsse der Wechseljahre vorzubereiten.

Bei der Zyklusstrategie geht es um mehr als das reine Aufzeichnen von Daten, obwohl allein das schon von immensem Wert ist. Es ist ein Rahmenwerk, das es Ihnen ermöglicht, mit schweren Tagen zurechtzukommen und das Beste aus den guten Tagen zu machen, was von enormer Bedeutung ist, wenn Hormone und Zyklus irgendwann aus dem Tritt geraten. Einer der größten Vorteile Ihrer Aufzeichnungen liegt darin, dass Sie Ihre Termine (wann immer möglich) an Ihren Zyklus anpassen können – auch wenn ich wiederum niemanden kenne, der seinen Kalender immer auf den Zyklus abstimmen kann, mich eingeschlossen. Das gilt natürlich verstärkt für die Perimenopause, in der Ihr Zyklus immer wieder Überraschungen für Sie bereithält.

Zyklusunregelmäßigkeiten, etwa das Ausbleiben der Regel für zwei Monate, gefolgt von zwei Perioden in einem Monat, sind für die Wechseljahre nicht untypisch. Vikki aus meiner Online-Gruppe *The Flow Collective* formulierte es einmal so: „Es ist schwierig zu wissen, wo man sich gerade befindet, wenn der Körper sich nicht mehr an das Drehbuch hält." Vielleicht scheint es zunächst so, als habe es keinen Sinn den Zyklus aufzuzeichnen, wenn jede Vorhersehbarkeit über Bord gegangen ist, aber die gesammelten Daten sind dennoch von enormem Wert. In der Perimenopause können sie Ihnen helfen,

- das Ausmaß der Unregelmäßigkeit zu bestimmen. Ist Ihre Periode immer kürzer oder länger? Gibt es möglicherweise ein Muster im Auftreten längerer und kürzerer Zyklen?
- das Auftreten neuer Anzeichen und Symptome zu bemerken.
- festzustellen, ob Anzeichen und Symptome sich verstärken oder nachlassen.
- Muster zu erkennen und herauszufinden, was bei bestimmten Symptomen hilfreich ist oder sie eher verschlimmert.
- zu bemerken, wie Ihr Zyklus in Ihrem Erleben variiert und wie er auf Ereignisse in Ihrem Leben reagiert.
- zu bestimmen, wie Energie, Stimmung und Verhalten von Ihren Hormonen beeinflusst werden.

- die Zeiten optimal zu nutzen, wenn Sie sich großartig fühlen oder zumindest gut.

Ist Ihr Leben derzeit vollgepackt und stressig und fühlen Sie sich häufig überfordert, dann denken Sie beim Lesen vielleicht gerade, dass das zwar alles ganz toll klingt, Sie aber gar keine Zeit dafür haben. Und außerdem ist es sowieso sinnlos, denn Ihr Alltag ist nicht vorhersehbar. Sie sind nicht Herrin Ihrer Zeit, denn Sie haben Kinder. Sie haben einen vollen Terminkalender. Glauben Sie mir, ich kann das verstehen, denn mir ging es ganz genauso. Ich habe mir die gleichen Sätze vorgesagt. Aber genau das ist der Punkt! All diese Sätze sind Geschichten, die Sie sich selbst erzählen. Ich bezweifle nicht, dass Sie vor massiven Herausforderungen stehen, wie es häufig in dieser Lebensphase der Fall ist. Ich bezweifle auch nicht, dass Sie mehrere Rollen zu erfüllen haben, die viel Zeit, Energie und Geduld kosten – allesamt gerade knappe Güter. Wenn all dies vertraut klingt, dann herzlichen Glückwunsch – Sie haben Ihr „Warum" gefunden. Denn wenn es darum geht, neue Gewohnheiten zu etablieren, dann müssen Sie zuallererst die Motivation dafür finden. Wenn Sie ständig in Eile und erschöpft sind und jedem an die Gurgel gehen, der etwas von Ihnen will, dann wird das Aufzeichnen Ihres Zyklus Ihr Leben verändern.

Kapitel 2

Ganz schön heiß hier drin

Wenn du jung bist, bist du fruchtbar, du produzierst Eizellen, du bringst neues Leben in die Welt, richtig? Du bringst Leben in die Welt. Und dann wirst Du älter, keine Eizellen mehr. Du kannst kein neues Leben mehr in die Welt setzen … also ab mit dir ins Feuer. Was ist denn das für eine dämliche Geschichte?
Wanda Sykes

Wenn Sie bereits unter ihnen leiden, dann muss ich Ihnen gar nicht erst erzählen, dass Hitzewallungen eine schnelle und übermäßig starke Form der Wärmeabgabe sind. Sind Sie bislang davon verschont geblieben, dann sollten Sie sich schon einmal wappnen, denn sie werden wahrscheinlich kommen. Hitzewallungen zählen zu den meistbekannten Symptomen der Wechseljahre, und das aus gutem Grund. In den Industrienationen leiden bis zu 88 Prozent der Frauen unter Hitzewallungen.[1] Die Zahl variiert allerdings, denn in Japan sind beispielsweise lediglich 9,5 Prozent[2] betroffen, wobei die entsprechende Studie im Jahr 1984 durchgeführt wurde und eine neuere Untersuchung von 36,9 Prozent spricht[3], was aber immer noch weitaus niedriger ist als in den westlichen Industrieländern.

Auch die Häufigkeit kann stark variieren. Manche erleben nur fünf Hitzewallungen in einem ganzen Jahr, andere rund 50 am Tag, und auch in der Länge gibt es Unterschiede. Generell dauern Hitzewallungen etwa 1–5 Minuten an, aber manche können sich auch bis zu einer Stunde hinziehen.[4]

Da sie ein Symptom sowohl der Perimenopause als auch der Postmenopause sind, können Hitzewallungen und Nachtschweiß auch in den Jahren nach der letzten Periode noch auftreten. Eine große Studie zur Frauengesundheit in den USA, die SWAN-Studie, bezifferte bei 3302 Amerikanerinnen in den Wechseljahren die durchschnittliche Dauer auf 7,4 Jahre.[5] Im Alter von 65 Jahren leiden immer noch 25 Prozent darunter.[6] Das Ergebnis einer Studie, in der 85-jährige Frauen untersucht wurden, ergab, dass immer noch 16 Prozent von ihnen unter Hitzewallungen litten und nahezu 10 Prozent dies als lästig bis sehr unangenehm empfanden.[7]

Wie genau wir Hitzewallungen erleben, wird unterschiedlich sein, aber in der Regel handelt es sich um ein plötzliches Hitzegefühl, das häufig von Schwitzen und einer Rötung der Haut begleitet wird. Neben diesem Hitzegefühl können Hitzewallungen begleitet sein von einem trockenen Mund, Zittern, einem Adrenalinschub, Atemlosigkeit, Schwindel und Übelkeit. Sie können spontan auftauchen oder als Folge von Veränderungen der Außentemperatur, Stress und Emotionen wie Scham oder Verlegenheit. Auch das Trinken von Kaffee, Alkohol und Heißgetränken kann Hitzewallungen auslösen. Und so beschreiben die Betroffenen ihr Erleben:

„Es ist eine Hitze, die von meiner Brust ausstrahlt und kribbelt. Ich muss unterbrechen, was auch immer ich gerade tue, und Kleidungsstücke ablegen, weil mir sonst sofort übel wird."

„Es fühlt sich an, als würde flüssige Lava durch meinen Körper fließen, ohne einen Ausgang zu finden, gefolgt von einem kalten Eimer Wasser, der über einem ausgeleert wird."

„Die Hitze schluckt mich, als würde ich von innen heraus verbrennen."

„Die Mischung aus Hitze und Panik fühlt sich so an, als sei ich in einem Ofen eingeschlossen."

Es gibt jedoch auch mildere Varianten, die sich eher anfühlen, als hätte jemand die Heizung ein wenig höher gedreht oder als gebe es kleine Hitzestiche in Brust und Rücken.

„Kennen Sie diese Hitze, die einen durchläuft, wenn man sich schämt? So ungefähr fühlt es sich an."

„Mir ist warm und ich muss eine Kleiderschicht ablegen. Fünf Minuten später ziehe ich sie dann wieder an, und so geht das praktisch den ganzen Tag über – Pullover aus, Pullover an. Es ist aber trotzdem weniger schlimm als das, was einige meiner Freundinnen durchmachen."

Hitzewallungen können enorme Auswirkungen auf das Privat- und Berufsleben haben, die häufig unterschätzt werden. Aber nicht alle sehen sie negativ. Meine Freundin Val ist davon überzeugt, dass sie der Grund sind, warum sie in den Wechseljahren Gewicht verlor und ihr Hautbild sich verbesserte. Außerdem liebte sie es, sich mit exotischen Fächern Kühlung zu verschaffen, und sie konnte Heizkosten sparen. Zu den Risikofaktoren für starke Hitzewallungen zählen:

- Chirurgische Menopause
- Übergewicht
- Rauchen
- Missbrauch oder Vernachlässigung in der Kindheit (die Auswirkungen von Missbrauch zeigen sich noch lange, nachdem er ein Ende gefunden hat)
- Frühere Angststörungen oder Depressionen
- Hormonelle Verhütung in Form der Pille[8]

Trotz ihrer weiten Verbreitung und den Auswirkungen auf die Lebensqualität ist der zugrundeliegende Mechanismus weitestgehend unbekannt. Zwar können Hitzewallungen mit dem niedrigeren Östrogenspiegel der ausklingenden Wechseljahre in Verbindung gebracht werden, aber sie können auch schon vor dem Östrogenabfall auftreten, sodass diese Erklärung unzureichend erscheint.

Ich habe gezögert, eine Studie mit einfließen zu lassen, die nahezu so alt ist wie ich selbst, aber dennoch häufig in neueren Forschungsunterlagen angeführt wird, weil sie keinen Zusammenhang zwischen dem Auftreten von Hitzewallungen und dem Östrogenspiegel in Blut, Urin oder Vagina finden konnte[9] – interessant, oder? Die gleiche Studie fand auch keinerlei Unterschiede im Östrogenspiegel zwischen Betroffenen und all jenen, die davon verschont blieben. Wir wissen auch, dass ein Wirkstoff namens *Clonidin* Hitzewallungen reduzieren kann, und zwar ohne den Östrogenspiegel anzuheben – ein weiteres Indiz dafür, dass es bei Hitzewallungen nicht um einen niedrigen Östrogenspiegel geht. Verändert hingegen sind die Aktivitäten in einem Teil des Gehirns, das als noradrenerges System bekannt ist, und diese Entdeckung hat zu einer neuen Hypothese geführt.

Ihr Körper ist gut darin – unabhängig von der Umgebungstemperatur – eine innere Kerntemperatur von etwa 37°C aufrechtzuerhalten. Meistens erfolgt diese Regulierung ohne große Mühe. Befinden Sie sich in einem warmen Raum, lenkt Ihr Körper den Blutfluss verstärkt in die Haut, um die Wärme abzugeben und die Kerntemperatur stabil zu halten. Ist die Umgebungstemperatur hingegen eher niedrig, ziehen sich Ihre Blutgefäße zusammen, um den Wärmeverlust zu minimieren (daher sehen einige von uns bei Kälte eher blass aus). Wenn Ihr Körper seine Kerntemperatur problemlos beibehält, dann befinden Sie sich in einer Thermoneutralzone – einem Temperaturbereich, in dem Ihr Körper die normale Körpertemperatur halten kann, ohne mehr Energie zu verbrauchen als Ihr Ruhestoffwechsel erfordert (die Energie, die Sie verbrauchen, wenn Sie nichts tun). Wird ein höherer Einsatz benötigt, um Ihre Temperatur zu steuern, beispielsweise Zittern bei Kälte oder Schwitzen bei Hitze, dann verlassen Sie die Thermoneutralzone.

Es ist möglich, dass Veränderungen in der Wärmeregulation für Symptome wie Hitzewallungen und Nachtschweiß verantwortlich sind. Während der Wechseljahre verkleinert sich die Thermoneutralzone, und wenn die obere Schwelle überschritten wird, signalisiert der Körper, dass Wärme abgeleitet werden muss. Sicherlich ahnen Sie bereits, wie er das macht: Er erweitert die Blutgefäße und sorgt für eine verstärkte Durchblutung der Haut. Und natürlich beginnen Sie zu schwitzen, und das nicht zu knapp. Anders gesagt: Ihr Körper muss nun mehr Einsatz zeigen, um seine Temperatur zu regulieren.

Depressive Stimmungen und Ängste sind in den Wechseljahren starke Indikatoren für Hitzewallungen. Wer unter Ängstlichkeit und innerer Unruhe leidet, erlebt Hitzewallungen rund 3–5 Mal häufiger als weniger Besorgte.[10] Das wirft natürlich die Frage auf, ob Ängste, Depressionen und Stress Hitzewallungen auslösen oder ob es genau umgekehrt ist? Wie Sie sich vielleicht schon denken können, beeinflussen sich beide Faktoren gegenseitig – Angst und Sorge können einer Hitzewallung vorausgehen und die Hitzewallung selbst kann Besorgnis auslösen.

Wie Sie cool bleiben

Schauen wir uns einmal an, was Sie tun können, um Hitzewallungen und Nachtschweiß in den Griff zu bekommen.

Hormontherapie

Wenn Sie häufig und heftig unter Hitzewallungen und Nachtschweiß leiden, dann ist eine Hormontherapie die wirkungsvollste Behandlungsstrategie, die zudem über Ihren Arzt oder Ihre Ärztin in der Regel leicht zu bekommen ist. Meist liegt der Schwerpunkt dabei auf Östrogen. Gerade in den Wechseljahren ist der Östrogenspiegel aber häufig vergleichsweise hoch und schwankt stark. In diesem Fall kann man zur Behandlung von Hitzewallungen, Nachtschweiß und Schlaflosigkeit auch bioidentisches Progesteron einsetzen. Zeigen sich bei Ihnen jedoch auch Symptome eines Östrogenmangels wie vaginale Trockenheit und schmerzende Gelenke (eine vollständige Liste finden Sie auf Seite 75), dann kann der Einsatz von Östrogen *und* Progesteron sinnvoll sein.

Das Problematische an der Hormonersatztherapie (HRT)

Bislang habe ich den Begriff Hormonersatztherapie (HET, auch HRT für engl. *Hormone Replacement Therapy*) verwendet, um die Hormontherapie zu beschreiben, die während der Menopause zur Verfügung steht. Ehrlich gesagt bin ich jedoch kein Fan dieser Bezeichnung, wobei meine Abneigung nichts mit der Anwendung selbst zu tun hat. Ich finde eher den Namen problematisch, denn der Begriff „Ersatztherapie" suggeriert, dass es fehlende Hormone gibt, die ersetzt werden müssen, und ich denke, wir sind uns einig, dass wir nicht ohne Grund einen Hormonabfall in der Lebensmitte erleben. Es ist eine natürliche Entwicklung. Das bedeutet jedoch nicht, dass Sie keine Hormontherapie nutzen können oder sollten – ich möchte lediglich das Wort „Ersatz" unter den Tisch fallen lassen und das Ganze menopausale Hormontherapie (MHT) nennen, wie es auch viele Forscher bereits tun.

Tibolon

Tibolon ist ein Medikament, das die Aktivitäten von Östrogen, Progesteron und Testosteron nachahmt. Es ist ein synthetisches Steroid, das bei allen, die keine Hormontherapie vertragen, als Alternative eingesetzt wird. Es lindert Hitzewallungen und Nachtschweiß, bringt Besserung bei urogenitalen Symptomen und verhindert den Knochenabbau. Tibolon wird bei ehemaligen Brustkrebs-Patientinnen über 60 mit einem erhöhten Brustkrebsrisiko in Verbindung gebracht. Bei jüngeren Frauen ohne vorherige Brustkrebserkrankung wurde kein erhöhtes Risiko festgestellt.[11]

Antidepressiva: SSRI und SNRI

SSRI (Selektive Serotonin-Wiederaufnahmehemmer) und SNRI (Serotonin-Noradrenalin-Wiederaufnahmehemmer) wie Venlafaxin, Desvenlafaxin, Paroxetin, Citalopram und Escitalopram können verschiedenen Studien zufolge helfen, die Häufigkeit und Schwere von Hitzewallungen um 10–64 Prozent zu senken.[12] Einige Studien ergaben allerdings, dass ein Placebo die gleiche Wirksamkeit zeigte. Wenn Sie schon einmal an Brustkrebs erkrankt waren und Tamoxifen nehmen, sollten Sie nicht gleichzeitig SSRI einnehmen, da sie die Wirkung von Tamoxifen beeinträchtigen. Bei SNRI wie Venlafaxin und Desvenlafaxin tritt dieses Problem nicht auf.

Clonidin

Clonidin ist ein Wirkstoff, der zur Behandlung von Bluthochdruck und wiederkehrenden Migräneanfällen eingesetzt wird. Er vergrößert zudem die Thermoneutralzone, wodurch er auch die Häufigkeit von Hitzewallungen mindern kann.[13] Clonidin ist für die Verwendung in Perimenopause und Postmenopause zugelassen, kann aber Nebenwirkungen haben wie Schlaflosigkeit, Albträume, niedrigen Blutdruck, Mundtrockenheit, Müdigkeit und Verstopfung.

Gabapentin

Gabapentin ist ein Antikonvulsivum, das zur Behandlung von Epilepsie und neuropathischen Schmerzen eingesetzt wird, einschließlich der Schmerzen, die bei einer Gürtelrose und einer Trigeminusneuralgie (blitzartig einschießende Schmerzen im Gesicht) auftreten können. Eine Studie fand heraus, dass Gabapentin in Bezug auf die Linderung vasomotorischer Störungen genauso wirkungsvoll ist wie niedrig dosiertes Östrogen[14] und auch den Schlaf verbessern kann.[15] Zu den Nebenwirkungen zählen verstärkter Appetit, Gewichtszunahme, Schwindel, Benommenheit und Unsicherheit. Gabapentin kann auch bei Betroffenen mit hormonbedingtem Brustkrebs eingesetzt werden und es gibt im Gegensatz zu SSRI keine Wechselwirkungen mit Tamoxifen.[16]

Pregabalin

Ähnlich wie Gabapentin ist auch Pregabalin ein Antikonvulsivum, das zur Behandlung von vasomotorischen Störungen eingesetzt werden kann. Auch die möglichen Nebenwirkungen sind ähnlich, fallen aber weniger stark aus.

Tiefe Bauchatmung

Bei der tiefen Bauchatmung geht es darum, langsame, bewusste und tiefe Atemzüge zu nehmen. Statt der üblichen 15 Atemzüge pro Minute wird die Atemfrequenz auf sechs bis sieben pro Minute gesenkt. Einige Studien haben festgestellt, dass die tiefe Bauchatmung die Häufigkeit von Hitzewallungen um die Hälfte senken kann[17], und außer einem Gefühl der Ruhe und Erdung sind keine weiteren Nebenwirkungen bekannt. Ich empfehle Klientinnen jeden Alters, jeweils morgens und abends die tiefe Bauchatmung zu praktizieren, denn es ist eine großartige Technik, um den Vagusnerv zu stimulieren (mehr dazu auf Seite 182) und das Nervensystem zu beruhigen. Außerdem kann sie auch beim Einsetzen einer Hitzewallung hilfreich sein.

Kognitive Verhaltenstherapie

Bei der kognitiven Verhaltenstherapie (KVT) handelt es sich um eine Gesprächstherapie, bei der es vor allem darum geht, welchen Einfluss Ihre Gedanken, Überzeugungen und Einstellungen auf Ihre Gefühle und Ihr Verhalten haben. Auch wenn sie die Auftretenshäufigkeit von Hitzewallungen nicht zu beeinflussen scheint, können doch die Auswirkungen beeinflusst werden[18], also wie problematisch wir sie wahrnehmen. Das ist deswegen von Vorteil, weil wir wissen, dass unsere

Einstellung und unsere Ängste in Bezug auf Hitzewallungen deren Schwere erhöhen. Die *North American Menopause Society* empfiehlt die KVT als nicht-hormonelle Strategie bei Hitzewallungen, und auch die britischen NICE-Richtlinien befürworten den Einsatz bei Ängsten oder Niedergeschlagenheit in Verbindung mit der Menopause.

Akupunktur

Als Akupunkteurin, die viele Ratsuchende in der Perimenopause und Postmenopause behandelt hat, will ich natürlich darauf hinweisen, wie unglaublich hilfreich Akupunktur ist. Ich habe sie erfolgreich eingesetzt, um Hitzewallungen, Nachtschweiß, Zittern, Ruhelosigkeit am Abend, Schlafprobleme, exzessiven Durst, Ängste, Depressionen und Reizbarkeit zu behandeln (ganz zu schweigen von gynäkologischen Problemen wie starken Blutungen und Regelschmerzen). Es gibt Forschungsergebnisse zu ihrer Wirksamkeit bei der Behandlung vasomotorischer Symptome, und einige kamen zu dem Schluss, dass ein Placebo die gleiche Wirkung hat. (Man muss allerdings dazu sagen, dass Testreihen mit Akupunktur schwierig sind, denn um den Placeboeffekt zu ermitteln, müssen Sie dennoch Nadeln setzen, und das wird immer etwas auslösen.) Akupunktur wird nicht von allen Krankenkassen übernommen, sodass dieser Weg nicht allen offensteht.

Phytoöstrogene

Phytoöstrogene sind Pflanzenstoffe, die östrogenähnliche Eigenschaften haben und im Verdauungstrakt in schwach wirksame östrogenartige Substanzen umgewandelt werden. Es gibt drei Arten von Phytoöstrogenen: Isoflavone (die stärkste Form), Coumestane und Lignane. Sie finden sich in Sojabohnen, Hopfen, Leinsamen, Früchten, Gemüse, Vollkorn und Hülsenfrüchten. Studien haben ergeben, dass eine 12-wöchige Nahrungsergänzung mit Soja-Isoflavonen das Auftreten von Hitzewallungen verringern kann[19], wohingegen andere Untersuchungen keine Verbesserung feststellten. Einige in der Menopause empfohlene Kräutermittel wie Traubensilberkerze und Rotklee sind ebenfalls Phytoöstrogene. Die Art der eingesetzten Phytoöstrogene und die Behandlungsprotokolle wichen in den oben erwähnten Studien stark voneinander ab, und es ist zudem möglich, dass das Darmmikrobiom der Teilnehmenden Einfluss auf die Fähigkeit hatte, Isoflavone in östrogenartige Substanzen umzuwandeln. Phytoöstrogene dürfen nicht gleichzeitig mit östrogenhaltigen Medikamenten eingenommen werden, beispielsweise der Pille und der menopausalen Hormontherapie (MHT), und sie sollten auch nicht bei Brustkrebspatientinnen eingesetzt werden.

Traubensilberkerze *(Cimicifuga racemosa)*

Studien haben gezeigt, dass die Traubensilberkerze – ein Kraut, das in Form von Kapseln oder einer Tinktur eingenommen werden kann – sich bei menopausalen Symptomen wie Hitzewallungen als wirksam erweist[20], und weil es formal nicht zu den Phytoöstrogenen zählt, kann es auch sicher von allen verwendet werden, die kein Östrogen nehmen können. Wenn Sie während der Menopause auf pflanzliche Mittel setzen wollen, empfehle ich Ihnen, dies unter Aufsicht eines Experten oder einer Expertin zu tun.

Vitamin E

Die vierwöchige Einnahme von 400 I.E. Vitamin E pro Tag kann Hitzewallungen reduzieren.[21] Vitamin E ist ein entzündungshemmendes und wirkungsvolles Antioxidans und kann hilfreich sein, wenn Sie rauchen, Umweltgiften ausgesetzt sind, hohe Entzündungswerte haben und/oder unter oxidativem Stress leiden. Außerdem ist es sehr gut für die Haut. Wenn Sie sich für eine Nahrungsergänzung mit Vitamin E entscheiden, dann suchen Sie sich ein Mittel aus, das sowohl Tocopherole als auch Tocotrienole enthält, damit die verschiedenen Formen von Vitamin E im Gleichgewicht bleiben.

Granatapfel

Einigen Studien zufolge kann Granatapfelkernöl menopausale Symptome wie Hitzewallungen, Schlafprobleme, Depressionen, Erschöpfung und Scheidentrockenheit lindern.[22]

Rot- oder Wiesenklee (*Trifolium pratense*)

Rotklee ist ein weiteres Phytoöstrogen und soll bei Symptomen wie Hitzewallungen und Nachtschweiß helfen, obwohl auch hier die

Forschungsergebnisse nicht eindeutig sind. Mir persönlich hat eine Kräutermischung, in der Rotklee enthalten war, bei prämenstruellem Nachtschweiß geholfen, wobei ich nicht sagen kann, inwiefern der Rotklee verantwortlich dafür war und oder die anderen enthaltenen Substanzen.

Echter Salbei (*Salvia officinalis*)

Salbei wird aufgrund seiner trocknenden Wirkung schon seit Jahrhunderten zur Behandlung menopausaler Symptome eingesetzt, insbesondere bei Hitzewallungen und Nachtschweiß. Wie bei vielen Kräutern schwören einige Menschen darauf, während andere bei sich nahezu keine Wirkung feststellen. Diese Unterschiede spiegeln sich auch in der Forschung wider. Es lohnt sich, hier mit jemandem zusammenzuarbeiten, der sich im Bereich der Naturheilkunde auskennt, da so am besten festgestellt werden kann, was wann und in welcher Dosierung hilft. Einige Salbeiarten enthalten den chemischen Stoff Thujon, der Nebenwirkungen haben kann, z. B. Herzrasen und Erbrechen. Achten Sie also in jedem Fall darauf, thujonfreien Salbei zu kaufen.

Chinesische Jujube (*Ziziphus spinosa*)

Das in der chinesischen Medizin verwendete Kraut wird aus der chinesischen Jujube (auch chinesische Dattel genannt) gewonnen und kann den Schlaf fördern, Ängste lindern und vor übermäßigen Schweißausbrüchen bewahren. In der chinesischen Medizin sagt man Jujube nach, dass sie das Herz stärkt und den Geist beruhigt, weshalb sie natürlich ausgesprochen gut gegen menopausale Beschwerden hilft.

Rhabarber (*Rheum rhaponticum*)

Ein getrockneter Extrakt aus der Rhapontik-Rhabarberwurzel ist seit mehreren Jahrzehnten in Deutschland erhältlich. Studien haben gezeigt, dass der Wirkstoff sicher ist und sich zur Behandlung von menopausalen Symptomen eignet[23], wobei er dank seiner östrogenartigen Wirkung die Schwere von Hitzewallungen lindern kann (aus diesem Grund sollten allerdings alle mit östrogenbedingten Krebserkrankungen auf Rhabarber verzichten).[24]

Erfahrungsbericht

Simone kam zu mir, weil sie unter einem bunten Strauß an Symptomen litt und eine Freundin vermutet hatte, dass diese mit hormonellen Veränderungen zusammenhängen könnten. Simone war zu diesem Zeitpunkt noch nicht klar, dass mit „hormonell" auch das Eintreten der Perimenopause gemeint sein konnte. Simone war 42 Jahre alt, frisch von ihrem Partner getrennt und hatte Spaß am Daten. Sie fühlte sich einerseits jung und war voller Pläne für die Zukunft, hatte aber andererseits bemerkt, dass ihr häufig die körperliche Energie fehlte. Sie kämpfte sich durch den Tag und baute dabei auf Koffein. Ihre Arbeit als Creative Director bedeutete, dass sie mittags häufig mit Klienten aß und dabei auch Alkohol floss. Wenn sie abends nach Hause kam, entspannte sie sich bei einem Drink und dem Kochen von scharfen Gerichten.

Die meisten ihrer Symptome traten abends auf: Hitzewallungen, ein Gefühl von innerer Unruhe, das an Ängstlichkeit grenzte und selbst dann auftrat, wenn sie entspannt auf dem Sofa lag, Herzrasen, Einschlafprobleme und Nachtschweiß. Häufig wachte sie um 4 Uhr morgens auf und konnte dann nicht mehr einschlafen. Kein Wunder, dass sie sich leer und ausgepumpt fühlte. Trotz meines Mitgefühls musste ich Simone von Anfang an klarmachen: Wenn die Behandlungen echte Wirkung zeigen sollten, dann mussten wir auch ihre Ernährung und Lebensweise mit einbeziehen, und das bedeutete, größtenteils oder komplett auf Alkohol zu verzichten und scharfes Essen gegen eine kühlere Ernährung einzutauschen.

Simone war bereit dies auszuprobieren, vor allem im Hinblick auf den Alkohol. Sie beschloss, das Trinken von Alkohol auf zwei Abende pro Woche zu reduzieren und sich für ein paar Wochen auch nicht zum Mittagessen mit Klienten zu treffen (sie glaubte nicht, dass sie bei solchen Terminen, wie sie es formulierte, „stark bleiben" könnte, also entschied sie sich, zeitweise ganz darauf zu verzichten). Ich gab ihr eine Liste mit Nahrungsmitteln, die sie meiden sollte – Lamm-, Schweine- und Rindfleisch sowie aufheizende Gewürze wie Chili und Ingwer – und eine Liste förderlicher Nahrungsmittel wie Meeresfrüchte, Avocado, Brokkoli, Spargel, Gurke und Melone (eine vollständige Liste, in englischer Sprache, mit Nahrungsmitteln, die eine wärmende oder kühlende Wirkung haben, finden Sie auf meiner Seite unter *www.maisiehill.com/perimenopausepower*). Wir konzentrierten uns darauf, dass sie jeden Tag eine ausreichende Menge an Eiweiß zu sich nahm, da sie meist erst zu Mittag etwas aß – häufig war sie da jedoch schon erschöpft. Als sie mehr Eiweiß zu sich nahm, stellte sie fest, dass sie weniger Koffein benötigte, ein schwarzer Kaffee am Morgen reichte aus. Ich schlug ihr vor, für einen Extra-Energieschub einen Teelöffel pulverisierten *Cordyceps sinensis* – das ist ein medizinischer Pilz – hinzuzufügen (siehe Seite 197). Simone begann auch mit der Einnahme von Magnesium und einem Multivitaminpräparat für Frauen; zusätzlich kam sie einmal in der Woche zu einer Akupunktursitzung. In der chinesischen Medizin treten diese Symptome häufig gemeinsam auf und lassen sich recht einfach behandeln, was Simone sehr erleichterte. Wir sprachen auch über eine mögliche Einnahme von mikronisiertem bioidentischem Progesteron, beschlossen aber, zunächst die Wirkung der anderen Maßnahmen abzuwarten, zumal Simone das Progesteron problemlos auch über ihre Hausärztin erhalten konnte.

Nach unseren Akupunktursitzungen stellte Simone sofort eine Veränderung ihres Befindens fest – Ruhelosigkeit, Herzrasen und Hitzewallungen nahmen ab, sie schlief besser und hatte wieder mehr Energie, sodass sie tatsächlich abends wieder ausgehen konnte. Allerdings sorgten das Trinken von Alkohol und der Verzehr scharfer Gerichte für massive Symptomschübe und sie wollte den Konsum noch stärker reduzieren. Also machten wir uns auf die Suche nach Alternativen. Wir fanden andere Möglichkeiten, wie sie ihr Essen würzen konnte und der Besuch von Yogakursen (Restoratives Yoga) hatte die gleiche entspannende Wirkung wie ein Glas Wein.

Was Sie zur Linderung tun können, wenn Sie unter Hitzewallungen und Nachtschweiß leiden:

- Reduzieren Sie die Anzahl der Dinge, die bei Ihnen Ängste oder Stress hervorrufen und somit Hitzewallungen auslösen oder verschärfen können. Ich weiß, dass das leichter gesagt ist als getan. In Kapitel 6 finden Sie einige praktische Vorschläge.
- Meiden Sie scharfes Essen und Heißgetränke.
- Trinken Sie weniger Alkohol. Die Forschungsergebnisse dazu, inwiefern Alkohol vasomotorische Symptome verschärft, sind nicht eindeutig – laut einigen Studien trifft dies zu, während andere wiederum Alkohol sogar eine positive Wirkung zuschreiben. Meist sind die Betroffenen, die zu mir kommen, wenig begeistert von der Idee, aber wenn sie sich trotzdem darauf einlassen, berichten sie von positiven Auswirkungen.
- Wenn Sie Ihr Bett mit jemandem teilen, dann verwenden Sie zwei getrennte Bettdecken statt einer großen. Dies kann die Schlafqualität fördern und außerdem gibt es weniger Streit darum, wer wem wieder einmal die Decke weggezogen hat.
- Schlafen Sie bei offenem Fenster oder lassen Sie einen geräuscharmen Ventilator laufen.
- Manchen Betroffenen hilft eine kühlende Matratzenauflage, und auch ins Kissen kann man Kühlpads packen.
- Verwenden Sie Bettwäsche aus Baumwolle statt aus Mischgewebe oder Kunstfaser.
- Mixen Sie sich ein kühlendes Spray, das Sie verwenden können, wenn Sie eine aufkommende Hitzewallung spüren. Geben Sie in eine Glasflasche mit Sprühkopf 10 Tropfen ätherisches Lavendelöl und 15 Tropfen ätherisches Pfefferminzöl und füllen Sie das Ganze mit 100 Milliliter Wasser auf. Vor jedem Gebrauch gut schütteln, um das Öl mit dem Wasser zu mischen. Auf die Haut aufgesprüht hat diese Mischung eine sofortige kühlende Wirkung.
- Verwenden Sie Ventilatoren oder einen Fächer. Auch wenn sie nicht günstig sind, sollten Sie sich für Geräte entscheiden, die eine hohe Leistung bei niedriger Geräuschentwicklung bringen und somit nachts den Schlaf nicht stören.

- Lockere, atmungsaktive Kleidung aus Naturfasern kann ebenfalls hilfreich sein.

Schweig stille, mein Herze!

Herzrasen ist weit verbreitet und in den meisten Fällen harmlos. Trotzdem kann es Angst machen, wenn der Herzschlag sich beschleunigt, stärker oder unregelmäßig wird. Vielleicht fühlt es sich bei Ihnen an wie ein leichtes Flattern oder als ob der Herzschlag kurz aussetzen würde. Oft hält das Gefühl nur wenige Augenblicke an, kann aber dennoch beängstigend sein. Mögliche Ursachen dafür sind:

- Emotionale und psychische Auslöser
- Flüssigkeitsmangel
- Koffein
- Anämie – leiden Sie erst unter Herzrasen, seit Ihre Periode stärker geworden ist?
- Nährstoffmangel
- Schilddrüsenfehlfunktion
- Histaminintoleranz
- Medikamente wie Asthmasprays, Blutdrucksenker, Antihistaminika, Antibiotika und Antidepressiva wie Citalopram und Escitalopram
- Partydrogen
- Niedriger Blutzucker und Diabetes
- Körperliche Anstrengung
- Schwitzen
- Hormonschwankungen in der Menopause

Ihr Herz ist darauf ausgelegt, auf Stress zu reagieren. Es schlägt dann schneller und kann Blut in die Körperteile pumpen, die für die Kampf-oder-Flucht-Reaktion benötigt werden. Hohe Mengen der an dieser Reaktion beteiligten Hormone können allerdings zu Bluthochdruck und anderen Herzproblemen führen.[25] Solange wir noch einen Zyklus haben, schützt das Östrogen uns vor den toxischen Auswirkungen dieser Hormone.[26] Sinkt in der Perimenopause und Postmenopause jedoch der Östrogenspiegel, wirken sich Stresshormone stärker auf das Herz aus und können zu Herzrasen führen. Oft tritt dieses Symptom zusammen mit einer Hitzewallung auf, sodass Sie nicht nur die intensive Hitze spüren, sondern auch noch das Gefühl haben, ein Pferd würde durch Ihre Brust galoppieren. Bei Herzrasen können folgende Tipps hilfreich sein:

- Trinken Sie ausreichend.
- Achten Sie darauf, Stress und Sorgen zu reduzieren, indem Sie die Ursachen dafür angehen.
- Üben Sie, Ihr Nervensystem mithilfe von Atemtechniken zu regulieren.
- Achten Sie auf ausreichend Schlaf.
- Nehmen Sie Alkohol und Koffein nur in begrenzten Mengen zu sich.
- Hören Sie mit dem Rauchen auf.
- Meiden Sie Nahrungsmittel und Getränke, die stark histaminhaltig sind oder die Ausschüttung von Histamin verursachen, wenn Sie eine Histaminintoleranz vermuten (siehe Seite 333).
- Sorgen Sie für stabile Blutzuckerwerte, indem Sie regelmäßig essen.
- Lassen Sie untersuchen, ob Sie unter einer Anämie leiden oder es Ihnen an bestimmten Nährstoffen mangelt, etwa B-Vitamine und Magnesium.
- Überlegen Sie, ob bioidentisches Progesteron eine Lösung sein könnte.
- Ziehen Sie die Einnahme von Östrogen in Betracht.
- Sprechen Sie mit Ihrem Arzt oder Ihrer Ärztin, wenn Sie den Verdacht haben, dass möglicherweise eines Ihrer Medikamente die Ursache sein könnte.
- *Sprechen Sie mit Ihrem Arzt oder Ihrer Ärztin, wenn Ihr Herzrasen länger anhält oder schlimmer wird beziehungsweise Sie schon vorher einmal Herzprobleme hatten oder generell beunruhigt deswegen sind.*

Hitzewallungen und Nachtschweiß während der Perimenopause und danach werden mit Änderungen von Blutdruck und Cholesterinspiegel sowie einem höheren Body-Mass-Index (BMI) in Verbindung gebracht, was allerdings damit zusammenhängen kann, dass die Risikofaktoren für Hitzewallungen wie Übergewicht und Rauchen auch als Risikofaktoren für Herz-Kreislauf-Erkrankungen gelten.[27] Wenn Sie unter Hitzewallungen leiden und nun beunruhigt sind, sollten Sie daran denken, dass wir uns bei schwerwiegenden gesundheitlichen Problemen oft wünschen, es hätte eine Vorwarnung gegeben. Es scheint so zu sein, dass Hitzewallungen tatsächlich ein Frühwarnzeichen sind, also können Sie sich auch entscheiden, sie als gute Botschaft anzusehen und rechtzeitig zu handeln, indem Sie mit dem Rauchen aufhören, sich regelmäßig bewegen und gesund essen.

Niedriger Östrogenspiegel

Zu Beginn der Perimenopause schlägt das Östrogen häufig Kapriolen und Ihr Zyklus verwandelt sich möglicherweise in eine Achterbahnfahrt mit buchstäblichen Höhen und Tiefen. Die Symptome in dieser Zeit sind heftig: Verkürzte Zyklen, starke Blutungen, Reizbarkeit, Wut, Brustspannen und Berührungsempfindlichkeit, Aufgeblähtheit usw. In der späten Phase der Perimenopause beginnt der Östrogenspiegel hingegen zu sinken, und es zeigen sich Symptome, die eher als Mangelerscheinungen einzustufen sind. Zu den Symptomen eines niedrigen Östrogenspiegels zählen:

- Ausbleibende oder unregelmäßige Periode
- Lethargie
- Depression
- Ängste
- Nachlassende emotionale Stabilität
- Gelenkschmerzen
- Schlechtes Gedächtnis
- Scheidentrockenheit oder Gefühlsverlust
- Schmerzen beim Sex
- Geringeres sexuelles Verlangen
- Nachtschweiß oder Hitzewallungen
- Schlaflosigkeit
- Nächtliches oder viel zu frühes Aufwachen

- Blasenschwäche oder verstärkter Harndrang
- Blasenentzündungen
- Falten
- Trockene Haut und Augen
- Pigmentflecken (durch Sonneneinstrahlung)
- Geringere Knochendichte
- Haarausfall

Diese Symptome werden üblicherweise mit der Menopause in Verbindung gebracht, aber es ist wichtig zu wissen, dass sie auch schon früher auftreten können. Sie müssen also nicht unbedingt in den Wechseljahren sein. Ich hatte viele Klientinnen in ihren Dreißigern, die Anzeichen und Symptome eines Östrogenmangels zeigten, und in einem Fall handelte es sich auch um eine vorzeitige Ovarialinsuffizienz – eine Störung, bei der die Ovarialfunktion frühzeitig nachlässt. Ein Östrogenmangel kann zum Beispiel nach dem Absetzen der Pille auftreten oder nach einer Geburt und dem Stillen. Ein hoher Stresspegel, exzessiver Sport, Essstörungen, fettarme Ernährung, Nährstoffmangel, Störungen der Schilddrüsenfunktion und einige Medikamente können ebenfalls die Östrogenproduktion beeinflussen, sodass es auch außerhalb der Wechseljahre genügend Gründe für einen Östrogenmangel geben kann.

Wenn Sie unter den oben genannten Symptomen leiden, bevor Sie 45 sind, dann sollten Sie mithilfe von Blutuntersuchungen versuchen, die Ursachen hierfür herauszufinden. Sind Sie älter als 45, dann ist es sehr wahrscheinlich, dass die Wechseljahre eingesetzt haben. In der Postmenopause befinden Sie sich, wenn Sie älter als 45 sind, ein Jahr lang keine Periode mehr hatten und die obigen Symptome auftreten.

Während der Zyklusjahre ist die dominante Östrogenform, die durch den Körper zirkuliert, das Östradiol (E2), das von Ihren Eierstöcken gebildet wird. Es ist die Art von Östrogen, über die wir in Zusammenhang mit dem Zyklus reden. Sobald Ihre Eierstöcke aufhören, auf diese Weise Östrogen zu produzieren, geben sie immer noch Androgene ab, die in eine andere Östrogenform namens Östron (E1) umgewandelt werden können. Auch die Nebennieren bilden Androgene, die umgewandelt werden können.

In der Postmenopause spielt das Östron (E1) eine wichtige Rolle, auch wenn es eine wesentlich schwächere Form von Östrogen ist. E1 wird aus anderen Hormonen gebildet, die sich in Leber, Herz, Knochen, Muskeln, Gehirn, Körperfett und Haut finden, und rund 5 Prozent davon können in Östradiol (E2) umgewandelt werden. Fettgewebe ist die Hauptquelle für postmenopausales E2, weshalb ein höherer Östrogenspiegel häufig mit höherem Körpergewicht einhergeht. Erhöhte Östronwerte werden mit dem Wachstum von Brust- und Gebärmutterkrebs in Verbindung gebracht, niedrigere mit Osteoporose.

Das bedeutet vor allem eins: Nach der Menopause ist der Östrogenspiegel wesentlich niedriger als in den fruchtbaren Jahren, auch wenn immer noch eine geringe Menge Östrogen durch die Umwandlung anderer Hormone gebildet wird.

Hautsache

Ihre Haut ist das größte Organ Ihres Körpers, und Östrogen unterstützt das Haarwachstum, die Hautfärbung, die Blutzufuhr, die Elastizität und die Fähigkeit, Feuchtigkeit zu speichern. Während des Menstruationszyklus durchläuft die Haut aufgrund des wechselnden Östrogenspiegels verschiedene Phasen: Zu Beginn des Zyklus, wenn die Östrogenwerte niedrig sind, ist sie dünner und trockener. Mit steigenden Werten nimmt sie an Dicke zu.[28] Ist der Östrogenspiegel dauerhaft niedrig, hat dies deutliche Auswirkungen auf Ihre Haut:

- Feine Fältchen
- Verdünnung der Epidermis (Oberhaut)
- Verdünnung der Dermis (Lederhaut), was dazu führt, dass sich leichter Blutergüsse bilden und blaue Flecken wie aus dem Nichts auftauchen können
- Weniger Kollagen
- Weniger Feuchtigkeit
- Trockene Haut
- Schlaffere Haut
- Schlechtere Wundheilung
- Haarausfall

- Hirsutismus – das Auftreten unerwünschter Gesichtsbehaarung[29] – obwohl dies auch andere Gründe haben kann (siehe Seite 365).

In der Chinesischen Medizin wird auch Gesichtsakupunktur eingesetzt, um die Produktion von Kollagen zu stimulieren und so das Erscheinungsbild von Falten zu verbessern. *Gua Sha* ist eine Technik, bei der kleine Massageroller (häufig aus Jade oder Rosenquarz) eingesetzt werden, um Hautspannungen zu beseitigen, die Durchblutung zu verbessern und Linderung bei Schwellungen im Augenbereich und an anderen Problemstellen zu bringen. Manche berichten auch von guten Erfahrungen mit Mikrostrom-Geräten, die eine straffende und hautverjüngende Wirkung haben sollen. Finden Sie eine Hautpflege, die zu Ihnen passt, idealerweise keine hormonaktiven Substanzen enthält und einen Lichtschutzfaktor hat. Neben der äußeren Hautpflege sollten Sie nährstoffreiche Lebensmittel verzehren, viele gesunde Fette zu sich nehmen (siehe Seite 343), Zucker meiden und für eine ausreichende Flüssigkeitszufuhr sorgen.

In den ersten fünf Jahren des menopausalen Lebens gehen etwa 30 Prozent des Kollagens in Ihrer Haut verloren[30], mit einer durchschnittlichen Abnahme von 1–2 Prozent pro Jahr. Forscher stellten auch einen Zusammenhang her zwischen abnehmendem Kollagengehalt der Haut und brüchigen Knochen[31] und schlossen daraus, dass das Beobachten von Hautveränderungen wertvolle Rückschlüsse auf mögliche Knochenveränderungen geben kann. Zu sagen, dass das Auftreten einer postmenopausalen Osteoporose umso wahrscheinlicher ist, je mehr Falten Sie haben, wäre allerdings zu simpel, auch wenn im Kern etwas Wahres daran sein kann.

Trockenzeit

Der sinkende Östrogenspiegel verändert nicht nur Ihre Haut, sondern bewirkt auch ein Austrocknen von Augen, Nase und Mund. Als wenn das nicht schon reichen würde, durchlaufen auch Vulva, Vagina und die unteren Harnwege Veränderungen. Das hängt damit zusammen, dass die Zellschichten, die sie auskleiden, eine hohe Anzahl an Östrogenrezeptoren besitzen, weshalb sich sinkende Östrogenwerte auf sie alle auswirken. In der fröhlichen Welt der medizinischen Terminologie gibt es dafür den netten Begriff der vulvovaginalen Atrophie – was nichts anderes bedeutet, als dass die Organe „verkümmern".

Zum Glück erkannten die *International Society for the Study of Women's Sexual Health* und die *North American Menopause Society* im Jahr 2014 die Notwendigkeit, eine inklusivere und treffendere Bezeichnung zu finden – und eine, die weniger alarmierend klingt. Das Ergebnis nannte sich urogenitales Menopausensyndrom (GMS), das die menopausalen Anzeichen und Symptome von Vulva, Vagina und unteren Harnwegen (Blase, Harnröhre und der Ringmuskel, der sich beim Wasserlassen öffnet) umfasst. Das GSM deckt alle Symptome ab, die der sinkende Östrogenspiegel in der Menopause mit sich bringen kann. Dazu zählen:

- Genitale Symptome wie Brennen, Trockenheit und Reizung
- Sexuelle Symptome wie mangelnde Feuchtigkeit, Unbehagen und Schmerzen
- Symptome des Harnsystems wie plötzlicher oder häufiger Harndrang, Schmerzen oder Probleme beim Wasserlassen und Harnwegsinfekte

Rund 40–54 Prozent von uns leiden unter einigen oder mehreren GSM-Symptomen[32], wobei Wahrscheinlichkeit und Schwere mit dem Alter zunehmen. Doch trotz der hohen Anzahl an Betroffenen fand eine Studie heraus, dass nur 4 Prozent dieser Menschen die Symptome mit dem urogenitalen Menopausensyndrom in Verbindung bringen.[33] Das ist eigentlich nicht weiter verwunderlich, wenn man bedenkt, wie wenig Wissen über die Menopause vermittelt wird. Nur 25 Prozent aller von GSM Betroffenen besprechen ihre Symptome mit Ärzten oder Heilpraktikern.[34] Nur ein Viertel! Auch wenn 25 Prozent im Vergleich zu der hohen Anzahl all jener, die still vor sich hin leiden, verschwindend gering ist, ist sie andererseits auch nicht erstaunlich, denn es müssen einige Hürden überwunden werden, bevor man medizinische Hilfe sucht.

Die häufigsten Gründe dafür, bei GSM keine Hilfe zu suchen, haben damit zu tun, dass es einem peinlich ist oder man glaubt, das Ganze sei sowieso nicht zu ändern oder unpassend, diese Symptome mit einem

Mediziner zu besprechen. Zu glauben, Ihre Ärztin oder Ihr Arzt sei zu beschäftigt oder das Thema wäre zu peinlich, führen – zusammen mit der Hoffnung, jemand anderes würde das Thema vielleicht anschneiden – dazu, dass wichtige Gespräche über die Gesundheit von Geschlechtsorganen, Sexualität und Harntrakt gar nicht erst stattfinden.[35] Bitte lassen Sie sich von den oben genannten Gründen oder auch anderen nicht davon abhalten, sich Hilfe zu suchen. Das GSM kann Selbstwertgefühl, die Nähe in Beziehungen und die Lebensfreude beeinträchtigen – selbst ein Spaziergang kann im Zweifelsfall Schmerzen verursachen.

Gibt es Abhilfe?

Die schlechte Nachricht ist, dass die in diesem Kapitel angesprochenen Veränderungen höchstwahrscheinlich eintreten werden. Die gute wiederum, dass Sie etwas tun können. Selbst wenn der Gedanke an weniger Sex Sie nicht weiter schreckt, sollten Sie sich dennoch über die Pflege von Vulva und Vagina Gedanken machen, weil die Veränderungen, die sie durchlaufen, nicht nur Ihr Sexualleben betreffen, sondern auch andere Bereiche. Dazu zählen beispielsweise die Produkte, die Sie während der Menstruation verwenden, Unterwäsche und Kleidung sowie Aktivitäten wie Fahrradfahren und Wandern. Auch worauf Sie am besten sitzen können und für wie lange, könnte betroffen sein.

Erfahrungsbericht

Juliana war überrascht von den Auswirkungen der Perimenopause. Während ihre Freundinnen darüber klagten, dass sie zunehmend keine Lust mehr auf Sex hatten, schoss ihr sexuelles Verlangen in die Höhe. Lächelnd berichtete sie mir, dass nach Jahren, in denen sie nahezu nichts empfunden habe, nun ein neues Feuer in ihr entfacht sei, wodurch viel Freude und Spaß in ihre Beziehung kam. Dann hielt sie inne, bevor sie mir stirnrunzelnd erzählte, dass die Penetration schmerzhaft sei. Sie war frustriert darüber,

dass nun, da sie wieder Lust auf Sex hatte und sich nach dem Auszug ihres Sohnes beim Sex mit ihrem Mann freier fühlte, ihr Körper scheinbar nicht „mitzog". Die Scheidentrockenheit, unter der sie litt, belastete auch ihren Mann, weil er sie für ein Zeichen hielt, dass sie nicht erregt war.
Juliane und ich sprachen lange darüber, dass feucht zu werden nicht das Gleiche ist, wie erregt zu sein. Es kann sein, dass Zervixschleim nur so aus Ihnen herausfließt und sie trotzdem keine Lust auf Sex haben. Genauso können Sie wirklich erregt sein, ohne jedoch feucht zu sein. Als wir über Cremes gegen Scheidentrockenheit sprachen und die Wichtigkeit von Gleitmittel, sank Juliana förmlich in sich zusammen und brach in Tränen aus. Sie sagte, sie schäme sich, dass sie so etwas brauchen würde. Als ich ihr erzählte, dass ich Zwanzigjährige kenne, die mit Begeisterung Gleitmittel benutzten, war sie sehr erstaunt und plötzlich sehr neugierig. Ich schlug ihr außerdem vor, mit ihrer Ärztin über den Einsatz einer lokalen Östrogentherapie zu sprechen, die direkt auf der Vulva und in der Vagina eingesetzt wird und bei Scheidentrockenheit sowie anderen urogenitalen Symptomen hilft.
Beunruhigt fragte Juliana mich nach dem Krebsrisiko. Ich schaute sie fragend an, woraufhin sie mir erzählte, dass sie immer gedacht habe, künstlich hergestelltes Östrogen würde Brustkrebs verursachen. Ich erklärte ihr, dass die Östrogendosis in Cremes sehr gering sei und daher die Verwendung nur ein sehr geringes Risiko berge. Außerdem sei dieses Östrogen bioidentisch, was nichts anderes bedeutet, als dass es das gleiche Östrogen ist wie jenes, das der Körper selbst herstellt. Juliana war sehr erleichtert von dieser Alternative zu erfahren, und eine Stunde nach unserem Termin schickte sie mir eine E-Mail mit der Nachricht, dass sie am folgenden Tag einen Arzttermin habe. Ich bat sie, mich auf dem Laufenden zu halten. Rund drei Monate später erhielt ich eine weitere E-Mail, in der sie schrieb, dass ihre Symptome sich erheblich verbessert hatten und sie nun viel Spaß mit ihrem Mann habe.

Gleitmittel

Ich bin ein Fan von Gleitmitteln – unabhängig vom Alter –, denn es macht so einen Unterschied für unser Lustempfinden! Auch in jungen Jahren gibt es Zyklusphasen, in denen es mehr ist als nur ein spaßiges Extra, und das gilt auch für die Wechseljahre. Es gibt Gleitmittel auf Öl- und Wasserbasis, die sich unterschiedlich anfühlen. Wasserbasierte Gleitmittel wirken weniger lang als ölbasierte. Andererseits können Gleitmittel auf Ölbasis nicht zusammen mit Kondomen eingesetzt werden. Fernhalten sollten Sie sich von Gleitmitteln, die Glyzerin oder Glykol enthalten, da diese mit vaginalen Infektionen wie Soor in Verbindung gebracht werden. Es gibt zahlreiche Hersteller von Gleitmitteln und Scheidencremes, deren Produkte einen gesunden pH-Wert aufweisen, hypoallergen sind, auf Pflanzenbasis hergestellt werden und ein Bio-Zertifikat haben. Sie können sie sich auch ärztlich verschreiben lassen.

Vaginale Feuchtigkeitscremes

Im Gegensatz zu Gleitmitteln werden vaginale Feuchtigkeitscremes nicht beim Sex verwendet, sondern dienen der Befeuchtung der Vagina, was gegen Jucken, Wundsein und Trockenheit helfen kann. Häufig höre ich von Betroffenen, dass sie zur Abhilfe gerne Kokosöl verwenden. Hier sollte man jedoch vorsichtig sein, da Kokosöl antimikrobiell wirksam ist und somit das Mikrobiom von Vulva und Scheide beeinträchtigen kann.

Lokal anzuwendendes Östrogen

Oral eingenommenes oder lokal aufgetragenes Östrogen kann viele GSM-Symptome lindern oder beheben, die Durchblutung verbessern und die Produktion von Scheidenflüssigkeit ankurbeln. Wenn Sie unter GSM-Symptomen leiden, ohne weitere Anzeichen für einen Östrogenmangel, dann benötigen Sie vielleicht lediglich ein wenig lokal wirkendes Östrogen, das der Vagina in Form einer sich langsam auflösenden Tablette, einer Creme oder eines hormonabsondernden Rings zugeführt wird, der drei Monate am Stück vor Ort verbleibt. Bekannte Präparate sind hier beispielsweise Vagifem und Ovestin.

Wenn Östrogen auf den vulvovaginalen Bereich aufgetragen wird, gelangt das Östrogen gezielt in das Gewebe, in dem es benötigt wird. Lokal aufgetragenes Östrogen kann von den meisten Betroffenen problemlos verwendet werden, und dennoch weigern sich viele, dies auch zu tun, weil sie „natürlich" vorgehen wollen. Wie bereits gesagt, die letzte Entscheidung über das, was Sie tun, liegt immer bei Ihnen, aber bitte lassen Sie die Angst nicht Ihr Ratgeber sein. Ein Jahresvorrat an lokal anzuwendendem Östrogen entspricht gerade einmal einer Tablette einer menopausalen Hormontherapie (MHT). Überlegen Sie also, ob Sie nicht gerade aus einer Mücke einen Elefanten machen.

Wenn Ihr Arzt oder Ihre Ärztin sich weigert, Ihnen lokales Östrogen zu verschreiben oder, schlimmer noch, Ihnen sagt, Sie sollen zur Entspannung einfach ein Glas Wein trinken (wie es vielen meiner Klientinnen empfohlen wurde), dann lassen Sie sich nicht damit abspeisen. Machen Sie Ihrem Gegenüber klar, dass Sie das nicht für eine adäquate Antwort halten. Wenn Sie akut von Brustkrebs betroffen sind oder unter ungeklärten vaginalen oder uterinen Blutungen leiden, ist der Einsatz von lokalem Östrogen nicht möglich. Sollten Sie aufgrund einer früheren Diagnose Tamoxifen einnehmen, dann sollte Ihre Ärztin oder Ihr Arzt Rücksprache mit dem behandelnden Onkologen halten, bevor eine lokale Östrogentherapie verschrieben wird.

Systemisches Östrogen

Es lohnt sich, mit Ihrer Ärztin über systemisches Östrogen zu sprechen, wenn sich zu den GSM-Symptomen weitere zeigen, etwa Hitzewallungen, Nachtschweiß, Schlafstörungen, Gelenkschmerzen und Vergesslichkeit. Etwa 10–15 Prozent aller Betroffenen, die eine systemische Hormontherapie nutzen, leiden dennoch unter vulvovaginaler Trockenheit[36]; in diesen Fällen kann lokales Östrogen zusätzlich verwendet werden. In Kapitel 3 werde ich ausführlicher auf diese Art der Hormontherapie eingehen.

Vaginales DHEA

Wie Sie sich vielleicht erinnern, ist DHEA (Dehydroepiandrosteron) ein sogenanntes Mutterhormon, weil es die Vorstufe zu anderen Hormonen darstellt, wie Östrogen, Progesteron, Testosteron und Cortisol. Vaginales DHEA wird in Form eines Zäpfchens verabreicht. Sobald es sich in der Scheide befindet, wandelt Ihr Körper es in Östrogen und Testosteron um.

Ospemifen

Ospemifen ist ein selektiver Östrogenrezeptor-Modulator (SERM), der eine Östrogenwirkung auf die Vagina hat, für ausreichend Feuchtigkeit sorgt und Schmerzen bei penetrativem Sex lindert. Es handelt sich um die erste nicht-hormonelle Behandlung bei GSM-Beschwerden; das bedeutet, dass sie auch von all jenen problemlos angewandt werden kann, die kein lokales Östrogen nutzen können[37], weil sie beispielsweise akut an Brustkrebs erkrankt sind. Da einige Brustkrebsbehandlungen vaginale Atrophie und Trockenheit verursachen können, ist Ospemifen hier besonders nützlich.

Lasertherapie

Eine Lasertherapie kann helfen, die Durchblutung zu verbessern und die Produktion von Kollagen zu stimulieren, wodurch die Schamlippen an Fülle gewinnen können. Das kann wichtig sein, wenn es darum geht, sich schmerzfrei zu bewegen und bequem zu sitzen. Auch Elastizität und Feuchtigkeit der Scheide können sich verbessern. Die Kosten für solch eine Behandlung werden bislang meist nur von privaten Krankenkassen übernommen.

Schmerzen

Schmerzen beim Sex können unabhängig vom Alter auftreten. Besonders ausgeprägt sind sie aber häufig in der Perimenopause und Postmenopause. Schmerzen beim Geschlechtsverkehr können Ihr Selbstbild und Ihre intimen Beziehungen beeinträchtigen – und die Schmerzen können auch unabhängig vom Sex auftreten. Unter Umständen lösen auch Monatsbinden, Kleidung und selbst einfaches Hinsetzen extreme Schmerzen aus. Wenn Sie unter einer der folgenden Symptomatiken leiden, dann sollten Sie sich professionelle Hilfe suchen. Nimmt man Ihre Beschwerden dort nicht ernst, dann sollten Sie das keinesfalls akzeptieren. Ihre Sexualität verdient medizinische Beachtung, und zwar unabhängig von Ihrem Alter oder Beziehungsstatus.

Dyspareunie bedeutet nichts anderes als Schmerzen beim Sex. Leider bekommen allzu viele Betroffene zu hören, das wäre nur Einbildung; sie sollten sich einfach entspannen und vielleicht ein Glas Wein trinken – als ob dies wie durch Zauberhand das Problem lösen würde. Ein Mann, der bei seinem Arzt dieselbe Erfahrung beschreibt, würde vermutlich gleich ernst genommen, gründlich untersucht und mit passenden Behandlungsstrategien versorgt werden. Schmerzen beim Sex können vielerlei Gründe haben, beispielsweise die hormonellen Veränderungen der Wechseljahre, Endometriose, Hormonschwankungen, Beckenbodendysfunktion, Prolaps, Verklebungen, Verwachsungen und Narben nach Operationen, Infektionen, Dammschnitte, Krebsbehandlungen oder Beckentraumata. In jedem Fall gibt es geeignete Behandlungsmöglichkeiten, beispielsweise eine Hormontherapie, eine Sexualtherapie oder das Konsultieren einer auf Beckenbodenübungen spezialisierten Physiotherapeutin. Ihr Arzt oder Ihre Ärztin kann Ihnen jemanden empfehlen. Klären Sie vorab mit der Krankenkasse, in welchem Umfang die Kosten erstattet werden.

Von **Vaginismus** spricht man, wenn sich die Beckenbodenmuskeln, die Scheide, Blase und Gebärmutter umgeben, bei einer Penetration unfreiwillig verkrampfen, was penetrativen Sex, vaginale Untersuchungen und den Gebrauch von Tampons schmerzhaft oder sogar unmöglich macht. Es ist ein Leiden, dessen Auswirkungen über Sex hinausgehen. Betroffene leiden oft stumm und fühlen sich isoliert. Auch Auswirkungen auf die psychische Gesundheit und das Selbstbewusstsein gehen nicht selten damit einher.

Vaginismus kann primär sein, was bedeutet, dass er bereits vor jeglicher Form von Penetration vorhanden war. Der sekundäre Vaginismus tritt nach einer traumatischen oder schmerzhaften Erfahrung auf, wie Geburts- oder sexuelle Traumata, Rücken- oder Hüftverletzungen oder dem wiederholten Auftreten von Soor. Nach dem Durchleben einer negativen und schmerzhaften Erfahrung, wodurch die Beckenbodenmuskeln sich verkürzen und anspannen, sorgt die Angst vor einer Wiederkehr der

Schmerzen dafür, dass die Beckenbodenmuskulatur sich versteift, um weiteren Schmerzen vorzubeugen – ein Schmerz-Krampf-Kreislauf entsteht. Zur Behandlung sollte in jedem Fall der Besuch bei einer spezialisierten Physiotherapeutin gehören. Zu den weiteren Möglichkeiten zählen der Einsatz von vaginalen Dilatatoren, Vibratoren, Sexualtherapie sowie Entspannungs- und Atemtechniken. Es ist wichtig zu wissen, dass es Spezialisten für dieses Thema gibt, auch wenn Ihre Ärztin sich damit vielleicht nicht auskennt. Im Internet finden Betroffene ebenfalls vielfältige Informationen und Tipps zum Thema sowie Selbsthilfegruppen.

Vulvodynie beschreibt Schmerzen, Brennen und Beschwerden im Bereich der Vulva. Gibt es hierfür keinen bestimmten Grund, ist Vulvodynie eher ein Symptom als ein Leiden. Die Schmerzen können generalisiert sein und die gesamte Vulva betreffen oder sich auf einen Bereich konzentrieren, beispielsweise auf die Klitoris oder den Scheideneingang. Sie können ständig vorhanden sein (was man als „unprovoziert" bezeichnet) oder als Folge einer Berührung auftreten (das ist dann die „provozierte" Variante). Meist erleben Betroffene eine Mischung aus beiden Formen. Bei einigen dehnen sich die Schmerzen auf den Analbereich, die Innenseite der Schenkel und die Oberschenkel aus. Die Hypersensitivität kann durch Reize ausgelöst werden (Sex, die Benutzung von Tampons oder Menstruationstassen, das Abwischen nach dem Toilettenbesuch, eine vaginale Untersuchung) oder auch ohne äußere Einwirkung auftreten (Schmerzen bei jeder Form von Berührung, durch Bekleidung oder einfaches Hinsetzen). Wenn sich die Symptome auf den Scheideneingang beschränken, nennt man dies **Vestibulodynie**.

Hilfreich kann das Verschreiben von Salben und Gels sein, die ein lokales Anästhetikum enthalten, sowie eines trizyklischen Antidepressivums, aber in der Regel ist eine fachübergreifende Behandlung am sinnvollsten. Dazu kann gehören: Besuch eines auf Beckenbodenprobleme spezialisierten Physiotherapeuten, der einen speziell auf das individuelle Empfinden abgestimmten Behandlungsplan entwickelt (Menschen, die unter Vulvodynie leiden, haben oft einen hypertonen Beckenboden, die Muskeln sind also zu stark angespannt); Akupunktur; Einsatz einer Hormontherapie, um die Ursache für eine verringerte Scheidenfeuchtigkeit zu beheben; Beruhigung des Nervensystems und verbesserter Schlaf (auch hier können Hormone helfen); Reduzieren von Infektionen, seelischem Stress und entzündungsfördernden Nahrungsmitteln; Befolgen einer Eliminationsdiät, um herauszufinden, ob es unverträgliche Lebensmittel gibt; Verbesserung der Darmfunktion und Beheben möglicher Ernährungsfehler; therapeutische Unterstützung für Probleme wie Erschöpfung, Missbrauch und Geburts- oder sexuelle Traumata.

Von einer **vulvovaginalen Atrophie** spricht man, wenn das Gewebe rund um den Scheideneingang und die Scheide selbst „dünner" wird (atrophiert) und sich aufgrund eines niedrigen Östrogenspiegels entzündet. Eine vulvovaginale Atrophie kann sich nach der Geburt eines Kindes entwickeln, durch Stillen, durch die Einnahme östrogensenkender Medikamente zur Linderung von Gebärmuttermyomen und Endometriose, nach der chirurgischen Entfernung der Eierstöcke (was zur spontanen Menopause führt) und nach der natürlichen Menopause.[38] Zu den Behandlungsmöglichkeiten zählen das lokale Auftragen von Östrogen in Form einer Vaginalcreme oder einer Tablette bzw. eines Zäpfchens oder die Abgabe über einen Vaginalring (siehe Seite 154), ähnlich den zur Verhütung eingesetzten Ringen. Dadurch wird der pH-Wert der Vagina gesenkt, die Reifung der Zellen in den Wänden von Vagina und Harnröhre stimuliert, die Häufigkeit von Harnwegsinfekten reduziert und die Atrophie umgekehrt.

Interstitielle Zystitis (IC) ist eine schmerzhafte Blasenerkrankung, deren Symptome einer Infektion des Harntrakts (Zystitis) ähneln. Letztere wird jedoch durch eine Entzündung hervorgerufen, während dies bei IC nicht der Fall ist. Es ist sehr frustrierend, dass die tatsächlichen Ursachen bis heute nicht geklärt sind. Die

Symptome können äußerst unterschiedlich sein, zwischenzeitlich immer wieder verschwinden und sich im Laufe der Zeit auch ändern. IC ist eine chronische Erkrankung, die sich in Form von schmerzhaften Symptomen äußert, etwa durch Schmerzen in Bauch und Becken, ein anhaltendes unangenehmes Gefühl in der Blase, Beschwerden bei gefüllter Blase und teilweiser Erleichterung beim Entleeren, Druck auf der Blase, häufigen starken Harndrang und die Notwendigkeit, mehrmals nachts die Toilette aufsuchen zu müssen. Rund 75 Prozent aller Betroffenen haben Schmerzen beim Geschlechtsverkehr[39] und 90 Prozent berichten außerdem über ein geringes sexuelles Verlangen[40], Erregungsstörungen, Blasenschmerzen beim Sex und den Drang, beim Geschlechtsverkehr urinieren zu müssen. Bei einer Studie mit IC-Betroffenen kam heraus, dass 87 Prozent unter einer Beckenbodendysfunktion litten[41] – der Unfähigkeit, mit den Muskeln die Blasen- und Darmfunktion zu kontrollieren. Auch hier kann die Arbeit mit Beckenbodenspezialisten Linderung bringen.

Einhalten

Ihre Blase hat zwei Aufgaben: Urin aufnehmen und Urin abgeben. Ziemlich simpel, oder? Sie muss nur Speicherraum zur Verfügung stellen und den Urin dann zu einem passenden Zeitpunkt abfließen lassen. Das klingt so, als sei die Blase – etwa im Vergleich zum mächtig wichtigen Herzen – ein eher einfach gestricktes Organ. Aber die Fähigkeit, Urin zu sammeln und ihn zur richtigen Zeit wieder abzugeben, erfordert eine komplexe Koordination, an der Gehirn, Nervensystem, Blase, Schließmuskeln und Beckenboden beteiligt sind. Oder anders gesagt: Es gibt viele Gründe, warum das schiefgehen kann. Ihre Beckenbodenmuskulatur befindet sich – wie der Name schon sagt – am Boden Ihres Beckens und hält Blase, Gebärmutter und Darm an Ort und Stelle. Durch Veränderungen im Hormonhaushalt, Schwangerschaft und andere Ereignisse kann sich viel verändern. Der Beckenboden hat Einfluss auf die Blasen- und Darmfunktion und auf unseren Sex. Wenn man bedenkt, wie wichtig er ist, dann ist es doch verwunderlich, dass wir ihm meist erst dann Beachtung schenken, wenn es zu Funktionsstörungen kommt. Sobald dies der Fall ist, wird allerdings mehr als deutlich, wie wichtig ein funktionstüchtiger Beckenboden ist.

Etwa ein Drittel aller Frauen entwickelt irgendwann Probleme mit dem Beckenboden, was zu einer Blasenschwäche oder einem Prolaps (Vorfall) führen kann, der sich so anfühlt, als wäre etwas von oben in Ihre Vagina geplumpst. Auch die Muskeln des Beckenbodens können – wie alle Muskeln im Körper – schlaff werden, zu stark angespannt oder überdehnt sein, reißen und zu langsam arbeiten. Die häufigsten Ursachen für Beckenbodenprobleme sind:

- Schwangerschaft und Geburt, speziell wenn Sie eine vaginal-operative Geburt hatten, bei der Hilfsmittel erforderlich waren, einen Dammschnitt oder Dammriss erlitten haben, Ihr Baby sehr groß oder die Austreibungsphase sehr lang war.
- Starkes Übergewicht, weil dies den Druck auf die Beckenbodenmuskeln erhöht.
- Chronische Verstopfung – Überanstrengung tut keinem Muskel gut.
- Chronischer Husten als Folge von Rauchen oder Asthma.
- Extrem fordernde Übungen und häufige Besuche im Fitnessstudio können zu Belastungen führen, ebenso wie zu schweres Heben. Mir ist bewusst, dass einige Betroffene Schwierigkeiten bei bestimmten Übungen haben, aber das ist kein Grund, gar keinen Sport mehr zu treiben. Sprechen Sie mit Ihrer Trainerin oder Ihrem Trainer, um unnötige Belastungen des Beckenbodens zu vermeiden und lassen Sie sich stattdessen Übungen zeigen, die ihn stärken.
- Und natürlich: die Menopause.

Wenn an den Hormonrezeptoren in Blase, Harnwegen und Beckenboden weniger Östrogen andockt, dann verändern sich die Anatomie der Blase (also ihre physische Struktur) und ihre Funktionsweise. Zu den Folgen eines Östrogenmangels zählen auch der Verlust von Kollagen und Fettgewebe. Die Hautschicht wird dünner, was zu Schmerzen oder

Schwierigkeiten beim Wasserlassen führen kann, und auch zu häufigerem Harndrang und Blasenschwäche.

Viele dieser Veränderungen können durch eine Östrogentherapie umgekehrt werden. Besonders wirkungsvoll ist sie bei Inkontinenz, einer Reizblase und wiederkehrenden Harnwegsinfekten. Nicht so eindeutig ist die Situation bei Belastungsinkontinenz. Auch wenn der Östrogenverlust die Produktion und Stärke des Kollagens sinken lässt, wodurch die Blase weniger gut gestützt wird und das Risiko einer Belastungsinkontinenz steigt[42], wird die Einnahme von Östrogen einzig und allein aufgrund einer Belastungsinkontinenz nicht empfohlen.[43] Möglicherweise verändert der sinkende Östrogenspiegel das Gewebe rund um die Harnröhre und kann so zu einer Inkontinenz beitragen.[44]

Beckenbodenschwäche

Eine Beckenbodenschwäche, auch Beckenbodendysfunktion genannt, umfasst eine Reihe von Beschwerden, die durch eine zu schwache Beckenbodenmuskulatur (hypoton) oder eine zu angespannte Muskulatur (hyperton) entstehen. Eine Beckenbodendysfunktion beeinflusst, wie gut Sie Blase und Darm kontrollieren können, und kann Blasenschwäche, Harndrang und unkontrolliertes Pupsen zur Folge haben. Auch die Lage der Gebärmutter kann sich verändern, was zu einem starken Zug nach unten führen kann, wenn Sie Sport treiben, menstruieren oder Sex haben. In Bezug auf Inkontinenz, also den ungewollten Harnverlust, gibt es weitere Unterscheidungen:

Unter **Harninkontinenz** versteht man das ungewollte Abgehen von Urin. Oder anders gesagt: Sie pinkeln, obwohl Sie es gar nicht wollen.

Die **Belastungsinkontinenz** (früher auch als Stressinkontinenz bezeichnet) ist der ungewollte Abgang von Urin, wenn die Blase unter „Belastung“ steht, beispielsweise beim Niesen, Husten, Stolpern, Heben oder Trampolinspringen. Meist verliert man nur eine geringe Menge Urin.

Bei einer **Dranginkontinenz** verspüren Sie einen plötzlichen Harndrang und kurz darauf geht Urin ab. Das Auftreten ist nicht vorhersehbar und in der Regel verlieren Sie eine größere Menge Urin. Diese Form der Inkontinenz wird mit einer überaktiven Blase in Verbindung gebracht.

Bei einer **überaktiven Blase** oder **Reizblase** zieht sich Ihre Blase am Tag oder nachts ohne Vorwarnung zusammen, sie verspüren einen starken Harndrang und müssen möglichst schnell eine Toilette aufsuchen, was wiederum zu Dranginkontinenz führt. Menschen mit einer Reizblase müssen häufiger zur Toilette und lassen immer nur wenig Wasser. Die Diagnose Reizblase wird gestellt, wenn diese Symptome auftreten und weder eine Infektion noch ein anderer offensichtlicher Grund vorliegt.

Mischinkontinenz bedeutet, dass Sie zum Teil unter Belastungsinkontinenz und zum Teil unter Dranginkontinenz leiden.

Eine **Überlaufinkontinenz** tritt ein, wenn die Blase sich nicht normal entleert und in der Folge sehr prall gefüllt ist.

Das **nächtliche Wasserlassen** wir auch als **Nykturie** bezeichnet und bedeutet, dass Sie nachts auf die Toilette müssen.

Analinkontinenz bezieht sich auf das unkontrollierte Austreten von Stuhl (fest oder flüssig) und Darmwinden. Das höchste Risiko für eine Analinkontinenz haben alle, bei denen in Folge eines Dammrisses oder Dammschnitts bei der Geburt der Analschließmuskel verletzt wird, wobei die meisten Betroffenen erst dann eine Analinkontinenz entwickeln, wenn der Hormonspiegel sinkt oder die Funktion des Beckenbodens nachlässt.

Obwohl eine Beckenbodenschwäche in jeder Lebensphase auftreten kann – speziell nach Schwangerschaft und Geburt –, steigt die Auftretenshäufigkeit mit dem Alter. Zwischen 40 und 59 Jahren leidet etwa ein Viertel aller Frauen darunter[45] und zwischen 60 und 79 ist es bereits ein Drittel. Ab 80 haben sogar 50 Prozent Probleme mit dem Beckenboden.[46] Dennoch suchen weniger als 40 Prozent der Betroffenen nach

Behandlungsmöglichkeiten, weil sie häufig annehmen, dass dies einfach zum Älterwerden dazugehört und man nichts dagegen tun kann. Dieser Irrglaube, dem teilweise sogar Fachleute unterliegen, kann erhebliche negative Auswirkungen auf die Lebensqualität haben. Unabhängig vom Auslöser – Schwangerschaft, Spontangeburt oder Kaiserschnitt, Menopause, Krankheit oder operativer Eingriff – ist Inkontinenz nichts, was Sie einfach so hinnehmen sollten.

Obwohl Harninkontinenz das Gesundheitssystem im Vereinigten Königreich jährlich rund 353,6 Millionen britische Pfund kostet, steht die Wissensvermittlung zum Thema Beckenboden weit unten auf der Prioritätenliste. Und selbst wenn Ihnen ein Arzt, eine Ärztin oder – am wahrscheinlichsten noch – eine Zeitschrift Tipps gibt, dann werden diese meistens lauten: Machen Sie Kegel-Übungen, um den Beckenboden zu stärken. Das mag zwar gut gemeint sein, kann aber auch in manchen Fällen eine Beckenbodendysfunktion überhaupt erst *auslösen*, da der Schwerpunkt hier auf dem Anspannen liegt, und das wiederum kann zu einer Hypertonie führen (einer zu starken Anspannung des Beckenbodens). Ihr Beckenboden muss stark sein, um seine Aufgabe zu erledigen, aber nicht angespannt. Ein hypertoner Beckenboden kann Probleme mit Blase und Darm verursachen, wie Harndrang und Blasenschwäche, sowie andere Leiden wie Dyspareunie (Schmerzen beim Sex), Vaginismus, Vulvodynie und Pudendusneuralgie (einschießende Schmerzen in der Dammregion). Falls Sie einen Mann kennen, der unter chronischer Prostataentzündung leidet, dann könnte auch hier die Ursache ein hypertoner Beckenboden sein.

Obwohl wir alle wissen, dass wir auf unseren Beckenboden achten müssen, ist es doch so ein bisschen wie mit dem Kind in der Klasse, das stets seine Hausaufgaben macht und auch sonst nicht unangenehm auffällt, weshalb die anderen, lauteren Kinder die Aufmerksamkeit bekommen. Im Laufe der Zeit führt diese Vernachlässigung zu Problemen, die zu Beginn jedoch noch im Keim erstickt werden können. Unternimmt man hingegen nichts, nehmen die Probleme zu, und genau das passiert beim Beckenboden. Ein kleiner Tropfen Urin, der beim Niesen abgeht, ist unangenehm, aber Sie können das Ganze noch irgendwie abtun und einfach hoffen, dass sich das Problem von selbst erledigt. Das wird allerdings nicht passieren, vor allem dann nicht, wenn in den Wechseljahren der

Östrogenspiegel sinkt. Es gibt keinen besseren Zeitpunkt, sich um den Beckenboden zu kümmern als jetzt – und das schließt auch all jene ein, die bislang keinerlei Probleme haben. Wenn Sie Ihrem Beckenboden keine liebevolle Zuwendung schenken, werden die Auswirkungen auf Ihr tägliches Leben weiter zunehmen. Wahrscheinlich verbringen Sie nicht endlos viel Zeit auf dem Trampolin, aber was ist, wenn Sie eine Verabredung haben oder mit Freunden ausgehen und es nicht genießen können, weil Sie ständig überlegen, wo die nächste Toilette ist? Was ist, wenn Sie mit öffentlichen Verkehrsmitteln zu Ihrem Date fahren müssen und lieber absagen als einen „Unfall" zu riskieren? Oder vielleicht können Sie auch nicht den Sport treiben, den Sie lieben, oder an einem Kurs teilnehmen, aus Angst, dass andere Ihre Einlage bemerken oder Sie sich einnässen.

Hinzu kommt, dass eine Blasenschwäche Reizungen auslösen kann. Der pH-Wert von gesunder Haut liegt bei etwa 5,5, kann aber auf 8 ansteigen[47], wenn die Haut Urin ausgesetzt ist. Das öffnet Infektionen Tür und Tor und erschwert im Zweifel auch die Wundheilung. Hinzu kommen Entzündungen, die von rutschenden Einlagen verursacht werden können, und schon sind wir in einen Teufelskreis geraten, der zu Inkontinenz-assoziierter Dermatitis führen kann, und all dies in einer Zeit, in der Ihre Vulva möglicherweise ebenfalls hochempfindlich reagiert.

Was können Sie tun?

- Beckenbodentraining und Blasentraining sind nicht zu unterschätzen. Bitten Sie Ihre Ärztin um ein Rezept für einen qualifizierten Physiotherapeuten oder zahlen Sie die Behandlung zur Not aus eigener Tasche – verglichen mit der Summe, die Sie eventuell in den nächsten Jahrzehnten monatlich für Einlagen ausgeben müssen, ist die Investition überschaubar.
- Laden Sie sich eine App herunter, in der Beckenbodenübungen gezeigt werden. Auch hier übersteigen die Kosten nicht den Preis eines kleinen Pakets an Einlagen für Blasenschwäche.
- Trinken Sie ausreichend. Vielleicht glauben Sie, es wäre eher hilfreich, weniger zu trinken, aber das ist nicht der Fall. Sie fühlen sich nur schlecht und Ihr Urin wird scharf und beißend, was sowohl Ihre Blase als auch Ihre Vulva reizen kann.

- Gehen Sie nur auf die Toilette, wenn Sie auch wirklich müssen. Gewöhnen Sie sich nicht an, „vorsichtshalber“ zu gehen. Das gilt auch für den letzten Toilettengang vor dem Zubettgehen.
- Halten Sie nicht ein, bis Sie kurz vor dem Platzen stehen. Das würden Sie keinem kleinen Kind antun, also behandeln Sie auch sich selbst und Ihre Blase mit Respekt.
- Es gibt keinen Pokal für schnelles Pinkeln, also lassen Sie sich Zeit und pressen Sie den Urin nicht heraus.
- Verstopfung und Pressen beim Stuhlgang können eine Beckenbodendysfunktion verursachen und verschärfen. Für eine gute Verdauung müssen Sie ausreichend trinken, genügend Ballaststoffe zu sich nehmen (siehe Seite 347), sich bewegen und dann zur Toilette gehen, wenn Ihr Körper es Ihnen signalisiert. Sie können auch einen kleinen Hocker vor die Toilette stellen und Ihre Füße hochstellen, sodass Ihre Knie leicht oberhalb Ihrer Hüfte liegen. Auf diese Weise können Sie sich nach vorne lehnen und genau die Position einnehmen, die von Mutter Natur für den Stuhlgang vorgesehen war – das Hocken.
- Schränken Sie den Konsum von Koffein, Alkohol und kohlensäurehaltigen Getränken ein.

Krafttraining und Blasentraining

Ich habe Baz Moffat – Fitnesstrainerin für Frauen und Beckenboden-Guru – gefragt, warum beim Krafttraining die Funktion des Beckenbodens in den Kursen nur selten berücksichtigt wird, obwohl das so wichtig wäre. Dazu sagt die Expertin:

> Es wird sehr betont, wie wichtig Krafttraining und Impact-Training für Frauen ist, speziell für alle über 35. Der Hauptgrund dafür sind die positiven Ergebnisse, die diese Trainingsformen in Bezug auf den Erhalt und den Aufbau von Knochen- und Muskelmasse haben. Impact-Training trägt auch zur Herzgesundheit bei, was ein Hauptschwerpunkt bei Trainingsprogrammen für Frauen mittleren Alters sein sollte.

All das ist gut und notwendig. Wir müssen unseren Körper auf die unvermeidliche Veränderung vorbereiten, wenn das Östrogen unser System verlässt. Es ist gut, Muskeln aufzubauen, starke Knochen zu haben und ein gesundes Herz, denn so haben wir im Alter eine bessere Lebensqualität und können uns vor vielen chronischen Krankheiten schützen.

Was jedoch meistens vergessen wird, ist der Beckenboden. Keiner oder nur sehr wenige erwähnen ihn überhaupt. Meiner Meinung nach liegt das daran, dass die Fitness-Industrie sich größtenteils an Männern orientiert und es dort nur wenige Frauen über 30 gibt. Die meisten Trainer sind jung und männlich, das bedeutet, dass Frauengesundheit selten ein Thema ist, einmal abgesehen von den Zeiten in und nach einer Schwangerschaft. Frauen im mittleren Alter bekommen außer Pilates-Kursen, die zwar gut sind, aber nicht alle Bereiche abdecken, nur wenig angeboten.

Meiner Meinung nach ist Krafttraining wichtig für alle Frauen im mittleren Alter. Ich würde sogar so weit gehen, es als unverzichtbar zu bezeichnen, ein voll funktionsfähiger Beckenboden vorausgesetzt. Kontinenz bedeutet Unabhängigkeit, und wir müssen diesen Teil unseres Körpers anerkennen und wertschätzen und mit ihm arbeiten. Wir können lernen, dass wir ausatmen, wenn wir etwas anheben, und mit den Bauchmuskeln arbeiten, um nicht nur hart zu trainieren, sondern uns auch vor Verletzungen zu schützen. Ich glaube, dass eine zunehmende Anzahl von Frauen und auch Fitness-Coaches daran interessiert sind und diese Veränderungen auch kommen werden. Für die Zwischenzeit lautet mein Rat, dass Sie sich informieren sollten und nicht einfach nur tun, was man Ihnen sagt, obwohl es sich vielleicht nicht richtig anfühlt. Keine Frau sollte sich in die Hose machen, wenn sie Sport treibt, oder sich unwohl fühlen oder Schmerzen haben. Es gibt so viel, was

Sie tun können, ohne in diese Situationen zu geraten, sowohl in Bezug auf die Art der ausgeführten Übungen als auch innerhalb einer Übungsabfolge. Die meisten Menschen denken beim Sport an Aerobic oder Laufen, aber es gibt jede Menge andere Optionen – Tanzen, Stehpaddeln und funktionelles Bewegungstraining, um nur einige zu nennen. Die meisten Betroffenen wissen, welche Bewegungen problematisch sein können – Springen, Seilhüpfen und Sternsprünge stehen meist ganz oben auf der No-Go-Liste. Es ist wichtig zu wissen, dass diese Bewegungen kein Muss sind, und dass es andere gibt mit geringeren Auswirkungen, die ebenfalls nutzbringend sind.

Wenn es brennt

Ihre Harnröhre, die den Urin von der Blase aus dem Körper heraus leitet, ist kürzer als bei Männern. Bakterien können so leichter vom Anus in die Blase gelangen, weshalb man uns beibringt, nach dem Toilettengang von vorne nach hinten zu wischen, um Harnwegsinfekte zu vermeiden. Solche Infektionen sind in keinem Alter ein Vergnügen, und zu den Risikofaktoren zählen neue Sexualpartner, häufiger Geschlechtsverkehr, die Verwendung eines spermienabtötenden Mittels und … die Menopause.

Aufgrund der strukturellen Veränderungen, die Menopause und Alterungsprozess mit sich bringen – wie das dünnere Gewebe und die Schwächung der Harnröhre – steigt in der Postmenopause die Wahrscheinlichkeit für Harnwegsinfekte. Eine Beckenbodendysfunktion kann zu vermindertem Harnfluss führen, sodass nach dem Wasserlassen Urin in der Blase verbleibt, wodurch das Risiko wiederkehrender Infektionen steigt. Hinzu kommt, dass Ihre Vagina ein weniger saures Milieu entwickelt, wodurch sich das vaginale Mikrobiom verändert. Zurück bleiben weniger freundliche Bakterien und mehr potenzielle Störenfriede. Bei Harnwegsinfekten können sich folgende Symptome zeigen:

- Häufigeres Wasserlassen am Tag und/oder in der Nacht
- Schmerzen, Stechen oder Brennen beim Wasserlassen, wobei nur eine geringe Menge Urin abgegeben wird
- Schmerzen oder Druck im Unterbauch oder unteren Rücken
- Harndrang
- Stark riechender Urin
- Trüber Urin
- Blut im Urin
- Übelkeit und/oder Erbrechen
- Müdigkeit oder Abgeschlagenheit
- Schüttelfrost und Fieber

Harnwegsinfekte lassen sich häufig bereits per Urintest nachweisen. Wenn die Standardbehandlung mit einem Antibiotikum nicht anschlägt oder Sie innerhalb von drei Monaten zwei oder mehr Infekte haben, werden weitere Untersuchungen veranlasst. Sie können aber auch selbst etwas für Ihre Gesundheit tun, beispielsweise:

- Ausreichend Wasser trinken. Ich weiß, dass das nicht so angenehm ist, wenn jeder Toilettengang mit Schmerzen verbunden ist, aber es ist wirklich wichtig.
- Wischen Sie sich immer von vorne nach hinten ab, damit Bakterien nicht vom Darmausgang in Harnröhre und Vagina gelangen.
- Unterstützen Sie die Gesundheit Ihres vaginalen Mikrobioms, indem Sie keine Vaginalspülungen, parfümierten Seifen, Badebomben, Schaumbäder oder speziellen „Intimwaschlotionen“ benutzen. Sie sind nicht schmutzig und Ihre Vagina muss auch nicht gereinigt werden, das bekommt sie problemlos ganz alleine hin.
- Verwenden Sie keine Spermien abtötenden Mittel (Spermizide).
- Verwenden Sie Kondome, die das vaginale Mikrobiom nicht stören (siehe Seite 156).
- Verwenden Sie beim Sex Gleitmittel, um Reibung (und Schmerzen!) zu vermeiden sowie Entzündungen und Infektionen vorzubeugen.
- Tun Sie etwas für Ihren Beckenboden.
- Haben Sie stets Gerste vorrätig, um bei den ersten Anzeichen einer Harnwegsinfektion Gerstenwasser mit Zitrone herzustellen.

Hausgemachtes Gerstenwasser lindert die Symptome sehr effektiv innerhalb von 24 Stunden und löst sie dann vollständig auf. Zur Herstellung benötigen Sie 150 Gramm Gerstengraupen. Spülen Sie die Graupen, bis das Wasser klar ist. Geben Sie sie dann in einen Topf, zusammen mit den Zesten von zwei Zitronen, einem Esslöffel geriebenem Ingwer und etwa 1400 ml Wasser. Bringen Sie das Ganze zum Kochen und lassen es dann rund 10 Minuten bei niedriger Flamme köcheln. Anschließend den Topf vom Herd nehmen und alles durch ein Sieb gießen, dabei die Flüssigkeit auffangen. Den Saft der zwei Zitronen hinzufügen (und bei Bedarf 2 Teelöffel Honig). Abkühlen lassen und bei Raumtemperatur über den Tag verteilt trinken.

- Der Wirkstoff D-Mannose aus Cranberrys kann als Nahrungsergänzung eingenommen werden und ist im Vergleich zu gekauftem Cranberry-Saft die bessere Wahl, da Letzterer meist viel Zucker enthält, der Harnwegsinfekte eher verschlimmert.
- Lokal angewandtes Östrogen – die Art von Hormontherapie, die gezielt in der Vagina eingesetzt wird – kann dazu beitragen, Harnwegsinfekten vorzubeugen beziehungsweise die Häufigkeit ihres Auftretens zu senken.
- Antibiotika haben bei Harnwegsinfekten absolut ihre Berechtigung, aber ihr Einsatz birgt auch das Risiko, Pilzerkrankungen zu fördern und weitere Infektionen zu verursachen. Deshalb sollten wir möglichst vorbeugend aktiv zu werden.
- Wenn Sie immer wieder unter Harnwegsinfekten leiden, sollten Sie die Gesundheit Ihres Mikrobioms fördern. Ihre Blase hat ihre eigenen Mikroorganismen, aber Sie sollten auch auf Ihr Darmmikrobiom achten, denn es ist die Schaltzentrale für alle anderen Mikrobiome des Körpers.

Prolaps

Das lateinische Wort *Prolaps* bezeichnet die Situation, wenn ein Organ aus seiner normalen Position in die Vagina fällt. Laut der britischen Gesellschaft für Geburtshilfe und Gynäkologie weist rund die Hälfte aller Frauen über 50 Symptome solch eines Vorfalls auf, und im Alter von 80 Jahren hat sich jede Zehnte bereits operieren lassen. Man unterscheidet zwischen verschiedenen Typen von Prolaps:

- Zu einer Urethrozele kommt es, wenn die Harnröhre auf die Vagina fällt.
- Bei einer Zystozele fällt die Blase auf die vordere Wand der Vagina.
- Wenn sowohl die Blase als auch die Harnröhre vorfallen, bezeichnet man dies als Zystourethrozele.
- Bei einer Rektozele sinkt das Rektum in die Rückwand der Vagina.
- Ein Uterusprolaps (Gebärmuttervorfall) liegt vor, wenn die Gebärmutter in die Vagina sinkt. Bei diesem Leiden unterscheidet man zwischen verschiedenen Stufen:
  - Grad 0: kein Prolaps
  - Grad 1: Die Gebärmutter erreicht nach dem Absenken nicht den Scheideneingang.
  - Grad 2: Die Gebärmutter hat sich bis zum Scheideneingang gesenkt.
  - Grad 3: Die Gebärmutter hat sich bis maximal 2 cm über den Scheideneingang hinausgeschoben.
  - Grad 4: Die Gebärmutter hat sich durch die Scheide nach außen gestülpt (Totalprolaps).

Zu den Symptomen eines Vorfalls zählen:

- Ein Gefühl der Schwere oder des Zugs nach unten, als würde ein Klumpen nach unten fallen. Das Gefühl kann sich gegen Abend oder durch längeres Stehen oder Sitzen verstärken und bessert sich meist, wenn man sich hinlegt.
- Häufiger Harndrang
- Probleme beim Wasserlassen
- Gefühl, dass sich die Blase nicht vollständig entleeren lässt
- Abgang von Urin beim Niesen, Husten, Lachen oder dem Heben schwerer Objekte (beispielsweise Kindern)
- Häufige Harnwegsinfektionen
- Ist der Darm involviert, kann es zu Schmerzen im unteren Rücken, Verstopfung und unvollständiger Darmentleerung kommen.
- Eventuell können Sie außen an der Vagina oder innen eine Ausbeulung fühlen oder sehen.

Arten von Prolaps

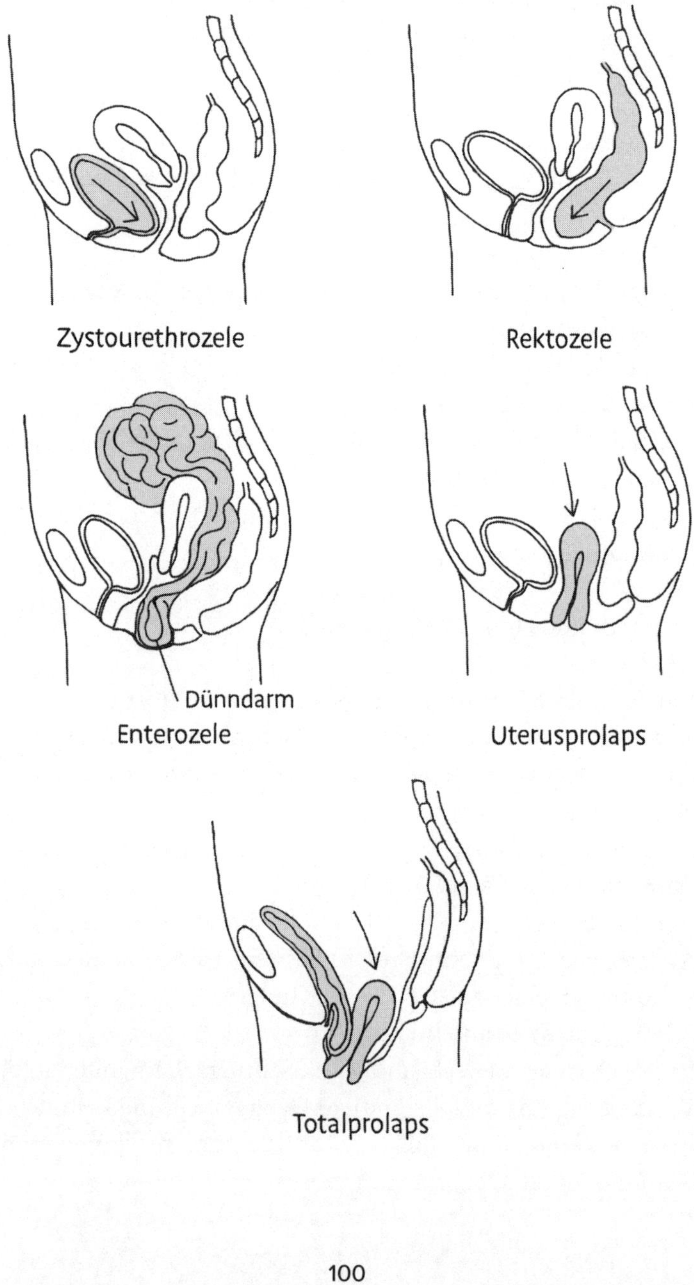

Vielleicht haben Sie auch gar keine Beschwerden und finden erst im Rahmen einer gynäkologischen Untersuchung heraus, dass Sie einen Prolaps haben. Keines der Symptome ist angenehm, und dennoch leiden viele Betroffene still vor sich hin. Tun Sie das bitte nicht. Vereinbaren Sie einen Arzttermin und lassen Sie die Symptome abklären.

Einen Prolaps kann man über eine Untersuchung der Scheide feststellen. Mithilfe eines Spekulums werden die Wände der Vagina gespreizt, sodass man erkennen kann, welche Organe vom Prolaps betroffen sind. Von meiner früheren Chefin und Beckenboden-Physiotherapeutin Christien Bird habe ich gelernt, wie wichtig es ist, die Untersuchungen im Stehen auszuführen, weil einige Prolapse im Liegen weniger stark ausgeprägt oder unsichtbar sind und somit unerfahrenen Behandlern entgehen können. Nach der Diagnose eines Prolapses verschreibt Ihre Ärztin Ihnen hoffentlich ein Beckenbodentraining und berät sie bezüglich der anderen Faktoren, die zu einem Prolaps beitragen können wie Verstopfung und Pressen, schweres Heben und Übergewicht, falls Ihr BMI zu hoch ist. Taucht ein Prolaps parallel zu GSM-Symptomen auf, werden Ihnen eventuell eine vaginale Östrogencreme oder ein Östrogen abgebender Ring verschrieben, der in die Vagina eingesetzt wird und für drei Monate dort verbleibt. Vaginalpessare sind weiche, entfernbare Hilfsmittel aus Silikon oder Plastik, die in die Vagina eingeführt werden können, um einen gesenkten Uterus oder eine Vaginawand an Ort und Stelle zu halten. Sie können vor einer Operation eingesetzt werden oder auch langfristig als Therapie genutzt werden, wenn eine Operation nicht erwünscht oder möglich ist. Vaginalpessare erfordern ein wenig Übung, um den optimalen Sitz zu finden, und sie können penetrativen Sex behindern. Sie müssen alle sechs Monate ersetzt werden. Zu den möglichen Nebenwirkungen bei der Verwendung zählen Blutungen, Ausfluss sowie Schwierigkeiten bei der Entnahme des Pessars.

Wirken diese Behandlungsstrategien nicht oder nicht gut genug, wird man Ihnen wahrscheinlich zu einer Operation raten. Dabei werden häufig Netze eingesetzt, die mittlerweile allerdings umstritten sind. Als die ersten Netzimplantate auf den Markt kamen, schienen sie eine großartige Lösung bei Inkontinenz und Prolaps zu sein. Das Netz war flexibel und durchlässig für körpereigenes Gewebe, sodass dieses dazu beitragen konnte, das Netz an Ort und Stelle zu halten. Außerdem konnte es innerhalb einer Stunde in einem minimalinvasiven Eingriff eingesetzt werden. All das machte es zur Standardbehandlungsmethode. Aber die Verwendung von vaginalen Netzimplantaten hat in Großbritannien, den USA und Australien zu Sammelklagen geführt, und zwar aufgrund von Komplikationen, die sich daraus ergaben, dass das Netz erodierte und durch die Vaginalwand trat oder innen liegendes Gewebe zerstörte. Die Folgen waren Vernarbungen in der Scheide, Schmerzen beim Sex und Schmerzen in Becken, Rücken und Beinen. Mittlerweile stuft die amerikanische Arzneimittelbehörde die Netze als „risikoreich" ein und der britische Gesundheitsdienst hat die Indikation bei Belastungsinkontinenz ausgesetzt. Wenn Ihnen ein Netz eingesetzt wurde, kann ich Ihnen die englischsprachige Facebook-Gruppe *Sling the Mesh* empfehlen, die von der Journalistin Kath Samson gegründet wurde, einer Betroffenen, die ein Netz eingesetzt bekam und es nach sieben Monaten wieder entfernen lassen musste.

Wenn es um Inkontinenz geht und darum, dass unsere Fortpflanzungsorgane an Ort und Stelle bleiben sollen, dann haben nicht wenige Frauen ganz schön damit zu kämpfen. Vielleicht sind Sie auch bereits betroffen, vor allem wenn Schwangerschaft und Geburt ihre Spuren hinterlassen haben. Ich hoffe, dass Sie nach dem Lesen dieses Kapitels nun wissen, dass man einiges tun kann, um die Beckenbodenfunktion zu verbessern. Am Anfang sollte immer ein Gespräch mit Ihrem Arzt oder einer speziell geschulten Physiotherapeutin stehen. Und je eher Sie das Thema angehen, umso besser.

Kapitel 3

Hormonersatztherapie – Fluch oder Segen?

Ich nehme an, dass Sie in diesem Kapitel angelangt (oder zu ihm vorgesprungen) sind, in der Hoffnung, dass ich Ihnen ganz klar zu einer Hormonersatztherapie (HRT) rate oder auch entschieden davon abrate. Ich verstehe das. Die Schlagzeilen in der Presse zu diesem Thema sind größtenteils furchteinflößend und oft widersprüchlich und wahrscheinlich wünschen Sie sich sehnlichst, jemanden zu finden, dessen Meinung Sie vertrauen können (ob das nun ich bin oder eine andere Person).

Bevor wir ins Detail gehen, möchte ich daher von Anfang an klarstellen, dass ich Ihnen nicht sagen kann, ob Sie Hormone nehmen sollten oder nicht (und wo wir schon einmal dabei sind, ich kann das auch über die sozialen Medien oder E-Mails nicht). Das fällt nicht in meinen beruflichen Aufgabenbereich. Diese Diskussion müssen Sie mit dem Arzt oder der Ärztin Ihres Vertrauens führen. Ich kann Ihnen lediglich etwas über die Geschichte der HRT erzählen und einen mehr oder weniger ausgewogenen Überblick über die vorhandenen Forschungsergebnisse geben. Und ja, natürlich haben wir alle unsere Ansichten und es kann sein, dass das, was ich als ausgewogen empfinde, von anderen auch anders bewertet wird.

Wie bei den meisten Themen rund um die Reproduktionsgesundheit polarisiert auch die Hormonersatztherapie – einige lieben sie, andere sind strikt dagegen. Es gibt die Meinung, die Menopause sei ein natürlicher Vorgang und eine positive Veränderung, die wir durchlaufen. Andere wiederum halten sie für schrecklich und einen Makel, dem man mit Hormonen entgegenwirken kann. Ich glaube, dass die Wechseljahre sowohl eine positive Wandlung mit sich bringen als auch eine Phase sein können, in der der Einsatz von Hormonen zusammen mit Änderungen des Lebensstils enorm hilfreich sein kann.

Die Wechseljahre sind ein Lebensstadium, keine Krankheit. Aus irgendeinem Grund ist es der Plan von Mutter Natur, dass unsere Hormone ab der Lebensmitte abnehmen, weshalb ich auch kein Fan des Begriffs Hormon*ersatz*therapie bin, denn das impliziert, dass wir Hormone haben sollten. Das bedeutet zwar nicht, dass wir uns gegen den Einsatz von Hormonen entscheiden sollten, aber wir ersetzen sie nicht, denn die zurückgehende Produktion ist ein natürlicher Vorgang. Aus diesem Grund bevorzuge ich die Begriffe Hormontherapie oder menopausale Hormontherapie (MHT).

Viele Frauen haben mir davon berichtet, dass die Gespräche mit ihrem Arzt oder ihrer Ärztin nicht zielführend waren – entweder aus Zeitmangel, weil sie sich nicht gehört fühlten oder weil ihre Symptome abgetan wurden. Häufig wurde ihnen die MHT als einzige Option angeboten, wenn sie eigentlich auf etwas anderes gehofft hatten. Es gibt auch Fälle, in denen keine Hormontherapie verschrieben wurde, obwohl es den Symptomen und Richtlinien nach angesagt gewesen wäre. Bitte verstehen Sie mich nicht falsch – ich habe natürlich auch Ratsuchende getroffen, deren ärztlicher Beistand sie verständnisvoll durch die Wechseljahre begleitet hat.

Sicherlich habe ich zum Thema Hormontherapie nicht Antworten auf alle Fragen, und das ist auch nicht mein Ziel. Ich möchte aber versuchen, Ihnen darzulegen, wie sie historisch gesehen eingesetzt wurde und was man sich von ihr verspricht, damit Sie über ausreichend Informationen verfügen, um mit Ihrem Arzt oder Ihrer Ärztin die für Sie passenden Optionen zu besprechen. Das hat nichts damit zu tun, dass ich mich vor einer klaren Aussage drücken will. Ich weiß einfach nur, wo meine Grenzen sind.

Die Geschichte

Die Anfänge der Hormonbehandlungen liegen in den 1940er-Jahren, wobei sich seither einiges getan hat. Damals wurden Unmengen an Ausgangsmaterial benötigt. So waren beispielsweise die Gelbkörper von 50 000 Schweinen vonnöten, um ein paar Milligramm Progesteron zu gewinnen. Mehr als 15 000 Liter Urin ergaben weniger als 0,28 Milliliter Testosteron. Ein Forscher verarbeitete nahezu eine Tonne Stierhoden, ein anderer die Eierstöcke von mehr als 80 000 Säuen, um 0,012 Gramm Östradiol zu erhalten. Seinerzeit kostete Progesteron 200 US-Dollar pro Gramm. Im Jahr 1941 wurde Premarin, ein aus dem Urin trächtiger Stuten hergestelltes Östrogen, in Kanada lizenziert, ein Jahr später auch in den USA.

Spulen wir einmal vor in die 1960er-Jahre, in denen Hormontherapien bereits weit verbreitet und akzeptiert waren. Damals erschien der Bestseller *Feminine Forever* von Dr. Robert Wilson, in dem er behauptete: „Die Menopause ist eine Hormonmangelkrankheit, die heilbar und absolut vermeidbar ist, indem man einfach Östrogen einnimmt.“ Wie bereits der fragwürdige Titel erkennen lässt, präsentierte Wilson die Hormonersatztherapie als eine Möglichkeit zum Erhalt der Weiblichkeit. In den 1970er-Jahren stellte sich jedoch heraus, dass die Einnahme von Östrogen ohne seinen Gegenspieler Progesteron zum gehäuften Auftreten von Gebärmutterkrebs führte. In der Folge wurde die Östrogenmenge verringert und es wurden Progestine (eine synthetische Form von Progesteron) hinzugefügt. Das Ganze nannte sich nun kombinierte HRT und sollte das Endometrium schützen (nähere Informationen zu Progestin, Gestagen und Progesteron folgen auf Seite 134).

Im Jahr 1993 begann die größte klinische Untersuchung auf dem Gebiet der Frauengesundheit – die *Women's Health Initiative* (WHI). Die 1 Milliarde US-Dollar teure WHI-Studie analysierte die Risiken und Nutzen verschiedener Ansätze zur Förderung der Gesundheit von postmenopausalen Frauen, wobei die Hormontherapie natürlich einen dieser Ansätze darstellte. Die Ansichten zur Hormontherapie, die die breite Öffentlichkeit, Betroffene und die Ärzteschaft vertreten, sind immer noch stark von dieser Studie beeinflusst; schauen wir uns also an, was die Forscher herausgefunden haben – oder *meinten* herausgefunden zu haben. In dem Bereich der Studie, der sich mit dem Einsatz von Hormontherapien beschäftigte, erhielten 16 608 Frauen mit Gebärmutter entweder eine Kombination aus Premarin (dem älteren Östrogentyp, der aus dem Urin trächtiger Stuten hergestellt wird) und Provera (eine synthetische Form von Progesteron) oder ein Placebo. Ein zweiter Bereich der Studie betrachtete 10 739 Frauen, denen die Gebärmutter entfernt worden war. Diese Frauen erhielten entweder nur Premarin (Östrogen) oder ein Placebo.

Der erste Artikel, in dem die Auswirkungen der Einnahme von Premarin und Provera auf die langfristige Gesundheit von Frauen besprochen wurde, erschien im Juli 2002 im *Journal of the American Medical Association*, wobei eine Woche vor dem Erscheinen die merkwürdige Entscheidung fiel, die Ergebnisse vorab mit einer Gruppe von Fachjournalisten zu teilen. Die Folge war eine Reihe von beängstigenden Schlagzeilen auf den Titelseiten diverser Zeitungen, in denen behauptet wurde, dass die Hormonersatztherapie bei Frauen, die Premarin und Provera nahmen, zu einem Anstieg von 26 Prozent bei Brustkrebs, von 29 Prozent bei Herzanfällen und 41 Prozent bei Schlaganfällen führe. Die WHI-Studie wurde kurz darauf abgebrochen, denn eine Fortsetzung im Wissen um diese Ergebnisse wäre weder sicher noch ethisch gewesen.

Wie Sie sich bestimmt denken können, hatte dies enorme Auswirkungen auf die öffentliche Meinung zur MHT und wahrscheinlich auch auf die Gesundheit vieler Menschen. Die Sorge, dass eine Hormontherapie Brustkrebs auslösen oder das Brustkrebsrisiko erhöhen könnte, führte dazu, dass viele Frauen die Einnahme abrupt beendeten und einige Ärzte sie auch nicht mehr verschrieben. Zu dem Zeitpunkt, an dem die Studie tatsächlich veröffentlicht wurde, nämlich eine Woche später, und die Daten auch von anderen analysiert werden konnten, war es jedoch schon zu spät. Die MHT-Verschreibungsrate fiel 2002, im Erscheinungsjahr der Studienergebnisse, um 65–70 Prozent.[1] In Kalifornien führte der Krankenversicherer *Kaiser Permanente* eine sechseinhalb Jahre andauernde Studie durch, in der die Auswirkungen der MHT-Absetzung nach Veröffentlichung der WHI-Studie untersucht wurden, und zwar in Bezug auf die Anzahl der Oberschenkelhalsbrüche. An dieser groß angelegten Studie nahmen 80 995 postmenopausale Frauen teil, und man fand heraus, dass all jene, die ihre MHT abgebrochen hatten, ein erhöhtes Risiko (und zwar um 55 Prozent![2]) aufwiesen, einen Oberschenkelhalsbruch zu erleiden, im Vergleich zu denjenigen, die die Hormontherapie fortsetzten.

Auch zwanzig Jahre später sind die Auswirkungen der WHI-Studie noch spürbar. Sowohl Laien als auch Fachleute bringen die Hormonersatztherapie weiterhin mit Brustkrebs und Herzinfarkten in Verbindung. Aber stimmt das auch?

Fehler und Schwachstellen

Im WHI-Bericht selbst ist Folgendes zu lesen: „Der 26-prozentige Anstieg im Auftreten von Brustkrebs in der HRT-Gruppe im Vergleich zur Placebo-Gruppe hat nahezu Signifikanzniveau erreicht." Doch wie Dr. Avrum Bluming und Dr. Carol Tavris, Autoren des 2018 erschienenen Buchs *Östrogen!* (ebenfalls bei VAK erschienen) aufzeigen, in dem die WHI-Studie genau untersucht wird: „*Nahezu* bedeutet, dass es *keine* statistische Signifikanz gibt und es sich um einen Scheinzusammenhang handeln könnte." Im Jahr 2006 wurden aktualisierte Ergebnisse zu den betroffenen Frauen veröffentlicht und es fand sich kein erhöhtes Brustkrebsrisiko, doch diese hilfreiche Information war leider nicht spektakulär genug, um es in die Schlagzeilen zu schaffen, weshalb sie die meisten von uns auch nicht erreichte.

Einige Jahre später, 2010, berichteten die WHI-Autoren, dass es bei den Frauen, die sich für eine MHT entschieden hatten, mehr Todesfälle aufgrund von Brustkrebs gab als bei den Teilnehmerinnen, die ein Placebo bekommen hatten. Tatsächlich handelte sich um 2,6 Todesfälle im Vergleich zu 1,3 Todesfällen pro 10 000 Frauen – wir sprechen also wiederum nicht von statistisch signifikanten Zahlen.

Die WHI-Studie, von der sich die meisten der unbegründeten und angsteinflößenden Schlagzeilen ableiten, war bereits fehlerhaft angelegt und es wurde in der Öffentlichkeit unverantwortlich mit den Daten umgegangen. Dennoch hat sie weiterhin einen – unter Umständen schädlichen – Einfluss auf die Gesundheit all jener, die sich in der Perimenopause oder Postmenopause befinden.

Brustkrebs

Wenn Sie sich für die Daten über Brustkrebs und den Einsatz von MHT interessieren, dann empfehle ich Ihnen einen beeindruckenden Artikel von Hodis und Sarrel[3], der 2018 in der Zeitschrift *Climacteric* erschienen ist. Nachfolgend fasse ich die Ergebnisse zum Thema Brustkrebs zusammen.

In der Gruppe, die nur Östrogen (Premarin) erhielt, kam es zu folgenden Ergebnissen:

- Bei all jenen, die ihre ausschließlich Östrogen enthaltenden Tabletten mindestens 80 Prozent der Zeit tatsächlich einnahmen, gab es im Vergleich zur Placebo-Gruppe eine statistisch signifikante Reduzierung der Brustkrebshäufigkeit um 32 Prozent.[4]
- Unabhängig davon, in welchem Umfang sich die Teilnehmenden an das Behandlungsschema hielten, gab es eine statistisch signifikante Reduzierung von 29 Prozent bei der Häufigkeit duktaler Karzinome, der häufigsten Art von Brustkrebs.[5]
- Bei den Todesfällen von Teilnehmerinnen an der WHI-Studie in den 18 Jahren der Nachverfolgung zeigte die Gruppe, die Östrogen eingenommen hatte, eine statistisch signifikante Abnahme der Todesfälle durch Brustkrebs (die unabhängig davon sowieso sehr niedrig liegt).
- Von den 7489 Todesfällen aus unterschiedlichen Ursachen konnte bei jenen, die eine Hormontherapie nutzten, kein erhöhtes Risiko für Herz-Kreislauf-Erkrankungen oder Krebs festgestellt werden.[6]

Die Frauen in der Gruppe, die Premarin und Provera einnahmen, waren durchschnittlich 63 Jahre alt und bei Studienbeginn seit rund 12 Jahren in der Menopause. Wie Bluming und Tavris in ihrem Buch *Östrogen!* aufzeigen, wiesen 35 Prozent der Probandinnen erhebliches Übergewicht auf, weitere 34 Prozent waren adipös (fettleibig). Nahezu 36 Prozent der Teilnehmerinnen nahmen Medikamente gegen Bluthochdruck ein und rund die Hälfte hatte einmal geraucht oder rauchte immer noch. Nur 10 Prozent derer, die per Zufall für eine Hormontherapie ausgewählt wurden, waren zwischen 50 und 54 Jahren alt. Die Kombination aus hohem Alter und dem Zeitraum seit Eintritt der Menopause sowie das Auftreten von mittlerem bis starkem Übergewicht hätte eigentlich bedeuten müssen, dass diese Frauen von der Studie ausgeschlossen werden, da Fettleibigkeit selbst bereits mit einem höheren Risiko für Krebs und Herz-Kreislauf-Erkrankungen einhergeht. Schockierend, oder? Aber was soll's, schauen wir uns die Daten trotzdem näher an. In der Gruppe, die Östrogen (Premarin) und Gestagene (Provera) erhielt,

- wurden insgesamt 8 zusätzliche Fälle von Brustkrebs pro 10 000 Frauen und pro Verwendungsjahr entdeckt.

Bei der Placebogruppe, die weder Östrogen noch Gestagen bekam, zeigte sich ein geringeres Vorkommen von Brustkrebs. Es ist eine dieser Situationen, in denen etwas zufällig in einer Versuchsreihe passiert, ohne dass sich zunächst eine Erklärung dafür findet – es gab einfach ein ungewöhnlich niedriges Vorkommen von Brustkrebs. Beim Vergleich der beiden Gruppen entstand allerdings der falsche Eindruck, dass bei den Probandinnen, die Hormone einnahmen, eine höhere Inzidenz von Brustkrebsfällen gegeben war und die Daten somit als statistisch relevant angesehen wurden. Das erhöhte Risiko einer Brustkrebserkrankung bei den Frauen, die Östrogen und ein Gestagen einnahmen, hatte jedoch nichts mit einem Anstieg der Brustkrebsrate aufgrund ihrer Einnahme von Hormonen zu tun. Es lag schlichtweg daran, dass die Frauen aus der Placebogruppe der Studie, *die zuvor eine Hormontherapie angewandt hatten*, ein geringeres Risiko hatten.[7]

Wie Sie sehen können, gab es bei dieser Studie eine Vielzahl von Problemen. Dennoch sind ihre Ergebnisse bei der Ärzteschaft, den Patientinnen und der Presse hängen geblieben. Die WHI-Studie war allerdings nicht die einzige groß angelegte Untersuchung, die einen negativen Zusammenhang zwischen Hormontherapie und langfristiger Gesundheit von Frauen feststellte. Im Jahr 2003 war erneut der Moment für Schlagzeilen gekommen, als der Hauptautor der *Million Women Study* (MWS) behauptete, dass 20 000 neue Fälle von Brustkrebs in Großbritannien auf den Einsatz von Hormontherapien zurückzuführen seien. Doch ähnlich wie bei der WHI-Studie stellte sich bei genauer Betrachtung der Daten heraus, dass es sich um einen Anstieg von 0,3 Prozent auf 1000 Frauen pro Jahr handelte, wodurch das scheinbare Risiko wieder vom Tisch war.

Die nächsten beängstigenden Meldungen gab es 2019, als die Medien berichteten, dass das Brustkrebsrisiko bei einer Hormonersatztherapie doppelt so hoch liege wie zuvor angenommen.[8] Die Schlagzeilen stellten es so dar, als lägen den Werten neueste Forschungsergebnisse zugrunde, aber die Studie, auf die man Bezug nahm, war nichts anderes als eine Meta-Analyse der Ergebnisse von 58 Studien, die zwischen 1992 und 2018 stattgefunden hatten. Viele dieser Studien waren Beobachtungsstudien, was bedeutet, dass es nicht um Teilnehmerinnen ging, denen zufällig eine Hormontherapie oder ein Placebo zugewiesen wurde, sondern dass sie in der Regel ein Mittel ihrer Wahl nahmen. Bei einigen Studien wurden veraltete MHT-Formen eingesetzt, sodass die Ergebnisse gar nicht mit der aktuellen Verschreibungspraxis verglichen werden können. Ein erheblicher Anteil der in der Analyse verwendeten Daten stammte aus den WHI- und MWS-Studien. Schauen wir uns dennoch einmal an, was dabei herauskam.

Die Autorinnen und Autoren kamen zu dem Schluss, dass das relative Risiko, an Brustkrebs zu erkranken, bei jenen, die täglich Östrogen und ein Gestagen einnahmen, höher liegt als bei denjenigen, die das Gestagen periodisch einnehmen (damit ist die zyklische Hormontherapie gemeint, bei der man z. B. 10 bis 14 Tage pro Monat ein Gestagen einnimmt) oder die nur Östrogen einnehmen. Darüber hinaus stellten sie auch einen Zusammenhang fest zwischen Fettleibigkeit und Brustkrebserkrankungen, und zwar sowohl bei Frauen, die eine Hormontherapie nutzten, als auch jenen, *die dies nie getan hatten*. Leider schaffte es diese wichtige Information nicht in die Medien.

In jedem Fall sollten wir die Risiken bedenken, die eine Hormontherapie mit sich bringen kann und die individuell unterschiedlich ausfallen können. Wir sollten aber auch bedenken, dass es einen größeren Zusammenhang gibt zwischen dem Trinken von mehr als zwei Einheiten Alkohol pro Woche und Brustkrebs als dies bei der menopausalen Hormontherapie der Fall ist. Dennoch schreit niemand auf und fordert, dass wir unser Trinkverhalten ändern sollten. Auch wenn es immer sinnvoll ist, darauf zu schauen, wie sicher eine Behandlungsform ist, sollten Sie bedenken, inwieweit eine gesunde Ernährung und der Verzicht auf Nikotin und Alkohol zur Senkung Ihres Brustkrebsrisikos beitragen könnten – das gilt natürlich auch für alle anderen Krebsarten und Krankheiten. Es ist aber natürlich einfacher, ein häufig verschriebenes Medikament dafür verantwortlich zu machen als ein Glas Cabernet Sauvignon. Ein Drittel der mit Brustkrebs assoziierten Todesfälle sind auf Ernährung, Umfeld und Lebensstil zurückzuführen. Man schätzt, dass sage und schreibe 50 Prozent aller Fälle verhindert werden könnten, indem man Risikofaktoren vermeidet und gesünder lebt.

Zu den unveränderlichen Risikofaktoren für Brustkrebs zählen:

- Familiäre Vorbelastung
- Eintritt der Regel vor dem 12. Lebensjahr
- Menopause nach dem Alter von 55 Jahren
- Vererbte Genmutationen

Auf diese Risikofaktoren können Sie selbst Einfluss nehmen:

- Rauchen
- Moderater bis starker Alkoholkonsum
- Übergewicht
- Strahlenbelastung
- Kontakt mit Xenoöstrogenen (Stoffe wie BPA, die Östrogen nachahmen – weitere Informationen dazu auf Seite 350)
- Antibiotika
- Stress
- Nährstoffmangel
- Kurze Stillzeit von weniger als 12 Monaten
- Typ-2-Diabetes
- Niedriges Verhältnis von Omega-3-Fettsäuren zu Omega-6-Fettsäuren
- Aufnahme von polyzyklischen aromatischen Kohlenwasserstoffen (mehr dazu im folgenden Kasten)

Was zum Teufel sind polyzyklische aromatische Kohlenwasserstoffe?

Beginnen wir einmal damit, dass wir diesen Bandwurm auf PAK abkürzen. Unter dem Begriff PAK fasst man eine Gruppe von mehr als 100 Chemikalien zusammen, die als langlebige organische Schadstoffe eingestuft werden. Sie kommen von Natur aus in Kohle, Erdöl und Benzin vor. Sie können auch aus der Umwelt oder infolge der Nahrungsmittelverarbeitung in unser Essen gelangen, und das ist ein Problem, weil sie erwiesenermaßen das Erbgut schädigen und Krebs verursachen können. Erhöhte PAK-Mengen wurden in Räucherfisch und Räucherfleisch gefunden, ebenso wie in getrockneten Früchten und Pflanzenölen. Das Grillen, Räuchern oder Verkohlen von Nahrungsmitteln über einem Feuer kann deren PAK-Anteil ebenfalls erhöhen.

Das Folgende können Sie für Ihre Brustgesundheit tun:

- Untersuchen und tasten Sie Ihre Brüste ab. Ich kann es gar nicht oft genug betonen: Eine regelmäßige Untersuchung ist entscheidend, weil Sie so Ihre Brust gut kennenlernen (keine Brust ist wie die andere, selbst Ihre beiden Brüste unterscheiden sich voneinander) und Veränderungen feststellen und zügig abklären lassen können. Nicht nur Ihre Brüste sollten überprüft werden. Sie sollten auch die Achselhöhlen und den sie umgebenden Bereich abtasten sowie den Bereich oberhalb der Brüste bis hin zum Schlüsselbein.
- Gehen Sie regelmäßig zu den Vorsorgeuntersuchungen. Wenn Sie zwischen 50 und 69 Jahre alt sind, werden Sie (in Deutschland) regelmäßig alle zwei Jahre zur Mammographie eingeladen. Die Früherkennung von Brustkrebs kann Leben retten. Dennoch weisen die Experten des britischen NHS (Nationales System der Gesundheitsversorgung) darauf hin, dass etwa bei 3 von 200 Screenings auch ein Krebs entdeckt wird, der unauffällig geblieben oder zumindest nicht lebensbedrohlich geworden wäre[9]: „Das bedeutet, dass in Großbritannien etwa 4000 Frauen pro Jahr Behandlungen angeboten werden, die sie nicht brauchen. Auf jede Frau, die Brustkrebs hat und deren Leben gerettet wird, kommen drei Frauen, bei denen ein Krebs diagnostiziert wird, der niemals lebensbedrohlich geworden wäre." Dr. Margaret McCartney, eine Ärztin, die über evidenzbasierte Medizin schreibt, weist darauf hin, dass Überdiagnosen – das Entdecken von „Krankheiten", die nie irgendein Problem darstellen würden – das Hauptproblem der Screening-Programme ist.
- Trockenbürsten und Lymphmassage

- Vermeiden Sie hormonaktive Substanzen – das sind Chemikalien, die in Pflegeprodukten, Nahrungsmitteln und in Ihrem Umfeld vorhanden sind und die natürlichen Hormone in Ihrem Körper beeinträchtigen (siehe Seiten 349–352).
- Unterstützen Sie den Östrogen-Stoffwechsel durch gesunde Ernährung und Veränderungen der Lebensweise (siehe Seiten 321–326)
- Verhindern oder verbessern Sie eine Insulinresistenz.
- Schlafen Sie ausreichend. Melatonin, unser Schlafhormon, ist ein starkes Antioxidans, also sollten Sie alles in Ihrer Macht Stehende tun, um seine Produktion zu unterstützen (siehe Seiten 313–320). Menschen, die nachts oder im Schichtdienst arbeiten, sind anfälliger für Brustkrebs.

Was 100 Frauen bei jedem Brustkrebs-Screening erleben

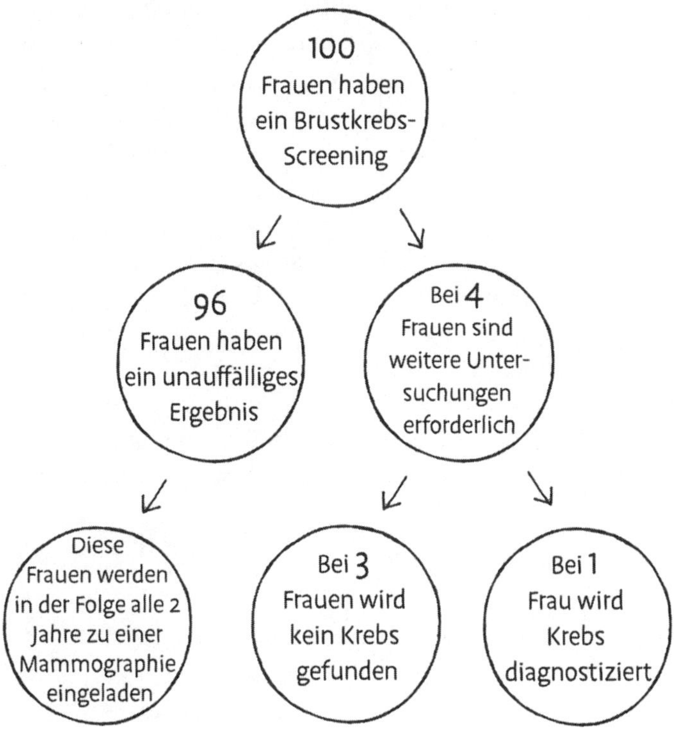

Quelle: NHS-Dokument zur Brustkrebsfrüherkennung

Brustkrebs-Screening

Bei der Mammographie wird eine Art Röntgentechnik eingesetzt, die Knötchen und Verkalkungsbereiche entdeckt, und zwar auch winzige, die kleiner als 1 Millimeter und somit zu klein sind, um sie zu ertasten. Bei Frauen mit dichtem Brustgewebe ist die Sensitivität der Methode vermindert, es werden also weniger Erkrankungen durch die Untersuchung erfasst.

Bei der Thermografie werden durch Infrarotstrahlung Bereiche sichtbar gemacht, die aufgeheizt sind. Knoten oder Verkalkungen lassen sich mit dieser Methode nicht erkennen. Weil Krebsgeschwulste aber eine eigene Blutversorgung entwickeln, kann man per Thermografie einen veränderten Blutfluss und sogenannte Überwärmungsbereiche entdecken, bevor ein Knoten zu groß wird. Mithilfe der Thermografie sind jedoch nur Veränderungen im Oberflächenbereich erkennbar, sodass Krebs, der sich in tieferen Schichten entwickelt, meist nicht gefunden wird, es sei denn, er hat eine so große Blutzufuhr entwickelt, dass die Durchblutung der Haut beeinträchtigt ist. Aus diesem Grund werden Thermogramme meist nicht von den Krankenkassen bezahlt. Sie können aber ergänzend zu einer Mammographie eingesetzt werden.

Ultraschall verwendet keine Strahlung und kann Dinge wie Zysten erfassen. Er reicht jedoch zumeist nicht aus, um Brustkrebs zu erkennen. Wenn Sie einen Knoten in Ihrer Brust finden, dann bietet man Ihnen wahrscheinlich zunächst eine Ultraschalluntersuchung an, gefolgt von einer Mammographie.

Bei Thermografie und Ultraschalluntersuchungen kommt es häufiger vor, dass gutartige Veränderungen fälschlicherweise als Brusttumore diagnostiziert werden als bei der Mammographie.

Das trügerische Herz

Bei Gesprächen über schwere Krankheiten, die man vermeiden möchte, geht es – im beruflichen Kontext ebenso wie im privaten Kreis – meistens um Krebs. Doch auch wenn das Bewusstmachen von Krebsrisiken und deren Vermeidung zweifelsohne wichtig ist, sterben die meisten Frauen – speziell, wenn sie über 70 Jahre alt sind – an Herz-Kreislauf-Erkrankungen, beispielsweise in Form von Herzinfarkten und Schlaganfällen. Selbst wenn bei Ihnen Brustkrebs diagnostiziert werden sollte (was ich nicht hoffe!), ist es trotzdem wahrscheinlich, dass Sie am Ende an einer Herz-Kreislauf-Erkrankung sterben. Wahrscheinlich denken Sie jetzt, dass 70 ja noch Lichtjahre entfernt ist und Sie noch Zeit haben, aber ein Drittel der nicht tödlich verlaufenden Herz-Kreislauf-Vorkommnisse treten schon bei Frauen unter 60 Jahren auf.[10]

Vor der Menopause treten Herz-Kreislauf-Erkrankungen bei Frauen seltener auf als in den postmenopausalen Jahren. Man geht davon aus, dass dies mit dem höheren Östrogenspiegel zusammenhängt, der uns in unseren fruchtbaren Jahren vor solchen Erkrankungen schützt. Östrogen verbessert die Gesundheit unserer Blutgefäße, weitet sie und trägt dazu bei, dass sie ihre Flexibilität behalten. Außerdem hat es eine entzündungshemmende Wirkung.[11] In den 1970er-Jahren wurden Daten aus Beobachtungsstudien ausgewertet, die zeigten, dass der Einsatz einer Östrogentherapie mit einem geringeren Risiko der Entwicklung von kardiovaskulären Erkrankungen einherging. Auch die Wahrscheinlichkeit, daran zu sterben, sank. Diese Ergebnisse führten zu klinischen Studien, deren Ziel es war herauszufinden, ob die Verwendung von Östrogen tatsächlich eine sogenannte kardioprotektive Wirkung hat. Dazu erhielten Frauen nach dem Zufallsprinzip entweder Östrogen oder ein Placebo.

Die ersten Studien mit Frauen, die bereits einen Herzinfarkt oder Schlaganfall erlitten hatten, kamen zu dem Schluss, dass eine MHT keinen Schutz bieten würde und eher negative Folgen haben könnte. Dann kam die bereits erwähnte WHI-Studie, die im Jahr 2002 vorzeitig gestoppt wurde aus Gründen der Sicherheit und dem, was man für ein erhöhtes Risiko für Brustkrebs und Herz-Kreislauf-Erkrankungen bei einer kombinierten Hormontherapie *hielt*. Im Jahr 2004 wurde ein weiterer Teil der Studie abgebrochen, der die alleinige Gabe von Östrogen im Rahmen einer Hormontherapie untersuchte, weil man *glaubte*, hier ein erhöhtes Schlaganfallrisiko zu erkennen.

Die im Rahmen der WHI-Studie gesammelten Daten wurden durch Leon Speroff unabhängig neu analysiert, der zu jener Zeit Professor für Geburtshilfe und Gynäkologie und Direktor der Forschungseinrichtung für Frauengesundheit an der medizinischen Fakultät der *Oregon Health Sciences University* war (er wusste also, wovon er sprach). Speroff stellte fest, dass das erhöhte Risiko für kardiovaskuläre Erkrankungen wie Herzinfarkte und Schlaganfälle nur bei den Frauen auftrat, deren Menopause zu Beginn der Studie schon 20 oder mehr Jahre zurücklag.[12] Oder anders gesagt: Zu dem Zeitpunkt, an dem diese Frauen mit der Hormoneinnahme begannen, wiesen sie bereits körperliche Anzeichen für Herz-Kreislauf-Erkrankungen auf, beispielsweise Arteriosklerose (siehe folgender Kasten). Bedenkt man zudem, dass 70 Prozent der Teilnehmerinnen übergewichtig oder fettleibig waren, 50 Prozent rauchten oder ehemalige Raucherinnen waren und mehr als 35 Prozent bereits wegen Bluthochdrucks behandelt wurden, dann ist es verrückt, dass diese Frauen überhaupt an der Studie teilnehmen durften, geschweige denn als „gesund“ eingestuft wurden. Wie bereits die Autoren von *Östrogen!*, Dr. Avrum Bluming und Carol Tavris, anmerkten, hätten diese Frauen im Vorfeld aus der Studie ausgeschlossen werden müssen.

Auch wenn Östrogen zu gesunden Arterienwänden beitragen kann, ist seine Wirkung begrenzt, wenn es bereits starke Ablagerungen gibt. Shelley Salpeter führte 2006 eine größere Meta-Studie durch. Bei solchen Untersuchungen gruppieren Forscher die Ergebnisse verschiedener Studien, in denen ähnliche Teilnehmende nach dem Zufallsprinzip in Gruppen eingeteilt wurden, um ein Medikament oder eine Intervention zu testen. In diesem Fall wurden die Daten von 23 randomisierten kontrollierten Studien mit einer Gesamtzahl von 39 049 Teilnehmenden (einschließlich jener der mangelhaften WHI-Studie) betrachtet und es stellte sich heraus, dass durch den Einsatz von MHT die Anzahl der Herz-Kreislauf-Erkrankungen bei jüngeren Frauen *signifikant sinkt*[13], nicht jedoch bei älteren.

Was ist Arteriosklerose?

Arteriosklerose ist eine Erkrankung, bei der sich so genannte Plaques aus Cholesterin, Fettablagerungen und Zellabfall an den Innenseiten der Arterien bilden. Diese Plaques behindern den Blutfluss und verringern die Versorgung mit Sauerstoff und Nährstoffen. Außerdem verengen sie die Arterien. Sie können Herz-Kreislauf-Erkrankungen und Herzprobleme verursachen, und wenn sich Plaques von den Blutgefäßwänden lösen, können sie durch den Körper wandern, bis sie an einer anderen Stelle hängenbleiben. Geschieht dies in einer Arterie, die das Herz versorgt, dann erleiden Sie einen Herzinfarkt. Blockieren sie eine Arterie, die das Gehirn versorgt, ist ein Schlaganfall die Folge. Es ist eine langsam fortschreitende Erkrankung, die zunehmend zum Problem werden kann, wenn sich das Östrogen verabschiedet. Mit dem Alter werden die Arterienwände anfälliger und verlieren einen Teil ihrer Funktionsfähigkeit, etwa die Östrogenrezeptoren. Zirkuliert weniger Östrogen im Blut, schwinden auch die Östrogenrezeptoren in den Arterienwänden, weshalb eine Supplementierung mit Östrogen sinnvoll sein kann, um die Rezeptoren und ihre Funktion über die Wechseljahre hinaus zu erhalten.[14]

Eine dänische Studie zur Vermeidung von Osteoporose (DOPS) hat positive Ergebnisse zum Einsatz von HRT und kardiovaskulären Risiken geliefert. Im Rahmen dieser Studie erhielten 1006 gesunde Frauen im Alter zwischen 45 und 58, die kürzlich in der Postmenopause angekommen waren, nach dem Zufallsprinzip entweder eine kombinierte HRT, eine reine Östrogentherapie (wenn sie eine Hysterektomie, also keine Gebärmutter mehr hatten) oder keine Medikation. Die Teilnehmerinnen wurden zehn Jahre lang beobachtet und die gesammelten Daten zeigten, dass eine HRT kurz nach Beginn der Menopause das Risiko für Herzversagen, Herzinfarkt und dem Tod durch Herz-Kreislauf-Erkrankungen signifikant senkte. Es wurde zudem kein Risiko für Krebs, Blutgerinnsel oder Schlaganfälle festgestellt. Die Studie war ursprünglich auf eine Dauer von 20 Jahren angelegt, wurde aber leider aufgrund der alarmierenden Ergebnisse der WHI-Studie frühzeitig abgebrochen.

Laut der *International Menopause Society* kann auf Grundlage der verfügbaren klinischen Daten eine Hormontherapie mit Östrogen in Standarddosierung das Risiko von Herzinfarkten bei Frauen unter 60 senken. Die aktuellen Richtlinien des britischen *National Institute for Clinical Excellence* (NICE) lauten wie folgt:[15]

- HRT erhöhen das Risiko des Auftretens von Herz-Kreislauf-Erkrankungen nicht, wenn sie vor dem Alter von 60 begonnen werden.
- HRT erhöhen das Risiko für einen Tod durch Herz-Kreislauf-Erkrankungen nicht.
- Die Verwendung einer kombinierten HRT wird mit keinem oder lediglich geringem Risiko einer Erkrankung der Herzkranzgefäße (geschätzt 5 Frauen zusätzlich in 1000) oder eines Schlaganfalls (6 Frauen zusätzlich in 1000) in Verbindung gebracht.
- Das Risiko eines Blutgerinnsels in der Vene (venöse Thromboembolie) steigt bei Verwendung einer oralen HRT, sinkt aber, wenn eine transdermale Lösung verwendet wird, etwa ein Gel oder Hormonpflaster. Tatsächlich sinkt das Risiko bei dieser Anwendung auf das allgemeine Risikoniveau.
- Wer ein erhöhtes Risiko für eine Blutgerinnselbildung hat, wie alle mit hohem BMI, sollte in jedem Fall statt einer Tablette ein Gel oder Pflaster verwenden, wobei viele Ärztinnen und Ärzte dies sowieso bevorzugen.

Die mächtigen Mitochondrien

Erinnern Sie sich noch an Biologieunterricht in der Schule? Und dass man Ihnen dort erzählt hat, die Mitochondrien seien die „Kraftwerke" der Zelle? Keine Angst, ich will nicht überprüfen, wie gut Sie seinerzeit im Unterricht aufgepasst haben. Aber wir müssen über die Bedeutung von Mitochondrien sprechen, weil es einen Zusammenhang gibt zwischen ihrer Gesundheit und dem Alterungsprozess sowie chronischen Krankheiten wie Herz-Kreislauf-Erkrankungen, Diabetes, metabolisches Syndrom, Alzheimer, Parkinson, CFS (chronisches Erschöpfungssyndrom), Magen-Darm-Erkrankungen, Autoimmunerkrankungen wie MS (Multiple Sklerose) und verhaltensneurologischen Leiden, etwa Autismus-Spektrum-Störungen, Schizophrenie und bipolaren Störungen. Bei einer derart langen Liste ist wohl klar, dass wir alle ein Interesse daran haben sollten, dass es unseren Mitochondrien gut geht.

Wenn Mitochondrien Mühe haben, ihren Job zu erledigen, dann macht sich das vor allem in Form von Müdigkeit und Erschöpfung bemerkbar, denn sie sind eine unserer Hauptenergiequellen. Werden wir älter, arbeiten die Mitochondrien aufgrund von oxidativen Schäden, die unsere DNA und Zellen durch das Vorhandensein freier Radikale erleiden, nicht mehr optimal. Ersparen wir uns die Chemiestunde und sagen einfach, dass freie Radikale instabile Moleküle sind, die sich im Körper bewegen und dort Atomen deren Elektronen klauen. Oxidativer Stress entsteht, wenn Ihr Körper von der Reparatur der so entstandenen Schäden überfordert ist. Das ist in der Menopause besonders relevant, weil Forschungen darauf schließen lassen, dass Östrogen die Anzahl der von den Mitochondrien produzierten freien Radikale senkt und so dazu beiträgt, Gehirn und Herz gesund zu halten. Sobald der Östrogenspiegel sinkt, lässt auch die Funktion der Mitochondrien nach, was uns anfälliger für die Auswirkungen oxidativer Belastung macht, einschließlich des Entstehens neurologischer und kardiovaskulärer Erkrankungen.

Weitere Quellen für oxidativen Stress sind:

- Ranzige Pflanzenöle: Durch den industriellen Fertigungsprozess sind Pflanzenöle wie Rapsöl, Sojaöl und Distelöl Hitze, Metall und Chemikalien ausgesetzt, die ihre Fettsäuren beschädigen. Zudem werden sie meist in transparente Plastikbehälter abgefüllt, was ihnen ebenfalls nicht guttut, da sie so Wärme und Licht ausgesetzt sind. Werden sie dann beim Kochen hoch erhitzt, kommen weitere Schädigungen hinzu.

- Ein Mangel an Antioxidanzien, der durch den geringen Verzehr von buntem Obst und Gemüse entsteht.
- Vieles, was uns den Schlaf raubt, etwa blaues Licht von Smartphones am Abend, stört den Schlaf-Wach-Rhythmus (auch zirkadianer Rhythmus genannt, siehe auch Seite 313).
- Rauchen
- Stress
- Umweltgifte wie Luftverschmutzung, Schimmel, Pestizide und hormonaktive Substanzen (siehe Seite 351).
- Infektionen
- Sitzende Tätigkeit
- Überernährung
- Chronischer Stress
- Schimmel – er ist in feuchten Wohnungen und Büros zu Hause und stört die mitochondriale Funktion.
- Mykotoxine sind Giftstoffe, die sich in der Nahrung befinden und durch Schimmelbildung beim Wachstums-, Koch- oder Fermentationsprozess entstehen. Durch den Verzehr von Gemüse, bevorzugt aus biologischem Anbau, und von Fisch (aus Wildfang) werden diese Mykotoxine gebunden und aus dem Körper transportiert, also essen Sie mehr davon.
- Schwermetalle und Pestizide wie Glyphosat (der aktive Wirkstoff in vielen Unkrautvernichtern) belasten die Funktionsfähigkeit Ihrer Mitochondrien. Glyphosat wird darüber hinaus mit Zehntausenden von Krebsfällen in Verbindung gebracht.[16] Sie können die Menge, der Sie ausgesetzt sind, einfach verringern, indem Sie Bio-Lebensmittel kaufen (siehe dazu auch die Hinweise zum „Dreckigen Dutzend“ auf Seite 342) sowie Obst und Gemüse vor dem Verzehr waschen. Eine ausreichende Flüssigkeitszufuhr, Schwitzen beim Sport und Saunagänge tun ein Übriges, um Giftstoffe aus dem Körper auszuscheiden.

Saunieren wird vielleicht nicht Ihr liebstes Hobby sein, wenn Sie gerade unter Hitzewallungen leiden, ist aber ansonsten eine gute Sache.

Wenn Sie also oxidativen Stress verringern und Ihre Mitochondrien unterstützen wollen, sollten Sie hierauf achten:

- Meiden Sie ranzige Pflanzenöle.
- Essen Sie maßvolle Portionen.
- Schlafen Sie ausreichend und halten Sie sich an regelmäßige Bettgeh- und Aufstehzeiten.
- Essen Sie viel buntes Obst und Gemüse.
- Hören Sie mit dem Rauchen auf.
- Setzen Sie sich möglichst wenig Umweltgiften aus.
- Bewegen Sie sich.
- Lernen Sie, mit Stress umzugehen.
- Nehmen Sie ausreichend Nährstoffe zu sich, insbesondere Coenzym Q10, L-Carnitin, Magnesium, Alpha-Liponsäure, Kreatin, B-Vitamine und Eisen, um die Gesundheit Ihrer Mitochondrien zu unterstützen.

Entscheidungen

Während wir die Perimenopause und Postmenopause durchlaufen, verändert sich das Risiko-Nutzen-Verhältnis einer Hormontherapie, deswegen rate ich Ihnen – wie bei allen Dingen in dieser Lebensphase – möglichst flexibel zu bleiben. Ihre Ansicht zu dem für Sie besten Weg kann sich im Laufe der Zeit verändern. Es ist vollkommen in Ordnung, Ihre Meinung zu ändern und sich für etwas zu entscheiden, das Sie zuvor vielleicht vehement abgelehnt haben. Das ist keine Schwäche. Sie haben nicht „aufgegeben", sondern Sie sorgen bestmöglich für sich, mit den Hilfsmöglichkeiten, die Ihnen zur Verfügung stehen. Sie können auch verschiedene Strategien miteinander kombinieren, sofern nichts dagegenspricht.

Verschiedene Arten von Hormontherapie

Die **kombinierte Hormontherapie** ist eine menopausale Hormontherapie, bei der ein Östrogen und ein Gestagen kombiniert werden. Wenn Sie Ihre Gebärmutter noch haben, dann müssen Sie neben dem Östrogen auch ein Gestagen nehmen, damit Ihre Gebärmutterschleimhaut nicht anwächst und eine Endometriumhyperplasie entsteht. Das Gestagen kann synthetisch sein, etwa die Form, die in der Pille oder Hormonspirale vorkommt. Meist handelt es sich jedoch um natürliches Progesteron, das als bioidentisch bezeichnet wird.

Eine **zyklische Hormontherapie** bietet sich an, wenn Sie noch regelmäßig Ihre Periode haben. Dann nehmen Sie jeden Tag Östrogen, die Gestagen-Komponente kommt erst gegen Ende des Zyklus hinzu. Sobald die Periode unregelmäßig wird, nehmen Sie die Gestagen-Komponente an einer festgelegten Anzahl von Tagen alle drei Monate.

Wenn Sie keine Regelblutung mehr haben, bietet sich eine **kontinuierliche Hormontherapie** an, bei der Sie täglich Östrogen und ein Gestagen nehmen, anstatt einem zyklischen Muster zu folgen.

Die **systemische Hormontherapie** ist eine Form der menopausalen Hormontherapie, die ganzheitlich-systemisch wirkt. Sie wird eingesetzt, um Symptome wie Hitzewallungen, Schlafprobleme, kognitive Funktionsstörungen und Gelenkschmerzen zu behandeln. Sie kann zusätzlich zur lokalen (vaginalen) Östrogentherapie eingesetzt werden.

Die **lokale Hormontherapie** zählt ebenfalls zu den menopausalen Hormontherapien. Hierbei werden Hormone auf Vulva und Vagina aufgetragen, um eine lokal begrenzte Wirkung zu entfalten. Diese Form der Hormontherapie kann hilfreich sein beim urogenitalen Menopausensyndrom (GSM), hat aber keine systemweite Wirkung auf den restlichen Körper.

Bitte warten Sie nicht, bis Ihre menopausalen Symptome schwerwiegend sind, bevor Sie medizinische Hilfe suchen oder eine Hormontherapie in Betracht ziehen. Wenn Sie zu dieser Form des Durchhaltens neigen, dann halten Sie einen Moment inne und denken Sie nach. Ein großer Vorteil der Wechseljahre liegt darin, dass Sie selbst entscheiden können, was für Sie am besten ist. Wenn Sie allerdings zu spät mit einer Hormontherapie starten, könnten Sie das Zeitfenster verpassen, in dem eine MHT einen Nutzen zur Vorbeugung von Alzheimer und Herz-Kreislauf-Erkrankungen zu haben scheint. Wenn Sie sich dafür entscheiden, dann sollten Sie sie überdies als Teil einer Strategie ansehen, nicht als einzige Komponente. Mäßiger Alkoholkonsum, Sport, mentale Gesundheit, Ernährung, Gewicht und das Aufgeben des Rauchens sind wichtige Faktoren, die Ihr Erleben der Menopause und der darauffolgenden Jahre prägen.

Wenn die Menopause früher kommt als erwartet

Klären wir zunächst einmal die Begrifflichkeiten: Unter einer frühen Menopause versteht man den temporären oder permanenten Verlust der Eierstockfunktion vor dem Alter von 45 Jahren. Sie kann temporär auftreten, wenn Ihnen beispielsweise ein Medikament verschrieben wird, welches das Wachstum von Myomen vor einer Operation hemmt. Für eine vorzeitige Ovarialinsuffizienz (POI für engl. *premature ovarian insufficiency*) hingegen, die manchmal auch unschön als vorzeitiges Ovarialversagen tituliert wird, müssen mehrere Faktoren zutreffen: Die betroffene Person ist jünger als 40, es ist länger als vier Monate keine Periode eingetreten[17], mindestens zwei Messungen von FSH (follikelstimulierendes Hormon), die mehr als einen Monat auseinander liegen müssen, sind im menopausalen Bereich (> 40 mIU/ml) und der Östrogenspiegel ist niedrig.

Es gibt mehrere Gründe, warum die Periode ausbleiben kann (man nennt dies auch Amenorrhoe), und wenn Ihre auf sich warten lässt, bedeutet dies nicht automatisch, dass Sie von POI betroffen sind. Bleibt die Regel aus, sollte dies aber *immer* untersucht werden, um den Grund herauszufinden und eine geeignete Behandlungsstrategie zu entwickeln. Eine etwas veraltete Studie fand heraus, dass bei rund 25 Prozent all jener, bei denen schließlich POI festgestellt wird, etwa fünf Jahre bis zur korrekten Diagnose vergehen – was frustrierend ist, wenn man bedenkt, wie eindeutig die Diagnosemöglichkeiten sind. Es steht zu hoffen, dass sich die Zahlen seit Erscheinen der Studie im Jahr 2002 verbessert haben.[18] Es ist wichtig, dass Sie die genauen Gründe herausfinden, damit Sie proaktiv etwas für Ihre Gesundheit und Ihre Hormone tun und Entscheidungen im Hinblick auf Fruchtbarkeit und Kinderwunsch treffen können (mehr dazu auf den Seiten 125–127).

Von einer vorzeitigen Menopause spricht man, wenn Sie im Alter zwischen 40 und 45 die Menopause erleben. Obwohl die Symptome ähnlich sind, ist eine vorzeitige Menopause nicht das gleiche wie eine vorzeitige Ovarialinsuffizienz. Die Menopause ist irreversibel und permanent, während bei einer POI zwar die Ovarialfunktion ausgesetzt ist, dies jedoch nicht dauerhaft sein muss. Bei rund 50 Prozent aller POI-Betroffenen ist die Ovarialfunktion noch teilweise intakt und Forschungen zufolge können 5–10 Prozent von ihnen auch nach der Diagnose noch schwanger werden.[19] Nun verstehen Sie sicherlich, warum vorzeitige Ovarialinsuffizienz ein hilfreicherer Begriff ist als vorzeitiges Ovarialversagen. Ihre Eierstöcke sind nämlich noch nicht ganz aus dem Rennen.

Bei der chirurgischen Menopause führt nicht der natürliche Alterungsprozess zur Menopause, sondern eine Operation. Wenn Ihnen beide Eierstöcke entfernt werden (Ovarektomie, siehe Seite 126), dann löst dies aufgrund des Verlusts der in den Ovarien produzierten Hormone – Östrogen, Progesteron und Testosteron – eine sofortige Menopause aus. Während Östrogen und Testosteron in kleinen Mengen auch an anderer Stelle im Körper hergestellt werden können, ist es die abrupte Umstellung – sozusagen von hundert auf null –, die sich radikal bemerkbar macht. Östrogen ist an vielen Körperfunktionen beteiligt, einschließlich Stimmung, Energie, Erinnerungsvermögen und verbales Gedächtnis. Wenn der Östrogenspiegel nach einer Ovarektomie abstürzt, fühlen Sie sich wahrscheinlich nicht wie Sie selbst. Sich von einer Operation zu erholen, das ist das eine, gleichzeitig aber menopausale Symptome zu entwickeln, ist eine ganz andere Nummer. Deshalb ist es wichtig, sich darauf vorzubereiten und mit Ihrer Ärztin oder Ihrem Arzt darüber zu sprechen, ob eine MHT für Sie in Frage kommt.

Bei allen Betroffenen, die unter hormonabhängigem Krebs leiden oder litten, wird der Einsatz von Hormontherapien und Tibolon generell nicht zur Behandlung von Hitzewallungen, Nachschweiß und urogenitalen Symptomen befürwortet.[20] Manche dieser Patientinnen werden in Abstimmung mit ihrer medizinischen Begleitung – meist spezialisiert auf die Menopause – dennoch die informierte Entscheidung treffen, eine MHT einzusetzen, wenn andere Behandlungen keine Linderung gebracht haben. In diesen Fällen kann meist trotzdem eine lokale (topische) Behandlung mit Östrogen eingesetzt werden, um Symptome wie Scheidentrockenheit zu behandeln.

Wenn Sie eine sogenannte Salpingoophorektomie hatten, bei der gesunde Eierstöcke und Eileiter entfernt werden, um das Risiko für Eierstockkrebs zu verringern, erhöht sich das Risiko für Osteoporose und koronare Herzkrankheiten. Eine menopausale Hormontherapie kann diese Risiken senken – wenngleich Sie sich fragen werden, ob dies wohl eine gute Idee ist, wenn Sie eine BRCA-Mutation und ein erhöhtes Brustkrebsrisiko aufweisen. Wurde bei Ihnen bislang kein Brustkrebs festgestellt und es liegt eine BRCA1- oder BRCA2-Mutation vor und Ihre Eierstöcke wurden vorzeitig entfernt – also bevor die natürliche Menopause einsetzen würde –, dann empfehlen die aktuellen Richtlinien des britischen Gesundheitssystems den Einsatz einer Hormontherapie bis zu dem Zeitpunkt, an dem wahrscheinlich die Menopause eingesetzt hätte. Der kurzfristige Einsatz einer Hormontherapie nach einer risikovermindernden Operation wird nicht mit einem erhöhten Brustkrebsrisiko in Verbindung gebracht[21] und in einer kleinen Studie senkte sie das Risiko sogar.[22]

POI – was ist das genau?

Aufgrund der in unterschiedlichem Maß vorhandenen Eierstockfunktion bei der vorzeitigen Ovarialinsuffizienz (POI) können menopausale Symptome geringer ausfallen als bei der „normalen“ Menopause. Das bedeutet auch, dass es länger dauern kann, bis Betroffene ärztlichen Rat in Anspruch nehmen und eine korrekte Diagnose erhalten. POI ist ein Leiden, das mindestens 1 Prozent aller unter 40-Jährigen betrifft sowie 0,1 Prozent aller unter 30 und 0,01 Prozent aller unter 20.[23]

Die Ursachen für POI sind noch nicht vollständig geklärt, und in den meisten Fällen (rund 80 Prozent) findet sich kein genauer Grund. Rund 10 Prozent aller Fälle liegen genetische Ursachen zugrunde, und diese treten häufiger auf, wenn es eine familiäre Vorbelastung gibt. Genetische Ursachen für POI können chromosomal sein und das X-Chromosom betreffen oder sie können das Ergebnis einer einzelnen Genmutation sein. Von den 10 Prozent aller Fälle, bei denen genetische Ursachen vorhanden sind, ist die häufigste Anomalie das Turner-Syndrom. Andere Leiden wie Fragiles-X-Syndrom und Galaktosämie können auch zu POI führen und sind häufig ebenfalls erblich.

Mit dem Begriff „autoimmun" werden Situationen beschrieben, in denen das Immunsystem fälschlicherweise den eigenen Körper angreift. Tatsächlich besteht ein Zusammenhang zwischen POI und anderen Autoimmunerkrankungen wie Hashimoto, Typ-1-Diabetes und Morbus Addison, denn 5 Prozent der Fälle sind ursächlich autoimmun. Aufgrund der Verbindung zwischen POI und Autoimmunerkrankungen wird empfohlen, nach einer POI-Diagnose ein Screening auf Antikörper gegen Schilddrüsen- und Nebennierengewebe durchzuführen. Lassen sich Antikörper nachweisen, müssen weitere Tests erfolgen.

Eine POI kann auch durch medizinische Behandlungen wie die chirurgische Entfernung eines Eierstocks (Ovarektomie) und/oder der Gebärmutter (Hysterektomie) ausgelöst werden, denn selbst wenn ein Eierstock oder auch beide erhalten bleiben, besteht ein erhöhtes Risiko, dass die Ovarialfunktion nach dem Eingriff abnimmt. Bestrahlungen und Chemotherapie können die Eierstöcke ebenfalls beeinträchtigen, auch wenn hier zumeist Techniken zum Erhalt der Fruchtbarkeit eingesetzt werden wie das Abschirmen der Fortpflanzungsorgane von Röntgenstrahlen und das Einfrieren von Eizellen.

Wenn Sie sich fragen, welche Anzeichen und Symptome auf eine POI hindeuten könnten, dann muss ich Ihnen leider mitteilen, dass es keine Frühwarnzeichen gibt. Bei der Mehrzahl der

POI-Betroffenen gibt es keine menstruellen Auffälligkeiten. Häufig setzt die Periode einfach nicht wieder ein nach einer Schwangerschaft oder dem Absetzen der Pille.[24] In diesem Zusammenhang ist es wichtig zu wissen, dass es normal und auch nicht untypisch ist, dass die Regel nach einer Geburt eine Weile aussetzt. Auch nach dem Absetzen der Pille kann es ein wenig dauern, bis sich wieder alles eingespielt hat.
Eine MHT findet als wichtige Behandlungsstrategie bei POI-Betroffenen breiten Einsatz[25], da der Verlust des Östrogens größere Auswirkungen auf die Gesundheit und Lebensqualität hat. Unabhängig davon, warum ein vorzeitiger Östrogenmangel auftritt, steigt die Rate an Herz-Kreislauf-Erkrankungen, Schlaganfällen, Knochenschwund, Osteoporose und Frakturen. Nimmt man noch Symptome wie Hitzewallungen, Nachtschweiß, Schlafprobleme, Stimmungsveränderungen, Scheidentrockenheit und Blasenfunktionsstörungen hinzu, dann wird wohl deutlich, warum der Einsatz einer MHT für POI-Betroffene sowohl von der *British Menopause Society* als auch von der *International Menopause Society* bis zum Durchschnittsalter der natürlichen Menopause empfohlen wird, also *zumindest* bis zum Alter von 51 Jahren.
Aufgrund der alarmierenden Schlagzeilen in der Presse ist es verständlich, dass POI-Betroffene beim Thema MHT eher zögerlich sind. Aber selbst wenn wir davon ausgehen würden, dass die Forschungsmethoden der WHI-Studie – also der Studie, die hinter diesen Schlagzeilen steckt – exakt wären (was sie nicht sind), so ist es wichtig zu wissen, dass sich diese Ergebnisse nicht auf all jene beziehen, die eine MHT im Falle einer vorzeitigen Menopause einsetzen. Sich gegen eine MHT zu entscheiden, erhöht das Risiko für kardiovaskuläre Erkrankungen, Knochenbrüche und Osteoporose. Ganz zu schweigen von Scheidentrockenheit, Harnwegsinfektionen und schmerzhaftem Sex, die alle mit dem urogenitalen Menopausensyndrom in Verbindung gebracht werden. Ganz ehrlich – wenn ich mit Frauen spreche, die unter POI leiden und keine MHT nutzen, wird mir ganz anders.

Auch wenn ein Eisprung und eine Empfängnis im Falle von POI möglich sind, sind sie nicht planbar. Die zuverlässigste Fruchtbarkeitsbehandlung ist in diesem Fall eine künstliche Befruchtung mit Spender-Eizellen und dem Sperma des Partners oder eines Spenders.

Die Qual der Wahl

Es gibt mehr als fünfzig verschiedene MHT-Kombinationen. Was sich zunächst überwältigend anhören mag, ist im Grunde gut, denn es bedeutet, dass Sie Wahlmöglichkeiten haben. Wir möchten schließlich nicht, dass unsere sehr unterschiedlichen Bedürfnisse in einen Topf geworfen werden, denn eine Einheitslösung kann es bei einer Hormontherapie nicht geben. Außerdem kann sich das, was für Sie derzeit passt, aufgrund von neu auftretenden Symptomen und neuen gesundheitlichen Problemen, die das Risiko einer MHT erhöhen können, auch ändern. Es gibt verschiedene Arten von Hormonen und Einsatzmöglichkeiten, ebenso wie unterschiedliche Hersteller und Dosierungen. Wenn Sie mehr über das Thema erfahren möchten (und das möchten Sie doch?), empfehle ich Ihnen die (englischsprachige) Internetseite der Menopausen-Expertin Dr. Louise Newson (*www.menopausedoctor.co.uk*). Dr. Newson hat es sich zur Aufgabe gemacht, die Mythen rund um die MHT aufzuklären und den Zugang zu einer Behandlung zu erleichtern. Auf ihrer Internetseite finden Sie viele hilfreiche Tipps und Informationen, damit Sie Ihre Arzttermine optimal nutzen können. (Entsprechende Informationen auf Deutsch finden sich beispielsweise unter *www.menopause-gesellschaft.de*; Anm. d. Übers.)

Die meisten MHT-Varianten beinhalten Östrogen, wobei Sie in der frühen Perimenopause, wenn der Östrogenspiegel oft sehr hoch ist, hinterfragen sollten, ob das so eine gute Idee ist. Ich zumindest würde das tun. Da die Wechseljahre eine Zeit sein können, in der der Östrogenspiegel erhöht und der Progesteronspiegel eher niedrig ist, schauen wir uns zunächst einmal an, welche Optionen Ihnen in Hinblick auf das Progesteron zur Verfügung stehen.

Progesteron-Therapie

Progesteron ist das Hormon, das nach einem Eisprung gebildet wird. Wenn wir älter werden, ist die Progesteronproduktion nicht mehr das, was sie einmal war (die Anzeichen für einen niedrigen Progesteronspiegel haben wir uns bereits auf den Seiten 40–41 angesehen). Das Progesteron hält das Östrogen unter Kontrolle – das bedeutet, dass bei sinkendem Progesteronspiegel das Östrogen auf dem Tisch tanzt und sich Anzeichen eines hohen Östrogenspiegels zeigen, z. B.:

- Starke Regelblutungen
- Berührungsempfindliche Brüste
- Zysten
- PMS
- Schmerzhafte Perioden
- Endometriose
- Myome
- Hormonabhängige Migräne
- Stimmungsschwankungen und Reizbarkeit
- Launenhaftigkeit und Nervenzusammenbrüche
- Depressionen
- Weinerlichkeit
- Schmerzen in der Zyklusmitte
- Kognitive Dysfunktionen
- Gewichtszunahme um die Körpermitte
- Aufgeblähtheit, Aufgedunsenheit oder Wassereinlagerungen
- Auffällige Abstriche

Für ein Östrogenungleichgewicht kann es verschiedene Auslöser geben:

- Anovulatorische Zyklen (treten häufig im Teenageralter und den Wechseljahren auf)
- Sinkender Progesteronspiegel
- Gestörte Verstoffwechselung (Entgiftung) von Östrogen
- Ernährungsfehler
- Histaminintoleranz

- Verdauungsprobleme wie Verstopfung
- Cortisol in erhöhter Menge, das die Progesteronrezeptoren besetzt
- Umweltgifte wie BPA und Phthalate, die sich häufig in Plastik finden; sie ahmen Östrogen nach und behindern seine Wirkung im Körper.
- Alkoholkonsum
- Gewichtszunahme und starkes Übergewicht (Fettzellen produzieren Östrogen)
- Diabetes
- einige Autoimmunerkrankungen

In dieser Situation, also einer, in der es keine Symptome gibt, die durch einen niedrigen Östrogenspiegel verursacht werden, würde die zusätzliche Gabe von Östrogen bedeuten, Öl ins Feuer zu gießen, wohingegen die Gabe von Progesteron es eher löschen würde. Progesteron zeigte zudem eine positive Wirkung bei Hitzewallungen[26], Knochenschwund, Brustzysten und Ängsten und es fördert einen guten Schlaf – und zwar so sehr, dass es vor dem Schlafengehen eingenommen werden sollte.

Was Sie noch tun können, um ein Östrogenungleichgewicht zu beheben:

- Unterstützung für die Entgiftungsfunktion der Leber und Verbesserung der Verdauungsfunktion.
- Vermehrte Aufnahme von Ballaststoffen, um die Östrogenentgiftung über den Darm zu fördern.
- Vermehrte Flüssigkeitszufuhr, um die Östrogenausscheidung über den Urin zu unterstützen.
- Schlaffördernde Maßnahmen ergreifen. Bevor Sie jetzt mit den Augen rollen – mir ist durchaus klar, dass Sie in dieser Lebensphase vermutlich nichts lieber tun würden als gut zu schlafen, aber Ihr Gehirn und Ihr Körper lassen Sie nicht. Ich verstehe das. Deshalb habe ich einige Lösungsvorschläge für Sie, und die Einnahme von Progesteron ist einer davon.
- Geringerer Alkoholkonsum.
- Sport, speziell hochintensive Formen, bei denen Sie richtig ins Schwitzen kommen.

- Abnahme überflüssiger Pfunde.
- Verzehr von Brokkolisprossen. Sie können sie zu Hause innerhalb von drei Tagen keimen lassen, und sie stellen eine sehr preisgünstige Methode zur Unterstützung Ihrer Gesundheit dar. Die Sprossen enthalten eine sehr hohe Konzentration an Glucoraphanin und Sulforaphan. Diese Stoffe können die Östrogenmetaboliten, also die Abbauprodukte, in diesem Fall das ungesunde 4-Hydroxy-Östron, dazu bringen, eine andere „Route" einzuschlagen (siehe hierzu Seite 321–325). Sulforaphan hat zudem eine antioxidative, antimikrobielle, krebsverhindernde, entzündungshemmende und antidiabetische Wirkung und kann helfen, vor neurodegenerativen und kardiovaskulären Erkrankungen zu schützen. Also her mit den Brokkolisprossen!
- Einnahme von Nahrungsergänzungsmitteln wie Calcium-D-Glucarat, eine gesunde Jodversorgung (was die Östrogenrezeptoren weniger empfindlich macht), Vitamin D, N-Acetylcystein (NAC) und Resveratrol.

Bioidentische Hormone

Bioidentische Hormone entsprechen den Hormonen, die Ihre Eierstöcke produzieren: Östrogen, Progesteron und Testosteron. Der Unterschied ist, dass sie in einem Labor aus Pflanzenteilen gewonnen werden (beispielsweise aus der Yamswurzel) und in Tabletten-, Pflaster- oder Gelform erhältlich und verschreibbar sind. Bioidentische Hormone unterscheiden sich von älteren MHT-Varianten, die Östrogene aus dem Urin trächtiger Stuten enthalten (wie Premarin, das nicht mit dem Östrogen identisch ist, das wir selbst produzieren) beziehungsweise synthetische Formen von Progesteron, und sie können unerwünschte Nebenwirkungen haben, beispielsweise einen gestörten Glukosestoffwechsel, Akne, Wassereinlagerungen und Gewichtszunahme.

Produkte für eine bioidentische Hormonersatztherapie wurden auf die herkömmliche Weise entwickelt und geprüft. Es gibt auch individualisierte Formen. Diese werden als maßgeschneiderte Hormonbehandlungen beworben, bei denen die Dosierung auf der Grundlage von Blut- und Speicheltests individuell abgestimmt wird (und die in einer sogenannten *Compounding Pharmacy* hergestellt werden; Anm. d. Übers.). Erhältlich sind die Produkte in Form von Cremes, vaginalen Produkten und sogenannten Lozenges, die langsam im Mund zergehen müssen. Wichtig ist, dass individuell abgestimmte Therapien nicht auf die gleiche Weise getestet und reguliert sind wie konventionelle Medikamente. Die *British Menopause Society* empfiehlt diesen individualisierten Ansatz nicht. Bei der bioidentischen Hormonersatztherapie spricht man häufig auch von körperidentischen Hormonen.

Progesteron

Sogenanntes mikronisiertes Progesteron zur oralen Einnahme (Utrogestan) ist ein körperidentisches Progesteron in Tablettenform, das Sie sich verschreiben lassen können. Körperidentisch bedeutet, dass es sich um ein exaktes Duplikat des Progesterons handelt, das auch Ihre Eierstöcke produzieren. Zudem gilt es als sicherer als ältere Gestagene (synthetisches Progesteron), auch wenn die Forschungsergebnisse, wie wir ja bereits gesehen haben, in Teilen ziemlich fragwürdig sind. Mikronisiert bedeutet lediglich, dass es zu einem sehr feinen Puder zerkleinert wurde. Da Progesteron das Nervensystem beruhigt und schlaffördernd wirkt, müssen Sie es vor dem Schlafengehen einnehmen.

Wie häufig Sie es nehmen, wird davon abhängen, welche Art von Hormontherapie Sie nutzen. Eine zyklische MHT, auch als sequenziell bezeichnet, wird in der Regel dann empfohlen, wenn Sie unter menopausalen Symptomen leiden, aber noch Ihre Periode haben. Die Einnahme kann auf zweierlei Weise erfolgen:

1. Bei einer monatlichen MHT nehmen Sie jeden Tag Östrogen, das Gestagen kommt lediglich in den letzten 14 Tagen des Zyklus hinzu. Diese Form wird empfohlen, wenn Sie noch eine regelmäßige Periode haben.
2. Bei einer dreimonatlichen MHT nehmen Sie jeden Tag Östrogen und zusätzlich alle drei Monate 14 Tage lang ein Gestagen. Das wird in der Regel empfohlen, wenn Sie Ihre Tage seltener bekommen.

Bei einer zyklischen MHT kommt es am Ende der Gestagenphase zu einer Blutung, es kann aber auch Zyklen ohne Blutung geben. Es ist auch möglich, dass Sie gar keine Blutung erleben. Wichtig zu wissen ist, dass eine ausbleibende Blutung nicht bedeutet, dass Sie nicht von der Schutzwirkung auf das Endometrium (Gebärmutterschleimhaut) bei dieser Art von MHT profitieren. Sobald Ihre Periode dauerhaft ausbleibt und Sie postmenopausal sind, wird eine dauerhafte kombinierte MHT empfohlen. Dann kommt die tägliche unterbrechungsfreie Gabe von Östrogen und Gestagen zum Einsatz.

Die Verwendung von mikronisiertem Progesteron wird nicht mit einem Anstieg der Brustkrebsrate in Verbindung gebracht. Vier unabhängige Studien ergaben, dass der Einsatz von mikronisiertem Progesteron mit keinem oder einem verringerten Brustkrebsrisiko einhergeht.[27] Es kann zusätzlich zu östrogenhaltigen Pflastern und Gels verwendet werden. Sobald Ihre Periode ausbleibt und der Östrogenspiegel sinkt, kann man auf diese Weise zusätzlich Progesteron hinzugeben.

Gestagene können auch über ein intrauterines System zugeführt werden, beispielsweise eine Hormonspirale, was bedeutet, dass gleichzeitig eine verhütende Wirkung eintritt. Dieses synthetische Gestagen – Levonorgestrel – ist seit Mitte der 1960er-Jahre auf dem Markt und bringt nicht den Nutzen, den mikronisiertes körperidentisches Progesteron bietet, wie verbesserter Schlaf, Hilfe bei Hitzewallungen und die Unterstützung von Brust- und Knochengesundheit.

Es ist wichtig zu beachten, dass Progesteron bzw. Gestagene das Risiko für Gebärmutterkrebs senken[29] und dass etwa 10 Prozent aller Anwenderinnen, möglicherweise aufgrund einer Art Intoleranz (siehe Seite 175), unter Niedergeschlagenheit leidet, auch wenn es bei den meisten das Nervensystem beruhigt und die Laune verbessert.

Progesteron, Gestagene, Progestine – was ist eigentlich was?

Progesteron ist das Hormon, das die Eierstöcke nach einem Eisprung herstellen.

Gestagene sind Medikamente. Unter diesen Oberbegriff fallen sowohl körperidentisches Progesteron als auch Progestine. Gestagene werden ärztlich verordnet.

Progestine sind synthetische Analoga der Gestagene. Man bezeichnet damit eine Gruppe synthetischer Hormone, die eine molekulare Struktur aufweisen, die dem Progesteron ausreichend ähnelt, um an den Progesteronrezeptoren anzudocken und diese zu aktivieren. Zu den häufigsten Progestinen zählen Medroxyprogesteron (MPA) und Norethisteron. Sie finden sich in einigen Verhütungspillen, wirken aber nicht auf die gleiche Weise wie Progesteron.

Die *North American Menopause Society* empfiehlt, den Begriff Gestagene zu verwenden, um körperidentisches Progesteron und synthetische Gestagene zu beschreiben, wohingegen der Begriff Progestin allein zu Beschreibung synthetischer Gestagene dienen sollte. Ich hoffe, dass die Begriffe nun ein wenig klarer sind.

Östrogentherapie

Östrogene werden eingesetzt, um vasomotorische Symptome wie Hitzewallungen und Nachtschweiß zu behandeln, ebenso wie urogenitale Leiden wie Scheidentrockenheit und Harnwegsinfekte. Auch bei Stimmungsschwankungen und Schlafproblemen können sie hilfreich sein und haben zudem positive Auswirkungen auf Herz, Knochen, Haut sowie den Cholesterin- und Triglyceridspiegel.

Östradiol ist ein körperidentisches Östrogen, das als Pflaster oder Gel erhältlich ist. Es erhält meist den Vorzug vor älteren synthetischen Östrogenen wie Premarin, das in Tablettenform eingenommen wird und das Risiko für Blutgerinnsel erhöhen kann. Pflaster werden 1–2 Mal pro

Woche ausgetauscht. Kommt ein Gel zum Einsatz, wird man Ihnen mitteilen, welche Menge Sie wie häufig auftragen sollen. Gels und Pflaster können auch kombiniert eingesetzt werden, um die ideale Dosis zu ermöglichen.

Östrogen kann außerdem lokal angewandt werden in Form von Zäpfchen, Cremes oder Ringen. In dieser Form kann es zu einer Verminderung von Scheidentrockenheit beitragen, aber es gibt keine systemweite Wirkung; das bedeutet, dass andere Symptome wie beispielsweise Hitzewallungen keine Linderung erfahren. Da das Risiko von vaginal aufgebrachtem Östrogen sehr niedrig liegt – eine Jahresmenge an vaginalem Östrogen entspricht einer Einzeldosis, die oral eingenommen wird – kann es ohne Gestagene verwendet werden. Es kann bei Bedarf auch zusätzlich zu systemischem Östrogen verwendet werden, das in Form von Gels, Tabletten oder Pflastern genutzt wird. Östrogen wird nur dann als Monotherapie verschrieben, wenn Sie eine Hysterektomie (Gebärmutterentfernung) hatten.

Kombinierte Hormontherapie

Wenn Sie Ihre Gebärmutter noch haben, wird man Ihnen Östrogen in Kombination mit einem Gestagen verschreiben, entweder in Form von körperidentischem mikronisiertem Progesteron oder einer synthetischen Aufbereitung. Das bezeichnet man dann als kombinierte MHT. Bei einer Monotherapie mit Östrogen baut sich die Gebärmutterschleimhaut unkontrolliert auf, wodurch das Risiko einer Endometriumhyperplasie steigt – einem Zustand, in dem die Gebärmutterschleimhaut extrem dick wird, was zu Gebärmutterkrebs führen kann (siehe Seite 176). Der Einsatz von Gestagenen mindert dieses Risiko, denn auch wenn das Östrogen Ihre Gebärmutter dazu animiert, eine dickere Schleimhaut aufzubauen, bewahren Gestagene sie davor, zu dick zu werden.

Sobald Ihre Regel ausbleibt und die Menopause eintritt, wechseln Sie zu einer dauerhaften kombinierten MHT, bei der Sie jeden Tag Östrogen und Progesteron beziehungsweise ein Gestagen einnehmen.

Androgene

Testosteron kann zur Unterstützung der Sexualfunktion verschrieben werden, wenn andere Formen der Hormontherapie nicht dazu beigetragen haben, die sexuelle Lust und Empfindungsfähigkeit zu verbessern. Das bedeutet nicht, dass Testosteron automatisch alles besser macht, aber es ist eine Möglichkeit und sorgt in manchen Fällen für mehr Lust auf Sex. Auch in Bezug auf Stimmung, Konzentration und Motivation kann sich Testosteron positiv auswirken. Es auf diese Weise zu verwenden, gilt als „zulassungsüberschreitende" oder „off-label"-Anwendung, was bedeutet, dass es auf eine nicht offiziell zugelassene Weise eingesetzt wird. Tatsächlich werden viele Medikamente „zulassungsüberschreitend" genutzt, aber Sie müssen vielleicht einen Spezialisten oder eine Spezialistin für die Wechseljahre aufsuchen, um Testosteron verschrieben zu bekommen (zumindest entspricht das den Erfahrungen meiner Klientinnen). Von einer Testosteroneinnahme scheinen am meisten all jene zu profitieren, die unter POI (siehe Seite 369) leiden oder eine frühe Menopause durchlaufen haben; aber auch bei allen anderen kann eine geringe Menge Testosteron manchmal dazu beitragen, Stimmung, Konzentration und Motivation zu verbessern und das sexuelle Verlangen zu fördern. Manchmal frage ich mich, ob der Hauptgrund, warum Frauen so schwer an Testosteron kommen, darin begründet liegt, dass die Medizin und ihre Vertreter eher kopfschüttelnd und verwundert auf die Vorstellung reagieren, dass auch ältere Frauen sexuelle Wesen sind.

Testosteron ist meist in Form von Cremes und Gels erhältlich, die man auf die Haut aufträgt, meist am Unterbauch oder auf der Innenseite der Oberschenkel, wo der Wirkstoff dann in den Blutkreislauf gerät. Manchmal kann es in der Region, in der es aufgetragen wird, den Haarwuchs fördern, weshalb ein häufiger Wechsel der Auftragestelle angeraten wird. Testosteron kann auch über ein Implantat abgegeben werden.

DHEA (siehe Seite 41) kann ebenfalls im Rahmen einer Androgentherapie verschrieben werden, aber klinische Versuche haben hier bislang keine Verbesserung von Sexualfunktion, Stimmung oder Kognition ergeben.

Die wichtigsten Fakten zum Einsatz einer MHT

- Die Studie der *Women's Health Initiative*, die dafür gesorgt hat, dass die meisten von uns beim Thema Hormontherapie ein mulmiges Gefühl haben, war äußerst mangelhaft – die meisten Daten wurden falsch ausgelegt und die Hormonformen, die in der WHI-Studie untersucht wurden, entsprechen nicht jenen, die heutzutage üblicherweise verschrieben werden.
- Der Einsatz von Östrogen im Rahmen einer Hormontherapie führt nicht zu Brustkrebs.
- Der Einsatz von Östrogen im Rahmen einer Hormontherapie erhöht nicht das Risiko für kardiovaskuläre Erkrankungen, sondern senkt es.
- Der Einsatz von Östrogen ohne Gegenspieler erhöht das Risiko für Endometriumhyperplasie beziehungsweise Gebärmutterkrebs, unabhängig davon, ob Ihr Körper das Östrogen selbst produziert oder Sie es im Rahmen einer MHT erhalten. Daher wird Ihnen, wenn Sie Ihre Gebärmutter noch haben, zusätzlich ein Gestagen verschrieben (wobei die Einnahme von Gestagenen noch weitere Vorteile mit sich bringt).
- Es kann sein, dass Sie Progesteron früher als Östrogen benötigen. Denken Sie daran – der Östrogenspiegel kann schwanken, ist aber häufig gerade in der frühen Perimenopause hoch. Progesteron kann bei Hitzewallungen, Schlafstörungen, Sorgen und Ängsten sowie der Knochendichte helfen.
- Eine Östrogentherapie kann sich positiv auswirken auf Hitzewallungen und Nachtschweiß, GSM, kardiovaskuläre Gesundheit und Knochendichte.
- Testosteron ist für den Einsatz im Rahmen einer MHT nicht zugelassen, kann aber „zulassungsüberschreitend" verschrieben werden.
- Eine MHT in Tablettenform (weder Pflaster noch Gel) wird mit einem erhöhten Risiko für Blutgerinnsel in Verbindung gebracht. Wenn Sie schon einmal ein Blutgerinnsel hatten oder es zusätzliche Risikofaktoren hierfür gibt, dann wird man Ihnen Pflaster oder ein Gel empfehlen; das ist auch die gängigste Einsatzform.

- Eine menopausale Hormontherapie kann den Erhalt der kognitiven Funktionen unterstützen.
- Wenn Sie unter POI oder einer vorzeitigen Menopause leiden, sollten Sie die MHT *mindestens* bis zum Alter von 51 Jahren fortführen.
- Sofern keine Risikofaktoren auftauchen, können Sie die MHT so lange nutzen, wie Sie das wollen – Sie müssen nicht nach fünf Jahren aufhören.
- Sie können zusätzlich zu dem Östrogen, das Sie zur Linderung anderer Symptome einnehmen, auch vaginales Östrogen verwenden.
- Je eher Sie mit der Therapie beginnen, umso größer ist der Nutzen in Form eines Schutzes vor Herz-Kreislauf-Erkrankungen und Osteoporose.
- Sie können auch der Meinung sein, dass die Menopause keine Krankheit ist und *trotzdem* eine MHT nutzen.

Worauf warten Sie noch?

Die Entscheidung für eine MHT ist eine sehr persönliche. Sie sollten in jedem Fall die Chancen und Risiken in Ruhe mit Ihrem Arzt oder Ihrer Ärztin besprechen. Bedenken Sie dabei bitte, dass die Risiken wahrscheinlich viel geringer sind als Ihnen und Ihrem Arzt bewusst ist. Außerdem sollten Sie nicht zwingend davon ausgehen, dass die Menopause zum Pflichtprogramm der Medizinerausbildung gehört. Im Jahr 2017 führten Louise Newson und Rob Mair eine Umfrage durch, um herauszufinden, inwieweit Ärztinnen und Ärzte über die Menopause Bescheid wussten – und sie stellten fest, dass sie bei 48 Prozent nicht Teil der Ausbildung war.[30] Ich möchte hier keinesfalls die Ärzteschaft angreifen – die Bandbreite dessen, was ihre Vertreter wissen und tun, ringt mir immer wieder Respekt ab und viele meiner Klientinnen haben sehr gute Erfahrungen gemacht. Leider gilt das nicht immer. Nehmen wir beispielsweise meine Klientin Rosie. Rosie vermutete, dass sie in die Wechseljahre kam, also fragte sie ihren Hausarzt, ob es eine spezielle Menopause-Sprechstunde gäbe. Man teilte ihr mit, dass es tatsächlich eine Spezialistin gäbe, die immer Dienstagsnachmittags Patienten sehen würde. Leider, so erklärte man ihr, arbeite an diesem Nachmittag auch der ihr zugewiesene Arzt, und sie könne die Menopausen-Sprechstunde nur dann aufsuchen, wenn er krank wäre – die Politik der Praxis lautete, dass man nur zu einem anderen Arzt wechseln konnte, wenn der eigene verhindert war. Wenn Sie jetzt schon den Kopf schütteln, dann warten Sie ab, was als Nächstes geschah. Rosies Arzt weigerte sich, ihr eine MHT zu verschreiben, und zwar nicht, weil bei Rosie ein Risikofaktor vorlag, sondern weil sie immer noch ihre Tage bekam und deshalb gar nicht in den Wechseljahren sein konnte! Stattdessen verschrieb er Rosie Citalopram. Das verbesserte zwar ihre Stimmung, aber sie fühlte sich dadurch wie benebelt und auch ihre Libido kam vollständig zum Erliegen. Als sie dies bei ihrem nächsten Arztbesuch ansprach, zuckte er nur mit den Schultern und meinte: „Nun, das ist eben bei Citalopram so." Nachdem sie drei Jahre lang Citalopram eingenommen hatte, und es gab währenddessen auch Zeiten, in denen sie Selbstmordgedanken hatte, beschloss Rosie, die Tabletten abzusetzen. Während der Übergangszeit war sie mit ihrem Partner in Spanien und er las etwas zum Thema Östrogen. Es gelang ihnen, in der Apotheke ein entsprechendes Produkt zu bekommen, und innerhalb einer Woche fühlte Rosie sich erheblich besser. Sie war wieder guter Stimmung, fühlte sich körperlich besser und ihr Kopf war nicht mehr so benebelt. Bei ihrer Rückkehr nach Großbritannien ging Rosie zu ihrem Hausarzt, stellte das Östrogenpräparat auf den Tisch und sagte: „Ich hätte gerne das hier verschrieben". Am Ende bekam sie das Rezept. Warum nur musste sie zuerst sechs Jahre lang durch die Hölle gehen, um etwas zu bekommen, das die britischen Gesundheitsvorschriften empfehlen?

Wenn es um Gespräche mit Ihrer Ärztin geht, empfehle ich Ihnen, ein Symptomtagebuch zu führen (hierfür können Sie z. B. die Tabelle auf Seite 362 im Anhang verwenden) und sich gegebenenfalls über die Empfehlungen und Angebote Ihrer Krankenkasse zu informieren. Sollten Sie auf Widerstand stoßen, dann machen Sie sich für sich stark. Ich weiß, dass das nicht einfach ist, wenn es einem gerade nicht so gut geht. Bitten Sie im Zweifelsfall eine Ihnen nahestehende Person, Sie zu begleiten.

Vielleicht entscheiden Sie sich dafür, die Hormontherapie für einige Jahre zu nutzen oder auch längerfristig. Im letzteren Fall ist es wichtig zu wissen, dass es – solange Ihre individuellen Risiken für die Einnahme nicht steigen –, keine magische Grenze gibt, ab der eine Hormontherapie nicht mehr zum Zuge kommen darf. Eine MHT stellt für die meisten von uns keine Gefahr dar, wenn wir vor dem Alter von 60 Jahren damit beginnen. Nach dem 60. Geburtstag scheint sie allerdings mehr Schaden als Nutzen anzurichten, und wenn man zu spät damit beginnt, verpasst man das günstigste Zeitfenster, in dem sie vor kardiovaskulären Erkrankungen, Osteoporose und Alzheimer schützen kann.

Häufig warten Frauen, bis ihre Wechseljahressymptome schwerwiegend sind, bevor sie eine MHT in Betracht ziehen. Wenn das auch auf Sie zutrifft, worauf warten Sie dann? Ganz im Ernst. Gibt es vielleicht eine innere Stimme, die besagt, dass Sie „aufgegeben" haben, wenn Sie sich für eine Hormontherapie entscheiden, und Sie deshalb warten müssen, bis es gar nicht mehr geht? Wie bereits gesagt – es gibt keinen Preis zu gewinnen für jene, die am meisten aushalten und ertragen können. Die große Belohnung der Wechseljahre liegt in dem Entschluss, sich nicht länger mit den Dingen abzufinden und sich endlich auch um sich selbst zu kümmern. Sie verdienen ein Leben ohne Leid. Wir alle tun das.

Kapitel 4

Sprechen wir über Sex

In den Wechseljahren und nach der Menopause sind die Auswirkungen des niedrigeren Östrogenspiegels auf Ihr Sexleben deutlich spürbar. Vulva und Vagina verändern sich, es mangelt an Feuchtigkeit und das Gewebe wird empfindlicher, was zu Schmerzen führen kann. Neben all dem, was Ihr Beckenboden so treibt, gibt es auch noch Veränderungen in der Durchblutung und Nervenübertragung. All das bedeutet, dass Ihr Kopf zwar Ja sagen mag, Ihr Körper aber nicht recht mitspielt.

Hinzu kommen Schlafstörungen, Hitzewallungen, Erschöpfung und schmerzende Gelenke, die einige Positionen unbequem werden lassen – wen wundert es da, wenn die Lust schwindet und wir weniger Sex haben. Medikamente gegen Depressionen, Ängste, Stimmungsschwankungen, Bluthochdruck, Epilepsie und Multiple Sklerose können ebenso einen Einfluss auf Lust und Orgasmen haben wie ein veränderter Menstruationszyklus, Alkoholkonsum, eine Schilddrüsenunterfunktion, der Wäscheberg, die Jahre, in denen Sie vergeblich versucht haben, schwanger zu werden, Verluste und Belastungen in der Beziehung.

All das mag deprimierend klingen, aber wenn Sie ein erfülltes Sexualleben haben möchten – wie immer das für Sie aussieht – dann ist es wichtig, die Gründe zu kennen, die dem im Weg stehen können. Auf diese Weise können Sie zumindest dort, wo es sich beeinflussen lässt, Veränderungen vornehmen. Die gute Botschaft ist, dass die Lust nicht bei allen in den Keller geht. Bei einigen nimmt sie auch zu und erreicht eventuell nie zuvor gekannte Höhen. Ohne die Angst vor einer ungewollten Schwangerschaft kann Sex nach der Menopause befreiend und ausgesprochen lustvoll sein. Auch andere Faktoren – wie eine bessere Kommunikation in der Partnerschaft, das Wiedergewinnen der Privatsphäre, nachdem die Kinder ausgezogen sind, oder der Beginn einer neuen sexuellen Beziehung – können Ihr Liebesleben beflügeln. Wenn Progesteron- und Östrogenspiegel sinken, kann zudem das Testosteron sehr hoch sein, was ein weiterer möglicher Grund dafür ist, dass Sie plötzlich eine unstillbare Lust auf Sex haben.

Mit 50 ist noch lange nicht Schluss

Als ich 17 Jahre alt war, habe ich ehrenamtlich in einem HIV/AIDS-Zentrum gearbeitet, und ich erinnere mich, dass man mir während der Ausbildung sagte, Sex ende nicht mit 50. Zur damaligen Zeit fand ich es absolut peinlich, mir vorzustellen, meine Mutter könnte Sex haben – insbesondere natürlich, weil sie ebenfalls an der Schulung teilnahm und direkt neben mir saß. Die Tatsache an sich war mir also schon lange bekannt. Allerdings scheint ein Teil der Ärzteschaft eine altersfeindliche Einstellung zu Sex zu haben und das Sexualleben von Menschen über 50 entweder gar nicht in Betracht zu ziehen oder sich ungern damit zu beschäftigen. Leider bedeutet dies, dass Geschlechtskrankheiten oft nicht erkannt werden, denn die Wahrheit ist, dass auch Menschen über 50 noch Sex haben. Sexuelle Gesundheit und Wohlbefinden sind daher ein weiterer Bereich beim Thema Menopause, der oft sträflich vernachlässigt wird, und das muss sich ändern, denn für 60–75 Prozent aller älteren Frauen ist ihre Sexualität laut eigener Aussage wichtig für ihr Leben und Wohlbefinden.

In diesem Lebensstadium verspüren Sie eventuell sexuelles Verlangen, fühlen sich aber körperlich aufgrund von Schmerzen und anderen Symptomen nicht in der Lage, Sex zu haben. Vielleicht geht es Ihnen auch körperlich gut, aber Sie haben einfach keine Lust. Ihr sexueller Appetit auf Ihre bessere Hälfte oder eine andere Person kann ungeahnte Höhen erreichen. Oder es hat sich auf dem Gebiet nicht viel verändert, dafür aber bei Ihrem Partner. Wichtig ist, dass Sie zufrieden sind mit der Situation, in der Sie sich gerade befinden, und sich Hilfe holen, falls Sie es nicht sind. Das Erforschen neuer Möglichkeiten der Verbindung und Intimität, hormonelle Unterstützung, Sextherapie, Paartherapie, Vibratoren, andere Sexspielzeuge und Masturbation sind großartige Möglichkeiten, um auf veränderte sexuelle Bedürfnisse einzugehen.

Viele Frauen in heterosexuellen Partnerschaften leiden darunter, dass sie nicht wie zuvor penetrativen Sex haben wollen oder können und haben deshalb ein schlechtes Gewissen ihrem Partner gegenüber. Einigen geht es hierbei zwar auch um ihre eigenen Bedürfnisse nach Verbundenheit und Erregung durch die Penetration, aber die Sorge hat häufig mehr damit zu tun, dass man dem Partner Lust bereiten möchte. Natürlich spricht nichts gegen diesen Wunsch – aber wie viele männliche Partner hatten Sie, die sich Ihrer sexuellen Erfüllung und Ihren Orgasmen so gewidmet haben? Das Einzige, was hier gerade passiert, ist ein Rollentausch, indem sich der männliche Part nun in der Position befindet, die wir ein Leben lang innehatten: dass ihm nämlich die sexuelle Aktivität, die am ehesten mit einem Orgasmus verbunden ist – Penetration bei Männern, Stimulierung der Klitoris bei Frauen – verwehrt wird.

Wenn sie beim Sexualakt überhaupt vorkommt, wird die Stimulierung der Klitoris meist als Vorspiel betrachtet – ein Begriff, den ich nicht ausstehen kann, denn er impliziert, dass alles, was *vor* der Penetration passiert, nur das Vorgeplänkel vor dem eigentlichen Ereignis darstellt. Die Penetration ist das ultimative Ziel, und der Sexualakt wird mit dem männlichen Orgasmus beendet. In ihrem hervorragenden Buch *Mind the Gap: The Truth about Desire and how to Futureproof Your Sex Life* bittet uns die klinische Psychologin und Psychosexualtherapeutin Dr. Karen Gurney Folgendes zu bedenken:

- 95 Prozent aller Frauen und Männer gelangen durch Masturbation zum Orgasmus (oder anders gesagt, es gibt keinen Unterschied in den Orgasmusraten zwischen den Geschlechtern).
- Die Klitoris ist der Quell sexueller Lust bei Frauen.
- Penetrativer Sex ist die Art von Sex, die bei Frauen am wenigsten wahrscheinlich zum Orgasmus führt.
- Weniger als 5 Prozent aller Frauen nutzen ausschließlich Penetration, wenn sie masturbieren.
- Wenn heterosexuelle Paare Sex haben, kommen Männer genauso häufig wie beim Masturbieren, wohingegen die Rate bei Frauen auf 65 Prozent sinkt beziehungsweise bei Gelegenheitssex auf niedrige 18 Prozent.

- Wenn Frauen Sex mit anderen Frauen haben, fällt die Orgasmusrate nur auf 85 Prozent.

Wenn man all dies genauer betrachtet, dann ist klar, dass die meisten Frauen in heterosexuellen Beziehungen ein Sexualleben führen, dass auf der männlichen Lust (und Penetration) basiert. Gurney warnt davor, den Orgasmus als das alleinige Ziel von Sex zu betrachten und sagt:

> Heterosexuelle Frauen haben häufig eine Form von Sex, die nicht optimal auf ihre Anatomie abgestimmt ist, anschließend schämen sie sich und fühlen sich schuldig, weil sie nicht „genug“ Lust oder Orgasmen erlebt haben. Auch ein Dominoeffekt in Bezug auf ihren Wunsch nach Sex mit dem Partner kann entstehen, ohne dass ihnen überhaupt bewusst wird, dass diese begrenzenden und nicht zufriedenstellenden Vorstellungen die Ursache dafür sind ... Die Art von Geschlechtsverkehr, die „echtem Sex“ entspricht, ist die vaginale Penetration (was der Anatomie der Männer entspricht und dem für sie zuverlässigsten Weg zum Orgasmus, nicht aber dem der Frauen).

Wer rastet, der rostet?

Wissenschaftliche Abhandlungen zum urogenitalen Menopausensyndrom (GSM) berichten häufig davon, dass eine verstärkte sexuelle Aktivität dazu beiträgt, einen „robusten vaginalen Muskelzustand“ zu erhalten, und unter sexueller Aktivität wird hier natürlich die vaginale Penetration verstanden. An einem Punkt im Leben, an dem Sie, *sofern* Sie sich zu Männern hingezogen fühlen, diese häufig irritierend und unerträglich finden, teilt Ihnen die Wissenschaft also mit, dass sie deren Penis benötigen, um die Elastizität und Biegsamkeit Ihrer Vagina zu erhalten. Und nicht nur ihren Penis, das Sperma bitte auch! Sperma enthält nämlich Sexualsteroide, Prostaglandine und essenzielle Fettsäuren, die offensichtlich *unerlässlich* für die Gesundheit Ihrer Vagina sind. Für alle, die gerade partnerlos sind, sind Masturbation und Sexspielzeuge also lediglich eine „Option“. Wo kämen wir nur hin, wenn das auch dann eine Option wäre, wenn man einen Penis – nein, ich meine natürlich einen Mann – zu Hause herumliegen hat.

Wenn wir einmal die automatische Annahme von Heterosexualität beiseitelassen, ebenso wie die, dass eine vaginale Penetration unbedingt erwünscht ist und wir uns beim Masturbieren nur auf eine solche konzentrieren, wenn wir also all diese inkorrekten Annahmen hinter uns gelassen haben, dann sollten wir über die wissenschaftlichen Belege dafür reden, dass nur Penetration Ihre Vagina in erstklassigem Zustand erhalten kann.

Der Glaube, dass Penetration bei GSM helfen kann, stammt aus einer kleinen und veralteten Studie[1], bei der nicht einmal eine mikroskopische Untersuchung des Vaginalgewebes stattfand. Eine Untersuchung jüngeren Datums[2], die nach zellulären Veränderungen des Vaginalgewebes bei postmenopausalen Frauen suchte, die penetrativen oder eben keinen penetrativen Sex hatten, stellte keinerlei Unterschiede zwischen beiden Gruppen fest. Es gibt einige Fälle, in denen der Einsatz von Vibratoren und Dilatatoren helfen kann, beispielsweise bei Vaginismus, aber damit hat es sich dann auch.

Wenn Sie unter GSM leiden, dann sind Vulva und Vagina wahrscheinlich eher trocken und empfindlich. Möchten Sie sich wirklich zu penetrativem Sex zwingen, wenn es keinerlei Anzeichen dafür gibt, dass dies hilfreich ist? Sex, bei dem der Penis in die Vagina gesteckt wird, ist die soziale Norm, und die Menopause ist eine wunderbare Zeit, um sich von dieser Norm zu befreien, wenn Sie das möchten.

Du denkst also, du bist einen Verhütungsschwamm wert?
Elaine (Julia Louis-Dreyfus) in der
Seinfeld-Folge „Verhütung ist alles"

Die Quote ungeplanter Schwangerschaften bei Frauen über 40 liegt bei 40 Prozent[3], also gehen Sie besser einmal davon aus, dass Sie schwanger werden könnten, wenn Sie penetrativen Sex haben, an dem ein Penis beteiligt ist. Im Alter zwischen 45 und 50 Jahren, wenn die Periode unregelmäßiger wird und Zyklen ohne Eisprung zunehmen, sinkt die Wahrscheinlichkeit einer Empfängnis weiter, aber sie liegt Schätzungen zufolge immer noch bei 10 Prozent jährlich[4] bei all jenen, die keine

Verhütungsmethoden verwenden. Hüten Sie sich davor zu glauben, dass längere Zyklen bedeuten, Sie hätten nichts mehr zu befürchten. Bei 25 Prozent der Zyklen, die länger als 50 Tage dauern, findet ein Eisprung statt.[5]

Wenn Sie sich fragen, wann Sie endlich mit dem Verhütungsthema durch sind, dann ist die offizielle Angabe, dass mindestens zwei Jahre nach der letzten Periode noch verhütet werden sollte.[6] Im Alter von 55 Jahren benötigen die meisten von uns also keine Verhütung mehr. An diesem Punkt enthalten Ihre Eierstöcke zwar immer noch einige Follikel, aber auch wenn es noch ein geringes Maß an hormoneller Aktivität gibt, reicht diese zumeist nicht mehr aus, um einen Eisprung auszulösen.

Die Einnahme hormoneller Verhütungsmittel kann die Anzeichen und Symptome von Perimenopause und Menopause verdecken. Wenn Sie eine Kombipille (sie enthalten in der Regel eine Kombination aus Östrogen und Gestagen; Anm. d. Übers.) nehmen, dann denken Sie vielleicht, dass Sie noch nicht in der Menopause sind, weil Sie noch Blutungen haben. Tatsächlich handelt es sich aber bei den Blutungen im Rahmen der Pilleneinnahme um sogenannte Abbruchblutungen, es ist keine reguläre Periode. Wenn Sie gerne wüssten, woran Sie sind, können Sie Ihren Arzt bitten, Ihren FSH-Spiegel zu messen, denn dieser kann Aufschluss darüber geben, ob Sie peri- oder postmenopausal sind. Der FSH-Spiegel kann getestet werden, wenn Sie eine gestagenhaltige Pille nehmen oder ein intrauterines Verhütungsmittel wie eine Hormonspirale. Verhüten Sie hingegen mit der Kombipille oder mit Dreimonatsspritzen, müssen Sie beides erst absetzen, bevor Sie getestet werden können.

Sind Sie ganz sicher, dass Sie nicht (mehr) schwanger werden wollen, dann müssen Sie sich etwas einfallen lassen, um eine Schwangerschaft zu verhindern. Sie können entscheiden, welche Art von Verhütung am besten geeignet für Sie ist. Schauen Sie sich alle Optionen an und besprechen Sie sie mit Ihrem Partner (falls vorhanden) oder Ihrem medizinischen Beistand (falls es sich anbietet). Am Ende sind es allerdings nur Sie, die entscheiden können, in welchem Verhältnis Risiko und Nutzen der einzelnen Optionen bei Ihnen stehen. Lassen Sie uns also schauen, welche Möglichkeiten zur Verfügung stehen.

Sterilisation beim Mann

Es ist schockierend, aber nicht weiter überraschend, dass viele Abhandlungen zum Thema Verhütung die Vasektomie überhaupt nicht erwähnen. Deshalb setze ich sie einfach einmal ganz oben auf meine Liste. Die Vasektomie ist ein kleiner chirurgischer Eingriff, bei dem die Samenleiter – kleine Röhrchen, die das Sperma von den Hoden zum Penis transportieren – durchtrennt oder abgeklemmt werden. Das Ganze findet unter lokaler Betäubung statt und dauert rund 15 Minuten. Nach einer Vasektomie wird weiterhin Sperma produziert, das aber vom Körper absorbiert wird, ebenso wie Samenflüssigkeit, die dann allerdings kein Sperma mehr enthält. Sperma, das sich bereits in den Samenleitern befand, verbleibt dort, bis der Vorrat ejakuliert wurde. Aus diesem Grund muss man zunächst eine weitere Verhütungsform einsetzen, bis ein Test bestätigt, dass sich im Samen kein Sperma mehr befindet, was zumeist 12–16 Wochen nach dem Eingriff der Fall ist.

Mehrere meiner Klientinnen haben die zur Verfügung stehenden Optionen mit Ihren Partnern diskutiert und sich für eine Vasektomie entschieden, nur um beim Arzt anstatt einer Überweisung ein Informationsblatt über die Pille für die Partnerin zu bekommen. Ein Mann musste sogar den Arzt wechseln, um sich einer Vasektomie unterziehen zu können! Eine andere Klientin fragte ihre Ärztin, welche Verhütungsmittel sie in der dreimonatigen Übergangszeit nach der Vasektomie ihres Freundes einsetzen könnte – überraschenderweise schlug man ihr die Spirale vor, die *ganze drei Jahre* an Ort und Stelle verbleibt.

Sterilisation bei Frauen

Sie haben ebenfalls die Möglichkeit, ihre Leiter durchtrennen zu lassen, nämlich die Eileiter. Bei diesem Eingriff, der in der Regel unter Vollnarkose in Form einer Laparoskopie durchgeführt wird, setzt man zwei kleine Einschnitte in den Unterbauch – einen, damit der Operierende mit einer Art Teleskop (dem Laparoskop) sehen kann, was er tut, und einen, durch den das Instrument zur Blockierung der Eileiter eingeführt wird. Dabei werden Clips oder Ringe angebracht, die den Eileiter abschnüren und so verhindern, dass Eizelle und Sperma aufeinandertreffen. Von 1.000 Operierten werden 2–5 Frauen nach einer solchen Sterilisation schwanger, häufig handelt es sich dabei um sogenannte Eileiter-Schwangerschaften.

Laut dem britischen Gesundheitsdienst NHS ist die Sterilisation bei Männern „einfacher, sicherer und zuverlässiger als die Sterilisation bei Frauen."[7] Warum wird sie dann nicht häufiger empfohlen?

Die Essure®-Spirale

Hierbei handelt es sich um zwei Spiralen aus Nickel-Titan, die bis vor Kurzem als dauerhafte Verhütungsmethode in die Eileiter eingesetzt wurden. Da die Implantation mittels Hysteroskopie (Gebärmutterspiegelung) und ohne chirurgischen Eingriff erfolgen konnte, war sie zunächst das bevorzugte Mittel für eine Sterilisation bei Frauen. Allerdings liefen im Zeitraum zwischen der Zulassung der Spirale im Jahr 2002 bis Ende 2019 bei der amerikanischen Arzneimittelbehörde FDA ganz 47 856 Berichte über Probleme mit der Methode ein. Zu den am häufigsten aufgeführten zählten Unterleibsschmerzen, schwere Monatsblutungen, schmerzhafte Monatsblutungen, unregelmäßige Perioden, Kopfschmerzen, Schmerzen beim Sex und *Prothesen, die sich im Körper zersetzen.* Es stellte sich heraus, dass die Titanspiralen die ungute Tendenz haben, in Splitter zu zerfallen, die dann inneres Gewebe verletzen und in den Bauchraum wandern können. Allergien gegen Nickel konnten ebenfalls Schmerzen und weitere Probleme verursachen. Acht Todesfälle werden mit Essure® in Verbindung gebracht, und Tausende haben sich die Spiralen endoskopisch oder per Hysteroskopie wieder entfernen lassen. Wenn Sie eine solche Spirale haben oder hatten, dann finden Sie beispielsweise in der englischsprachigen Facebook-Gruppe *Life After Essure UK* Unterstützung.

Hormonelle Verhütung

Hormonelle Verhütungsmittel werden aus vielerlei Gründen eingesetzt. Manchmal für den Zweck, für den sie entwickelt wurde, nämlich zur Verhütung. In vielen anderen Fällen aber auch, um Probleme mit der

Periode in den Griff zu bekommen. Rund 85 Prozent der Menschen, die eine Kombipille nehmen, tun dies aus anderen Gründen als der reinen Verhütung[8], beispielsweise zur „Regulierung" der Periode. Das ist höchst problematisch, denn das kann die Pille gar nicht leisten. Perioden zu regulieren, bedeutet einen Eisprung zu fördern – nicht ihn zu unterdrücken, wie die Pille dies tut. Wenn man die Pille nimmt, hat man keine Periode, sondern sogenannte Abbruchblutungen. Einen Menstruationszyklus zu haben, ist gut für Herz, Knochen und Brust und hat darüber hinaus noch andere Vorteile. Wenn es also keinen zwingenden Grund gibt, die Periode zu unterdrücken, schlage ich vor, dass Sie das Beste daraus machen, solange sie noch eine haben.

Die Wechseljahre sind eine Zeit, in der neue Periodenprobleme auftauchen und bestehende sich verschlimmern können. Hormonelle Verhütungsmittel werden häufig verschrieben, um Periodenschmerzen, schwere Monatsblutungen, PMS, PMDS (Prämenstruelle Dysphorische Störung, siehe Seiten 167–173), PCOS (polyzystisches Ovarialsyndrom, siehe Seite 367), Endometriose und Adenomyose (ein Leiden, bei dem die Gebärmutterschleimhaut durch die Muskelwand bricht, was zu Krämpfen und starken Blutungen führen kann) zu „behandeln". Es gibt viele Betroffene, die unter diesen kräftezehrenden Zuständen leiden und durch hormonelle Verhütungsmittel erhebliche oder komplette Erleichterung erfahren und wieder ein normales Leben führen können. Doch auch wenn die Pille einige Symptome lindern kann, stellt sie keine Behandlungsform dar. Sie agiert als eine Art Pflaster, das in einigen Fällen leider zusätzliche Probleme verursachen kann.

Eine reversible Langzeitkontrazeption in Form von Spirale, Implantat oder Dreimonatsspritze bietet einen zuverlässigen Schutz vor ungewollten Schwangerschaften.

Dreimonatsspritze

Diese Injektionen enthalten ein Gestagen, das in Ihr Blut abgegeben wird, um eine Schwangerschaft zu verhindern, wobei eine Spritze 8–13 Wochen vorhält. Wird sie zum optimalen Zeitpunkt gesetzt, schützt die Dreimonatsspritze zu 99 Prozent vor einer Schwangerschaft. Und auch wenn einmal eine Injektion später erfolgt als geplant, liegt die Sicherheit immer noch bei 94 Prozent. Meist setzt die Periode komplett aus. Das mag für einige fantastisch klingen (vor allem für all jene, die unter starken Blutungen leiden), kann aber andererseits zu Schmierblutungen, Brustspannen, Gewichtszunahme, Depressionen, vermindertem Sexualverlangen, Bluthochdruck und temporärem Knochenschwund führen. Das ist nichts, was Sie in diesem Lebensabschnitt gebrauchen können, wenn das Risiko, all diese Beschwerden zu entwickeln, sowieso schon erhöht ist. Auch das Risiko für eine zervikale Dysplasie und Brustkrebs steigt.

Implantate

Ein Implantat ist ein kleines, rund 4 Zentimeter langes Plastikröhrchen, das am Oberarm unter die Haut gesetzt wird. Es setzt ebenfalls ein Gestagen frei, was dafür sorgt, dass die Gebärmutterschleimhaut sich nicht verdickt und der Zervixschleim sich verändert, sodass keine Spermien die Eizelle erreichen können und zusätzlich keine Einnistung in die Gebärmutterschleimhaut möglich ist. Implantate können aber auch einen Eisprung verhindern. Sie können bis zu 3 Jahre an Ort und Stelle verbleiben und haben eine Wirksamkeit von 99 Prozent. Ihre Verwendung wird in Verbindung gebracht mit Gewichtszunahme und unregelmäßigen Blutungen.

Intrauterine Verhütungsmittel (besser bekannt als Spirale)

Die Spirale ist ein T-förmiges Plastik- oder Kupferstäbchen, das in die Gebärmutter eingesetzt wird und eine Empfängnis für 3–10 Jahre verhindern kann. Sowohl bei optimalem wie auch typischem Einsatz liegt die Sicherheit bei 99 Prozent. Das Einsetzen dauert meist nicht länger als ein paar Minuten und das Verfahren ähnelt dem Nehmen eines Abstrichs: ein Spekulum wird in die Vagina eingeführt, um die Vaginalwände voneinander zu lösen und Zugang zum Muttermund zu erhalten. Sitzt die Spirale in der Gebärmutter, ragen dünne Plastikfäden aus dem Muttermund in die Scheide und sind dort auch tastbar. Im ersten Jahr der Nutzung können 6–8 Prozent der Spiralen wieder herausfallen, wobei sich diese Zahl auf 2,5 Prozent im zweiten Jahr verringert und danach kontinuierlich sinkt. Aus diesem Grund wird Ihre Ärztin Sie bitten, regelmäßig nach den Fäden zu tasten, denn wenn diese länger geworden sind oder gar nicht mehr ertastet werden können, ist das ein

Zeichen dafür, dass die Spirale nicht mehr an Ort und Stelle sitzt. Andere Anzeichen für ein Ausstoßen der Spirale sind Krämpfe und Schmierblutungen. Ist Ihre Spirale nicht mehr da, wo sie sein soll, müssen Sie natürlich auf ein anderes Verhütungsmittel zurückgreifen. Einen Termin für das Einsetzen einer Spirale bekommt man in der Regel leicht – leider höre ich von vielen, dass man auf einen Termin für eine Entfernung häufig 6 Monate warten muss. Das ist nicht akzeptabel, insbesondere, weil das Entfernen meist schnell und problemlos vonstattengeht. Sollten Sie nicht zeitnah einen Termin bekommen, dann beschweren Sie sich.

Hormonspirale

Die Hormonspirale, die Sie vielleicht unter den Namen Mirena® oder Jaydess® kennen, bezeichnet man auch als intrauterines System. Sie kann 3–5 Jahre im Körper verbleiben. Hormonspiralen geben Gestagene ab. Sie wirken größtenteils durch ein Verdicken des Zervixschleims, damit Spermien nicht eindringen und eine Eizelle erreichen können, und durch das Verdünnen der Gebärmutterschleimhaut, damit eine befruchtete Eizelle sich nicht einnisten kann. Im ersten Anwendungsjahr können Hormonspiralen auch in bis zu 85 Prozent der Zyklen den Eisprung unterdrücken[9], wobei diese Zahl in den darauffolgenden Zyklen bis auf 15 Prozent sinken kann. Sie werden häufig eingesetzt, um die schweren Monatsblutungen in den Wechseljahren in den Griff zu bekommen und können auch zur Behandlung einer Endometriumhyperplasie eingesetzt werden (siehe Seiten 288–289).

Kupferspirale

Kupferspiralen geben keine Hormone ab, sondern Kupfer. Sie verhindern Schwangerschaften, indem sie Eizelle und Sperma in der Gebärmutter keine Überlebensmöglichkeiten bieten. Wird eine Kupferspirale bei Frauen über 40 eingesetzt, kann sie bis nach der Menopause an Ort und Stelle verbleiben. Da sie keine Hormone abgibt, wird der Menstruationszyklus nicht beeinträchtigt und es kommt zur Regelblutung, bis sie im Zuge der Menopause ausbleibt. Die Kupferspirale kann auch als Notfallverhütung eingesetzt werden. Sie kann zu stärkeren Monatsblutungen beziehungsweise Periodenschmerzen führen. Da starke

Monatsblutungen eine Anämie fördern können und diese wiederum starke Blutungen, sollten Sie Ihren Eisenspiegel regelmäßig überprüfen lassen und eventuelle Defizite durch Ernährung und Nahrungsergänzungen auffangen. Ziehen Sie auch andere Ursachen für starke Monatsblutungen in Betracht, etwa einen niedrigen Progesteronspiegel. Es besteht das geringe, aber ernste Risiko einer entzündlichen Beckenerkrankung (1 Prozent im ersten Monat nach dem Einsetzen und 0,1 Prozent in der Folge)[10], wobei dies nicht an der Spirale selbst liegt, sondern meist Folge einer bestehenden Infektion mit Chlamydien oder Gonorrhoe ist, was ein weiterer Grund dafür ist, sich regelmäßig auf Geschlechtskrankheiten untersuchen zu lassen. Es bestehen außerdem Bedenken, dass die dauerhafte Abgabe von Kupfer das fragile Gleichgewicht von Kupfer und Zink im Körper aus dem Lot bringen könnte. Die Wahrscheinlichkeit hierfür ist am größten, wenn Sie bereits unter Zinkmangel leiden, was der Fall sein kann, wenn Sie die Pille genommen haben oder nicht ausreichend Zink über die Nahrung zu sich nehmen.

Kombipille

Die Kombi- oder Kombinationspille enthält Östrogen und Gestagene und ist bei optimaler Anwendung zu 99 Prozent effektiv. Bei typischem Gebrauch sinkt dieser Wert auf 91 Prozent. Sie wird aufgrund der Gefahr einer möglichen Blutgerinnselbildung nicht empfohlen, wenn Sie über 35 Jahre alt sind, rauchen und/oder Übergewicht haben. Ebenfalls abgeraten wird davon, wenn Sie über 35 Jahre alt sind und unter Migräne leiden.

Die Kombipille kann zur Linderung menopausaler Symptome verschrieben werden, wenn Sie unter 50 sind. Auch wenn Ihnen die Einnahme vielleicht vorgeschlagen wird, gibt es meiner Meinung nach bessere Wege zur Linderung von Wechseljahresbeschwerden, beispielsweise durch den Einsatz von körperidentischen Hormonen (siehe Seite 131).

Die Pille erhöht das Risiko für Brust-, Gebärmutterhals- und Leberkrebs, und sie sollte nicht genommen werden, wenn in Ihrer Familie Fälle von Brustkrebs bekannt sind oder Sie rauchen (Letzteres wegen des erhöhten Risikos einer Blutgerinnselbildung). Hinzu kommt, dass die Kombipille die Produktion von Cortisol, Testosteron und DHEA senkt – Hormone, die Ihr Erleben der Wechseljahre beeinflussen.

Durch die Pille wird die Produktion von TBG (Thyroxin-bindendes Globulin) erhöht, das an Ihre Schilddrüsenhormone bindet und deren Wirkung im Körper hemmt. Das kann zu Energiemangel, Gewichtsproblemen und Haarausfall führen. Wie Sie in Kapitel 7 erfahren werden, steigt im weiblichen Körper mit zunehmendem Alter das Risiko für eine Schilddrüsenstörung. Unsere Schilddrüsenhormone geben während der Wechseljahre ihr Bestes, also sollten wir Ihnen durch die Pille keine zusätzlichen Probleme bereiten.

Ebenfalls erhöht wird durch die Pille die Produktion des Sexualhormon-bindenden Globulins (SHBG). Dieses Protein kümmert sich um überschüssige Hormone, die im Körper zirkulieren. Diese Reaktion auf die Pille ist vollkommen normal, denn so schützt Ihr Körper sich. Das ist zwar grundsätzlich eine gute Sache, bewirkt aber auch, dass die geringe Menge an Testosteron, die noch in Ihrem System vorhanden ist, ebenfalls gebunden wird und nicht „verwendet" werden kann, und das wiederum hat Auswirkungen auf das sexuelle Verlangen. Die Forscherin und Endokrinologin Dr. Claudia Panzer fand heraus, dass selbst 4 Monate nach dem Absetzen der Pille der SHBG-Spiegel im Vergleich zu Frauen, die noch nie die Pille genommen hatten, weiterhin erhöht war.[11] Sie empfiehlt, anhand von Langzeitstudien herauszufinden, ob diese Veränderung permanent sein könnte. Laut Dr. Panzer „ist es wichtig, dass Ärzte, die orale Verhütungsmittel verschreiben, ihre Patientinnen auf die möglichen Auswirkungen auf ihr Sexualleben aufmerksam machen, z. B. verringerte Lust, Erregung und Feuchtigkeit sowie erhöhte Schmerzen beim Verkehr."

Da auch das Östrogen durch SHBG gebunden wird, kann es zur Verkümmerung oder Verkleinerung vaginalen Gewebes und Scheidentrockenheit kommen. Eine Studie an 22 gesunden Frauen[12] fand heraus, dass nach dreimonatiger Einnahme der Pille Folgendes eintrat:

- Die Dicke der inneren Schamlippen nahm ab.
- Die Größe des Scheideneingangs nahm ab.
- Die Häufigkeit des Geschlechtsverkehrs sank.
- Die Häufigkeit der Orgasmen nahm ab.
- Die Schmerzen beim Sex nahmen zu.

Natürlich ist eine Teilnehmerzahl von 22 Probandinnen nicht unbedingt repräsentativ, aber ich habe im Laufe der Jahre viele Frauen beraten, deren Erfahrungen die Ergebnisse dieser Studie widerspiegeln, und die genannten Nebenwirkungen müssen auf den Tisch und weiter erforscht werden. Eine kleinere Studie[13] stellte zudem fest, dass das Volumen der Klitoris ebenfalls abnimmt. Die Pilleneinnahme wird auch mit Vulvodynie in Verbindung gebracht – chronischen Schmerzen an der Vulva. All das bringt mich zu der Frage, ob wir unsere Fortpflanzungsfähigkeit hier auf Kosten eines gesunden und freudvollen Sexuallebens unterdrücken. Vielleicht trifft all das nicht auf Sie zu. Falls doch, sprechen Sie bitte mit Ihrem Arzt oder Ihrer Ärztin. Ihre Sexualität ist es wert.

Minipille

Bei typischer Anwendung hat die sogenannte „Minipille", die nur Progesteron enthält, eine Wirksamkeit von 91 Prozent. Obwohl Sie den Eisprung in etwa 60 Prozent der Fälle unterdrückt, beruht ihre Wirkung vor allem auf einer Verdickung des Zervixschleims, um den Spermien das Durchkommen zu erschweren, und der Verdünnung der Gebärmutterschleimhaut, damit keine Einnistung stattfinden kann. Ihre Periode wird womöglich unregelmäßig, leichter oder bleibt ganz aus. Zu den Nebenwirkungen zählen unter anderem Akne, empfindliche Brüste und Eierstockzysten. Die Minipille wirkt nur, wenn sie jeden Tag zum gleichen Zeitpunkt eingenommen wird.

Eine große angelegte Studie von dänischen Frauen im Alter zwischen 15 und 34 Jahren stellte fest, dass bei Frauen, die hormonell verhüten, häufiger Depressionen diagnostiziert werden.[14] Bei Teenagern erhöhte sich dieses Risiko zusätzlich bei allen, die die Minipille einnahmen.

Verhütungspflaster und Vaginalring

Verhütungspflaster (EVRA®) und Vaginalringe (NuvaRing®) enthalten ebenfalls Östrogen und ein Gestagen. Bei optimaler Anwendung liegt die Erfolgsquote bei 99 Prozent, typischerweise bei 91 Prozent. Wie die Kombipille sollten Sie auch diese Verhütungsmöglichkeiten nicht einsetzen, wenn Sie über 35 sind und rauchen beziehungsweise wenn Sie über 40 sind und unter Herz-Kreislauf-Erkrankungen leiden oder anfällig für Migräne sind. Im Vergleich zur Pille besteht bei Pflaster und Ring ein erhöhtes Risiko für eine Blutgerinnselbildung. Das liegt daran, dass bei einer oralen Einnahme die Wirkstoffe durch Ihr Verdauungssystem und die Leber gehen, wo sie verarbeitet werden können. Bei der Nutzung von Pflaster oder Vaginalring wandern die synthetischen Hormone nicht erst durch die Leber, sondern gelangen direkt in die Blutbahn.

MHT und Verhütung

Minipille, Dreimonatsspritze und Implantate können gleichzeitig mit einer menopausalen Hormontherapie verwendet werden. Bedenkt man jedoch die signifikanten Risikofaktoren und die Tatsache, dass die Symptome, für die sie häufig verschrieben werden, auch auf andere, weniger schädliche Weise angegangen werden können, dann weiß ich nicht, warum man dies ohne zwingenden Grund tun sollte.

Eine MHT kann nicht als Verhütungsmethode verwendet werden, aber wenn Sie eine Spirale wie die Mirena® nutzen, dann kann diese die Gestagen-Komponente der MHT liefern, die Sie als Gegenpol zum Östrogen benötigen.

Die Kombipille kann ebenfalls „zulassungsüberschreitend" zur Linderung von Wechseljahressymptomen wie Hitzewallungen und Nachtschweiß eingesetzt werden – allerdings nur, wenn Sie nicht über 40 sind und weder unter Herz-Kreislauf-Erkrankungen leiden noch mit Blutgerinnseln oder Migräne zu tun haben. Auch hier sollten Sie die Gesundheitsrisiken abwägen und sich eher für körperidentische Hormone entscheiden.

Hormonelle Notfallverhütung

Je nach Marke und Zusammensetzung der „Pille danach" kann sie 3–5 Tage nach dem ungeschützten Sex angewandt werden. Sie verhindert einen Eisprung, und das bedeutet, dass sie eingenommen werden muss, bevor ein solcher erfolgt ist. Aus diesem Grund sollten Sie sie im Bedarfsfall schnellstmöglich einnehmen. Aufgrund der für die Wechseljahre typischen unregelmäßigen Zyklen haben einige meiner Klientinnen immer eine Notfallverhütung auf Vorrat zu Hause.

Eine Kupferspirale kann im Vergleich dazu als Notfallverhütung bis zu fünf Tage nach dem ungeschützten Sex verwendet werden, und zwar auch dann noch, wenn bereits ein Eisprung stattgefunden hat.

Kondome für Männer

Kondome sind das einzige Verhütungsmittel, das vor Schwangerschaft *und* Geschlechtskrankheiten zugleich schützt. Bei ordnungsgemäßer Anwendung sind sie zu 98 Prozent sicher, bei typischem Gebrauch sinkt dieser Wert auf 82 Prozent. Kondome bestehen aus sehr dünnem Latex (Gummi), Polyurethan (Plastik) oder Polyisopren (synthetischer Latex). Sie müssen über den Penis gestreift werden, bevor ein Kontakt zwischen den Genitalien stattfindet, und Ihr Partner muss seinen Penis unmittelbar nach der Ejakulation vorsichtig herausziehen, bevor er erschlafft und Samenflüssigkeit auslaufen kann.

Kondome können abrutschen oder platzen, wenn sie die falsche Größe oder Form aufweisen, deshalb sollten Sie mit den Produkten verschiedener Hersteller experimentieren, um herauszufinden, was sich für Sie beide gut anfühlt. Meiden Sie Kondome, die Spermizide, Farben oder Geschmack aufweisen, denn sie riechen und schmecken nicht nur widerlich, sondern können auch das vaginale Mikrobiom verändern und Blasenentzündungen verursachen.

Gleitmittel – deren Einsatz ich in jedem Lebensalter von ganzem Herzen empfehle – sollten auf Wasserbasis sein, wenn Sie Kondome aus Latex verwenden, da ölbasierte Gleitmittel Latex brechen lassen können. Gleitmittel auf Ölbasis können Sie mit Polyurethan-Kondomen verwenden.

Kondome für Frauen

Kondome für Frauen sind bei korrekter Anwendung zu 95 Prozent sicher. Bei typischem Gebrauch sinkt der Prozentsatz auf 79 Prozent. Es handelt sich um einen Schlauch aus dünnem Polyurethan, der an beiden Enden mit einem flexiblen Ring versehen ist. Der Schlauch kleidet dabei praktisch die Scheide aus. Das so genannte Femidom kann bereits Stunden vor dem penetrativen Sex eingesetzt werden. Sie müssen nur sicherstellen, dass sich der Penis des Partners *im* Kondom befindet und nicht zwischen Kondom und Scheidenwand. Genau wie bei herkömmlichen Kondomen müssen Sie jedes Mal ein neues verwenden. Zusätzliche spermienabtötende Mittel sind nicht erforderlich. Beim Femidom können auch Gleitmittel auf Ölbasis Verwendung finden.

Portiokappe

Eine Portiokappe ist eine kleine Kappe aus Silikon, deren Form ein wenig an eine Matrosenmütze erinnert. Sie setzen die Kappe in der Scheide über den Muttermund, wo sie sich festsaugt, sodass keine Spermien in den Gebärmutterhals eindringen können. Bei korrekter Anwendung bietet die Portiokappe eine Sicherheit von 92–96 Prozent, bei typischem Gebrauch sind es 71–88 Prozent. Die Portiokappe muss 6 Stunden an Ort und Stelle verbleiben, es können aber auch bis zu 48 Stunden sein. Zum Entfernen heben Sie den Sog auf und ziehen die Kappe heraus. Genau wie ein Diaphragma sollte die Portiokappe nur mit Wasser und Seife gewaschen und an der Luft getrocknet sowie sorgfältig aufbewahrt werden. Portiokappen sind in verschiedenen Größen erhältlich und können online bestellt werden.

Diaphragma

Ein Diaphragma ist eine niedrige, biegsame Tasse, die wie ein kleiner Napf aussieht. Es besteht aus weichem Latex oder Silikon. Das Diaphragma wird zur Hälfte gefaltet und so in die Scheide eingesetzt, dass es den Muttermund bedeckt. Bei korrekter Anwendung bietet es eine Sicherheit von 94 Prozent, bei typischem Gebrauch sind es 88 Prozent. Ein Diaphragma kann bis zu 2 Stunden vor dem Sex eingesetzt werden und muss mindestens 6 Stunden nach dem Verkehr an Ort und Stelle bleiben, bis die Spermien nicht länger aktiv sind (länger als 24 Stunden sollte es nicht getragen werden). Nach jedem Tragen entfernen Sie es, indem Sie einen Finger unter den Rand schieben, um die Sogwirkung aufzuheben, ähnlich wie bei einer Menstruationstasse. Anschließend wird das Diaphragma mit Wasser und Seife gereinigt und an der Luft getrocknet. Bewahren Sie es an einem sauberen Ort auf und setzen Sie es weder Sonnenlicht noch Hitze aus. Es ist in einer Einheitsgröße erhältlich, die den meisten passt, und kann online bestellt werden. Es kann 2 Jahre lang verwendet werden und Sie sollten es nicht in Verbindung mit Gleitmitteln auf Ölbasis verwenden.

Coitus Interruptus

Vielleicht überrascht es Sie zu hören, dass *Coitus Interruptus* (das Herausziehen des Penis vor der Ejakulation) bei korrekter Anwendung eine

Sicherheit von 96 Prozent bietet, wobei die niedrigste typische Verwendung bei 78 Prozent liegt. Es ist eine Methode, die trotz ihrer Beliebtheit meist verlacht wird – größtenteils aus dem Glauben heraus, dass Präejakulat Spermien enthält. Es verwundert nicht weiter, dass es keine umfassenden Studien gibt, in denen Präejakulat mit Ejakulat verglichen wird, wobei eine kleine Studie mit 5 Männern kein einziges Spermium im gesammelten Präejakulat fand.[15] Bei einer späteren Studie mit 27 Männern fand man allerdings in 11 Proben Spermien.[16] Es handelt sich hier eindeutig um eine Methode, die Vertrauen, Kommunikation und ein gewisses Geschick verlangt und bei der auch Glück eine Rolle spielt.

Zyklusbewusstsein

Die sogenannte symptothermale Methode ist – korrekt genutzt – eine hocheffiziente Art der Verhütung. Wenn man sie ordnungsgemäß anwendet und sich qualifiziert beraten lässt, bietet sie eine Sicherheit von 99,4 Prozent. Bei typischer Verwendung schwankt der Wert bei 76–98,2 Prozent[17], wobei die Bandbreite damit zu tun hat, dass in der Studie verschiedene Formen der natürlichen Familienplanung betrachtet wurden. Ebenfalls entscheidend waren die Anleitungen, die die Teilnehmenden erhielten, und ob sie sich an die Regeln hielten.

Bei der symptothermalen Methode kommt es darauf an, Ihren Zyklus zu kennen und ihn aufzuzeichnen sowie gewisse Regeln einzuhalten. Tut man dies, hat man eine hochwirksame Verhütungsmethode. Hierfür messen Sie morgens noch vor dem Aufstehen Ihre Basaltemperatur und beobachten Ihren Zervixschleim, um festzustellen, ob Sie gerade fruchtbar sind und penetrativen Sex vermeiden beziehungsweise durch mechanische Mittel verhüten sollten oder ob Sie freie Bahn für ungeschützten Sex haben. Ja, genau, es gibt Phasen im Zyklus, in denen Sie ungeschützten Sex haben können, ohne schwanger zu werden. Die unregelmäßigen Zyklen, die während der Wechseljahre einsetzen, beeinträchtigen die Sicherheit der symptothermalen Methode nicht, solange Sie sich an die Regeln halten. Eine Studie mit 160 Paaren, bei denen die Frauen zwischen 40 und 55 Jahre alt waren, ergab, dass über einen Zeitraum von 12 Monaten die Schwangerschaftsrate zwischen 1,5 Prozent (korrekte Anwendung) und 6 Prozent (typische Anwendung) lag.

Möchten Sie die symptothermale Methode zur Verhütung nutzen, empfehle ich Ihnen, einen Termin zur NFP-Beratung zu vereinbaren (NFP steht für „Natürliche Familienplanung“, diese Beratung gibt es z. B. bei *pro familia*; Anm. d. Übers.) und erst mehrere Zyklen abzuwarten, bevor Sie den Sprung wagen und der Methode vertrauen. Mindestens aber sollten Sie einen guten Ratgeber zum Thema lesen. Ich empfehle Ihnen nicht, sich auf Apps zu verlassen, die vorhersagen, wann ungeschützter Sex sicher ist oder wann Sie sich in einem fruchtbaren Fenster befinden und schwanger werden können.

Neben der Möglichkeit des Verhütens gewinnen Sie durch das Aufzeichnen von Temperatur und Schleimbeschaffenheit ein Gefühl dafür, was in Ihrem Zyklus und Hormonhaushalt abläuft. Mit wachsendem Verständnis fühlen Sie sich auch weniger als Opfer Ihrer schwankenden Hormone. Die Aufzeichnungen können ein Ungleichgewicht wie einen zu niedrigen Progesteronspiegel oder eine fehlerhafte Schilddrüsenfunktion sichtbar machen und Ihnen helfen, eine positive Beziehung zu Ihrem Körper zu entwickeln.

Kapitel 5

Launische Zicken

*Anger is only one letter short of danger.**
Eleanor Roosevelt

Die Wechseljahre verändern die Art, wie Ihr Gehirn funktioniert. Im Gehirn finden sich Hormonrezeptoren, also ist es nur logisch, dass schwankende und am Ende sinkende Hormonspiegel einen Einfluss auf unsere mentale Gesundheit und Kognition haben. Zu Beginn der Wechseljahre kann es sein, dass Sie vor allem die prämenstruelle Phase im Zyklus intensiver erleben. Mit sinkendem Progesteronspiegel können Sie in der zweiten Zyklushälfte aufgrund des Ungleichgewichts von Östrogen und Progesteron ängstlich, depressiv und leicht reizbar sein. Und Ihnen platzt in Rekordzeit der Kragen. Wenn dann in den späteren Wechseljahren der Östrogenspiegel zu sinken beginnt, können sich Depressionen, Ängste, Gedächtnisverlust und Konzentrationsstörungen einschleichen. Die Gehirnveränderungen, die in unseren 40er- und 50er-Jahren ablaufen, können sogar Auswirkungen auf eine spätere Demenz und Alzheimer haben. In dieser Lebensphase passiert so einiges im Leben. Viele Stressfaktoren beeinflussen unsere geistige Gesundheit, und es lässt sich nicht leugnen, dass viele Symptome als Folge Ihres sich verändernden Hormonhaushalts eintreten. Kein Wunder, dass die medizinische Standardbehandlung mit Antidepressiva es am Ende nicht wirklich bringt.

---

* *Anm. d. Übers.:* Wörtlich übersetzt heißt das Zitat: „Wut schreibt man mit nur einem Buchstaben weniger als Gefahr." Im übertragenen Sinne könnte man sagen: „Von der Wut zur Gefahr ist es nur ein kleiner Schritt."

Von 0 auf 100

Wenn es eine Sache gibt, die wir wohl alle in den Wechseljahren erleben, dann ist es die Fähigkeit, von einem Moment auf den anderen von ruhiger Gelassenheit zu blinder Rage zu wechseln. Heiße, brodelnde Wut, die sich wie bei einem Vulkan aufstaut, um sich dann am nächstbesten Objekt oder der nächstbesten Person zu entladen. Und zwar in Sekundenbruchteilen. Was Ratsuchende dabei am verstörendsten finden, ist der Kontrollverlust. Im Handumdrehen ist man von null auf hundert, ohne zu merken, dass man das Gaspedal bis zum Boden durchdrückt, bis es zu spät ist – und schon ist einem etwas aus dem Mund gerutscht und der Schaden angerichtet. Angela von *The Flow Collective* beschreibt ihr Erleben so:

> Es ist, als könnte ich die Worte sehen, die gleich aus meinem Mund kommen werden, und mein Gehirn schreit: „Sag es nicht, sag es nicht!" – und trotzdem rutscht es mir heraus und ich fühle mich furchtbar. Ich fühle mich richtig schlecht. Ich komme mir vor wie eine Versagerin, weil ich ein Leben lang daran gearbeitet habe, mich gut auszudrücken. Und dann kommen diese Momente, in denen es keine Verbindung mehr zwischen meinem Gehirn und meinem Mund zu geben scheint, und es einfach so aus mir herausplatzt.

Während Reizbarkeit und Stimmungsschwankungen je nach Hormonspiegel und Ihrer Reaktion auf die Schwankungen unterschiedlich stark ausgeprägt sein können, treten Wut und Ärger häufig in den Wechseljahren auf, auch aufgrund der starken mentalen Belastung, der emotionalen Stürme und der unbezahlten Arbeit, die allesamt so typisch für Mittvierzigerinnen sind. Die Wechseljahre werfen ein gnadenloses Licht auf die Ungerechtigkeiten des Lebens und sind ein Weckruf, etwas daran zu ändern – zu Hause, am Arbeitsplatz und global. Wut kann dabei eine Verbündete sein: Sie ist hier, um uns etwas zu lehren, und wir können sie auf machtvolle Weise nutzen, ohne unsere Beziehungen an die Wand zu fahren. Wut kann sehr vernünftig sein, denn sie bringt ein

Maß an Klarheit und Direktheit mit sich, das uns zuvor möglicherweise nicht zur Verfügung stand. Britta, ebenfalls Mitglied bei *The Flow Collective*, berichtet über die Wut und die Stimmungsschwankungen ihrer Wechseljahre:

> Ich habe nicht das Gefühl, als müsste ich mich entschuldigen. Ich bin einfach wütend. Mir reicht es. Meist bekommt mein Mann den ganzen Ärger ab, aber ich kann es nicht ändern. Da muss man so alt werden und immer noch ist es das gleiche, immer wieder ist es das Patriarchat. Ich werde einfach sauer und ich finde, ich habe das Recht, wütend zu sein, anstatt mich dafür entschuldigen zu müssen.

Wenn Sie als Frau geboren werden, wird von Ihnen erwartet, dass Sie sanft, passiv und fürsorglich sind. Laut all diesem althergebrachten Quatsch ist das unsere Natur. Für Männer ist es einfacher, wütend zu sein. Es entspricht den Erwartungen und ist somit gerechtfertigt. Männer bewundert, respektiert und belohnt man für ihre Wut. Wir hingegen werden bestraft, wenn wir es wagen, aus der Rolle zu fallen, die das Patriarchat uns zugewiesen hat: passive Opfer, traurig, weinerlich und gramgebeugt. Es wird nicht gerne gesehen, wenn wir vor Wut kochen, und wenn es doch passiert, dann sind wir unvernünftig. Hormongesteuert. Wir werden dafür bestraft, wütend zu sein. Wir sind Zicken. Also schlucken wir einfach die ganze Wut herunter, bis sie uns von innen auffrisst, weil die Welt uns nicht wütend sehen will. Die Welt möchte, dass wir nett und höflich sind und immer ein Lächeln auf den Lippen tragen.

Wenn die Wut brodelt

Es gibt Zeiten, in denen wir einfach nur wütend sind. Und es gibt andere, in denen mehr dahintersteckt. Sobald man die Chance hatte, seinem Ärger Luft zu machen, kommen häufig dahinter verborgene Emotionen ans Licht. Das *Gottman Institute* nennt dies den „Wut-Eisberg“: Die sichtbare Emotion ist Wut, aber unter der Oberfläche befinden sich viele weitere Emotionen wie Verlegenheit, Angst, Scham, Gekränktheit,

Unsicherheit, Schuld sowie das Gefühl, angegriffen zu werden oder ausgeliefert zu sein. In diesem Sinne kann man Wut als eine Emotion ansehen, die uns vor anderen Gefühlen schützt. Wenn man das weiß, kann sich das Verhältnis zur Wut grundlegend ändern.

Wenn Sie spüren, wie die Wut in Ihnen aufsteigt, dann halten Sie einen Moment inne und erlauben Sie sich, sie auch wirklich zu spüren. Normalerweise versuchen wir eine aufkommende Wut gleich auszuagieren, indem wir herumbrüllen oder Töpfe und Pfannen auf den Tisch knallen oder Alkohol trinken, was natürlich alles nicht wirklich Abhilfe schafft. Wenn Sie jedoch Ihre Wut zulassen und anderen ebenfalls erlauben, ihre Wut zu spüren und zuzulassen, dann kann man auf die Wut eingehen, anstatt nur stereotyp zu reagieren. Sie lassen den Kampf-oder-Flucht-Modus hinter sich und verbinden sich mit Ihrem präfrontalen Kortex, was bedeutet, dass Sie wieder entscheidungsfähig sind und die Geschehnisse in Ihrem Umfeld wieder wahrnehmen können. Dafür atmen Sie mehrmals tief durch und machen sich bewusst, dass Sie in Sicherheit sind und Ihr Körper lediglich versucht, Sie zu beschützen. Lassen Sie sich dann in die Wut fallen, spüren Sie sie in Ihrem Körper und beschreiben Sie sich selbst, was genau Sie fühlen. Führen Sie ein Zwiegespräch mit Ihrer Wut und finden Sie heraus, was sich dahinter verbirgt. Worum geht es wirklich? Sind Sie es einfach nur Leid, dass niemand jemals den Müll rausbringt? (Hallo Paul, falls du das zufällig liest!) Oder nehmen Sie den vollen Mülleimer als Zeichen dafür, dass Ihre Familie Sie nicht liebt? Außerdem sollten Sie kurz überlegen, wann Sie das letzte Mal etwas Proteinhaltiges gegessen haben, denn vielleicht sind Sie ja auch eher „hangry" – hungry/hungrig und angry/gereizt – als wütend.

Klientinnen, die in heterosexuellen Beziehungen leben, berichten mir häufig davon, wie wütend sie auf ihre Lebenspartner sind, weil diese es so gut verstehen, für sich zu sorgen. Amy, eine Frau in den Wechseljahren und Mitglied bei *The Flow Collective*, beschreibt ihre Erfahrungen so:

> Die eine Sache, die mein Mann wirklich gut kann, ist sich Zeit für sich zu nehmen. Das hat mich immer schon aufgeregt. Jeden Tag geht er viele Kilometer joggen. An Tagen, an denen ich mit den Kindern zu Hause war oder wenn ich nach der Arbeit heimkomme und alle rufen:

> „Was gibt es zu essen?“, frage ich mich manchmal, warum immer ich diejenige bin, die das beantworten soll. Er sagt einfach nur: „Ich geh dann mal eine Runde laufen“ und gesteht sich das problemlos zu.

Wie oft sind Sie wütend auf Ihre Mitmenschen, weil diese etwas tun, was Sie auch gerne tun würden? Meine Lieblingsmethode, um damit umzugehen, habe ich von meiner Mentorin Brooke Castillo gelernt: Es ist wichtig, eine Situation so zu betrachten, wie sie tatsächlich ist, indem wir sie auf eine Weise beschreiben, auf die sich alle einigen können, also z. B. Gras ist grün und der Himmel ist blau. Reduziert man eine Situation auf diese Weise auf etwas vollkommen Neutrales, nimmt man ihr den ersten Schub und Gedanken und Gefühle eskalieren nicht so leicht. Nehmen wir beispielsweise einen Gedanken, der mir häufig durch den Kopf ging und mich jedes Mal wütend machte: „Ich hasse es, wenn er den Müll nicht rausbringt. Warum muss immer ich alles machen?“ In dieser Situation lautet die vollkommen neutrale Beschreibung, dass sich schlicht eine volle Mülltüte im Mülleimer befindet. Das ist alles. Mir schwirren aber neben der Tatsache, dass der Müllsack voll ist, noch viele andere Gedanken im Kopf herum, und sie sind es erst, die meine Wut auslösen. Es ist im wahrsten Sinne des Wortes lebensverändernd, wenn wir uns angewöhnen, die Tatsachen und die Geschichten, die wir als „Begleitmusik“ im Kopf hören, voneinander zu trennen. Erst dann erkennen Sie, was tatsächlich abläuft und was Sie in Ihrem Kopf daraus machen.

Beobachten Sie die Sätze, die Sie laut und in Ihrem Kopf sagen und halten Sie Ausschau nach Worten wie „immer“, „nie“ und „alles“, denn sie sind häufig ein Indiz dafür, dass Sie gerade mit unrichtigen Generalisierungen um sich werfen, die eine Situation schlimmer erscheinen lassen als sie eigentlich ist. Versuchen Sie einmal, auf jedes „immer“, „nie“ und „alles“ zu achten und machen Sie sich ein Spiel daraus, rechtzeitig innezuhalten, bevor Ihre Gedanken davongaloppieren. Außerdem bringen Sie so ein Element der Leichtigkeit in eine angespannte Situation, und das reicht häufig schon aus, um einfach nur zu reagieren, statt zu überreagieren. Heutzutage ist ein voller Mülleimer für mich einfach nur noch ein voller Mülleimer. Ich bringe ihn entweder selbst hinaus oder bitte meinen Partner, dies zu tun, ohne dass mich das noch sonderlich aufregt.

Ganz unten auf der Liste

Während einerseits der veränderte Hormonhaushalt unsere Stimmung beeinflusst, gibt es andererseits in diesem Lebensabschnitt eine Menge weiterer Stressfaktoren, die auf uns einwirken. Belastete Partnerschaften, Scheidungen, kranke Eltern, die Kinder, die Last der Unfruchtbarkeit, Umzüge, neue Jobs, finanzielle Belastungen, hilfsbedürftige Verwandte, Freunde mit Problemen, Schlafstörungen und andere Wechseljahressymptome – die Liste der Anforderungen ist lang und summiert sich. Kein Wunder, dass viele von uns in den Vierzigern wütend, erschöpft und deprimiert sind.

Ein wichtiger Teil meiner Arbeit besteht darin, dass ich Ratsuchenden helfe, sich selbst wieder an die erste Stelle zu setzen. Das klingt auf den ersten Blick vielleicht simpel, aber den meisten fällt es unglaublich schwer. Ihr Verstand erfindet alle möglichen Ausreden, warum sie nicht einmal in der Woche zum Sport gehen oder das Kochen auch einmal ausfallen lassen können. Wir reden hier gar nicht von radikalen Veränderungen, aber nach Jahrzehnten der Rund-um-die Uhr-Versorgung erscheint es vielen fast schon als Revolution, die Dinge anders zu regeln. Um an diesen Punkt zu kommen, müssen wir uns durch Schichten von Harmoniebedürftigkeit, Schuldgefühlen, Angst vor Verurteilung und Selbstkritik hindurcharbeiten, um am Ende auf ein Gefühl des Unwerts zu stoßen, das schon viel zu lange dort hockt. Staceys Beschreibung ist repräsentativ für viele, die zu mir kommen:

> Ich sage mir selbst, dass ich aufstehen muss. Ich muss die Kinder für die Schule fertigmachen. Ich muss zur Arbeit gehen. Ich muss nach Hause kommen. Ich muss das Abendessen machen oder es morgens vor meinem Weg zur Arbeit vorbereiten, damit alle etwas zu essen haben, wenn ich es nicht pünktlich nach Hause schaffe. Ich fühle mich wie angebunden. All dies sind Dinge, die ich glaubte, tun zu müssen, um ein guter Mensch zu sein,

> aber sie machten mich am Ende zu einem schrecklichen Menschen, speziell im Verhältnis zu meinen Kindern. Mittlerweile weiß ich, wie wichtig es ist, dass ich auf mich selbst achtgebe und dass ich es auch wert bin.

Die prämenstruelle Phase – der Herbst des Zyklus – ist ein Versuchsgelände für Selbstwahrnehmung und Selbstentwicklung. Die Wechseljahre wiederum sind wie ein epischer, andauernder Herbst, an dem Sie verzweifeln oder wachsen können. In der prämenstruellen Phase des Zyklus werden so manche zuvor durch das Östrogen übertünchte Risse zu klaffenden Spalten, und in den Wechseljahren ergeht es uns ganz ähnlich. Es ist Zeit, Ihr bisheriges Leben unter die Lupe zu nehmen und zu schauen, was Ihnen wirklich wichtig ist. Im nächsten Schritt geht es dann darum, alles zu vereinfachen und zu optimieren, damit Sie selbst nicht auf der Strecke bleiben.

PMS vom Feinsten

Es ist vollkommen normal, im Verlauf des Menstruationszyklus körperliche, emotionale und Verhaltensveränderungen zu durchlaufen. Aus meiner Sicht sind sie durchaus nützlich, solange Sie mit den Umstellungen klarkommen, die der wechselnde Hormonhaushalt mit sich bringt. Ich weiß aber auch aus persönlicher und beruflicher Erfahrung, dass diese Veränderungen extrem fordernd sein können. Die einfachste Aufgabe kann zu einem unüberwindbar scheinenden Hindernis zu werden. Manchmal ist ein hormonelles Ungleichgewicht der Auslöser, es kann aber auch um das Verhältnis der Hormone zueinander und Ihre individuelle Sensitivität auf die Wirkung bestimmter Hormone gehen. Manche von uns trifft der plötzliche Hormonabfall nach dem Eisprung und unmittelbar vor dem Einsetzen der Periode besonders hart, andere wiederum der starke Hormonanstieg vor der Ovulation und rund eine Woche vor dem Einsetzen der Regel. Und dann gibt es noch die Hormonveränderungen während der Wechseljahre, die gewaltig sein können. Ich habe allerdings den leisen Verdacht, dass die wechselnde Stimmungslage sinnbildlich dafür steht, was die ganze Zeit abläuft, aber vom Östrogen in der ersten Hälfte des Zyklus übertüncht wird. Die sich verändernde Hormonlandschaft in den Wechseljahren kann Sie anfällig machen für das prämenstruelle Syndrom (PMS) – damit wird das Auftreten einer Reihe körperlicher und emotionaler Symptome in der zweiten Zyklushälfte beschrieben – und die weitaus schwerwiegendere prämenstruelle dysphorische Störung (PMDS).

Prämenstruelle dysphorische Störung (PMDS)

Wenn Sie die Lutealphase (also die zweite Hälfte) Ihres Zyklus immer schon als recht schwierig empfunden haben und Sie beispielsweise unter intensiven prämenstruellen Stimmungsschwankungen leiden, oder wenn Sie festgestellt haben, dass dies seit einer Geburt oder dem Eintritt der Wechseljahre der Fall ist, dann leiden Sie möglicherweise unter PMDS.

PMDS wird häufig als extreme Form von PMS beschrieben. Zu den Symptomen zählen Stimmungsschwankungen, Niedergeschlagenheit, Traurigkeit und Verzweiflung, Weinkrämpfe, extreme Reizbarkeit, Ängste, quälende Gedanken, Selbstverletzungen, Überforderungsgefühle und Panikattacken. Man schätzt, dass 3–8 Prozent aller Menstruierenden unter einer leichten, mittelschweren oder schweren Form von PMDS leiden. Sie kann anlässlich der „hormonellen Meilensteine" in unseren fruchtbaren Jahren beginnen, etwa dem Eintreten der Periode, oder aber infolge einer Schwangerschaft, Fehlgeburt beziehungsweise der Wechseljahre ausgelöst oder verschärft werden. PMDS birgt ein erhöhtes Risiko für postpartale Wochenbettdepressionen und Selbstmordgedanken. Aufgrund der zyklischen Natur der Symptome – in einem Moment fühlt man sich großartig, im nächsten furchtbar – wird oft die Fehldiagnose einer bipolaren Störung mit raschem Phasenwechsel (sogenanntes *rapid cycling*) gestellt (und auch, weil Medizin durch männliche Blickwinkel geprägt ist).

PMDS ist eine anerkannte Krankheit. Im Jahr 2013 nahm das *Diagnostic and Statistical Manual of Mental Disorders* (DSM-5) die prämenstruelle dysphorische Störung (PMDS) als offizielle Diagnose auf – als erste und einzige übrigens mit einer Verbindung zum Menstruationszyklus. Für die Diagnose bedarf es einer detaillierten Menstruations- und reproduktiven Geschichte, also ist es extrem wichtig, dass Sie den

Verlauf von Stimmungs-, Energie- und Verhaltensänderungen in einer Art Zyklustagebuch aufzeichnen und diese Informationen mit Ihrer Ärztin oder Ihrem Arzt teilen. Die (englischsprachige) App *Me v PMDD* ist speziell dafür gedacht, PMDS-Betroffenen zu einer Diagnose zu verhelfen und sie beim Aufzeichnen der Symptome zu unterstützen.

Um eine PMDS-Diagnose zu erhalten, müssen mindestens fünf der folgenden Anzeichen und Symptome nachweisbar vorhanden sein, darunter in jedem Fall eines der ersten vier:

1. Ausgeprägte Veränderungen der Stimmung oder erhöhte Sensibilität
2. Ausgeprägte Reizbarkeit oder Wut oder eine Zunahme persönlicher Konflikte
3. Ausgeprägte depressive Stimmung, Gefühle der Hoffnungslosigkeit oder selbstkritische Gedanken
4. Ausgeprägte Ängstlichkeit und Anspannung, hohe Nervosität
5. Geringes Interesse an gewohnten Aktivitäten
6. Konzentrationsschwierigkeiten
7. Lethargie und ausgeprägter Energiemangel
8. Ausgeprägte Appetitveränderungen (z. B. Essattacken und Heißhunger auf bestimmte Nahrungsmittel)
9. Übermäßige Schläfrigkeit und/oder Schlaflosigkeit
10. Gefühl der Überforderung oder Kontrollverlust
11. Körperliche Symptome (z. B. anschwellende oder schmerzende Brüste, Gelenk- oder Muskelschmerzen, Aufgeblähtheit, Gewichtszunahme)

All diese Symptome müssen in der Woche auftreten, bevor Ihre Periode einsetzt, sich mit beginnender Blutung bessern und sie dürfen in der Woche nach der Periode nur noch minimal vorhanden oder müssen praktisch verschwunden sein. Zudem müssen die Symptome in den meisten Menstruationszyklen der vergangenen 12 Monate aufgetreten und schwerwiegend genug sein, um Arbeit, Ausbildung, Sozialleben und Beziehungen zu beeinträchtigen.

Von PMDS Betroffene haben häufig das Gefühl, ein gespaltenes Leben zu führen – vergleichbar mit Dr. Jekyll und Mr. Hyde. Die extremen

Symptome treten vor der Menstruation auf, manchmal gleich nach dem Einsprung, und verabschieden sich erst dann wieder, wenn die Periode einsetzt. Bis zum Eisprung geht es den Betroffenen dann ziemlich gut, aber wenn man Probleme mit der Periode hinzunimmt, wie schwere oder schmerzhafte Blutungen, dann muss man auch diese Tage vielleicht abschreiben. Viele beschreiben den „PMDS-Kater", wenn man versucht, sich wieder halbwegs menschlich zu fühlen und sein Leben wieder in den Griff zu bekommen, was auch bedeutet, all das zu „reparieren", was man in der prämenstruellen Phase verbockt hat. Es bleiben also nur eine Handvoll Tage, an denen man sich wie sich selbst fühlt. Und selbst diese können die Betroffenen häufig nicht genießen, weil ihnen nur allzu bewusst ist, was sie demnächst wieder erwartet.

Der Sexualhormonspiegel unterscheidet sich bei PMDS-Betroffenen nicht von dem anderer, weshalb eine Diagnose auch nicht über eine Hormonbestimmung aus dem Blut erfolgen kann. Ich bin immer wieder frustriert, wenn Ratsuchende, die ganz klar die diagnostischen Kriterien für PMDS erfüllen und auch selbst überzeugt sind, darunter zu leiden, aus medizinischen Kreisen zu hören bekommen, dass ihr Hormonspiegel normal sei und deshalb kein PMDS vorliegen könne. Eine Auseinandersetzung in der Arztpraxis ist unglaublich schwer, wenn man sich bereits in einer verletzlichen Position befindet und es um eine Störung geht, die den meisten Menschen – ob vom Fach oder nicht – weitestgehend unbekannt ist. Als ich das Thema seinerzeit bei meinem Arzt ansprach, sagte er mir, ich solle ein anderes Mal wiederkommen und mit einer Krankenschwester darüber sprechen. Es hatte mich unendlich viel Kraft gekostet, mich in die Praxis zu schleppen und diese Worte auszusprechen, und damals hatte ich nicht das Durchhaltevermögen, um es noch einmal zu versuchen. Mithilfe von Fachwissen und der Unterstützung mir nahestehender Menschen und Kollegen schaffte ich es, mir selbst zu helfen und die Symptome besserten sich. Aber wie viele der PMDS-Betroffenen fallen durch das Netz der Gesundheitsversorgung? Ihr Erleben zu leugnen oder abzutun, ist schädlich und gefährlich. Wer unter PMDS leidet, ist starken Gefühlsschwankungen, quälenden Grübeleien und Selbstmordgedanken ausgesetzt. Rund 30 Prozent der Betroffenen unternehmen einen Selbstmordversuch. Aus diesem Grund ist es so wichtig, dass Ärzte die Symptome ernst nehmen und das Vorhandensein von PMDS nicht an einem Hormontest festmachen.

Meine Klientin Holly litt schon immer unter starken zyklusabhängigen Stimmungsschwankungen, die sich mit dem Eintritt in die Wechseljahre noch verschärften. Gleich nach dem Eisprung stürzte ihre Stimmung in den Keller, ebenso wie ihre Energie. Aufgerieben zwischen lähmender Angst, Panikattacken, Zwangsgedanken und Konzentrationsproblemen war sie kaum funktionsfähig. Ein bis zwei Tage nach Beginn der Regel fühlt sie sich langsam besser, musste sich aber gleichzeitig noch von den Strapazen der vorherigen zwei Wochen erholen und sich mit der Scham über ihr Verhalten auseinandersetzen. Im Grunde fühlte sie sich nur in der Woche vor dem Eisprung wie sie selbst. Das bedeutete, dass sie während ihrer gesamten Zyklusjahre zu 75 Prozent der Zeit unter hormonell bedingten psychischen Belastungen litt. Holly hatte schon eine Zeitlang ihren Zyklus aufgezeichnet und wusste, dass ihre Erfahrungen mit den Hormonveränderungen während des Zyklus zusammenhingen, bevor sie zu ihrem Arzt ging. Ihr ansonsten aufmerksamer und freundlicher Arzt ließ per Bluttest ihren Hormonspiegel überprüfen und teilte ihr dann mit, dass sie nicht unter PMDS leide. Die Auswirkung war enorm, denn sie glaubte nun nicht nur, dass sie sich das Ganze einbildete, sondern suchte sich auch keine passende Unterstützung.

Man geht davon aus, dass es sich bei PMDS um eine genetische Störung handelt. Studien haben gezeigt, dass das Gehirn von Betroffenen anders auf einen eigentlich normalen Hormonspiegel reagiert. Wenn Sie unter PMDS leiden, dann bedeutet dies, dass Sie aufgrund einer genetischen Veränderung Hormone anders vearbeiten.[1] Einfach ausgedrückt reagieren Sie sensibler auf ihre Wirkung. Wissenschaftlich ausgedrückt verändern eine genetische Variation von ESR1 (Östrogenrezeptor-Subtyp Alpha) und eine Überexpression von Genen des ESC/E(Z)-Komplexes die Art, wie Ihre Zellen im Zyklusverlauf auf Hormone reagieren.[2] Das ist wichtig zu wissen – Sie bilden sich das nicht ein! Sie haben vermutlich eine genetische Prädisposition, die bedeutet, dass Ihr Körper anders auf Hormone reagiert, und das wird er Ihnen anlässlich der wichtigsten hormonellen Vorkommnisse im Leben spiegeln: der Menarche (dem Beginn der Zyklusjahre), bei Rückkehr des Zyklus nach einer Geburt und in den Wechseljahren. Dr. David Goldman, Leiter des Bereichs Neurogenetik bei den *National Institutes of Health* (NIH) in den USA berichtete, dass die Erforschung von PMDS durch sein Team ergab, dass „unter PMDS leidende Frauen sich von Geburt an darin unterscheiden, wie ihr System auf Sexualhormone reagiert – *es handelt sich also nicht um emotionale Verhaltensweisen, die sie gezielt steuern können.*“[3] (Hervorhebung durch die Autorin.) Solche Untersuchungen werden im Zuge von Forschungsreihen durchgeführt, und Sie werden wahrscheinlich beim Erstellen einer Diagnose nicht entsprechend untersucht.

Erinnern Sie sich noch daran, dass Progesteron das Nervensystem beruhigt? Dafür ist vor allem ein Neurosteroid namens Allopregnanolon verantwortlich. Es beruhigt Menschen, indem es die GABA-Rezeptoren im Gehirn beruhigt, vor allem wenn es im Zyklus seinen Höchststand erreicht, nämlich bei einem hohen Progesteronwert. Bei allen, die unter PMDS leiden, hat es allerdings einen anderen Effekt und bewirkt Ängste, Erregung, Reizbarkeit und Depression.

PMDS kann mit anderen psychischen Erkrankungen einhergehen wie Depressionen, Ängsten und bipolaren Störungen, die sich entsprechend prämenstruell verschlimmern. Man bezeichnet dies auch als prämenstruelle Exazerbation. Auch bestehende körperliche Symptome können sich verschlimmern, beispielsweise Verdauungsprobleme. Alle, die neurodivers sind – darunter fallen beispielsweise das Autismus-Spektrum, ADHS, Wahrnehmungsverarbeitungsstörungen usw. –, werden womöglich ebenfalls feststellen, dass die besondere Art, wie ihr Gehirn funktioniert, in der prämenstruellen Phase stärker zutage tritt. Manchmal wird eine Neurodiversität sogar erst während der Wechseljahre diagnostiziert! Viele Eltern, die ich kenne, stellen in der Lebensmitte fest, dass sie unter Autismus und ADHS leiden, weil ihre Kinder die entsprechende Diagnose erhalten haben und ihnen nun bewusst wird, dass sie auch so ticken. Hinzu kommt, dass die Hormonschwankungen in den Wechseljahren es praktisch unmöglich machen, Anzeichen für Autismus zu verbergen, etwa sensorische Empfindlichkeiten, Probleme im Umgang mit anderen sowie mangelnde Anpassungsfähigkeit an Veränderungen. Es gibt nur eine Untersuchung, die sich mit Autismus und den Wechseljahren beschäftigt – eine Pilotstudie aus dem Jahr 2020, die eine Online-Diskussion mit sieben autistischen Frauen umfasste.[4]

Darf ich vorstellen? Ihre Neurotransmitter

Neurotransmitter sind chemische Botenstoffe, die Ihre Nervenzellen zur Kommunikation nutzen.

Glutamat ist der im Gehirn am weitesten verbreitete Neurotransmitter. Es aktiviert beziehungsweise erregt Zellen im Gehirn, die wichtig sind für Gehirnentwicklung, kognitive Funktion, Lernen und Gedächtnis. Für mich ist Glutamat vor allem ein Antreiber. Wie bei vielem im menschlichen Körper gilt auch hier, dass ein Zuviel des Guten schaden kann, denn ein überhöhter Glutamatspiegel lässt Gehirnzellen absterben.

GABA ist ein Botenstoff, der die Dinge im Gehirn herunterregelt, indem die Nervenübertragung gehemmt wird. GABA trägt zu Ihrer Beruhigung bei, fördert guten Schlaf und erzeugt ein allgemeines Gefühl von Ruhe und Wohlbefinden. Koffein hemmt GABA und führt zu mehr Nervenübertragungen, weshalb man sich nach zu viel Kaffee so aufgedreht fühlt. Ängste, Sucht und Parkinson werden mit einer niedrigen GABA-Aktivität in Verbindung gebracht. GABA wird beeinflusst von hormonellen Schwankungen. Ist der Östrogenspiegel hoch, niedrig oder schwankend und der Progesteronspiegel niedrig, dann bewirkt dies ebenfalls eine geringere GABA-Stimulierung. Aus diesem Grund kann es in den Wechseljahren plötzlich zu Angststörungen und Schlaflosigkeit kommen. GABA wird aus einem anderen Neurotransmitter (Glutamat) hergestellt und dafür wird Vitamin B_6 gebraucht. Leiden Sie unter Ängsten? B_6 könnte Ihnen hilfreich zur Seite steht, wobei das Vitamin in hohen Dosierungen von mehr als 200 mg pro Tag zu Lähmungserscheinungen und Nervenschäden führen kann.

Allopregnanolon ist ein neuroaktives Steroid. Wie Sie ja bereits wissen, kann Progesteron das Nervensystem beruhigen, und der Grund dafür ist das Allopregnanolon, das in Gehirn, Nebennieren und Eierstöcken aus Progesteron und im Gehirn aus Cholesterin hergestellt wird. Der Allopregnanolon-Spiegel variiert im

Verlauf des Zyklus, die höchste Konzentration tritt ein, wenn die Progesteronwerte in der zweiten Zyklushälfte hoch sind.[5] Niedrige Werte werden mit dem Einsetzen von Depressionen und Ängsten während der Wechseljahre in Verbindung gebracht. Eine MHT kann den Allopregnanolon-Spiegel heben und Stimmungsschwankungen lindern.

Depressionen

Meine erste Erfahrung mit einer Depression setzte im Alter von 14 Jahren ein, als ich auch zum ersten Mal meine Tage bekam. Während meiner Teenagerjahre und in den Zwanzigern erlebte ich immer wieder depressive Schübe, die von unglaublichen Hochs abgelöst wurden, sodass ich begann, eine bipolare Störung in Betracht zu ziehen. Ich wünschte, ich hätte damals schon meinen Zyklus aufgezeichnet, denn im Rückblick bin ich überzeugt, dass all dies mit den zyklusbedingten Hormonveränderungen zusammenhing. Ab 16 nahm ich fünf Jahre lang die Pille, wobei ich in dieser Zeit eher durchgängig deprimiert war, als unter Stimmungsschwankungen zu leiden. Im Laufe der Zeit und mithilfe von Therapien und einem Bewusstsein für meinen Zyklus gelang es mir, Wege zu finden, besser durch die Lutealphase zu kommen. Dann wurde ich schwanger und befürchtete schon, wieder eine depressive Phase durchleben zu müssen, tatsächlich fühlte ich mich aber großartig. In dem Wissen, dass ich durch meine Vorerfahrungen anfällig für eine postpartale Depression sein könnte, stellte ich mich auch darauf ein, blieb jedoch zum Glück verschont. Dann kehrte meine Periode zurück und ich merkte, dass meine Stimmung nach dem Eisprung in den Keller fiel und ich zugleich unglaublich reizbar war. Ich sagte mir, dies liege vermutlich am anstrengenden Leben mit einem Kleinkind und dem gleichzeitigen Verfassen meines ersten Buchs. Selbst während ich bei *Superpower Periode* am Kapitel über PMDS schrieb und feststellte, dass ich die Kriterien erfüllte, weigerte sich etwas in mir zu glauben, dass auch ich tatsächlich zu den Betroffenen zählte. Heute, da ich mich für dieses Buch mit Depressionen und den Zusammenhängen mit der reproduktiven Funktion beschäftigt habe, ist mir klar geworden, dass mich das Stillen vor einer postpartalen Depression bewahrt hat, denn es unterdrückte meinen Zyklus, bis mein Sohn fast zwei Jahre alt war. Erst als meine Periode wiederkehrte, traten die extremen Stimmungsschwankungen in der Lutealphase wieder zutage.

Wenn Ihnen meine Geschichte bekannt vorkommt, wenn Sie zu Depression und Stimmungsschwankungen neigen, die mit den Hormonveränderungen während des Zyklus oder anderen hormonellen Ereignissen im Leben zusammenhängen, dann leiden Sie womöglich unter dem, was ich als *reproduktive Depression* bezeichne. Dazu zähle ich PMDS, postpartale Depressionen und auch all das, was Forscher als klimakterische Depression bezeichnen. Klimakterisch bezieht sich auf den Zeitraum, in dem die Fruchtbarkeit und die sexuelle Aktivität in der Menopause nachlassen (ob Sie das mit dem Sex auch so sehen wollen, bleibt Ihnen überlassen). Diese Art der Depression ist häufig in den 2–3 Jahren vor dem endgültigen Ausbleiben der Periode schwerer als in der Folgezeit nach der Menopause. Gemeinsam ist diesen Formen der Depression, dass sie mit der Produktion von Ovarialhormonen zusammenhängen. Wer schon einmal unter PMDS und/oder postpartalen Depressionen gelitten hat, erlebt häufig eine starke Linderung während der Schwangerschaft, was ich aus eigener Erfahrung bestätigen kann.

Wenn Sie schon einmal von einer Form der reproduktiven Depression betroffen waren, dann besteht eine erhöhte Wahrscheinlichkeit für ein erneutes Auftreten in den Wechseljahren. Das ist sicher nicht das, was Sie hören wollten. Aber denken Sie daran: Gefahr erkannt, Gefahr gebannt! Diese Information kann wichtig sein, wenn es darum geht, in den Wechseljahren eine passende Behandlung zu finden, denn sie beeinflusst Ihre Optionen für den Einsatz einer menopausalen Hormontherapie. Als beratender Gynäkologe und Experte für reproduktive Depression weist Prof. John Studd darauf hin, dass prämenstruelle Depression, postpartale Depression und klimakterische Depression mit Veränderungen der Ovarialhormonspiegel zusammenhängen und wirksam mit Hormonen behandelt werden können.[6] Laut Studd sei es bedauerlich, dass Psychiater diese Form der Behandlung nicht akzeptierten. Er empfiehlt den Einsatz von Östrogen, das über die Haut aufgenommen wird, also in Form von Gel oder Pflastern, um die

Ovulation zu unterdrücken und die Stimmung zu heben. Testosteron könne ebenfalls verwendet werden, um Stimmung, Energie und Libido zu verbessern.

Der Einsatz eines Gestagens, das bei einer MHT mindestens 12 Tage lang neben Östrogen eingenommen werden muss, um eine zu starke Verdickung der Gebärmutterschleimhaut zu verhindern, kann manchmal problematisch sein: Wer von einer reproduktiven Depression betroffen ist, leidet häufig unter einer Gestagen- bzw. Progesteron-Intoleranz, was im Grunde genommen bedeutet, dass Ihnen Progesteron oder Gestagene kein gutes Gefühl geben, sondern eher das Gegenteil verursachen. Manche haben eine Intoleranz gegen das Progesteron, das sie während der Lutealphase des Zyklus selbst produzieren, bei anderen bezieht sich die Intoleranz auf körperidentisches mikronisiertes Progesteron, beispielweise auf Utrogestan. Auch das synthetische Progesteron, das sich in der Pille und einigen Formen der Hormonersatztherapie findet, sorgt bisweilen für eine Intoleranz. Einige wenige können keine dieser Formen vertragen. Eine Gestagen-Intoleranz erzeugt verschiedene Symptome, beispielsweise:[7]

- Ängste
- Reizbarkeit
- Aggressivität
- Ruhelosigkeit
- Panikattacken
- Depressive Stimmung
- Konzentrationsprobleme
- Vergesslichkeit
- Lethargie
- Emotionale Labilität
- Erhöhte Insulinresistenz
- Akne
- Fettige Haut
- Unterleibskrämpfe
- Aufgeblähtheit
- Wassereinlagerungen
- Schwäche

- Kopfschmerzen
- Schwindel
- Berührungsempfindliche Brüste

Die Symptome zeigen sich häufig bei der Einnahme von Gestagenen und halten nach beendeter Einnahme einige Tage an. Auch als Reaktion auf die körpereigene Progesteronproduktion in der Lutealphase können ähnliche Symptome auftreten.

Ärzte verschreiben zur Behandlung von PMDS häufig die Kombipille mit dem Ziel, die zyklischen Symptome durch einen verhinderten Eisprung und den damit zusammenhängenden hormonellen Veränderungen zu unterbinden. Das Dilemma hierbei ist, dass bei den Betroffenen häufig eine Intoleranz gegen Progesteron beziehungsweise Gestagen vorliegt, sodass die Einnahme der Pille oft zu Depressionen führt und der Teil des Zyklus verpasst wird, in dem die Frauen sich wieder wie sich selbst fühlen.

Wenn Sie vermuten, dass Ihnen Progesteron oder Gestagene Schwierigkeiten bereiten könnten, dann sollten Sie dies im Hinterkopf behalten, wenn es um den Einsatz einer Hormontherapie in den Wechseljahren und nach der Menopause geht. Der Einsatz von Gestagenen in der MHT ist wichtig, denn sie verhindern den starken Aufbau der Gebärmutterschleimhaut, der bei einer Monotherapie mit Östrogen eintreten würde. Verdickt sich die Schleimhaut auf diese Weise, kann eine Endometriumhyperplasie eintreten, die einen Risikofaktor für das Entstehen von Gebärmutterkrebs darstellt. Wer eine Intoleranz aufweist, befindet sich hier in einer schwierigen Position des Abwägens. Was ist gut für Ihren Uterus und was für Ihre mentale Gesundheit? Tatsächlich brechen gar nicht so wenige Frauen eine Hormontherapie aufgrund der psychischen Nebenwirkungen ab. In solchen Fällen wird häufig die geringstmögliche Dosis und die kürzestmögliche Dauer gewählt (7–10 Tage statt der sonst üblichen 14 Tage). Wenn Sie eine geringere Dosis oder eine kürzere Dauer wählen, werden regelmäßige Untersuchungen der Endometriumsdicke empfohlen, da die Einnahme von körperidentischem Progesteron für weniger als 12 Tage mit einem erhöhten Risiko für eine Endometriumhyperplasie einhergeht, denn die Menge reicht nicht aus, um der Wirkung des Östrogens gegenzusteuern. Möglicherweise wird man

Ihnen auch eine Hormonspirale oder Dreimonatsspritzen empfehlen. Obwohl bei der Mirena®-Spirale damit geworben wird, dass sie nur eine lokale Wirkung hat, findet eine erhebliche systemische Aufnahme von Gestagen statt[8] – Bluttests haben Mengen ergeben, die der Einnahme von zwei „Minipillen" täglich entsprechen. In punkto Dreimonatsspritze kann ich nur sagen: Wie sinnvoll mag es wohl sein, ein problematisches Hormon zu injizieren, dessen Wirkung 3–4 Monate anhält, wenn möglicherweise eine Intoleranz vorliegt?

Progesteron: Unverträglichkeit versus Rückgang

Eine Progesteron- und Gestagenintoleranz ist etwas anderes als der natürliche Progesteronrückgang, der am Ende des Menstruationszyklus einsetzt, 1–2 Tage vor Beginn der Regel. Bei den Betroffenen zeigen sich die Symptome nach dem Eisprung oder um die Zeit herum, in der das Progesteron seinen Höchststand erreicht (5–7 Tage nach der Ovulation), und sie halten an, bis der Progesteronspiegel vor der Menstruation sinkt. Viele Frauen berichten mir, dass ihre Welt in den letzten 1–3 Tagen des Zyklus zusammenbricht, und das hat mit den sinkenden Östrogen- und Progesteronwerten zu tun. Denn manche Betroffenen fühlen sich durch den Progesteronrückgang zwar besser, oft wird dies aber überlagert von den Symptomen, die sich durch den abrupten Abfall aller Hormone am Zyklusende bemerkbar machen.

Es gibt Wege, mit PMDS zu leben. Viele meiner Klientinnen und Leserinnen von *Superpower Periode* konnten Ihre Symptome teilweise oder sogar vollständig lindern, ohne den Zyklus zu unterdrücken. Es gab auch Betroffene, bei denen eine Hormontherapie absolut angebracht und notwendig war. Derzeit arbeite ich mit einer Klientin, die eine Totaloperation in Erwägung zieht. Wie Sie in Kapitel 9 erfahren werden, bin ich ein großer Fan davon, Gebärmutter und Eierstöcke zu erhalten, solange es keine klare medizinische Indikation für die Entfernung gibt. Ein erbarmungsloses PMDS-Leiden, das auf keine andere Behandlungsstrategie reagiert, stellt allerdings ein klares medizinisches Bedürfnis dar. Eine Hysterektomie ist daher in manchen Fällen eine Entscheidung, die lebensverändernd und lebensrettend sein kann.

Es kann alle treffen

Bei Frauen liegt die Wahrscheinlichkeit, im Laufe ihres Lebens eine schwere Depression zu erleiden, bei 20 Prozent[9], die Wahrscheinlichkeit für depressive Episoden ist ungefähr gleich hoch. Eine im Jahr 2001 an Frauen im Alter zwischen 40 und 55 Jahren durchgeführte Studie[10] kam zu dem Ergebnis, dass in der Prämenopause die psychische Belastung bei 20,9 Prozent lag. In den frühen Wechseljahren stieg der Wert auf 28,9 Prozent, gegen Ende der Wechseljahre lag er dann bei 25,6 Prozent und nach der Menopause bei 22 Prozent. Da verwundert es nicht weiter, dass die Studie auch einen starken Zusammenhang zwischen Schlafproblemen, Nachtschweiß, Hitzewallungen und psychischem Stress feststellte. Genauer gesagt berichteten 39,7 Prozent der Frauen mit Schlafproblemen über Belastungen, im Vergleich zu 15,4 Prozent der Befragten, die nicht unter Schlafstörungen litten. Ähnliche Prozentsätze ergaben sich in Bezug auf vasomotorische Symptome (36,6 Prozent im Vergleich zu 18 Prozent). Depressive Stimmungen und andere Wechseljahressymptome bessern sich häufig im Zuge einer Hormontherapie. Viele Betroffene, die unter einer reproduktiven Depression leiden, haben mir berichtet, dass körperidentische Hormone schnell für eine bessere Stimmungslage sorgen konnten.

Depressionen in der Lebensmitte lassen sich jedoch nicht immer durch einen sinkenden Östrogenspiegel erklären. Wenn Sie unter Geldsorgen leiden und Ihre Ehe auf der Kippe steht, kann die Einnahme von Östrogen Ihnen zwar helfen, mehr Resilienz zu entwickeln, aber die Probleme des Lebens kann es nicht wegzaubern. Zahlreiche Studien belegen, dass die hohe Wahrscheinlichkeit depressiver Symptome eher mit demografischen Faktoren und ungesunden Gewohnheiten zusammenhängt[11] (wie Rauchen oder Bewegungsmangel) als mit dem Hormonhaushalt. Ereignisse, die uns aus der Bahn werfen, etwa eine Scheidung oder der Tod eines geliebten Menschen, führen mit 2–5,5-mal höherer Wahrscheinlichkeit zu depressiven Symptomen.[12]

Eine schwerere depressive Störung, auch klinische Depression genannt, ist gekennzeichnet durch anhaltende Gefühle von Traurigkeit, schlechter Stimmung oder einem Gefühl der Verzweiflung. All dies kann Menschen davon abhalten, Dinge zu tun oder an Ereignissen teilzunehmen, die ihnen normalerweise Freude bereiten. Eine schwere Depression zeichnet sich dadurch aus, dass sie länger als zwei Wochen anhält, wobei daraus durchaus Monate und Jahre werden können. Das Risiko für eine klinische Depression ist bei Frauen 1,5–3-mal so hoch wie bei Männern, und gerade in den Wechseljahren und den ersten Jahren nach der Menopause besteht eine größere Anfälligkeit. Der Altersbereich, in dem die Selbstmordrate bei Frauen in die Höhe schnellt, liegt zwischen 50 und 54 Jahren – ein weiterer Grund, warum alle im Gesundheitswesen Tätigen ausreichend über die Menopause Bescheid wissen sollten.

Die Richtlinien des britischen Gesundheitssystems besagen, dass bei Niedergeschlagenheit und Ängsten, die infolge der Wechseljahre auftreten, eine Hormontherapie und eine kognitive Verhaltenstherapie in Betracht gezogen werden sollten (einige meiner bevorzugten Wege zum Erhalt der geistigen Gesundheit finden Sie weiter hinten in diesem Kapitel). Im Grunde genommen heißt das, dass Ihre Depression womöglich eher ein Symptom der Wechseljahre ist, als dass es sich um eine klassische Depression handelt. Im Einzelnen heißt es dort, dass es keinen klaren Beleg dafür gibt, dass Antidepressiva wie SSRI oder SNRI (Selektive Serotonin-Wiederaufnahmehemmer und Serotonin-Noradrenalin-Wiederaufnahmehemmer) die Niedergeschlagenheit bei Frauen in den Wechseljahren lindern können, bei denen keine Depression diagnostiziert wurde.

Frauen berichten mir häufig, dass es für sie in Ordnung sei, Antidepressiva zu nehmen, sie aber Angst vor einer menopausalen Hormontherapie hätten, weil sie – „dank“ falscher Schlagzeilen – glauben, dass die MHT das Brustkrebsrisiko erhöht (siehe Seiten 104–106 zum Gegenbeweis). Die Auswirkungen der WHI-Studie sind immer noch spürbar und verbreiten unter Ärzten und Patienten gleichermaßen Angst. Bedenkt man die potenziellen Nebenwirkungen von Antidepressiva[13], ihre fragwürdige Wirksamkeit und die vielen Vorteile einer Hormontherapie mit körperidentischen Hormonen, weiß ich, wofür ich mich entscheiden würde.

Ängste

Wenn Sie lähmende Angstzustände entwickelt haben, dann könnte auch das mit den Wechseljahren zusammenhängen. Es kann sich anfühlen, als würde man den Verstand verlieren, insbesondere wenn Ängste eine neue Erfahrung für Sie sind. Keine Sorge – Sie verlieren nicht den Verstand, wohl aber Ihre Hormone. Ängste können sich auf unterschiedliche Weise äußern, beispielsweise:

- Sorgen über alles und jeden
- Soziale Ängste
- Gesundheitliche Ängste
- Verwirrung
- Überforderung durch Kleinigkeiten – was Sie so gar nicht von sich kennen
- Ängstliche Grundstimmung
- Gefühl der Überwältigung
- Panikattacken

Verstärkt wird all das häufig noch durch Schlafmangel, Erschöpfung und einer schlechten Blutzuckerregulierung. Ängste können auch Hitzewallungen auslösen, und wenn Hitzewallungen Sie in Angst versetzen, dann kann sich das hochschaukeln. Daten der *Penn Ovarian Aging Study* deuten auf einen starken Zusammenhang zwischen Ängsten und Hitzewallungen hin[14], wobei die ängstlichsten Studienteilnehmer am häufigsten unter Hitzewallungen litten.

Die ständige Besorgnis über Dinge, die Sie zuvor überhaupt nicht beschäftigt haben, kann sich furchtbar anfühlen – sowohl aufgrund des körperlichen Gefühls der Angst als auch aufgrund der daraus resultierenden Gedanken, die das nagende Gefühl des Untergangs weiter verschärfen und Sie Ihren Herzschlag sehr bewusst spüren lassen. Ängste haben auch Auswirkungen auf Ihren Appetit, indem Sie ihn entweder verlieren oder mehr essen als sonst, um die Gefühle zu unterdrücken. Ein Verstand, dem es auf „großartige" Weise gelingt, sich das schlimmstmögliche Szenario vorzustellen, zieht sie in einen Teufelskreis aus Ängsten und Befürchtungen, der Ihnen den Schlaf raubt.

Schlafmangel macht zusätzlich anfällig für Ängste, was das Ganze nur noch verschlimmert.

Es gibt ganz verschiedene Wege, um mit Ängsten umzugehen, wobei der medizinische Standardansatz das Verschreiben von Antidepressiva wie SSRI ist. Das Problem dabei ist, dass man in den Wechseljahren (von deren Einsetzen man womöglich nicht einmal etwas ahnt) aufgrund von Ängsten, Depressionen (und möglicherweise Hitzewallungen) SSRI verschrieben bekommt, ergänzt um Schmerzmittel gegen die Gelenkschmerzen und einem Schlafmittel gegen die Schlafprobleme – obwohl die eigentliche Lösung schlicht eine Hormontherapie ist.

Wenn ich spüre, dass ich in den Kampf- oder Fluchtmodus gerate, dann beobachte ich das Gefühl in meinem Körper – was ist es und wie fühlt es sich an? Bei mir ist es so (und bei Ihnen kann es durchaus anders sein), dass ich eine Enge in der Brust verspüre und eine Hitze in der Mitte zwischen meinen Brüsten und entlang der BH-Linie. Mein Herz schlägt dann schneller und ich nehme alles um mich herum überdeutlich wahr. Das ist mein Körper, der ganz großartig darin ist, mich zu schützen. Gäbe es eine tatsächliche Bedrohung, wäre diese Reaktion ausgesprochen dienlich, denn ich wäre mir meiner Umgebung bewusst und dadurch in der Lage, schnell zu reagieren. Derzeit befinde ich mich jedoch nicht in einer bedrohlichen Situation. Ich frage mich nur, ob mir genügend Zeit bleibt, um diesen Absatz fertig zu schreiben, bevor ich meinen Sohn aus der Vorschule abholen muss, und dieser Gedanke hat schon ausgereicht, um ein allgemeines Gefühl von Unwohlsein und Panik in mir auszulösen. Ich könnte der Angst nun freien Lauf lassen, und würde ich das tun, dann hätte ich keine Chance, diesen Absatz zu beenden. Ich würde mich von meinen Gedanken mitreißen lassen, weitere Angst einflößende Vorstellungen würden in mir aufkeimen und ich würde mich vor dem Kühlschrank wiederfinden. Dann geriete ich in Panik aufgrund der verlorenen Zeit und dem Nichterfüllen meines Pensums. Am Ende stünde ein Film darüber, was alles an diesem Tag und in meinem Leben schieflaufen könnte, frei nach dem Motto: „Warum bekomme ich nichts auf die Reihe? Ich bin zu nichts zu gebrauchen, mein Buch wird niemals rechtzeitig fertig, meine Verleger werden mich hassen, niemand wird das Buch kaufen und die Welt wird untergehen." Okay, jetzt hat sich mein Herzschlag wirklich beschleunigt, aber Sie sehen hoffentlich, was ich meine: Angst schraubt sich schnell hoch, wenn wir es zulassen. Ich habe allerdings Übung im Umgang damit, also versuche ich die Reaktion meines Körpers neutral zu sehen, ich halte kurz inne, lächele und danke ihm dafür, dass er versucht, für meine Sicherheit zu sorgen, denn genau das tut er. Das verschafft mir Luft, um mich zu fragen, warum ich mich ängstlich fühle. Manchmal gibt es einen körperlichen Grund dafür, etwa zu viel Koffein oder ein Nahrungsmittel, das meine Histaminintoleranz auslöst, aber meistens liegt es einfach daran, dass ich eine unglaublich lebhafte Vorstellungskraft habe, die gerne Szenarien entwirft, auf die mein Körper glaubt, reagieren zu müssen. Meinem Körper zu sagen, dass er nicht mehr in Habachtstellung verharren muss, ist ein unglaublich netter und liebevoller Weg, damit umzugehen. Dann kann ich mich darauf konzentrieren, tief zu atmen, was meinen Vagusnerv stimuliert, der wiederum meinen Herzschlag beruhigt.

Ihr wandernder Nerv

Ihr vegetatives Nervensystem besteht aus zwei Hälften. Die eine Hälfte – der Sympathikus – ist verantwortlich für eine Aktivitätssteigerung in Form von Kampf oder Flucht, die andere Hälfte – der Parasympathikus – für Entspannung und Regeneration, ein Zustand, in dem Sie sich den größten Teil der Zeit befinden sollten.

Der Vagusnerv ist ein Hauptteil der Ruhe- und Regenerationshälfte Ihres Nervensystems, und er ist der längste der zwölf Hirnnerven – daher auch sein Name, denn *vagus* bedeutet im Lateinischen „wandernd". Wird der Vagusnerv stimuliert, verlangsamt sich Ihr Herzschlag und Sie können den Kampf-oder-Flucht-Modus hinter sich lassen. Je mehr Streicheleinheiten Sie Ihrem Vagusnerv zukommen lassen, desto mehr Zeit werden Sie in einem entspannten Zustand verbringen und desto besser werden Sie in der Lage sein, mit sich selbst und anderen in Verbindung zu treten. Zu den Praktiken, die den Tonus des Vagusnervs verbessern, zählen:

- Langsames, tiefes Atmen (sechs Atemzüge pro Minute)
- Lachen
- Summen
- Singen
- Sich kaltes Wasser ins Gesicht spritzen
- Kalt duschen
- Akupunktur
- Yoga

Der Punkt ist allerdings, dass Ihr Gehirn auf jede Frage eine Antwort fordert. Es wird so lange weiter nachbohren, bis es eine erhält, und wenn Sie versuchen, es zu ignorieren (was Ihnen sowieso nicht gelingen wird), dann schraubt sich die Angst immer weiter in die Höhe. Die Lösung liegt darin, das zu tun, worum es Sie bittet und ihm eine Antwort zu geben. Schreiben Sie die auftauchenden Fragen auf und notieren Sie die Antworten gleich mit. Es wird sich meist um „Was wäre, wenn …?"-Fragen handeln, also achten Sie einmal verstärkt darauf, wann sich die „Was wäre, wenn …"-Karawane in Bewegung setzt. Geben Sie Ihrem Verstand die Antwort, nach der er sucht, und Sie werden im Laufe des Prozesses nicht nur eine Lösung für die schlimmstmögliche Katastrophe finden, die eintreten könnte, sondern lernen, die Dinge auch als das ansehen zu können, was sie sind. Der Schlüssel ist, sie wirklich auf Papier zu schreiben, damit sie sich von ihnen lösen und sie sehen können, ohne darüber zu urteilen. Wenn Sie Ihren Gedanken erlauben, in Ihrem Kopf Karussell zu fahren, dann ist das nicht hilfreich. Selbstgeißelung bringt Sie auch nicht weiter. Daher stelle ich Ihnen hier einige meiner Lieblingsmethoden vor, wie Sie dafür sorgen können, dass diese Gedanken Sie nicht in den Wahnsinn treiben.

Gefühle zulassen

Es ist weder realistisch noch zielführend, sich immer glücklich fühlen zu wollen. Das Leben ist kein Ponyhof, und wenn Sie das Ziel verfolgen, in einem beständigen Zustand von Glückseligkeit zu schweben, dann wird Ihnen das nicht gelingen, denn jede Medaille hat zwei Seiten. Schwierige Zeiten, Enttäuschungen und Verluste sind Teil des Lebens, und das ist auch in den Wechseljahren nicht anders. Wie geht es Ihnen also mit Ihren Gefühlen? Können Sie sie vollkommen zulassen oder lenken Sie sich mit sinnlosem Scrollen durch die sozialen Medien, einer Packung Kekse (mein bevorzugtes Seelenfutter) oder einer Flasche Wein ab? War es als Kind in Ordnung, Traurigkeit, Kummer und Wut zu zeigen, oder stießen Sie damit bei Ihren Eltern eher auf Ablehnung? Können Sie Ihren Gefühlen freien Lauf lassen?

Gefühle zu unterdrücken und zu verdrängen, funktioniert nicht. Ebenso gut könnten Sie versuchen, einen mit Luft gefüllten Ball unter Wasser zu drücken. Es ist schwer, ihn überhaupt unter die Wasseroberfläche zu bekommen, und kaum hat man es doch geschafft, springt er im nächsten Moment mit Druck wieder hoch und verspritzt dabei jede Menge Wasser. Bei einem unangenehmen Gefühl ist es nicht anders. Vor Emotionen wie Wut, Trauer und Scham davonzulaufen, schadet uns und unseren Beziehungen. Unsere Körper wirklich zu bewohnen, Gefühle zuzulassen und in den Schmerz hineinzugehen, ist ein Geschenk, das wir uns selbst machen können. Wenn es Ihnen schwerfällt, zu verstehen, was ich meine, dann erinnern Sie sich doch einmal daran, wie Sie sich fühlten, als es Ihnen das letzte Mal schlecht ging oder Sie wütend waren und dann jemandem davon erzählten, der das Ganze kleinredete oder schlichtweg ignorierte. Wie hat sich das angefühlt? Nicht so gut, oder? Genau das machen wir bei uns selbst die ganze Zeit. Wenn es darum geht, emotionalen Schmerz zu spüren, dann sind wir meist ausgesprochen gut darin, das Problem zu lösen, indem wir uns etwas Süßes gönnen, uns in den sozialen Medien verlieren oder ein Glas Wein in uns kippen. Ein Mensch zu sein, der Gefühle hat, ist jedoch kein Problem. Sich einzureden, dass man diese Gefühle nicht haben sollte, das schon.

Das Erleben „negativer" Emotionen kann ziemlich unangenehm sein, ist aber Teil des Menschseins. Wenn Sie die Dinge in sich hineinfressen und verdrängen, um möglichst schnell wie gewohnt weitermachen zu können, dann mag es scheinen, als hätten Sie die Schlacht gegen Ihr Gehirn gewonnen. Die Wahrheit ist aber, dass Sie das Thema nur auf einen späteren Zeitpunkt vertagt haben. Wenn Sie sich selbst nicht erlauben, wütend, ängstlich, deprimiert, frustriert, traurig und am Boden zerstört zu sein, dann geben Sie Ihrem Nervensystem keine Chance, sich zu kalibrieren und eine Lösung zu finden. Stattdessen unterdrücken Sie das Thema; und je nach Situation und Ihren persönlichen Vorlieben gehen Sie womöglich auf einen Fremden oder einen Ihrer Liebsten los, verdrücken eine Packung Kekse oder trinken zu viel. Vieles hängt natürlich von den Umständen ab, in denen Sie sich befinden – Gefühle zu durchleben, das bedeutet in der Privatsphäre des Zuhauses etwas anderes als dies am Arbeitsplatz zu tun, aber es gibt immer Möglichkeiten, eine Emotion auch zuzulassen, anstatt sich gegen sie zu wehren. Die Angewohnheit, Gefühle mithilfe von Alkohol, Essen, Drogen, Instagram, Netflix, Arbeit und Dauergeschäftigkeit zu unterdrücken, wird es Ihnen in den Wechseljahren nicht leichter machen.

Sich helfen lassen

Sprechen Sie mit Ihrem Arzt oder Ihrer Ärztin über die Symptome, die Sie haben. Wenn Sie gerade erst in die Wechseljahre gekommen sind, fragen Sie nach körperidentischem Progesteron. Wie Sie ja bereits wissen, erhöht Progesteron die GABA-Funktion und hilft Ihnen dabei, ruhiger und gelassener zu sein. Zudem unterstützt es einen gesunden Schlaf. Wenn zwischen den Monatsblutungen immer mehr Zeit vergeht und Sie Stimmungsveränderungen, Vergesslichkeit und kognitive Veränderungen feststellen, dann bringen Sie Östrogen (und Progesteron) ins Gespräch. Sie können auch eine Überweisung für eine kognitive Verhaltenstherapie erhalten, die bei Stimmungsschwankungen und Symptomen wie Hitzewallungen helfen kann.

Naturheilkundlich tätige Ärzte oder Funktionsmedizinerinnen können tieferliegende Hormon- oder Gesundheitsprobleme diagnostizieren und entsprechende Untersuchungen veranlassen, die eine individualisierte Behandlungsstrategie ermöglichen. Funktionsmediziner – die teilweise auch eine Zulassung als Allgemeinarzt haben – haben eine spezielle Ausbildung durchlaufen, bei der es um die Bestimmung der Ursachen geht, die verschiedenen Symptomen zugrunde liegen, weshalb ein Besuch dort anders ausfällt als bei der „normalen" Hausärztin.

Einige der benötigten Untersuchungen können aber auch über Ihre hausärztliche Praxis abgewickelt werden. Solche Ansätze eigenen sich vor allem, wenn Sie unter verschiedenen Gesundheitsproblemen leiden, Medikamente nehmen oder überlegen, SSRI abzusetzen (was übrigens immer langsam und achtsam erfolgen sollte und unter Aufsicht eines erfahrenen Therapeuten). Versuchen Sie nicht, sich mit einer Handvoll Nahrungsergänzungsmittel durchzuschlagen. Depressionen und Stimmungsschwankungen gehen oft mit anderen gesundheitlichen Problemen einher, z. B. chronischen Schmerzen und dem metabolischen Syndrom. Wenn es mehrere verschiedene Symptome gibt, wie dies häufig der Fall ist, spart Ihnen die Zusammenarbeit mit jemandem, der die Puzzlestücke zusammensetzen kann, am Ende Zeit und Nerven.

Gesprächstherapie ist immer nützlich und ich wünschte, jeder Mensch hätte Zugang dazu. Eine Lebensberatung gibt Ihnen die Möglichkeit, sich mit dem eigenen inneren Kritiker, dem Setzen von Grenzen und dem Wunsch, es allen recht machen zu wollen, auseinander zu setzen.

Menschen zu haben, die einen unterstützen und verstehen, zählt wohl zu den wichtigsten Dingen. Seit ich im Rahmen von *The Flow Collective* eine Online-Mitgliedschaft anbiete, bin ich immer wieder begeistert davon, wie viel es ausmacht, eine Gemeinschaft zu haben, in der wir unsere Erfahrungen teilen können, wie es sich mit dem Menstruationszyklus lebt. Sich verbunden zu fühlen und einen Ort zu haben, an dem man sich nicht verstellen muss, ist ausgesprochen befreiend und nährend. Ein hohes Maß an Unterstützung zu haben, senkt das Risiko für eine Depression um 20 Prozent.[15]

Gut zum Körper sein

Beschäftigen Sie sich nicht nur damit, was in Ihrem Kopf so vor sich geht, sondern auch, wie Sie Ihren Körper bestmöglich unterstützen können, beispielsweise durch das Reduzieren von Entzündungen, die Teil einer Depression sein können (siehe Seiten 234–236). Stellen Sie einen Plan auf und halten Sie sich daran. Ideal ist, wenn Sie in etwa zur gleichen Zeit aufstehen und schlafen gehen und es feste Zeiten für die Mahlzeiten gibt.

Massagen und Berührungen fördern den Fluss des Liebeshormons Oxytocin, also bringe ich meinen Klientinnen eine fabelhafte Selbstmassage bei, die sie in ihre Wechseljahres-Werkzeugkiste packen können. Wenn Sie einen Partner haben, der Lust hat, Sie zu massieren, ist das natürlich genauso gut. Auf meiner Internetseite finden Sie unter *www.maisiehill.com/perimenopause* ein Video mit Anleitung.

Gewichtsdecken können dazu beitragen, Ihr Nervensystem zu steuern, Ängste zu lindern und den Schlaf zu verbessern. In der Nacht das WLAN auszuschalten und das Handy immer wieder einmal für längere Zeit beiseitezulegen, kann ebenfalls einen Unterschied bewirken. Versuchen Sie nicht, mir weiszumachen, dass die ständigen Meldungen keine Auswirkungen auf Ihr Nervenkostüm haben.

Meiden Sie anregende Getränke wie Kaffee oder Tee. Selbst grüner Tee, der ebenfalls anregend ist, kann für manche Menschen zu viel des Guten sein. Alkohol und Zigaretten sind übrigens auch Stimulanzien.

Atemtechniken stellen eine schnelle und einfache Methode dar, um Herzschlag und Nervensystem zu beruhigen. Viele Krankenkassen bieten hierzu Informationen, ebenso wie verschiedene Seiten im Internet.[16]

Rausgehen

Das Haus zu verlassen, kann schwierig sein, wenn Stimmung und Energie im Keller sind. Meiner persönlichen und beruflichen Erfahrung nach verleiht uns das Rausgehen allerdings Energie und macht einen riesigen Unterschied, wenn es darum geht, Ängste und Depressionen zu überwinden. Tageslicht kann, speziell während der Wintermonate, bei Depressionen und jahreszeitlich bedingten Depressionen sehr hilfreich sein, ebenso wie der Einsatz von Tageslichtlampen in der dunklen Jahreszeit. Wenn der Körper nicht genügend Vitamin D bildet (unter 50 nmol/L), wie dies in den Wintermonaten häufig der Fall ist, besteht im Vergleich zu Menschen, deren Vitamin-D-Spiegel ausreichend oder optimal hoch ist, ein erhebliches Risiko, depressiv zu werden (mehr Informationen zu Vitamin D finden Sie auf den Seiten 261–263).

Forschungen haben ergeben, dass körperliche Betätigung ebenso wirksam sein kann wie die Einnahme von Antidepressiva (SSRI)[17], wobei mir bewusst ist, dass diesem Unterfangen häufig große körperliche und mentale Hürden im Weg stehen. Es ist auch möglich, dass die Art der körperlichen Betätigung, die für diese Studien betrachtet wurde, einen Einfluss hatte, denn das Treiben von Sport in einer Gruppe ist durch den Kontakt untereinander meist wirkungsvoller. Menschen, die unter Depressionen leiden, sind häufig isoliert und einsam, selbst wenn sie inmitten anderer leben. Deshalb sollte das Zusammenkommen in einer Gruppe ein Faktor sein, den man möglichst berücksichtigt und nutzt. Bei dem von der Autorin und Journalistin Bryony Gordon gegründeten internationalen Netzwerk *Mental Health Mates* treffen sich Menschen mit psychischen Problemen regelmäßig, um gemeinsam spazieren zu gehen und zu reden. Ich kann nur empfehlen, sich eine solche Gruppe zu suchen oder vielleicht selbst eine zu gründen.

In einer Studie sorgte ein leichtes Trainingsprogramm über 16 Wochen – 30 Minuten Gehen oder Joggen – für eine nachhaltig erhöhte Herzfrequenz und stellte sich als ebenso effektiv heraus wie die Gabe von Antidepressiva. Kraftsport wie Gewichtheben hat ebenfalls positive Auswirkungen auf die Stimmung. Forscher der Harvard University analysierten 33 randomisierte klinische Versuche und kamen zu dem Ergebnis, dass Kraftsport an zwei oder mehr Tagen in der Woche zu einer erheblichen Reduzierung der depressiven Symptome der Teilnehmenden führt.[18]

Liebe deinen Darm

Wenn Ihre psychische Belastbarkeit nicht die beste ist, dann sollten es Ihnen nicht egal sein, was Ihr Darm treibt, denn es gibt einen nicht zu vernachlässigenden Zusammenhang zwischen Gehirn- und Darmgesundheit. Darmbakterien produzieren Botenstoffe wie Dopamin, GABA, Serotonin, Acetylcholin und Noradrenalin, die auch Einfluss auf Stimmung, Konzentrationsfähigkeit, Ängste, Motivation und Belohnung haben. Die Gesundheit Ihrer Darmflora zu verbessern, ist eine einfache und wirksame Methode, um die mentale und hormonelle Gesundheit zu fördern.

Ernährung

Vollwertige Mahlzeiten, die frisch zu Hause zubereitet werden, leisten einen großen Beitrag zu Ihrer Gesundheit. Wenn ich einmal ein paar Tage lang viel zu tun habe und aus Zeitmangel nur einfache Kohlenhydrate esse, aber zu wenig Gemüse und Protein, rutscht meine Stimmung schnell in den Keller und ich bekomme Heißhunger auf Grünzeug wie Brokkoli und Rucola.

Ihr Gehirn benötigt Fett, also sollten Sie auch mehr gesunde Fette in Ihre Ernährung einbauen und Omega-3-Fettsäuren in Form von Nahrungsergänzungen zu sich nehmen. Eine Analyse von 13 Untersuchungen stellte fest, dass die Einnahme von Omega-3-Fettsäuren wie Fischöl Ängste und Depressionen verringern kann.[19]

Vitamin B_{12} ist ein weiterer wichtiger Baustein: Wir benötigen es, um rote Blutkörperchen zu bilden und für ein gesundes, funktionierendes Nervensystem. Medikamente gegen Sodbrennen (Protonenpumpenhemmer) verhindern die Aufnahme von B_{12} und mit dem Alter sinkt überdies unsere natürliche Aufnahmefähigkeit. Wenn Sie vegan leben, erhalten Sie kein Vitamin B_{12} über die Nahrung, Sie *müssen* es also nahrungsergänzend einnehmen. Viele, die mich um Rat bitten, leben vegan und haben Probleme mit ihrer hormonellen und mentalen Gesundheit. Einige von ihnen sind nach sorgfältiger Erwägung bereit, in ihre Mahlzeiten eine geringe Menge an tierischen Produkten einzubauen. Eine Möglichkeit für all jene, die das Essen von Fleisch unangenehm finden, sind leberhaltige Tabletten, hierzu lassen Sie sich am besten in der Apotheke oder in einem Reformhaus beraten.

Und wenn wir gerade beim Thema Vegetarier und Veganer sind – wenn Sie unter Ängsten leiden, dann sollten Sie prüfen, ob Taurin als Nahrungsergänzung eventuell für Sie geeignet ist. Taurin kommt in pflanzlicher Nahrung nicht vor und Vitamin B_{12}, das ebenfalls in pflanzlicher Nahrung nicht vorkommt, spielt eine Rolle bei der Produktion von Taurin. Das bedeutet doppeltes Pech für Veganer, denn sie nehmen es zum einen nicht über die Ernährung auf, zum anderen können sie es bei einem Vitamin-B_{12}-Mangel schlecht selbst herstellen. Taurin kann auch bei einer Nahrungsergänzung mit Eisen dessen Aufnahme verbessern[20], wenn Sie unter einem Eisenmangel leiden, wie dies bei

Vegetariern und Veganern häufig der Fall ist (und ja, Fleischesser können auch betroffen sein). Meine vegan lebenden Klientinnen, die begonnen haben, Eier zu essen, stellten fest, dass ihre Ängste erheblich nachließen; ebenso erging es jenen, die sich zum Verzehr von Fleisch durchringen konnten.

Kohlenhydrate gehören ebenfalls auf den Speiseplan. Wenn Sie sich für eine Keto-Ernährung entschieden haben, die häufig als *die* Lösung propagiert wird, um eine mit den Wechseljahren einhergehende Gewichtszunahme zu bekämpfen, und Sie sich zunehmend gestresst fühlen und schlechter schlafen, dann kann es sein, dass Sie einfach mehr Kohlenhydrate benötigen. Stärkereiche Kohlenhydrate wie Reis und Kartoffeln als Teil einer ausgewogenen Mahlzeit erhöhen die Produktion von GABA[21] und beruhigen so Ihr Nervensystem. Sie stellen zudem leicht verfügbares Tryptophan für Ihr Gehirn bereit[22], was in Bezug auf Stimmung und Schlaf eine gute Sache ist, denn ein Mangel an Tryptophan führt zu schlechtem Schlaf.[23]

Erfahrungsbericht

Lindsay litt unter extremer Reizbarkeit. Alles und jeder ging ihr auf die Nerven. Hinzu kam, dass ihre Monatsblutungen immer schon recht heftig waren und nun in kürzeren Abständen eintraten und länger anhielten. Ihre Brüste waren geschwollen und schmerzten, aber das war, wie sie mir sagte, egal, weil sie sowieso niemanden in ihrer Nähe haben wollte. Ich versicherte Lindsay, dass sie nicht die einzige 44-Jährige war, der es so erging. Tatsächlich kommen viele mit ähnlichen Beschwerden, die ein Anzeichen für einen hohen Östrogen- und einen niedrigen Progesteronspiegel sind.

Wir entwickelten eine Strategie, wie wir das Gleichgewicht zwischen den beiden Hormonen wiederherstellen und den starken Blutverlust lindern konnten, unter dem sie alle 24 Tage litt. Wenn die Periode einsetzte, nahm sie an den ersten Tagen alle 6 Stunden Ibuprofen. Sie litt unter Eisenmangel, also sorgte sie für eine eisenreiche Ernährung und nahm ein entsprechendes Nahrungsergänzungsmittel zu sich. Da Vitamin C sowohl die Aufnahme von Eisen als auch die Bildung von Progesteron fördert, begann sie mit der Einnahme von Vitamin C und Mönchspfeffer, einem Kraut, das ebenfalls die Progesteronproduktion unterstützt und bei starken Blutungen, prämenstrueller Reizbarkeit und Brustspannen helfen kann. Ich erwähnte, dass auch mikronisiertes körperidentisches Progesteron eine Option sein könnte, ich aber zunächst abwarten wolle, was Nahrungsergänzungen und Akupunktur bewirken würden. Wir setzten also einmal wöchentlich eine Akupunktursitzung an. In der Woche vor ihrer Regel erhöhten wir auf zwei Sitzungen und sie kam zusätzlich am ersten oder zweiten Tag der Blutung. Ich empfahl Lindsay außerdem, ihren Frust herauszulassen, anstatt alles in sich hineinzufressen und zu explodieren, wenn der Druck zu hoch wurde.

In den folgenden Monaten nahm die Heftigkeit von Lindsays Periode ab. Das Brustspannen und die Reizbarkeit sanken ebenfalls, und sie stellte fest, dass sie besser schlief, was sich insgesamt positiv auswirkte. Lindsay war beruhigt zu wissen, dass ihr im Bedarfsfall weitere Möglichkeiten zur Verfügung standen. Sie war damit einverstanden, körperidentisches Progesteron zu nehmen, wenn es schwieriger wurde, und bereits das Wissen um weitere Optionen nahm der Situation einiges an Schwere. Es tut in der Regel gut, zu wissen, dass weitere Möglichkeiten zur Verfügung stehen.

Hilfreiche Nahrungsergänzungen

Nahrungsergänzungsmittel können für die Unterstützung von psychischer Gesundheit und Wohlbefinden eine Rolle spielen, aber bitte ziehen Sie nicht gleich los und besorgen sich eine ganze Palette, um für alle Eventualitäten gewappnet zu sein. Die Auswirkungen können unangenehm sein, und Sie geben am Ende ein halbes Vermögen dafür aus. Ich empfehle Ihnen, sich das Geld zu sparen und stattdessen mit einer naturheilkundlich tätigen Ärztin oder einem Ernährungsberater zusammenzuarbeiten und deren Empfehlungen zu folgen.

Magnesium

Magnesium ist im Hinblick auf die Wechseljahre ein ziemlicher Alleskönner, denn es trägt dazu bei, die Nebennieren zu beruhigen sowie Stress und Ängste abzubauen. Es fördert zudem einen erholsamen Schlaf, reguliert den Blutzucker, verbessert die Insulinempfindlichkeit und wird für die sichere Verstoffwechselung und Ausscheidung von Östrogen benötigt. Darüber hinaus sorgt es für einen guten Energiehaushalt, Muskelentspannung und Knochengesundheit – 63 Prozent des Magnesiums befindet sich in Ihren Knochen, und wenn Sie nicht ausreichend damit versorgt sind, kompensiert Ihr Körper das, indem es den Knochen entzogen wird, was Sie anfällig machen kann für Osteoporose und Knochenbrüche.

Die meisten Menschen nehmen über die Nahrung zu wenig Magnesium auf, weshalb Magnesiummangel weit verbreitet ist.[24] Durch die moderne Landwirtschaft werden die Böden immer stärker ausgelaugt und Nahrungsmittel, die einen hohen Anteil an Magnesium und anderen Mineralstoffen haben sollten, weisen diesen längst nicht mehr auf, sodass unsere Nahrung immer weniger davon enthält. Wie viele Nährstoffe wird Magnesium zudem durch eine zu starke industrielle Verarbeitung von Nahrungsmitteln beschädigt oder zerstört. Das Problem ist jedoch noch weitreichender: Wir nehmen nicht nur zu wenig Magnesium mit der normalen Ernährung auf, sondern Alkohol, hoher Zuckerkonsum und Medikamente wie die Pille, blutdrucksenkende Medikamente und Magensäurehemmer wirken sich ebenfalls negativ auf die Aufnahme von Magnesium aus. Und wenn wir im Stress sind, benötigen wir auch mehr davon.

Zu den magnesiumhaltigen Lebensmitteln zählen schwarze Bohnen, grünes Blattgemüse wie Spinat und Mangold, Kürbissamen, Leinsamen, Hanfsamen, Paranüsse, Mandeln, Avocados, Bananen, Lachs und Bitterschokolade. Bei den Nahrungsergänzungsmitteln ist Magnesiumoxid günstig zu bekommen, aber es wird nicht so gut aufgenommen. Magnesiumcitrat fördert die Darmbewegung, was überdies hilfreich sein kann, wenn Sie zu Verstopfung neigen (Dosis langsam steigern, um

Durchfall zu vermeiden). Magnesiumglycinat ist in der Regel auch gut verträglich, und Sie können eine höhere therapeutische Dosis wählen (300–600 mg).

Vitamin B_6

Unser Bedarf an B-Vitaminen steigt mit dem Alter, während unsere Fähigkeit abnimmt, es aufzunehmen. Das wird begünstigt durch eine schlechtere Verdauung, Medikamente, die mit Vitamin B interagieren, und die Verarbeitung von Alkohol, für die Vitamin B ebenfalls benötigt wird. Ein Mangel an Vitamin B wird mit nachlassenden kognitiven Fähigkeiten, geringerer Knochendichte (ein Risikofaktor für Osteoporose und Knochenbrüche), schlechter Bildung, mangelhafter Reparatur von DNA-Schädigungen sowie Herz-Kreislauf-Erkrankungen und Schlaganfällen in Verbindung gebracht. Sie sollten also in den Wechseljahren auf eine ausreichende Versorgung mit B-Vitaminen achten. Auch wenn alle B-Vitamine wichtig sind, möchte ich Ihr Augenmerk vor allem auf B_6 lenken, denn es kann die Progesteronproduktion ankurbeln, Entzündungen reduzieren und die Östrogenentgiftung fördern. Außerdem bringt es Linderung bei Histaminintoleranz, PMS, PMDS und anderen stimmungsbedingten Problemen.

Kurkuma *(Kurkumin)*

Kurkuma, auch Gelbwurz genannt, hat eine starke entzündungshemmende Wirkung. Einer der Hauptwirkstoffe, das Kurkumin, ist als Nahrungsergänzung erhältlich, und natürlich können Sie auch Suppen und Eintöpfe mit Kurkuma würzen. Die Aufnahme wird gefördert, wenn es zusammen mit Fett und schwarzem Pfeffer eingenommen wird, weshalb einige Kapseln dies zusätzlich enthalten. Kurkumin hat eine antidepressive Wirkung. Studien haben gezeigt, dass es die gleiche Wirkung erzielt wie Fluoxetin (Prozac).[25] Wird es parallel zu Escitalopram und Venlafaxin eingesetzt, bessern sich die Symptome schneller als bei einer Monotherapie mit diesen Arzneimitteln.[26] Kurkumin hat eine antioxidative, antimikrobielle und Krebs hemmende Wirkung und kann eingesetzt werden, um starke Monatsblutungen sowie Schmerzen zu lindern. Es ist also sehr gut geeignet, wenn Sie unter schweren oder schmerzhaften Blutungen leiden.

Taurin

Taurin ist eine nicht-essenzielle Aminosäure. Nicht-essenziell bedeutet, dass unser Körper sie selbst aus zwei anderen Aminosäuren herstellen kann. Außerdem nehmen wir sie über den Verzehr tierischer Produkte auf. Östradiol unterdrückt die Produktion von Taurin[27], also benötigen Sie – ob Sie nun noch einen Zyklus haben oder Östrogen einnehmen – mehr davon als ein Mann. Und wie bereits erwähnt, kann Taurin Ihnen helfen, wenn Sie vegan leben und mögliche Ängste lindern möchten.

Taurin findet sich in hoher Konzentration im Gehirn und spielt eine wichtige Rolle bei der Freisetzung von Neurotransmittern[28], einschließlich der Aktivierung von GABA-Rezeptoren im Gehirn.[29] Es hat auch eine neuroprotektive Wirkung. Taurin spielt für Gedächtnis, Lernen und Stimmung eine Rolle und kann den Abbau von Ängsten und Stress unterstützen. Es regt die Knochenbildung an und hemmt den Knochenabbau[30], ist ein wirkungsvolles Antioxidans und kann die Insulinempfindlichkeit verbessern.[31]

L-Theanin

L-Theanin ist eine Aminosäure, die Entspannung fördert und Ängste lindert, indem sie den Pegel von beruhigenden Neurotransmittern wie GABA, Serotonin und Dopamin erhöht und den von stimulierenden Botenstoffen senkt. Es ist kein Beruhigungsmittel, aber es kann schlaffördernd wirken, weil es den Stress reduziert, der Sie womöglich wachhält. L-Theanin kann blutdrucksenkend wirken, weshalb es zu Wechselwirkungen mit Medikamenten oder anderen Nahrungsergänzungsmitteln kommen kann, die ebenfalls blutdrucksenkend sind.

GABA *(Gamma-Aminobuttersäure)*

GABA ist eine weitere Aminosäure, die als hemmender Neurotransmitter im Gehirn wirkt. GABA zieht sozusagen beim Nervensystem die Bremse an, mit dem Nebeneffekt, dass es Sie zur Ruhe bringt. Es kann Ängste lindern, die Stimmung verbessern und einen erholsamen Schlaf fördern. Viele der anderen hier aufgeführten Nahrungsergänzungen beeinflussen GABA und können sich auf die GABA-Rezeptoren im Gehirn auswirken. Auch GABA kann als Nahrungsergänzung eingenommen werden, wobei nicht ganz klar ist, wie hoch der Nutzen ist – ein weiterer Bereich, in dem mehr geforscht werden muss! GABA wirkt sich auf Medikamente gegen Bluthochdruck und Antidepressiva aus und es kann zudem zu Wechselwirkungen mit anderen Nahrungsergänzungsmitteln kommen. Besprechen Sie eine Einnahme daher in jedem Fall mit Ihrem Arzt oder Ihrer Ärztin.

CBD *(Cannabidiol)*

CBD ist der zweitaktivste Wirkstoff der Cannabis-Pflanze. Der aktivste ist Tetrahydrocannabinol (THC) – die psychoaktive Substanz, die beim Menschen durch das Rauchen oder den Verzehr von Cannabis eine berauschende Wirkung entfaltet. Auch wenn CBD ein Bestandteil der Cannabis-Pflanze ist, hat es jedoch keine berauschende Wirkung. Es kann Ihnen vielmehr bei Ängsten, Depressionen und Schlaflosigkeit helfen, speziell wenn andere Behandlungsformen Ihre Schlafprobleme bislang nicht lösen konnten. Auch bei weiteren Gesundheitsthemen wie der Regeneration nach einem Burnout, PMS, Regelschmerzen, Kopfschmerzen, Migräne und neurologischen Störungen kann es sich als hilfreich erweisen. Wenn Sie sich dafür interessieren, testen Sie ein Vollspektrum-CBD-Öl auf Hanfbasis, da es weniger als 0,2 Prozent THC enthält und legal erhältlich ist. Es gibt auch zahlreiche Ratgeber zum Thema CBD, wenn Sie hierzu weitere Informationen benötigen.

Adaptogene

Adaptogene sind Kräutermittel, die uns bei der Bewältigung und Genesung von körperlichem und emotionalem Stress unterstützen. Die meisten davon stammen von Pflanzen, wobei auch Heilpilze zu den Adaptogenen zählen.

Ashwagandha *(Withania somnifera)*

Ashwagandha, auch Schlafbeere genannt, ist vor allem als adaptogene Pflanze bekannt, die unterstützend bei Stress wirkt. Sie ist entzündungshemmend und schützt vor dem oxidativen Stress, der Zellen und DNA schädigen kann. Ashwagandha kann sich positiv auf das Immunsystem auswirken und einige Forschungsergebnisse deuten darauf hin, dass es Menschen mit neurodegenerativen Erkrankungen helfen kann.[32] Es kann Ängste lindern und problemlos parallel zu Antidepressiva eingenommen werden.

Maca *(Lepidium meyenii)*

Maca ist ein Nebennieren-Adaptogen, was bedeutet, dass es Ihnen die Verarbeitung von Stress erleichtert. Es wird häufig bei niedrigem Östrogenspiegel empfohlen, also beispielsweise für die Zeit nach der Menopause, wobei es nicht die Östrogenproduktion anregt. Es wirkt auf die Hormondrüsen im Kopf – Hypothalamus und Hypophyse – ein, wodurch Ihr Hormonhaushalt, und damit auch Ihr Östrogenspiegel, wieder stärker ins Gleichgewicht kommen kann. Gleichzeitig beeinflusst es Nebennieren, Zirbeldrüse und Schilddrüse. Maca kann sich positiv auswirken auf Dauer und Qualität des Schlafes, auf Hitzewallungen, Herzrasen, Depressionen, Nervosität und sexuelles Verlangen. Aufgrund der regulierenden Wirkung auf die Nebennieren kann es Energie und Stimmung heben. Wählen Sie am besten peruanisches Maca und nehmen Sie es in Kapselform ein oder fügen Sie das Pulver beispielsweise Smoothies zu.

Rosenwurz *(Rhodiola rosea)*

Rosenwurz wird aus der Wurzel der Pflanze hergestellt. Es kann viele neuropsychologische Wechseljahressymptome lindern, beispielsweise Erschöpfung, Depressionen, Ängste, nachlassendes Gedächtnis und geringe Belastbarkeit. Rosenwurz soll die Energie steigern, Aufmerksamkeit und Gedächtnis verbessern und Ihnen dabei helfen, besser mit Stress fertig zu werden.

Indisches Basilikum *(Ocimum sanctum)*

Tulsi ist eine ayurvedische Pflanze, die zu den Adaptogenen gehört. Es hilft bei Belastungen jeder Art[33], ganz gleich ob körperlich, hormonell oder psychisch. Seine Wirkung ist so positiv, dass es – weil man es als Tee trinken kann – oft als flüssiges Yoga bezeichnet wird. Es ist jedoch auch in Kapselform erhältlich. Tulsi wirkt sich positiv auf Gedächtnis, kognitive Funktion und Depressionen aus.

Zitronenmelisse *(Melissa officinalis)*
Die Zitronenmelisse ist ein essbares Kraut aus der Familie der Minze. Sie können einen Tee daraus zubereiten oder sie als Nahrungsergänzung oder essenzielles Öl verwenden. Sie kann den Cortisolspiegel senken und Ängste lindern, sich positiv auf Gedächtnis, Konzentration und Stimmung auswirken, gesunden Schlaf fördern und die Verdauung verbessern.

Helmkraut *(Scutellaria lateriflora)*
Helmkraut ist eine beruhigende Pflanze, die zur Wiederherstellung des Nervensystems beiträgt und meist in Kombination mit Baldrian, Passionsblume oder Hopfen Linderung bei Schlafproblemen und Ängsten bringen soll. Häufig bildet es die Grundlage für schlaffördernde Tees.

Johanniskraut *(Hypericum perforatum)*
Johanniskraut wird häufig als pflanzliches Antidepressivum bezeichnet und kann bei Depressionen, Ängsten, Nervosität und Schlafproblemen helfen. Es sollte nicht eingenommen werden, wenn Sie gleichzeitig Antidepressiva, die Pille, Beruhigungsmittel, Schmerzmittel, Medikamente zur Immunsuppression oder Warfarin nehmen.

Heilpilze
Heilpilze sind Pilze mit einer bekanntermaßen gesundheitsfördernden oder heilenden Wirkung. Ich rede also nicht von *magic mushrooms* mit halluzinogener Wirkung. Es gibt Hunderte von Heilpilzen, und zwei davon haben Sie sicherlich schon einmal im Supermarkt oder Reformhaus erspäht: Austernpilze und Shiitake-Pilze. Die meisten klinischen Versuche mit Pilzen wurden an Tieren durchgeführt, aber die Ergebnisse sind vielversprechend. Die verschiedenen Pilze haben allesamt unterschiedliche Eigenschaften und Fähigkeiten. Sie können das Nervensystem beruhigen, die Stimmung heben, Energie und Konzentration fördern, Entzündungen hemmen, das Immunsystem unterstützen und den Blutzuckerspiegel regulieren. Manche können möglicherweise sogar die Hülle schützen, die unsere Nervenzellen umgibt.

Einige Pilze können Sie beim Kochen verwenden, aber viele sind auch in Form von Tinkturen, Pulvern, Tees und Kapseln erhältlich. Ich gebe morgens sehr gerne einen Teelöffel Pilzpulver in meinen schwarzen Kaffee oder nachmittags in einen Kräutertee. Um aus Pilzen einen Tee herzustellen, lassen Sie sie eine halbe Stunde bis zwei Stunden lang köcheln oder Sie kaufen ein Pulver, das Sie dann einfach in heißes Wasser einrühren. Einige Pilze enthalten Wirkstoffe, die nur mithilfe von Alkohol extrahiert werden können und sind daher in Form von Tinkturen erhältlich.

Cordyceps ist dafür bekannt, Energiepegel und Ausdauer zu steigern. Diese Pilze enthalten eine hohe Menge an Antioxidanzien und es wird angenommen, dass sie zudem die Nebennieren unterstützen und Stress reduzieren.

Stachelbart (*Hericium*) enthält zwei Bestandteile, die nachweislich das Wachstum von Gehirnzellen anregen.[34] In Tierversuchen linderten sie Symptome von Gedächtnisverlust, verhinderten Nervenschäden, die man mit Alzheimer in Verbindung bringt[35], besserten Depressionen[36] und senkten den Blutzuckerspiegel erheblich.[37] Humanstudien zeigten, dass sie die mentalen Fähigkeiten älterer Menschen mit leichter kognitiver Beeinträchtigung verbessern können, und eine kleine Studie mit Frauen in den Wechseljahren ergab, dass Reizbarkeit und Ängste durch die Einnahme sanken.[38]

Reishi-Pilze gelten bereits seit Tausenden von Jahren als Anti-Aging-Mittel, und die moderne Forschung hat nachgewiesen, dass sie sowohl antioxidativ wirken als auch das Immunsystem und die Degeneration von Nervenzellen beeinflussen.[39] Als Pulver, Kapsel, Tinktur oder Tee können sie helfen, das Stressniveau zu senken, das Nervensystem zu beruhigen und guten Schlaf zu fördern.

Was wollte ich gerade hier …?!

Wechseljahressymptome wie Hitzewallungen und Nachtschweiß sind sicherlich unangenehm, aber viele Ratsuchende trifft es am meisten, wenn ihr Gehirn von der Hormonumstellung betroffen ist. In einer Studie mit Frauen zwischen 40 und 55 Jahren zählte Vergesslichkeit zu den am dritthäufigsten genannten Symptomen[40] – und so erlebe ich es auch immer wieder in meiner Praxis. Man geht in den ersten Stock, um etwas zu erledigen, und sobald man oben angekommen ist, hat man schon vergessen, was es eigentlich war. Das benebelte Gefühl im Gehirn behindert die Konzentrationsfähigkeit und das klare Denken. Es fühlt sich an, als wäre ein dichter Nebel in Ihrem Gehirn aufgezogen – es liegt Ihnen auf der Zunge, aber Sie kommen einfach nicht auf das richtige Wort (ironischerweise stehe ich selbst kurz vor meiner Regel und fühle mich beim Tippen dieses Absatzes gerade genauso). Das umgangssprachliche Wort „Matschbirne" ist eine gute Beschreibung. (Zum Glück habe ich eine Lektorin.) Extrem erfolgreiche Frauen, die Jahre gebraucht haben, um es an die Spitze zu schaffen, berichten mir, dass ihre kognitiven Fähigkeiten nachlassen, sie ihre Gedanken oder ihren Zeitplan nicht mehr auf die Reihe bekommen, ständig Angst davor haben, kritische Fehler zu machen, und sie im Laufe der Zeit das oft mühsam aufgebaute Selbstwertgefühl verlieren. Mütter berichten, dass sie ständig etwas vergessen und ihre Familie langsam die Geduld mit ihnen verliert. Dieser Aspekt der Wechseljahre wird nur selten behandelt oder in Betracht gezogen, und wenn man ihn bei seinem Arzt oder seiner Ärztin anspricht, bekommt man häufig zu hören, man leide unter Depressionen oder Stress und geht mit einem Antidepressivum oder Schlaftabletten nach Hause, obwohl eine Hormontherapie doch die bessere Lösung wäre.

Erfahrungsbericht

Kathryn, eine 52 Jahre alte Klientin, war ohne große Probleme durch die Wechseljahre gekommen. Die Hitzewallungen, die sie erlebte, waren nicht so extrem, dass sie sie übermäßig belastet hätten. Da sie jahrelang in leitender Position tätig war, hatte sie gelernt, ihr Nervensystem unter stressigen Bedingungen zu steuern, was ihr bei den Hitzewallungen sehr half. Sie hatte eine Kleidergröße zugelegt, fühlte sich mit ihrem neuen Gewicht aber stark und gesund und freute sich auf die Gelegenheit, sich ein paar neue Kleidungsstücke zu gönnen. Kathryn erzählte mir, sie habe das Gefühl gehabt, ungeschoren davongekommen zu sein – bis ihre Konzentrations- und Erinnerungsfähigkeit nachließ und sie mich um Hilfe bat. Kathryn hatte Jahre damit verbracht, die Karriereleiter hochzuklettern und hatte nun endlich die Führungsposition inne, die sie angestrebt hatte. Nun befürchtete sie, das alles zu verlieren. Neben Gedächtnisproblemen und Konzentrationsschwierigkeiten spürte Kathryn eine Nervosität und Zögerlichkeit, die ihr fremd waren. Sie erkannte sich selbst nicht wieder und suchte bei mir Rat.

Ich fragte Kathryn nach dem Zeitpunkt ihrer letzten Periode und sie berichtete mir, dass sie bereits acht Monate zurücklag. Da sie noch kein ganzes Jahr lang ohne Regel war, hatte die Menopause – technisch gesehen – noch nicht eingesetzt, aber es war doch sehr wahrscheinlich, dass ihre Symptome mit einem niedrigen Östrogenspiegel zusammenhingen. Nicht nur die kognitiven Fähigkeiten machten ihr Probleme. Sie litt unter schmerzenden Knien, was sie auf zu anspruchsvolle Wanderungen zurückführte, und Nackenschmerzen, die sie auf zu langes Sitzen vor dem Computer schob. Ich sagte ihr, dass ich sie gerne als Coach begleiten würde, sie aber zuerst mit ihrem Arzt über eine Hormontherapie sprechen solle. Denn bevor wir ein Coaching beginnen würden, wollte ich herausfinden, ob nicht auch ein wenig Östrogen helfen würde, um all diese Probleme zu lösen. Ein wenig verwirrt stimmte sie zu, einen Arzttermin zu vereinbaren. Eine Woche später begann sie mit einer kombinierten Hormontherapie (Östrogen und Progesteron) und ihre Nervosität ließ bereits nach kurzer Zeit nach. Dann verschwanden die Gelenkschmerzen und sie stellte fest, dass sie nicht mehr nach dem richtigen Wort suchen musste. Ein Coaching benötigte sie nun doch nicht mehr.

Der Einsatz von Hormonen wie Östrogen und Testosteron kann die geistige Konzentration und Klarheit, das Gedächtnis und den Schlaf verbessern. Östrogen erhöht den Spiegel des BDNF-Proteins (BDNF steht für *brain-derived neurotrophic factor*) im Hippocampus – dem Teil des Gehirns, der für die Gedächtniskonsolidierung zuständig ist. Wenn der Östrogenspiegel daher im Menstruationszyklus oder im Lebenszyklus (nach Geburten, in den späten Wechseljahren und in der Postmenopause) sinkt, dann fällt es Ihnen womöglich schwer, einen Satz zu Ende zu führen oder sich wie gewohnt auszudrücken. BDNF spielt auch bei Depressionen eine Rolle[41] und möglicherweise auch bei der Steuerung von Gefühlen. Eine Östrogentherapie sorgt für einen Anstieg des BDNF-Proteins und verbessert die Stimmung.[42] Sportliche Betätigung hat übrigens den gleichen Effekt.[43]

Das Stresshormon Cortisol wirkt sich negativ auf Gedächtnis und Kognition aus. Forscher, die Probanden vier Tage lang orale Cortisoldosen verabreichten, die der Menge entsprachen, die bei körperlichen oder psychischen Belastungen ausgeschüttet wird, stellten fest, dass dies die Fähigkeit beeinträchtigte, sich an Informationen zu erinnern. Wenn Ihr Leben vollgepackt ist und Sie ständig damit beschäftigt sind, sich um alles und jeden zu kümmern, dann werden Sie einige Veränderungen vornehmen müssen, denn Stresshormone verursachen und verschlimmern viele Wechseljahressymptome. Für welche Behandlung Sie sich auch immer entscheiden, Sie können die Stresshormone und all das, was sie auslösen, nicht ignorieren. Und das bedeutet eben auch, sich anzuschauen, was Ihnen alles Stress bereitet.

Der lange Abschied

Alzheimer ist eine fortschreitende und irreversible Gehirnerkrankung, die schrittweise das Gehirn und die kognitiven Funktionen zerstört, bis die Betroffenen nicht mehr in der Lage sind, selbst einfachste Aufgaben zu verrichten, die sie schon als Kind beherrschten. Das Gehirn von Alzheimer-Patienten unterscheidet sich massiv von einem gesunden Gehirn, und zwar durch das Vorhandensein von Amyloid-Plaques (das sind harte Ansammlungen stark veränderter Proteine), Bündeln von Nervenfasern und dem Verlust von Verbindungen zwischen Nervenzellen. Diese Veränderungen verursachen Symptome wie Gedächtnisprobleme, die Unfähigkeit, Dinge richtig einzuschätzen oder Schlussfolgerungen zu ziehen, Probleme beim räumlichen Sehen und Wortfindungsstörungen.

Bei den meisten Menschen, die an Alzheimer erkranken, zeigen sich die Symptome in den Sechzigern, weshalb wir die Krankheit meistens mit dem Alter in Verbindung bringen. Aber die ersten Anzeichen für Alzheimer sind tatsächlich bereits in der Lebensmitte vorhanden. Ich weiß, dass Sie nicht noch etwas brauchen, das Ihnen schlaflose Nächte bereitet, aber das Thema ist wichtig, denn die Entscheidungen, die Sie jetzt treffen, haben Einfluss auf das, was in den postmenopausalen Jahren passiert. Im letzten Drittel unseres Lebens produzieren wir nicht mehr die Art von Östrogen, die unser Gehirn und unseren Körper von der ersten Regel an am Laufen gehalten haben.

Unser Wissen über die Beteiligung von Östrogen an allen kognitiven Prozessen stammt aus randomisierten kontrollierten Versuchen, in denen prämenopausale Frauen, deren Eierstöcke entfernt worden waren, entweder ein Placebo oder Östrogen erhielten. Die Teilnehmerinnen aus der Placebo-Gruppe erlebten nach der Operation ein Nachlassen des verbalen und Arbeitsgedächtnisses, wohingegen dies bei den Frauen, die Östrogen bekamen, nicht der Fall war.[45] Forscher sehen die Wechseljahre als eine Art therapeutisches Fenster, in dem eine Hormontherapie einen kognitiven Abbau verhindern kann, wenn sie früh genug begonnen wird. Vielleicht haben Sie in der Zeitung ja eine Schlagzeile gelesen, die verkündete, dass eine MHT das Risiko erhöht, dement zu werden – also sollten wir dieses Thema einmal unter die Lupe nehmen. Die Forschung, auf die hier hauptsächlich Bezug genommen wird, ist die *Women's Health Inititiave Memory Study* (WHIMS)[46], ein Teilbereich der fehlerbehafteten WHI-Studie, die stark für die Auswahl älterer Frauen kritisiert wurde, deren Wechseljahre schon zehn Jahre zurücklagen. Bei den 1326 Teilnehmerinnen im Alter zwischen 50 und 55 Jahren, die kurz nach der Menopause eine Hormontherapie begannen, zeigte sich weder in der Zeit, in der sie Hormone einnahmen, noch danach ein Rückgang ihrer kognitiven Fähigkeiten. Die Frauen hingegen, die zu Beginn der Behandlung zwischen 65 und 79 Jahre alt waren, erlebten einen kontinuierlichen Abbau von kognitiver Funktion und Gedächtnis. Weitere Studien kamen ebenfalls zu dem Schluss, dass eine Östrogentherapie, die kurz nach der natürlichen Menopause oder sofort nach einer operativ bedingten Menopause begonnen wird, positive Auswirkungen auf Gedächtnis und Kognition hat.

Laboruntersuchungen haben gezeigt, dass Östrogen das Wachstum von Nervenzellen steuert[47] und Schutz bietet vor dem Schaden, der durch verstopfte Arterien im Gehirn und einen möglichen Schlaganfall entsteht.[48] Man hält es daher für möglich, dass die Östrogentherapie genau die Art von Demenz verhindern kann, die mit Alzheimer in Verbindung gebracht wird.[49]

Der coolste Neurotransmitter

Dopamin ist ein Neurotransmitter oder Botenstoff, der eine wichtige Rolle bei Lust, Motivation, Lernen, Bewegung und sogar bei der Milchbildung spielt. Er ist Teil des Belohnungssystems in Ihrem Gehirn – wenn Dopamin ausgeschüttet wird, dann erzeugt es freudvolle Gefühle, die Sie dazu motivieren, das entsprechende Verhalten zu wiederholen.

Dopamin ist entscheidend, wenn es um komplexe kognitive Prozesse geht, und zu wenig oder zu viel davon beeinträchtigt die Leistungsfähigkeit. Mangelt es an Dopamin, fehlt es Ihnen an Motivation, Begeisterung und Fokus. Bei einem hohen Dopaminspiegel sind Sie irrsinnig gut drauf, aber bei einem Überschuss sind Sie nur noch im Turbogang unterwegs und legen unter Umständen ein manisches Verhalten an den Tag. Bringen wir das Ganze einmal mit dem Menstruationszyklus in Verbindung: Östrogen erhöht den Dopaminspiegel und Sie spüren die Wirkung in der Zyklusphase vor dem Eisprung. Ist Ihr Dopaminspiegel in der Regel eher niedrig, dann erfahren Sie in dieser Zeit eine Leistungssteigerung. Ist Ihr Grundwert hingegen eher hoch, dann kann Ihre Leistungsfähigkeit beeinträchtigt sein.

Bei einem niedrigen Dopaminspiegel kann es Ihnen schwerfallen, sich für etwas zu begeistern und motiviert zu sein. Ein Dopaminmangel wird mit Depressionen, Esssucht, Abhängigkeit, Alzheimer und Parkinson in Verbindung gebracht. Dopamin ist an Bewegungsabläufen beteiligt und der Verlust von Dopamin produzierenden Nervenzellen im Gehirn löst die bei Parkinson auftretenden Symptome aus. Prof. D. Eugene Redmond und sein Forscherteam an der Yale University fanden heraus, dass

Östrogenentzug das Absterben von 30 Prozent der Dopaminzellen im Gehirn verursacht, wobei sich die Zellen regenerieren konnten, wenn innerhalb von 10 Tagen Östrogen zugeführt wurde. Nach 30 Tagen allerdings war es zu spät und die Zellen schienen dauerhaft verloren zu sein. Redmond schloss daraus, dass die Ergebnisse der Studie Aufschluss darüber geben, warum Männer, in deren Körpern weniger Östrogen zirkuliert, dafür aber mehr Androgene als Gegenspieler, eher dazu neigen, an Parkinson zu erkranken als prämenopausale Frauen – und warum die Wahrscheinlichkeit für eine Parkinson-Erkrankung bei postmenopausalen Frauen erhöht ist.[50] Allerdings warnt Redmond davor, diese Erkenntnis als alleinige Grundlage für die Entscheidung für eine Hormontherapie zu nutzen.

Nachdem wir nun wissen, welchen Einfluss die Wechseljahre und die Herausforderungen der Lebensmitte auf die mentale Gesundheit und unser Gehirn nehmen können, geht es im Folgenden darum, was Sie praktisch tun können, um gut für sich zu sorgen und die vielen Stressfaktoren, denen Sie wahrscheinlich ausgesetzt sein werden, zu reduzieren.

Kapitel 6

Wo steht Ihnen der Kopf?

Man spricht nicht umsonst von den *Wechsel*jahren. Ihr Leben wird sich verändern. Wie also ist Ihre derzeitige Haltung im Hinblick auf Veränderungen? Geraten Sie beim Gedanken daran in Aufbruchstimmung oder bekommen Sie eher Muffensausen? Es gibt einen Zusammenhang zwischen der Einstellung zu den Wechseljahren und dem Erleben von Symptomen, wobei eine negative Einstellung die Häufigkeit und Schwere einiger Symptome verschärft. Das sind im Grunde genommen gute Neuigkeiten, denn selbst wenn Sie die Wechseljahre im Moment einfach nur schrecklich finden, können Sie Ihr Erleben beeinflussen, indem Sie Ihre Gedanken und Einstellungen verändern. Lassen Sie mich eines im Vorfeld klarstellen: Wenn ich hier von Mindset und Einstellung rede, meine ich damit nicht, dass Sie sich Ihre Symptome nur einbilden. Es ist nur so, dass Ihre Gedanken einen starken Einfluss darauf haben, wie Sie die Wechseljahre und Postmenopause erleben. Neutrale oder positive Glaubenssätze zu diesem Lebensabschnitt und den darauffolgenden Jahren zu entwickeln, wird sich enorm auszahlen. Es ist eine Chance, die Art und Weise, wie Sie auf sich selbst und Ihr Leben blicken, radikal zu verändern.

Beziehen Sie auch die Menschen in Ihrem Umfeld und deren Haltung zur Menopause in Ihre Überlegungen mit ein. Weniger darüber nachzudenken, was andere von Ihnen halten und sich mehr Raum und Zeit für sich selbst zu nehmen, zählt zu den großen Geschenken der Wechseljahre und kann die Dynamiken in beruflichen und privaten Beziehungen verändern. Am stärksten betrifft dies natürlich die Menschen, mit denen Sie unter einem Dach leben. Die Veränderungen, die Sie in diesem Lebensstadium vornehmen – wie das stärkere Priorisieren eigener Bedürfnisse, Wünsche und Interessen anstatt jener der anderen –, kann bedeuten, dass ein höherer Einsatz von den Menschen in Ihrem Umfeld erforderlich ist. Es kann leicht passieren, dass Kollegen, Kinder und Partner nicht gerade begeistert davon sind, dass Sie nicht mehr stets auf Abruf bereitstehen. Vielleicht verfügen Sie über ausreichend innere Kraft, um damit umzugehen, möglicherweise entwickeln Sie aber auch Schuldgefühle. Denken Sie immer daran: Sie haben es selbst in der Hand, was Sie denken und fühlen, und die anderen haben die gleiche Wahl. Bleiben Sie bei sich und übernehmen Sie Verantwortung für sich und für Ihre Entscheidungen.

Ich weiß, ich sollte Ihnen sagen, dass nun die Zeit gekommen ist, ein Gleichgewicht im Leben zu finden. Wahrscheinlich streben Sie das auch selbst an. Gleichgewicht und Ausgewogenheit im Leben sind aber eine Utopie, das gibt es schlichtweg nicht. Ein Aspekt Ihres Lebens wird immer mehr Zeit, Energie und Geld erfordern als ein anderer. Da wir das nun geklärt haben, stellt sich die Frage, was Sie sich dann zum Ziel setzen könnten? Möchten Sie Ihr inneres Gleichgewicht finden? Möchten Sie zur Ruhe kommen? Falls ja, dann ist das natürlich vollkommen in Ordnung. Andererseits ist dies nicht die einzige Möglichkeit, um diesen Lebensabschnitt zu nutzen. Sie könnten auch zu ganz neuen Ufern aufbrechen.

Schauen Sie sich Ihr bisheriges Leben an und entscheiden Sie, was als Nächstes kommen soll. Wenn die Verantwortung schwer auf Ihnen lastet, dann denken Sie gerade vielleicht eher an all das, was nicht möglich ist. Wären Sie Klientin in meiner Praxis, würde ich hier als Erstes ansetzen und Ihnen folgende Fragen stellen:

- Was würden Sie sich gerne ermöglichen?
- Was würden Sie tun, wenn Sie die Freiheit dazu hätten?

Verspürt ein Teil von Ihnen Nervosität und Vorfreude, während ein anderer die Schotten dicht macht? Sehr gut! Der nächste Schritt besteht nämlich darin, dieses Buch beiseitezulegen und sich einen Moment lang Ihr zukünftiges Leben nach der Menopause vorzustellen. Ernsthaft! Machen Sie eine Lesepause und schnappen Sie sich Stift und Papier, um Notizen machen zu können. Wenn Sie unsicher sind, wie Sie vorgehen sollen, dann orientieren Sie sich an den obigen und nachfolgenden Fragen, um ein Bild entstehen zu lassen, mit dem Sie rundum zufrieden sind (unter *www.maisiehill.com/perimenopause* finden Sie zusätzlich englischsprachige Arbeitsblätter zum Thema):

- Wie wacht Ihr zukünftiges Selbst auf und wie fühlt es sich beim Aufwachen?
- Wie sieht Ihre Morgenroutine aus? Wie begrüßen Sie den Tag?
- Wo nehmen Sie Ihr Frühstück ein?
- Wenn Sie den Schrank öffnen, was hängt darin?
- Welche Arbeit machen Sie und wie gehen Sie sie an?
- Wie kommunizieren Sie mit anderen?
- Welche Menschen gehören zu Ihrem Umfeld? Wen treffen Sie?
- Wie erleben Sie die Verbindung zu anderen?
- Wie erleben Sie Nähe und Intimität?
- Wo verbringen Sie Ihre Zeit?
- Wie sieht Ihr Zuhause aus und wie fühlt es sich an, dort zu leben?
- Wie sieht Ihr Sozialleben aus? Wie fühlt es sich an?
- Wie sieht Ihre Abendroutine aus?
- Wie fühlen Sie sich, wenn Sie zu Bett gehen? Ist dann jemand bei Ihnen?

Es ist vollkommen in Ordnung, über diese Fragen zu sinnieren und ich empfehle, sie immer wieder einmal durchzugehen. Sobald Sie einmal ein Gefühl für Ihr zukünftiges Selbst bekommen haben, ist es an der Zeit, ihm einige Fragen zu stellen:

- Welche Botschaft hat mein zukünftiges Ich für mich?
- Welche drei Gefühle erlebt es am häufigsten?
- Warum erlebt es diese Gefühle? Was passiert in seinem Leben, das diese Gefühle auslöst?
- Womit belastet mein zukünftiges Ich sich nicht mehr?
- Welche Personen hat es ziehen lassen?
- Für was und wen nimmt es sich Zeit?
- Was hat es sich zu Herzen genommen?
- Was macht ihm Freude?
- Und die vielleicht wichtigste Frage: Was findet *nicht* mehr statt, wodurch dieses zukünftige Leben so wunderbar ist?

Stress ohne Ende

Eine Stressreaktion, die aus dem Gleichgewicht geraten ist, gehört zu den Dingen, die Ihnen die Wechseljahre noch zusätzlich vermiesen können (abgesehen vom Patriarchat, wobei dieses auch hieran beteiligt ist – wer hätte es gedacht). Es gibt einen Kreislauf aus Kommunikation und Reaktion, der von Hypothalamus und Hypophyse zu den Nebennieren verläuft, die auf Ihren Nieren sitzen. Gemeinsam bilden sie die sogenannte HHN-Achse (manchmal auch HPA-Achse genannt) – den Ort, an dem Ihre Hormone mit Ihrem Nervensystem „tanzen".

Wenn Sie gestresst sind, ist Ihre HHN-Achse aktiviert und Stresshormone wie Cortisol, Noradrenalin und Adrenalin werden ausgeschüttet. Das ist ein für den Körper vollkommen normaler Vorgang und stellt an sich kein Problem dar. Anhaltende Stressphasen und eine dauerhafte Aktivierung Ihrer Stressachse verursachen jedoch Probleme, beispielsweise Veränderungen bei der Produktion von Cortisol. Der Cortisolspiegel sollte im Tagesverlauf variieren und seinen Höhepunkt etwa eine Stunde nach dem Aufwachen erreichen. Im Tagesverlauf sinkt er ab und ist zur Schlafenszeit am niedrigsten. Ist die Funktion der HHN-Achse gestört, kann es sein, dass Sie insgesamt zu viel oder zu wenig Cortisol produzieren. Wenn Sie zu viel am Morgen oder am Abend produzieren, können davon auch andere Hormone wie DHEA, Melatonin und die Hungerhormone betroffen sein.

Eine Störung der HHN-Achse ist bereits vor dem Erreichen der Wechseljahre weit verbreitet und nimmt währenddessen eher noch zu. Es ist sehr wichtig, ein mögliches Ungleichgewicht zu beheben, denn die Nebennieren sind unsere Haupthormonquelle, sobald die Eierstöcke die Produktion einstellen. *Deshalb sollten wir uns rechtzeitig mit den Wechseljahren beschäftigen, und zwar schon lange vorher.*

Eine Funktionsstörung auf der HHN-Achse kann ausgelöst werden durch:

- anhaltende emotionale und mentale Belastungen,
- Schlafentzug und Schlafstörungen,
- Schicht- und Nachtarbeit,
- Unverträglichkeiten und Allergien auf Nahrungsmittel bzw. Umwelteinflüsse,

- übermäßigen Sport, Diäten und Essstörungen; hierunter fällt auch das Auslassen von Mahlzeiten und eine kalorienarme Ernährung, weshalb Intervallfasten in den Wechseljahren nicht immer ideal ist,
- ungesundes Essen (Junkfood),
- Steroide, z. B. zur Behandlung von Asthma und Allergien.

Zu Beginn schießen bei einer Dysfunktion der HHN-Achse die Cortisolwerte in die Höhe, bevor sie sich auf einem niedrigen Stand einpendeln. Die Cortisolproduktion ist gering und andere Hormone wie Östrogen, Progesteron und DHEA sind ebenfalls dezimiert. Der DUTCH-Test (siehe Seiten 331–333) kann Ihnen genau aufzeigen, was sich auf Ihrer HHN-Achse abspielt, aber Sie können auch bei Ihrem Arzt oder Ihrer Ärztin den Cortisolspiegel untersuchen lassen. Dies sollte morgens erfolgen (vor 9 Uhr), obwohl vier über den Tag verteilte Messungen hilfreicher sind, weil so Ihre Cortisolkurve bestimmt werden kann. Zu den Anzeichen und Symptomen einer Störung auf der HHN-Achse zählen:

- Erschöpfung und Ausgebranntsein
- Schlaf, der keine echte Erholung bringt
- Koffein- und Zuckerkonsum, um den Tag zu überstehen
- Schwierigkeiten, morgens in die Gänge zu kommen
- Denk- und Konzentrationsstörungen
- Schwierigkeiten, abends zur Ruhe zu kommen
- Schwierigkeiten beim Ein- und Durchschlafen
- Ängste, Nervosität, Depression
- Panikattacken
- Reizbarkeit aus geringstem Anlass und Neigung dazu, schnell laut zu werden
- Unkonzentriertheit, geistige Abwesenheit
- Niedriger/hoher Blutdruck
- Schwindel beim Aufstehen
- Herzklopfen und Herzrasen, selbst wenn Sie entspannt sind
- Hoher Blutzuckerspiegel, Insulinresistenz oder Diabetes
- Starker Blutzuckerabfall zwischen den Mahlzeiten

- Geschwächtes Immunsystem, langwierige Genesung, Wundheilungsstörungen
- Gefühl der Überforderung, geringe Belastbarkeit
- Übelkeit, Erbrechen oder Durchfall oder wechselweise Durchfall und Verstopfung
- Gestörte Fruchtbarkeit, unregelmäßiger Eisprung

Was Sie tun können, um die Funktion Ihrer HHN-Achse zu verbessern:

- Verändern Sie etwas an den Dingen, die Ihnen Stress bereiten. Ich hoffe, dass dieses Kapitel Ihnen einige erste Ansatzpunkte liefern kann. Wenn Sie sich nicht daran stören, dass der Austausch nur in Englisch stattfindet, lade ich Sie herzlich zur virtuellen Community *The Flow Collective* ein, denn mit diesen Dingen beschäftigen wir uns dort gemeinsam.
- Gehen Sie tagsüber nach draußen, um ausreichend Licht zu „tanken", speziell wenn Sie morgens Probleme haben, wach zu werden (sogenannte Tageslichtlampen für zu Hause können in den dunklen Monaten eine zusätzliche Hilfe sein).
- Richten Sie Ihren Tag so ein, dass Sie sich am Abend entspannen und das blaue Licht von elektronischen Geräten meiden können, damit der Cortisolspiegel sinken und der Melatoninspiegel steigen kann.
- Streicheln Sie einen pelzigen Freund. Kuscheln mit Haustieren erhöht den Ausstoß von Oxytocin und Endorphinen – beruhigende und heilende Hormone, welche die Stresshormone herunterregeln.
- Meiden Sie stark verarbeitete Lebensmittel.
- Achten Sie auf eine nährstoffreiche Ernährung, anstatt Diät zu halten.
- Arbeiten Sie an der Regulierung Ihres Blutzuckerspiegels, indem Sie zu regelmäßigen Zeiten essen und ausreichend Protein zu sich nehmen.
- Lassen Sie die Finger von Koffein und Zucker. Ihrem Blutzuckerspiegel geht es ohne solch eine Achterbahnfahrt besser.
- Schauen Sie sich einen lustigen Film an. Aus vollem Herzen laut zu lachen, ist eine gute Medizin.

- Sie können die Freisetzung von Oxytocin und Endorphinen auch fördern, indem Sie einen Orgasmus haben oder Ihren Oberbauch sanft streicheln. Schließen Sie die Augen, atmen Sie mehrmals tief in den Bauch hinein und streichen Sie mit den Fingerspitzen ganz leicht vom unteren Ende des Brustbeins bis zu Ihrem Bauchnabel. Das fühlt sich auch gut an, wenn es durch eine Lage (enger anliegende) Kleidung erfolgt, weshalb Sie das überall tun können, auch während Sie auf den Bus warten.
- Forschungen haben gezeigt, dass Gartenarbeit und Lesen den Cortisolspiegel senken, wobei die größte Wirkung beim Gärtnern erzielt wird. Wenn Sie keinen eigenen Garten haben, dann halten Sie Ausschau nach jemandem, der Hilfe mit seinem benötigt, denn Großzügigkeit senkt ebenfalls die Cortisolwerte.

Grenzen setzen

Es gibt einen roten Faden, der sich durch meine Arbeit zieht. Dabei geht es um die Gewohnheit, es allen recht machen zu wollen und die Unfähigkeit, feste Grenzen zu setzen. Wenn die Wechseljahre für Sie zu einer positiven Erfahrung werden sollen und Sie jetzt schon Schritte ergreifen möchten, die für Ihre Gesundheit in den nächsten Jahrzehnten entscheidend sein könnten, dann sollten Sie unbedingt gesunde Grenzen ziehen. Unsere persönlichen Grenzen definieren unsere Ecken und Kanten und erschaffen einen Raum, in dem wir frei denken und fühlen und ganz wir selbst sein können. Sie ermöglichen es uns zu wissen, wo wir enden und der andere beginnt, und sie sind der Schlüssel zu gesunden privaten und beruflichen Beziehungen.

Fehlen diese gesunden Grenzen, können Ängste, Depressionen und Erschöpfung entstehen – allesamt typische Beschwerden der Wechseljahre! Sind Ihre Grenzen unscharf oder nicht existent, verlieren Sie das Gefühl dafür, wer Sie sind und was Sie glücklich macht, stecken fest in dem, was andere über Sie denken und von Ihnen benötigen und, um der Wahrheit die Ehre zu geben, in Ihren eigenen Versuchen, andere zu manipulieren. Ganz unabhängig vom Chaos der Hormone oder anderen Gesundheitsfaktoren wird dieses Thema auf den Tisch kommen. Ich achte bei meinen Klientinnen immer darauf, dass sie ihre hormonelle und psychische Gesundheit an die erste Stelle setzen.

Ängste, Verwirrung, Missgunst, Frustration und Wut sind die häufigsten Anzeichen dafür, dass Ihre Grenzen überschritten werden. Manchmal ist sich die andere Person der Grenze nicht bewusst (und Sie bemerken sie vielleicht auch erst, nachdem sie überschritten wurde), in anderen Fällen haben Sie womöglich auf die Grenze hingewiesen und Ihr Gegenüber setzt sich dennoch bewusst darüber hinweg.

Zu Beginn unseres Lebens sind wir meist alle gut im Grenzen setzen. Kleinkinder sagen laut und deutlich „Nein“, wenn ihnen etwas nicht passt und versuchen gar nicht erst zu erklären, warum das so ist. Kinder lassen es ihre Eltern wissen, wenn sie etwas nicht tun wollen. Sie sagen ihnen, dass sie aufhören sollen, wenn ihnen nicht gefällt, was Eltern tun. Kinder wissen, was sie wollen und was nicht, und sie drücken sich frei aus, ohne sich Gedanken darüber zu machen, was Eltern oder andere Anwesende davon halten.

Allerdings bringt man Kindern schon in jungen Jahren bei, sich verantwortlich dafür zu fühlen, wie andere sich fühlen: „Lass das, das macht Mama traurig“, ist das Beispiel schlechthin und viele von uns werden den Satz in dieser oder ähnlicher Form gehört (und vielleicht sogar selbst gesagt) haben. Aber solche Sätze sind natürlich nicht wahr. Wir empfinden nur dann emotionalen Schmerz, wenn wir auch darüber nachdenken, was jemand gesagt oder getan hat. Mein Sohn ist ein lebhafter Vierjähriger, und neuerdings sagt er, wann immer ich ihm Grenzen setze wie „Ich bin kein Klettergerüst, hör auf, auf mir herumzuklettern“, dass ich blöd sei und nicht mehr zur Familie gehöre. Das wirft mich nicht aus der Bahn, weil hierzu keine negativen Gedanken in mir aufkommen. Das bedeutet, ich kann mit ihm verbunden und emotional bei ihm bleiben und ganz ruhig sagen, was mir gerade passend erscheint, zum Beispiel, wie man mit anderen Menschen redet. Wenn ich das tue, lasse ich ihn wissen, dass ich allein für mein emotionales Wohlbefinden und Verhalten zuständig bin. Würde ich mich hingegen zurückziehen oder wütend werden, erhielte er das Signal, dass er für meinen emotionalen Zustand verantwortlich ist und sich auf eine bestimmte Weise verhalten muss, damit ich mich gut fühle und er sich geschützt und geliebt fühlen kann. Bitte denken Sie jetzt nicht, dass ich eine perfekte Mutter bin, denn das bin ich sicher nicht, aber wenn es Eltern gelingt, auch im Streit mit ihren Kindern in Verbindung zu bleiben, dann ziehen sie Kinder groß, die eine Vielzahl an Gefühlen erleben und ihre verschiedenen Anteile auch ausleben können. Ich weiß, dass Sie dieses Buch nicht gekauft haben, um Erziehungstipps zu erhalten, und wahrscheinlich fragen Sie sich gerade, was all das mit den Wechseljahren zu tun haben soll. Eine ganze Menge! Die Kombination aus fehlenden Grenzen an den Stellen, an denen Sie sie wirklich benötigen, und der Neigung, es anderen recht machen zu wollen, versetzt Sie in einen Zustand permanenter Erschöpfung. Alle Frauen und all jene, die mit einem weiblichen Körper geboren und so erzogen wurden, neigen zu diesem Verhalten, insbesondere in der Zeit, in der sie Östrogen produzieren. Haben sie die Menopause jedoch hinter sich, dann höre ich hingegen häufig, wie befreiend es nach dem Ausbleiben der Regel ist, einen Scheiß darauf zu geben, was andere von ihnen halten.

Wenn wir in die Wechseljahre kommen, erfüllen wir eine Vielzahl an Rollen im Leben: Tochter, Schwester, Mutter, Taxifahrerin (für Teenager), Kollegin, Chefin, Partnerin, Liebhaberin, Mitglied im Elternbeirat, Köchin, Reinigungskraft, Lehrerin und Unterhändlerin. All diese Rollen fordern unterschiedliche Anteile von uns, sodass wir uns in einer Position befinden, in der wir versuchen, alle Bälle gleichzeitig in der Luft zu halten und dabei völlig gelassen zu wirken. Das sind wir aber nicht. Wir zerbrechen an dem Versuch, alles unter einen Hut zu bekommen. Auch wenn ein plötzlicher Geldsegen, verbunden mit ein paar Extrastunden am Tag, vielleicht einen positiven Einfluss auf unser Leben hat, ist der Tag doch immer ausgefüllt und das Konto wird dennoch nicht voller. Was Ihnen als Lösung jedoch immer zur Verfügung steht, sind Ihre Grenzen.

Grenzen bieten uns die Möglichkeit, anderen unsere Bedürfnisse, Wünsche und Schranken mitzuteilen. Sie dienen nicht dazu, andere zu kontrollieren, und sie sind auch kein Ultimatum. Wenn wir jemanden wissen lassen, dass er oder sie eine Grenze überschritten hat, dann geben wir der Person die Chance, ihr Verhalten zu ändern, wenn sie dies möchte. Sie mag es womöglich weder verstehen noch mögen, aber selbst in diesem Fall kann sie die Grenze respektieren. Wenn sie sich dafür entscheidet, dies nicht zu tun, dann ist es an Ihnen, die Konsequenzen zu ziehen.

Und natürlich haben auch die anderen ihre Grenzen. Letztendlich sind Grenzen eine Möglichkeit für uns, zu sagen, womit wir leben können und womit nicht. Genau wie Sie darf jeder nach seinen Grundsätzen handeln, und Sie dürfen entscheiden, ob das für Sie ok ist oder nicht.

Auch wenn Grenzen zunächst trennend wirken mögen, schaffen sie im Grunde eine Verbindung. Warum ist das so? Nun, wenn eine Grenze überschritten ist, dies aber nicht kommuniziert wird – nehmen wir also an, X wäre passiert, und anstatt etwas zu sagen, halten Sie einfach die Klappe – dann entsteht Getrenntheit. Wahrscheinlich sind Sie nicht mehr in der Lage, dem Rest des Gesprächs zu folgen und spielen die Situation in der Folge immer wieder im Kopf durch. Die Themen, die bei Gesprächen über Grenzen am häufigsten genannt werden, sind:

- Unkenntnis der eigenen Grenzen.
- Wissen, was für einen selbst in Ordnung ist und was nicht, ohne es jedoch den Menschen mitzuteilen, die es wissen sollten.
- Erwartung, dass andere die eigenen Grenzen respektieren, ohne sie klar zu benennen.
- Nutzen von Grenzen, um andere zu kontrollieren.
- Furcht vor den Folgen der Grenzverletzungen und gleichzeitiger mangelnder Schutz der eigenen Grenzen, sodass die Überschreitung andauert, wobei Sie wahrscheinlich der anderen Person die Schuld geben, anstatt die Verantwortung für das eigene Handeln oder die eigene Untätigkeit zu übernehmen.

Tipps zum Setzen von Grenzen:

1. Denken Sie an eine Situation, in der Ihre Grenzen in Frage gestellt werden (z. B. durch ein schwieriges Familienmitglied oder Kollegen bei der Arbeit).
2. Legen Sie fest, was in der jeweiligen Situation für Sie in Ordnung ist und was nicht.
3. Formulieren Sie einen Satz, der die andere Person wissen lässt, wo Ihre Grenze liegt.
4. Überlegen Sie sich, wie die Konsequenzen aussehen, wenn die Person nicht in der Lage ist, diese Grenze zu respektieren.

5. Lassen Sie andere wissen, wann sie Ihre Grenze überschritten haben, und wie die Konsequenzen aussehen, wenn das nicht aufhört.
6. Ziehen Sie die Konsequenzen.
7. Seien Sie sich bewusst, dass andere Menschen Ihren Grenzen nicht zustimmen oder sie verstehen müssen – Ihre Grenze dient allein Ihnen.

Es kann beispielsweise sein, dass Ihre Eltern oder Schwiegereltern die Angewohnheit haben, einfach so vorbeizukommen, wenn ihnen danach ist. Für manche mag das kein Problem sein. Für Amy war es das schon, denn ein bis zwei Mal pro Woche stand ihre Schwiegermutter unangekündigt vor der Tür. Amy „empfing" sie stets mit einem verkrampften Lächeln und dem Ausruf „Ich wusste gar nicht, dass Du heute vorbeischauen wolltest!", in der Hoffnung, dass die Schwiegermutter den Wink verstehen würde. Während des gesamten Besuchs und noch Stunden später kochte sie innerlich, was häufig zu Streit mit ihrer Ehefrau führte und innerem Groll, der ihr den Schlaf raubte. Als wir darüber sprachen, fragte ich sie, ob sie jemals mit ihrer Schwiegermutter darüber geredet habe, was sie verneinte. Dies stellte eine klare Grenzüberschreitung für sie dar, aber weil sie nie darüber geredet und mitgeteilt hatte, was passieren würde, wenn sich nichts änderte, war ihre Schwiegermutter nach wie vor ahnungslos und änderte nichts an ihrem Verhalten.

Wenn es darum geht, Grenzen zu setzen und Konsequenzen zu ziehen, dann sollten Sie dies von einer ruhigen und gelassenen Position ausgehend tun. Sind Sie im entsprechenden Moment nicht dazu in der Lage, dann schlage ich vor, dass Sie sich einen Moment Zeit erbitten, um darüber nachzudenken. Grenzen zu kommunizieren, während wir innerlich vor Wut kochen, ist keine gute Idee.

Ihre Welt wird nicht zusammenbrechen, nur weil sie beschlossen haben, Grenzen zu ziehen. Grenzen mögen sich so anfühlen, als würde man einen Abstand herstellen – und in gewisser Weise ist das auch so –, aber sie schaffen andererseits auch Raum für Wahrheit und Nähe. Wenn Sie vorgeben, jemand zu sein, der Sie nicht sind, indem Sie es immer allen recht machen wollen, sorgt das für Beziehungen, die auf Lügen aufgebaut sind.

Wenn Sie das Gefühl haben, dass Angehörige, Kollegen oder auch vollkommen Fremde immer schon Ihre Grenzen überschritten haben, dann ist es zu Beginn nicht angenehm, diese zu kommunizieren. Es wird Ihnen vielleicht die Brust zusammenziehen, Sie werden flacher atmen und Ihr Körper wird sich anspannen in Erwartung dessen, was Sie sich dank Ihrer Vorstellungskraft in „leuchtenden“ Farben ausgemalt haben, um Ihre Sicherheit zu garantieren. Tatsächlich sind Sie eben dann nicht sicher, wenn Sie Ihre Bedürfnisse, Wünsche und Grenzen anderen gegenüber *nicht* kommunizieren, also ist es höchste Zeit, dass Sie diesen Muskel stärker trainieren. Ich verspreche Ihnen, dass es sich auch befreiend anfühlen wird. Und nach einer Weile wird es zur Gewohnheit und ganz normal. Sie sind dann in der Lage, Menschen Ihre Grenzen aufzuzeigen, ohne lange darüber nachdenken zu müssen. Es ist keine große Sache mehr.

Das Schöne am „Nein“

Früher war „Nein“ ein gefährliches Wort für mich – heute liebe ich es. Und wenn es jemals eine ideale Zeit gibt, um die Schönheit des Wörtchens „Nein“ für sich zu entdecken, dann sind es die Wechseljahre. Dieses eine Wort kann Ihnen so viel mehr Zeit, Energie und verbesserte mentale und körperliche Gesundheit verschaffen, also sollten Sie sich Gedanken darüber machen, zu was und wem Sie „Nein“ sagen möchten. Erstellen Sie eine Liste, und zwar JETZT. Nehmen Sie sich zehn Minuten Zeit und listen Sie alle Ihre „Neins“ auf – und zwar die Neins, die Sie sagen würden, wenn Sie nicht die Reaktion der anderen fürchten würden und was diese dann von Ihnen denken.

Wenn Sie sich bereit erklären, Dinge zu tun, die Sie nicht tun wollen, oder einer anderen Person zustimmen, obwohl Sie deren Meinung nicht teilen, dann wollen Sie es anderen recht machen. Sie versuchen zu kontrollieren, was andere über Sie denken und wie sie reagieren. Sie können aber nicht steuern, wie sich jemand verhält, und Sie können erst recht nicht das Denken anderer Menschen beeinflussen. Und, ehrlich gesagt, ist das auch komplette Zeit- und Energieverschwendung. Es ist anstrengend, eine Fassade aufrechtzuerhalten, und dennoch werden wir dazu erzogen, an andere zu denken, nett und gut zu sein, uns an Regeln zu halten, höflich zu sein und nicht um das zu bitten, was wir wollen (selbst wenn es um die einfachsten Dinge geht). Kein Wunder, dass wir auf dem Zahnfleisch kriechen, wenn wir in die Wechseljahre kommen. Wir wiegen uns in dem Glauben, dass wir – wenn wir die Erwartungen anderer erfüllen – ein Leben voller Harmonie führen. Am Ende stehen aber häufig eher Wut und Verbitterung. Wenn meine Klientinnen bereit sind, öfter „Nein" zu sagen, es sich für sie aber noch fremd und ungewohnt anfühlt, gebe ich ihnen häufig die folgende Liste an die Hand, damit sie sich ein paar Formulierungen aussuchen können, wenn sie den „Nein"-Muskel zum ersten Mal trainieren:

- Nein.
- Nein, das möchte ich nicht.
- Nein, danke.
- Lieber nicht.
- Ich kann das jetzt nicht sofort beantworten. Kann ich mich dazu später / nächste Woche / nie wieder bei Ihnen melden?
- Das ist nichts für mich.
- Vielleicht ein anderes Mal.
- Ich würde gerne, aber es geht nicht.
- Das schaffe ich nicht.
- Zu dem Zeitpunkt passt es mir leider nicht, wie wäre es mit __________?
- Klingt interessant, aber leider habe ich keine Zeit.
- Nein, danke. Es klingt wirklich toll, aber trotzdem nein.
- Wenn ich mich zweiteilen könnte, wäre ich sofort dabei.
- Im Moment sage ich alles ab außer __________.
- Ich glaube nicht, dass ich die geeignete Person dafür bin.
- Ich weiß es zu schätzen, dass Sie mir die Aufgabe anvertrauen, XY zu machen / 100 Cupcakes zu backen / den Betriebsausflug zu organisieren, aber ich habe gerade alle Hände voll zu tun, tut mir leid.

- Ich weiß es wirklich zu schätzen, dass Sie mir das anbieten, aber ich muss leider ablehnen.
- Das klingt großartig und ich würde bestimmt gerne mitmachen, aber im Moment kann ich eine solche Verpflichtung einfach nicht eingehen.
- Ich fühle mich geehrt, dass Sie an mich gedacht haben, aber das fällt nicht in meinen Aufgabenbereich.
- Das kann ich leider nicht übernehmen, aber ich könnte __________. Würde das helfen?
- Ich wünschte, ich könnte das unterstützen, aber ich bin gerade wirklich am Anschlag.
- Im Moment konzentriere ich mich auf __________, weshalb ich Ihren Vorschlag leider ablehnen muss. Trotzdem danke, dass Sie an mich gedacht haben.
- Ich weiß, dass ich in der Vergangenheit oft diejenige war, die __________ übernommen hat, aber im Moment passt es leider nicht.
- Das ist nicht wirklich mein Ding.
- Ich bin wirklich in Versuchung, Ja zu sagen, aber ich fürchte, dass das am Ende negative Auswirkungen auf __________ haben wird, also muss ich leider ablehnen.
- Das klingt so, als wäre es genau mein Ding, und ich finde es toll, dass du an mich gedacht hast. Leider fehlen mir derzeit die Zeit und Energie, um mich dem ausreichend zu widmen. Sag Bescheid, wenn ich mich auf andere Weise engagieren kann.
- Ich weiß, dass du dieses Verhalten billigst, aber ich tue das nicht.
- Ich weiß, dass ich/wir normalerweise __________, aber ich würde das gerne ändern, und zwar wie folgt.

Oder wie wäre es mit folgenden Antworten:

- Ich würde sehr gerne __________ tun, aber das würde bedeuten, dass ich __________ weniger Zeit widmen / nicht weiterverfolgen kann, also lassen Sie mich bitte wissen, was Priorität hat.

- Ja, aber ich kann nicht mehr als __________ Zeit investieren / muss um __________ Uhr gehen / kann nur __________ tun.

Wenn Sie nicht sofort ein inneres Ja hören, dann ist es schlicht ein Nein. Es ist einfacher, aus einem Nein ein Ja zu machen als umgekehrt. Wenn es Ihnen lieber ist, dann beginnen Sie mit den Neins, die netter formuliert und mit weniger Konfliktpotenzial beladen sind, und arbeiten Sie sich langsam zu den härteren Themen vor („Ihr kommt Weihnachten doch zu uns, oder?"). Warten Sie, nachdem Sie etwas abgelehnt haben, einfach ab. Versuchen Sie nicht, den Raum, der sich danach auftut, mit irgendetwas zu füllen. Wenn Sie damit anfangen, Entschuldigungen und Ausreden vorzubringen, dann verliert Ihr Nein an Kraft und Sie öffnen Ihrem Umfeld Tür und Tor, Sie doch noch zu überreden. Halten Sie einfach inne und geben Sie der anderen Person Zeit, Ihr Nein auch zu hören. Sonnen Sie sich in der Schönheit Ihres Neins.

Es allen recht machen

Es ist nicht weiter verwunderlich, dass diese Gewohnheit so weit verbreitet ist. Wenn man die Entwicklungsgeschichte der Menschheit betrachtet, dann ist es im übertragenen Sinn gerade einmal eine Minute her, dass eine Konfrontation das Risiko barg, aus der Gemeinschaft ausgestoßen zu werden, und das bedeutete den nahezu sicheren Tod. Vor diesem Hintergrund – und aufgrund der Erfahrungen, die wir in der Kindheit machen – fühlt es sich gefährlich an, uns gegen das zu wehren, was man von uns verlangt. Und genau deshalb möchten wir es allen recht machen.

Ein riesiger Nutzen der Wechseljahre und Menopause besteht darin, dass Sie keinen Wert mehr darauflegen, was andere von Ihnen halten. Wenn Sie diese Erfahrung bislang noch nicht gemacht haben, dann sollten wir diesen Prozess beschleunigen, damit Sie Ihr Gehirn und Ihre Energie für wichtigere Dinge einsetzen können. Wenn Sie sich in einer Situation wiederfinden, in der Sie es anderen recht machen wollen (oder Ihnen dies im Nachhinein erst bewusst wird), dann fragen Sie sich bitte, was Ihre Gründe dafür waren, nicht ehrlich zu sein. Entscheiden Sie dann, was Sie tun werden, um die Dinge zu klären oder um beim nächsten Mal anders zu reagieren, wenn Sie sich in einer vergleichbaren Situation befinden.

Sie werden sich in Ihren Beziehungen so lange nicht gesehen, gehört und verbunden fühlen, so lange Sie nicht Sie selbst sind, und genau deshalb ist dieser Punkt so wichtig. Möchten Sie den Rest Ihres Lebens vorgeben, jemand anderes zu sein und endlose Energie darauf verschwenden? Sie werden möglicherweise feststellen, dass Sie in dem Bemühen, es allen recht zu machen, gemocht zu werden und einen guten Eindruck zu hinterlassen, nur wenige bis gar keine authentischen persönlichen Beziehungen haben, denn sie basieren alle auf einem Fundament aus Lügen. Gute Beziehungen werden es immer verkraften, wenn Sie beschließen, ganz Sie selbst zu sein. Sie werden sogar besser werden. Natürlich ist es gut möglich, dass nicht jeder Ihr neues (altes) Ich lieben wird, aber das kann Ihnen schnurzegal sein, also sollten Sie das auch nicht tun.

Zeigen Sie sich der Welt

Vielleicht stellen Sie fest, dass Sie nach Jahren oder Jahrzehnten, in denen Sie es immer allen recht machen wollten, gar nicht mehr so genau wissen, wer Sie eigentlich sind. All die vielen Situationen, in denen Sie Ja gesagt und doch Nein gemeint haben, haben an Ihnen genagt, sodass Sie die Überreste vielleicht gar nicht mehr wiedererkennen. Wechseljahre und Menopause sind eine Zeit der Wiederentdeckung. Die hormonelle Achterbahn der Wechseljahre zwingt uns dazu, unser Leben schonungslos zu betrachten. Vielleicht sind Sie zufrieden mit dem, was Sie sehen, und stolz darauf. Aber es können auch Trauer und Enttäuschung hochkommen. Die Beschleunigung des Zyklus bringt eine schnelle und wütende Energie mit sich, die Ihnen helfen kann, sich durch diese Gefühle zu arbeiten, sie zu akzeptieren und sie am Ende loszulassen. Es ist Ihre Entscheidung, was Sie in Bezug auf die Wechseljahre und die Zeit danach denken und fühlen. Sie können selbst entscheiden, wie das nächste Jahrzehnt aussehen soll. Also, was wollen *Sie*?

Kapitel 7

Von Hüftgold und Rettungsringen

Es ist normal, dass sich die Körperzusammensetzung verändert, sobald wir in den Wechseljahren ankommen, und auch noch in der Zeit danach. Lassen Sie es mich gleich noch einmal wiederholen: Es ist normal! Sie haben nichts falsch gemacht, nichts ist schiefgelaufen.

In der Regel nimmt man in den Wechseljahren zu, auch wenn sich weder Essverhalten noch Bewegungsmuster verändern. Eine Gewichtszunahme kann dem Alterungsprozess geschuldet sein, wobei eine Zunahme an Kilos, Körperfett und vor allem Bauchfett mit den hormonellen Veränderungen der Menopause zusammenhängt, da die Energie nun anders verbrannt wird. Während der Lutealphase des Zyklus sorgt das Vorhandensein von Progesteron nach dem Eisprung für eine Erhöhung der Körpertemperatur, was bedeutet, dass Sie mehr Energie verbrauchen. Bedingt durch eine unzureichende Progesteronbildung in Zyklen mit Eisprung und die steigende Anzahl von Zyklen, in denen gar kein Eisprung mehr stattfindet, verabschiedet sich das Progesteron immer stärker aus dem Körper, und während der Lutealphase wird somit immer weniger Energie verbraucht.[1] Das scheint einer der Faktoren zu sein, die für Fettablagerungen in den Wechseljahren verantwortlich sind.

Sobald der Östrogenspiegel sinkt, verändert sich der Energieverbrauch. Vor der Menopause dienen dank des Östrogens Ihr Allerwertester und die Oberschenkel als Fettspeicher, wohingegen Sie bei fehlendem Östrogen um die Leibesmitte zulegen – die höfliche Umschreibung für einen Rettungsring.[2] Ein geringerer Östrogenanteil kann auch zu Gelenkschmerzen führen, was körperliche Betätigung unangenehm werden lässt, und dafür sorgen, dass es schwerer fällt, Muskelmasse zu erhalten. Das ist aber entscheidend, weil diese selbst in Ruhephasen Energie verbraucht. Weniger Muskelmasse bedeutet also ein Mehr an überschüssiger Energie, die wiederum zu einer Gewichtszunahme führt.

Nehmen wir die Auswirkungen von Stresshormonen, Entzündungen, Fehlfunktionen der Schilddrüse, fehlender Ausdauer und Probleme mit dem Beckenboden hinzu, die einem den Sport verleiden können, dann ist es kein Wunder, dass wir ein wenig zulegen und das Fett sich anders verteilt.

Es kann schwierig sein, sich mit diesen körperlichen Veränderungen abzufinden. Wir sind es bereits seit jungen Jahren gewöhnt, dass unser Wert durch unser Aussehen bestimmt wird, und Schlanksein ist nun einmal das gängige Schönheitsideal. Schlank zu sein bedeutet allerdings nicht notwendigerweise gesund zu sein, weshalb viele meiner Klientinnen feststellen, dass sich ihre Gesundheit verbessert, wenn sie anfangen, mehr zu essen. Und auch wenn Übergewicht mit all den Erkrankungen in Verbindung steht, die wir in diesem Kapitel betrachten wollen, z. B. Insulinresistenz, Diabetes und metabolisches Syndrom, können sie auch bei Menschen mit einem niedrigeren Body-Mass-Index (BMI) auftreten. Tatsächlich ist der BMI als Maß für Gewicht und Gesundheit nicht perfekt, denn Körperform und Statur werden nicht in Betracht gezogen. Bodybuildern, die bei mir in Behandlung waren, wurde eine künstliche Befruchtung verweigert, weil sie „fettleibig" waren – trotz ihres extrem geringen Körperfettanteils.

Wenn es um Ihre veränderte Körperform geht, dann lautet mein Vorschlag, Ihren Körper erst einmal zu akzeptieren und zu lieben – so, wie er ist. Den Körper, in dem man steckt, nicht zu mögen, wird sich nie gut anfühlen, und jede Art von „Verbesserung", die von Ablehnung, Bestrafung und Einschränkung geprägt ist, wird weder dauerhaften Erfolg haben noch gut für Ihre Psyche sein.

Kalorienzählen und Modediäten tragen meist nicht dazu bei, die Pfunde schmelzen zu lassen. Stattdessen sind Sie womöglich unterernährt, müde und erschöpft, was sich nicht nur mies anfühlt, sondern auch das Auftreten von Fressattacken begünstigt, weil sie aus verständlichen Gründen Heißhunger haben. Bei mir zumindest führt das immer dazu, dass ich mich zusätzlich noch mit der Scham auseinandersetzen muss und dem Gefühl, versagt zu haben.

Ich empfehle Ihnen, sich stattdessen darauf zu konzentrieren, energievoll und gut genährt zu sein, körperliche Stärke aufzubauen und die Gefahr einer Insulinresistenz zu senken, indem Sie Stress und Entzündungen reduzieren, einen guten Schlaf fördern und Ihren Körper auf eine Weise bewegen, die sich gut anfühlt. Und genau darum soll es in diesem Kapitel gehen.

Wenn der Bart plötzlich sprießt

Wenn Sie zunehmend Zeit vor dem Spiegel verbringen, um die Härchen zu zählen, die um Mund und Kinn zu sprießen beginnen, oder den Rettungsring um ihre Körpermitte zu begutachten und fassungslos auf die Akne zu starren, die wie zu besten Teenagerzeiten sprießt, und Sie auch noch den Verdacht hegen, dass Ihnen langsam die Haare ausgehen, dann könnte eine Insulinresistenz die Ursache sein. Ein Übermaß an Insulin wirkt sich negativ auf Ihre Sexualhormone aus und ist für Akne, Gesichtsbehaarung, Haarverlust, unregelmäßige Zyklen und ausbleibende Eisprünge verantwortlich. Insulin ist an vielen hormonellen Störungen und Fortpflanzungsproblemen beteiligt, beispielsweise dem polyzystischen Ovarialsyndrom (PCOS) sowie starken Monatsblutungen und Myomen, und es kann das Risiko erhöhen, an Brust- und Endometriumkrebs zu erkranken. Zu den Anzeichen einer Insulinresistenz zählen:

- Bluthochdruck
- Auffällige Cholesterin-Werte
- Akne bei Erwachsenen
- Gewichtszunahme
- Übermäßiger Haarwuchs im Gesicht
- Verlust von Haupthaar (nach dem Muster des männlichen Haarverlusts)
- Ausbleibender Eisprung
- Lethargie und Müdigkeit am Tag
- Hunger
- Heißhunger auf Süßes
- Konzentrationsschwierigkeiten

- Falten
- Fleischwarzen (kleine, weiche, hautfarbene Hautanhängsel)

Was genau ist eine Insulinresistenz?

Insulin ist ein Hormon, das von der Bauchspeicheldrüse hergestellt wird und für die Regulation des Blutzuckerspiegels sorgt. Wenn Sie Nahrung zu sich nehmen, steigt Ihr Blutzuckerspiegel an, und die Bauchspeicheldrüse reagiert darauf, indem sie kurzzeitig Insulin ausschüttet, damit der Zucker aus dem Blut in die Körperzellen geschleust werden kann. Überschüssiger Zucker gelangt mithilfe von Insulin zu Leber und Muskeln, wo er als Treibstoff gespeichert wird. Nehmen wir einmal an, Ihre letzte Mahlzeit wäre schon eine Weile her, weil der Morgen hektisch war und Sie das Frühstück ausfallen lassen mussten. Ihr Blutzucker ist also niedrig. In dieser Situation muss Ihre Leber gespeicherte Energie freigeben. Es ist ein schlaues System, aber wie bei allen intelligenten Systemen im Körper kann auch einmal etwas schiefgehen. Und gerade dieses System ist stark von der Menopause betroffen.

Insulin sollte nur dann ausgeschüttet werden, wenn es benötigt wird, das bedeutet, dass der Insulinspiegel in der Regel niedrig ist. Verlieren unsere Zellen allerdings die Fähigkeit, auf Insulin zu reagieren – was häufig der Fall ist, wenn Sie viele stark verarbeitete Kohlenhydrate und flüssige Kalorien in Form von Limonade, Saft oder Energydrinks zu sich nehmen –, muss immer mehr Insulin produziert werden, um den Blutzucker im Gleichgewicht zu halten. Ihre Bauchspeicheldrüse macht also Überstunden und schüttet mehr Insulin aus. Mit der Zeit reagieren die Insulinrezeptoren durch das ständige Vorhandensein von Insulin weniger sensibel – sie stumpfen sozusagen ab –, und es entsteht eine Insulinresistenz.

Dauerhaft erhöhte Insulinwerte erzeugen Entzündungen, und weil Ihre Zellen die Glukose nicht mehr richtig aufnehmen können, wird sie in Form von Fett gespeichert. Insulin beeinflusst auch andere Hormone wie Östrogen, Progesteron und Testosteron. Das bedeutet, dass Sie es spüren werden, wenn das Insulin aus dem Gleichgewicht geraten ist. Wechseljahressymptome wie Hitzewallungen und Nachtschweiß lassen sich so schlechter lindern, ganz zu schweigen von verstärkter Müdigkeit und einem niedrigen Energiespiegel.

Lassen Sie sich nicht von der Bezeichnung Insulinresistenz täuschen, denn es geht hier keineswegs allein um Blutzucker und Diabetes. Eine Insulinresistenz führt zu Entzündungen, oxidativem Stress sowie vorzeitiger Alterung und wird mit Diabetes, Herzkrankheiten, Schlaganfällen und Demenz in Verbindung gebracht. Insulin kann Zellen außerdem dazu bringen, unkontrolliert zu wachsen. Die Auswirkungen bemerkt man am stärksten bei Krebszellen – eine der Ursachen, warum die Krebsrate bei Diabetikern und Übergewichtigen höher ist.[3]

Hohe Insulinmengen stellen auch deshalb ein Problem dar, weil sie eine Kettenreaktion bei anderen Hormonen auslösen. Der Cortisolspiegel (also der des Stresshormons) steigt, was problematisch ist, weil Cortisol und Progesteron um die gleichen Hormonrezeptoren konkurrieren, Cortisol aber in der Regel einen Tick schneller ist, was zu einem Progesteronmangel und einer Östrogendominanz führen kann. Wie Sie ja bereits wissen, ist dies ein häufig in den Wechseljahren anzutreffendes Ungleichgewicht. Auch an den Eierstöcken befinden sich Insulinrezeptoren und bei einem Östrogenüberschuss stellen sie mehr Testosteron als Östrogen her, was zu einer stärkeren Körperbehaarung und Akne führen kann. Zu den Risikofaktoren für eine Insulinresistenz zählen:

- Diabeteserkrankungen in der Familie
- Diagnose von Gestationsdiabetes in der Schwangerschaft
- Ein BMI über 29 (wobei der BMI, wie bereits erwähnt, nicht immer aussagekräftig ist)
- Übergewicht, speziell um die Leibesmitte herum (Apfelform)
- Polyzystisches Ovarialsyndrom (PCOS)
- Kohlenhydrat- und zuckerreiche Ernährung
- Bewegungsmangel
- Einnahme verschreibungspflichtiger Medikamente wie Antidepressiva (insbesondere SSRI) und steroidaler Medikamente
- Hormonelle Empfängnisverhütung
- Rauchen
- Entzündungen

Übergewicht, das sich in Apfelform zeigt, geht mit einem erhöhten Risiko für eine Insulinresistenz und andere langfristige Gesundheitsschäden einher. Als groben Anhaltspunkt können Sie Ihren Taillenumfang messen. Beträgt er mehr als 89 Zentimeter, dann gehören Sie zur Kategorie „Apfeltyp" und das Risiko ist erhöht, eine Insulinresistenz und das sogenannte metabolische Syndrom zu entwickeln – der medizinische Begriff für eine Kombination aus Diabetes, Bluthochdruck und Fettleibigkeit.

Sind Sie bereits betroffen?

Blutzuckerwerte sind in diesem Fall nicht sehr aussagekräftig, denn Ihr Blutzuckerspiegel kann völlig normal sein, obwohl Sie betroffen sind. Stattdessen kann Ihr Arzt oder Ihre Ärztin Untersuchungen anordnen, die gezielt auf eine Insulinresistenz hinweisen:

- Die Bestimmung von **Nüchterninsulin** eignet sich gut, um eine schwere Insulinresistenz zu erkennen. Das Nüchterninsulin sollte unter 8 mU/L (55 pmol/L) liegen.
- Der **orale Glukosetoleranz-Test** (oGTT) kann eine Insulinresistenz frühzeitiger erfassen, selbst wenn der Blutzuckerwert und das Nüchterninsulin noch unauffällig sind.
- Der **HOMA-Index** ist eine Berechnung, die Nüchterninsulin und Glukose in ein Verhältnis zueinander setzt. Mit seiner Hilfe kann man das Vorhandensein und den Grad einer Insulinresistenz bestimmen. Liegt der HOMA-Index niedrig (0,5 bis 1,4), dann reagiert Ihr Körper auf Insulin und es kann Ihren Blutzuckerspiegel gut regulieren. Ist der HOMA-Index erhöht (über 1,5), dann ist dies ein Zeichen für eine Insulinresistenz. Je höher der Wert, desto ausgeprägter ist die Resistenz.

Vor einer Insulinresistenz sollten wir alle uns hüten und es erfordert aktive Schritte zur Vorbeugung. Sie hat nicht nur ernsthafte Folgen für unsere Gesundheit und unser Leben, sondern kostet auch unser Gesundheitssystem ein Vermögen. Die gute Nachricht lautet, dass man eine Insulinresistenz rückgängig machen kann, also schauen wir als Nächstes, was es dafür braucht.

Zucker reduzieren

Sie können eine Insulinresistenz nur dann wieder rückgängig machen, wenn Sie sich mit Zucker in all seinen Formen auseinandersetzen: Kuchen, Pudding, Süßungsmittel, Honig, Dicksaft, Agavensirup, Melasse, Fruchtsaft und Trockenfrüchte (Adieu, Energy Balls!). Natürlich müssen wir uns auch mit dem seelischen Ungleichgewicht beschäftigen, das uns häufig dazu bringt, einen Heißhunger auf Süßes zu entwickeln oder uns damit zu trösten. Es ist verständlich, wenn diese Vorstellung Sie zunächst einmal erschreckt und überfordert, aber Sie müssen das nicht alleine durchstehen. In meiner englischsprachigen Online-Community *The Flow Collective* beschäftigen wir uns auch mit Heißhunger und Ernährungsverbesserungen, und ein Schwerpunkt richtet sich auf Ihr Kopf-Kino (und natürlich auch darauf, was sich in Ihrem Körper und Ihrem Kühlschrank abspielt).

Kohlenhydrate – nicht zu viel, aber auch nicht zu wenig

Der Verzehr von einfachen Kohlenhydraten wie Brot, Gebäck und Nudeln muss eingeschränkt werden, um die damit einhergehende Glukosebelastung zu verringern und um die Entzündungen zu reduzieren, die durch eine Gewichtszunahme und Heißhunger gefördert werden. Kartoffeln sind nicht der Feind schlechthin, aber sie sollten trotzdem nicht jeden Tag auf den Tisch kommen. Wenn Sie zuerst Proteine zu sich nehmen und diese langsam und achtsam kauen, dann werden Sie schneller satt, als wenn Sie mit stärkereichem Gemüse starten. Stärke (ein Mehrfachzucker, der zu den Kohlenhydraten zählt) ist wichtig, weil sie zur Beruhigung Ihres Nervensystems beiträgt, wodurch Sie abends besser einschlafen. Außerdem wird Ihr Blutzucker über Nacht stabilisiert, sodass Sie weniger häufig aufwachen. Die sogenannte ketogene Ernährung ist extrem kohlenhydratarm und wird häufig eingesetzt, um einen Gewichtsverlust anzuregen. Näheres dazu finden Sie später in diesem Kapitel. Einige meiner Klientinnen, die diese Ernährungsform ausprobiert haben, entwickelten aufgrund der geringeren Stärkeaufnahme Schlafprobleme.

Protein ist wichtig

Viele, die zu mir kommen, brauchen zuckerreiche Snacks und Koffein, um den Tag zu überstehen, weil sie nicht genügend Protein zu sich nehmen. Protein hilft Ihnen, ein Sättigungsgefühl zu entwickeln, stabilisiert den Blutzucker und kann den Heißhunger auf Süßes lindern. Es fördert zudem den Muskelaufbau, hält die Leber fit (und ihre Fähigkeit, überschüssiges Östrogen abzubauen) und spielt eine Rolle für einen gesunden Tag-Nacht-Rhythmus.

Jede Ihrer Mahlzeiten sollte einen Proteinanteil von 30 Gramm haben, was einer Hähnchenbrust, drei Eiern, einem Fischfilet oder einem halben Block Tofu entspricht. Warum gerade 30 Gramm? Weil dies die Menge ist, die benötigt wird, um die Leucin-Schwelle zu erreichen, ab der die Muskelproteinsynthese angeregt wird. Leucin ist eine essenzielle Aminosäure, also ein Proteinbaustein, den Ihr Körper nicht selbst herstellen kann und der daher über die Nahrung zugeführt werden muss. Sie benötigen 2,5–3 Gramm Leucin pro Mahlzeit, um den Prozess der Muskelproteinsynthese auszulösen. Das bedeutet, dass Sie *bei jeder Mahlzeit* 30 Gramm Protein zu sich nehmen sollten, um Ihre Muskeln zu schützen.

Wenn ich die täglichen Mahlzeiten aufgelistet bekomme, sehe ich, dass viele vor allem Salate und Suppen essen und dies als vollständige Mahlzeit ansehen. Ich liebe Suppen und Salate und möchte Sie hier durchaus ermuntern, sie zu essen, aber sie stellen eben nur dann eine vollständige Mahlzeit dar, wenn sie auch ausreichend Protein enthalten. Tatsächlich verzehren viele meiner Klientinnen erst beim Abendessen eine größere Menge an Proteinen – kein Wunder also, dass sie tagsüber müde und launisch sind. Sie können nicht erwarten, dass Sie Muskeln aufbauen oder erhalten, wenn Sie nur am Abend Eiweiß zu sich nehmen. Leucinreiche Proteine unterstützen die Insulinausschüttung und stabilisieren den Blutzuckerspiegel, was ein weiterer Grund dafür ist, warum Sie das Protein auf dem Teller zuerst verputzen sollten.

Wenn Sie kein tierisches Eiweiß essen, dann müssen Sie sich ein wenig anstrengen, denn bei einer rein pflanzlichen Ernährung ist es schwieriger, ausreichend Leucin aufzunehmen. Sie können zwar Kapseln oder Pulver mit verzweigtkettigen Aminosäuren (BCAA) ergänzen, aber vielleicht möchten Sie den Verzehr tierischer Produkte doch noch einmal überdenken. Drei große Eier entsprechen 18 Gramm Protein – was allerdings noch nicht ausreicht, um die Leucin-Schwelle zu erreichen. Dafür müssten es schon fünf Eier sein.

Intervallfasten

Intervallfasten kann dazu beitragen, Ihren Stoffwechsel wieder ins Lot zu bringen, eine Insulinresistenz umzukehren, Entzündungen zu verringern, Gewicht zu verlieren und sogar das Krebsrisiko zu senken. Dazu verkleinern Sie einfach das Fenster, in dem Sie etwas essen oder trinken, auf 8–10 Stunden, beispielsweise von 10 Uhr morgens bis 18 Uhr abends, 8 Uhr morgens bis 18 Uhr abends oder 9 Uhr morgens bis 19 Uhr abends. Sie können ein beliebiges Essensfenster wählen, aber ich empfehle Ihnen, spätestens um 19 Uhr zu Abend zu essen, weil sich sonst die Produktion des Schlafhormons Melatonin verzögern kann und Sie womöglich zu spät einschlafen. Achten Sie darauf, dass Ihre Mahlzeiten alle drei Makronährstoffe enthalten – Proteine, Fett und Stärke –, damit Sie sich satt und zufrieden fühlen und ausreichend Energie zur Verfügung haben. Ganz unabhängig davon, in welchem Lebensabschnitt Sie sich befinden, kann das Priorisieren der Makronährstoffe unglaublich viel für Ihre Gesundheit tun, da wir oft zwar viel essen, ohne dabei aber ausreichend Nährstoffe zu uns zu nehmen. In der Zeit, in der Sie fasten, nehmen Sie nur Wasser, Tee oder Kaffee zu sich, und zwar ohne Milch, Zucker oder andere Süßungsmittel.

Eine Variante des Intervallfastens besteht darin, zweimal in der Woche oder jeden zweiten Tag zu fasten. Eine zwölfmonatige Studie mit insulinresistenten Teilnehmenden verglich das Fasten an jedem zweiten Tag (bei dem an den „Fastentagen“ 25 Prozent des Energiebedarfs gedeckt wurde, im Vergleich zu 125 Prozent an den „Festtagen“) mit einer Kalorienreduzierung (Deckung von 75 Prozent des Energiebedarfs täglich) und einer Kontrollgruppe. Während Gewichtsverlust und BMI bei den ersten beiden Gruppen vergleichbar waren, sanken Insulinspiegel und Insulinresistenz besonders stark in der Gruppe, die jeden zweiten Tag fastete. Dennoch glaube ich, dass diese Art des Intervallfastens für männliche Körper besser geeignet ist als für weibliche.

Intervallfasten ist nicht für jeden Menschen eine Lösung. Viele von uns – ob wir bereits in den Wechseljahren sind oder sie noch vor uns haben –, stehen unter starkem Stress, und Intervallfasten kann zusätzlichen Druck erzeugen, sodass Sie am Ende eher zunehmen als abnehmen. Wenn Sie gestresst sind, schlecht schlafen, zu wenig Nährstoffe aufnehmen und darum kämpfen, durch den Tag zu kommen, kann Intervallfasten mehr Schaden anrichten als Nutzen. Deshalb lege ich den Schwerpunkt lieber auf ausgewogene, zufriedenstellende Mahlzeiten zu vernünftigen Zeiten (und auf gesunde Snacks, falls erforderlich) und empfehle, gleichzeitig andere Gesundheitsaspekte anzugehen.

Metformin

Metformin wird zur Behandlung von Diabetes eingesetzt und manchmal auch beim polyzystischen Ovarialsyndrom (PCOS) verschrieben. Es kann dazu beitragen, die Insulinresistenz zu verbessern, Gewicht zu verlieren und das Risiko für Herz-Kreislauf-Erkrankungen zu senken. Rund 25 Prozent aller Patientinnen und Patienten, die Metformin nehmen, klagen über Aufgeblähtheit, Unterleibsschmerzen, Verstopfung, Durchfall und Blähungen. Die Einnahme geht mit einem erhöhten Risiko für einen Vitamin-B_{12}-Mangel einher, also sollten Sie darauf achten, ausreichend B_{12} über die Nahrung und passende Ergänzungsmittel aufzunehmen. Es gibt andere Strategien, die mit einer Metformin-Einnahme vergleichbar sind.

Nahrungsergänzungen zur Verbesserung der Insulinempfindlichkeit

Es gibt Anzeichen dafür, dass ein Mangel an **Magnesium** einer der Gründe sein kann für eine Insulinresistenz und das Entstehen von Typ-2-Diabetes[4], und es scheint einen direkten Zusammenhang zwischen dem Magnesiumspiegel und einer Insulinempfindlichkeit zu geben – je weniger Magnesium vorhanden ist, umso ausgeprägter ist die Insulinresistenz.[5] Magnesium verbessert die Insulinempfindlichkeit[6] und kann sich bei vielen anderen Aspekten der Wechseljahre als hilfreich erweisen, wie Energieniveau, Stimmung und Schlaf (auf den Seiten 192–193 finden Sie weitere Informationen dazu und eine geeignete Dosierung).

Ein niedriger **Vitamin-D**-Spiegel wird ebenfalls mit einer Insulinresistenz in Verbindung gebracht, lassen Sie den Wert also bitte überprüfen. Sorgen Sie dafür, dass Sie möglichst oft ein wenig Mittagssonne abbekommen und nehmen Sie gegebenenfalls ein passendes Nahrungsergänzungsmittel (siehe Seiten 261–263).

Zink unterstützt eine nahezu unglaubliche Vielzahl an Prozessen im Körper, von der Hormonproduktion bis hin zum Funktionieren von Leber und Immunsystem. Wenn Sie unter Zinkmangel leiden, kann das Insulin seiner Aufgabe nicht ausreichend nachkommen und Glukose verbleibt im Blutkreislauf, anstatt gespeichert zu werden. Zink beeinflusst auch die Spiegel von Leptin (das ist das Hormon, das Appetit und Hunger regelt) und Cortisol (ein Stresshormon) sowie den Grad des sexuellen Verlangens. Zudem blockiert Zink die 5-Alpha-Reduktase, die für die Umwandlung von androgenen Hormonen wie Testosteron in DHT (Dihydrotestosteron) zuständig ist – das ist das wirkungsstarke Hormon, das für die Akne an Kinn und Wangen verantwortlich ist und auch für den Haarverlust, der Sie so unglücklich macht. Zink ist ein lebenswichtiger Nährstoff, der häufig in unseren Mahlzeiten fehlt und dessen Anteil in unseren Lebensmitteln durch die Auslaugung der landwirtschaftlichen Anbauflächen und aufgrund moderner Anbaumethoden sinkt, wie das praktisch bei allen Mineralstoffen der Fall ist. Als Nahrungsergänzung werden Zinkcitrat oder Zinkascorbat leichter aufgenommen als Zinkoxid oder Zinksulfat.

Myo-Inositol ist eine relativ unbekannte vitaminähnliche Substanz, die Ihr Körper aus Glukose herstellt und die häufig zum Kreis der B-Vitamine gezählt wird. Myo-Inositol ist an der Insulinsignalgebung in den Zellen beteiligt und kann die Insulinempfindlichkeit verbessern, wenn es als Nahrungsergänzungsmittel eingenommen wird. Zudem fördert es den Eisprung, weshalb es eine effektive Behandlungsoption für PCOS-Betroffene ist.[7] Myo-Inositol kann auch bei Stimmungsveränderungen in der prämenstruellen Phase des Zyklus und bei PMDS helfen[8] und hat sich positiv auf die Behandlung des metabolischen Syndroms bei postmenopausalen Frauen ausgewirkt.[9] Nahrungsergänzend werden 2000–4000 mg pro Tag empfohlen. Myo-Inositol ist die Vorstufe zu einem anderen Inositol-Typ namens D-Chiro-Inositol, welches eine Rolle bei der Insulinwirkung spielt. Ein Verhältnis von 40:1 von Myo-Inositol zu D-Chiro-Inositol wird empfohlen.[10]

Alpha-Liponsäure ist ein wirkstarkes Antioxidans, das Ihre Mitochondrien lieben, weil es an der Energieproduktion beteiligt ist. Außerdem verbessert es die Insulinempfindlichkeit[11] und kann den Gewichtsverlust fördern.[12] Alpha-Liponsäure steckt in Nahrungsquellen wie Leber, Nieren, Spinat, Brokkoli und Tomaten. Nahrungsergänzend werden Dosierungen von 300 bis maximal 600 mg pro Tag empfohlen.

Die Einnahme von 3 g **Zimt** am Tag (1,5 Teelöffel) über einen Zeitraum von 16 Wochen führt zu erheblichen Verbesserungen bei allen Symptomen des metabolischen Syndroms.[13] Die Einnahme von ½ Teelöffel Zimt täglich oder mehr (maximal 3 TL) kann den Cholesterinspiegel positiv beeinflussen[14] und den Heißhunger auf Süßes stillen.

Bockshornklee kann die Insulinausschüttung anregen, die Insulinempfindlichkeit steigern und die Glukosetoleranz verbessern.[15] Er hat auch eine östrogene Wirkung, weshalb er die Milchproduktion fördern, Wechseljahressymptome wie Hitzewallungen, Nachtschweiß, Schlafstörungen, Stimmungsschwankungen und Kopfschmerzen lindern sowie den Cholesterinspiegel verbessern kann.[16] In zerstoßener Form können Sie Bockshornklee zu Curry-Gerichten geben, in Brot verbacken oder als Tee aufbrühen. Nahrungsergänzend bietet sich eine Dosierung von 1–1,5 g pro Tag an.

Berberin ist ein Phytonährstoff, der sich in mehreren Pflanzen findet, beispielsweise in Gelbwurz oder Berberitze, und der in der chinesischen Medizin schon seit Jahrtausenden Verwendung findet. Als ich für den Praxisteil meiner Ausbildung nach China reiste, servierte man mir Berberitze-Waffeln zur Förderung der Verdauung. Ich lernte erst später, dass Berberitze auf Darmbakterien einwirkt und die Insulinempfindlichkeit verbessern kann. Berberin hat sich als genauso gut oder sogar besser als Metformin erwiesen, wenn es darum geht, eine Insulinresistenz zu verbessern.[17] Wenn Sie den Wirkstoff einnehmen wollen, empfehle ich allerdings die Zusammenarbeit mit einem Experten für Naturheilkunde oder einer Ernährungsberaterin, da es zu Wechselwirkungen mit einigen weit verbreiteten Medikamenten kommen kann und eine langfristige Einnahme sich auch negativ auf Darmflora und Verdauung auswirken kann.
Chrom ist ein Mineralstoff, der die Insulinresistenz verbessern kann. Wenn über die Nahrung zu wenig Chrom aufgenommen wird, hat dies negative Auswirkungen auf Glukose und Insulin.[18] Chrom-Picolinat wird besser aufgenommen als andere Formen, die optimale Dosierung als Supplement liegt bei 200–500 mg pro Tag.
Ashwagandha hilft, den Stresspegel zu senken, was Heißhungerattacken reduzieren und das Essverhalten verbessern soll.[19] Dadurch kann auch gleichzeitig ein Gewichtsverlust gefördert werden.

Cortisol senken

Sie haben sicher schon gehört, dass Stress sich auf der Waage bemerkbar machen kann. Dazu tragen mehrere Faktoren bei: Cortisol erhöht die Aktivität der Lipoproteinlipase, des wichtigsten Fetteinlagerungsenzyms, was eine Zunahme an Bauchfett verursacht. Bauchfettzellen scheinen zudem stark auf Cortisol zu reagieren, da sie 4-mal so viele Cortisolrezeptoren aufweisen wie andere Fettzellen. Erhöhte Cortisolwerte, die häufig eine Folge des modernen Lebens sind, beeinflussen die Aktivität von Insulin und können zu einer Insulinresistenz führen – die Glukose gelangt nicht mehr in die Zellen und wird stattdessen als Fett gespeichert. Es wird Sie nicht weiter verwundern zu lesen, dass wir bei einem hohen Cortisolspiegel dazu neigen, Heißhunger auf kalorienreiche Nahrungsmittel zu entwickeln und diese auch bevorzugt verzehren. Das ist also ein weiterer Grund, warum es so wichtig ist, gerade während der Wechseljahre die Stressbelastung zu reduzieren, idealerweise natürlich bereits bevor sie beginnen.

Entzündungen

Eine akute Entzündung ist tatsächlich etwas Positives, denn es ist eine natürliche Reaktion des Körpers auf eine Infektion oder ein Trauma. Hitze, Rötung, Schwellung und Funktionsverlust sind Anzeichen einer Heilung, denn auf diese Weise schützt sich der Körper. Eine anhaltende, also chronische Entzündung ist allerdings nicht hilfreich und kann viele gesundheitliche Probleme verursachen, wie einen unausgeglichenen Hormonhaushalt, Gewichtszunahme, Diabetes und Herz-Kreislauf-Erkrankungen.

Fehlernährung, Stress, Schlafmangel und Giftstoffe können zu systemischen Entzündungen führen. Dabei versucht Ihr Körper mit den wiederholten inneren Verletzungen umzugehen, denen er sich gegenübersieht. Der Körper wird mit Entzündungsmarkern geflutet, um diesen Brand zu löschen. Eine permanente Entzündungsreaktion hat negative Folgen, beispielsweise Gewichtszunahme, Erschöpfung, Schlafstörungen, Kopfschmerzen, Gelenkschmerzen, Hautprobleme und Verdauungsbeschwerden. Kommt Ihnen das bekannt vor?

Entzündungen können viele mit dem Menstruationszyklus zusammenhängende Probleme verschlimmern, darunter Regelschmerzen, PMS, Histaminintoleranz, PCOS, Endometriose und Adenomyose. Zusätzlich bringen sie den Hormonhaushalt aus dem Takt, der in den Wechseljahren sowieso schon gehörig durchgerüttelt wird. Entzündungsursachen können sein:

- Rauchen
- Stress

- Schlafmangel
- Bewegungsmangel
- Umweltgifte (mehr dazu in Kapitel 10)
- Ernährungsbedingte Entzündungen durch:
- Zucker
- verarbeitete Lebensmittel
- Pflanzenöle
- Alkohol
- Kuhmilchprodukte
- Gluten
- FODMAP (siehe folgende Übersicht)

FODMAP

Fermentierbare Oligo-, Di-, Monosaccharide und Polyole sind eine Gruppe von Zuckern, die vom Dünndarm nicht gut resorbiert werden. Stattdessen bewegen sie sich nur langsam vorwärts und ziehen Wasser an. Sobald sie im Dickdarm angelangt sind, werden sie von Darmbakterien fermentiert, wodurch Darmwinde entstehen. Wenn Sie zu Blähungen und Reizdarmbeschwerden neigen, etwa Magenschmerzen, Durchfall und Verstopfung, dann lohnt es sich auszutesten, ob der Verzicht auf FODMAP einen Unterschied macht. Die australische Monash University hat eine FODMAP-arme Ernährungsempfehlung ausgearbeitet. Auf der Internetseite der Universität finden Sie hervorragende Informationen und die zugehörige App (auch auf Deutsch erhältlich) hat eine Art Ampelsystem, das anzeigt, ob in einem Lebensmittel geringe, moderate oder hohe FODMAP-Anteile enthalten sind. Eine FODMAP-Diät kann kurzfristig hilfreich sein, aber sie stellt aufgrund der starken Einschränkungen keine langfristige Strategie dar und wird daher am besten unter der Aufsicht eines naturheilkundlich erfahrenen Therapeuten oder im Rahmen einer Ernährungsberatung vorgenommen. So ist sichergestellt, dass auch dahinterliegende Gesundheitsprobleme beachtet werden.

Vielleicht fragen Sie sich jetzt, was Sie überhaupt noch essen dürfen. Die Antwort lautet: ziemlich viel! Wir sind vielleicht darauf konditioniert worden, dass Schnitzel mit Pommes ein Mittagessen darstellt (und mir ist bewusst, dass es ein Essen ist, das viele Hungernde in der Welt mit Kusshand nehmen würden), aber in punkto Nährstoffe ist es nicht gerade ideal. Genauere Informationen dazu, was Sie zur Unterstützung Ihrer Hormongesundheit essen können, finden Sie in Kapitel 10, aber im Grunde genommen geht es darum, dass Sie Proteine, gesunde Fette und eine Mischung aus stärkehaltigem Gemüse (Kartoffeln, Kürbis, Pastinaken, Karotten usw.) und nicht stärkehaltigem Gemüse (grünes Blattgemüse, Brokkoli, Spargel, Paprika, Pilze, Gurke usw.) zu sich nehmen. Nahrungsergänzungen wie Omega-3-Fettsäuren, Resveratrol, Curcumin, N-Acetylcystein und Bioflavonoide wie Grüntee und Traubenkernextrakt können entzündungshemmend wirken, ebenso wie Bewegung und Schlaf.

Schlaf

Alle Menschen, die im Schichtdienst tätig sind oder nachts arbeiten, unterliegen einem höheren Risiko, Stoffwechselkrankheiten und Krebs zu entwickeln. Sie müssen allerdings nicht notwendigerweise Schichtarbeit leisten, um Probleme mit dem Schlaf-Wach-Rhythmus und der Melatoninproduktion zu haben. Zu wenig Schlaf, schlechter Schlaf, unterbrochener Schlaf und obstruktive Schlafapnoe – bei der die Wände der Luftwege erschlaffen und sich verengen, wodurch Atemmuster und Schlaf unterbrochen werden – sind Risikofaktoren für die Entwicklung und Verschlimmerung einer Insulinresistenz.

Wenn Ihr zirkadianer Rhythmus aufgrund von Schichtarbeit, Nachtarbeit, Jetlag oder Lebensstil (z. B. bis tief in die Nacht hinein Serien anschauen) aus dem Takt geraten ist, beeinträchtigt dies Ihr Denken und das Risiko für das metabolische Syndrom steigt. Wenn Sie glauben, eine Nacht wäre doch nicht weiter schlimm, muss ich Sie leider korrigieren – bereits nach einer Nacht mit Schlafentzug wird die Cortisolproduktion am folgenden Morgen verdoppelt[20] und die Insulinempfindlichkeit sinkt um 40 Prozent.[21]

Die Wahrscheinlichkeit, ein metabolisches Syndrom zu entwickeln, steigt, wenn Sie weniger als 5–6 Stunden oder mehr als 8–10 Stunden pro Nacht schlafen.[22] Der Zusammenhang zwischen Schlafdauer und metabolischem Syndrom ist bei Frauen stärker ausgeprägt als bei Männern. Eine andere Studie stellte fest, dass das Risiko für das metabolische Syndrom nur bei einer kürzeren Schlafzeit vorhanden ist[23], bei einer längeren hingegen nicht. Ausreichend lange und gut zu schlafen, sorgt für einen ausgewogenen Blutzuckerspiegel und verbessert die Insulinempfindlichkeit. Gleichzeitig werden Entzündungen im Körper reduziert, die ebenfalls eine Insulinresistenz fördern können. Wenn Sie unter Schlafmangel leiden, sinkt die Menge an Leptin – das ist das Hormon, das Ihnen sagt, wann Sie satt sind – und der Spiegel von Ghrelin steigt[24], weshalb Sie leicht zu viel essen und zunehmen.

Hungerhormone

Leptin und Ghrelin sind zwei weitere Hormone, die es in Bezug auf Appetit und Gewichtsmanagement zu beachten gilt. Leptin lässt Sie wissen, wann es Zeit ist, mit dem Essen aufzuhören. Es wird von den Fettzellen ausgeschüttet, und wenn das System ordnungsgemäß funktioniert, produzieren die Fettzellen Leptin und senden Ihrem Gehirn die Botschaft, dass Sie nicht verhungern und ausreichend Energie vorhanden ist. In der Folge lässt Ihr Appetit nach und Ihr Körper kann die als Fett gespeicherte Energie nutzen. Je höher der Körperfettanteil ist, desto mehr Leptin produziert ein Mensch. Bei Fettleibigkeit kann es sein, dass zu viel Leptin im Blut zirkuliert. Ein chronisch erhöhter Leptinspiegel kann zu einer Leptinresistenz führen.

Bei einer Leptinresistenz ist zwar reichlich Leptin vorhanden, aber Ihr Gehirn reagiert nicht länger darauf. Die Botschaft geht ins Leere und Sie merken nicht mehr, wann Sie satt sind. Stattdessen essen Sie immer weiter und Ihre Fettzellen produzieren immer mehr Leptin, was die Resistenz weiter verstärkt. Eine Leptinresistenz verlangsamt den Stoffwechsel, sodass Sie Energie langsamer verbrennen. Sie verlangsamt auch die Umwandlung von Schilddrüsenhormonen und wirkt sich auf den Östrogenspiegel aus: Ist der Leptinspiegel erhöht, steuert das Östrogen allzu oft auf den weniger gesunden Stoffwechselpfad zu und die Aktivität des Enzyms, welches Östrogen „neutralisiert“ (siehe Diagramm auf Seite 324), wird verlangsamt. Sinkt Ihr Körperfettanteil, sinkt auch das Leptin, weshalb Gewichtsverlust eine Appetitzunahme und Heißhunger fördern kann.

Im Gegensatz zu Leptin meldet Ghrelin, wann Sie hungrig sind und essen müssen. Auch dieses Hormon scheint einen Einfluss auf die Insulinausschüttung zu haben. Es wird im Darm gebildet und erreicht etwa alle vier Stunden einen Höchststand – was grob mit Frühstück, Mittagessen und Abendessen korreliert –, und meldet dann Ihrem Gehirn, dass es Zeit ist, etwas zu essen. Die Ghrelinproduktion steigt in Folge von Diäten, weshalb einige Menschen danach mehr essen und durch den sogenannten Jo-Jo-Effekt am Ende mehr wiegen als vor der Diät. Deshalb sollte man sich bei einer „Diät“ (ein Begriff, den ich übrigens nur ungern verwende) vor allem darauf konzentrieren, zu vernünftigen Zeiten gesunde Lebensmittel zu konsumieren. Auch hier ist ein ausreichendes Maß an Eiweiß wichtig, da es Ghrelin unterdrückt[25], ebenso wie die Zufuhr von Ballaststoffen. Bei einigen Menschen funktioniert eine ketogene Ernährung gut, weil die dadurch erreichte Ketose den Ghrelinanstieg verhindert[26], der mit einem Gewichtsverlust einhergeht.

Diese Hormone betreffen auch all jene, die schlank sind und wenig Appetit haben, denn es könnte sein, dass ein niedriger Leptinwert vorliegt, der ein erhöhtes Risiko für Ängste, Depression und Knochenschwund birgt.

Ketogene Ernährung

Wohl in jeder Facebook-Gruppe zum Thema Wechseljahre wird darüber diskutiert, welche Ernährung bei den typischen Symptomen wie Gewichtszunahme, Bauchfett (deren Wortwahl, nicht meine) und Gehirnnebel helfen kann. Die beiden Ernährungsformen, die am häufigsten genannt werden, sind die ketogene Ernährung und das Intervallfasten.

Die ketogene Ernährung wurde erstmals im Jahr 1921 von Russell Wilder eingesetzt, um Epilepsie zu behandeln, und sie ist bis heute eine Möglichkeit bei pharmakoresistenter Epilepsie. Dabei nimmt man eine große Menge an gesunden Fetten (55–60 Prozent) zu sich, eine moderate Menge an Protein (30–35 Prozent) und nur sehr wenige Kohlenhydrate (5–10 Prozent). Wenn Sie also 2000 Kalorien am Tag zu sich nehmen, dann wären das 20–50 Gramm Kohlenhydrate am Tag – eine mittelgroße Süßkartoffel (13 cm lang und 5 cm breit, wenn Sie es ganz genau wissen wollen) entspricht etwa 20 Gramm Kohlenhydraten. Damit dürfte klar werden, dass Brot, Nudeln, Reis und Frühstücksflocken praktisch vom Tisch sind. Kohlenhydrate sind allerdings in vielen verschiedenen Lebensmitteln enthalten, auch in Obst, sodass Sie bei einer ketogenen Ernährung eine ganze Menge Ihrer üblicherweise verzehrten Nahrungsmittel weglassen oder einschränken müssen.

Kohlenhydrate sind eine Hauptenergiequelle für den Körper, und wenn er keinen Nachschub erhält, sinkt die Insulinproduktion und Ihr Stoffwechsel schaltet in einen Zustand um, den man als Ketose bezeichnet. Während der Ketose nutzen Sie Fett als Energie, weshalb eine Keto-Diät zu schnellem Gewichtsverlust führen kann.

Während Ihr Körper sich darauf umstellt, Ketone statt Kohlenhydrate als Energiequelle zu nutzen, können Sie das entwickeln, was man als „Keto-Grippe“ bezeichnet. Dazu gehören Symptome wie Ermüdung, Kopfschmerzen, Reizbarkeit, mentale Probleme, Übelkeit, Heißhunger auf Süßes, Schwindel und Schlafprobleme. Eine Keto-Grippe kann einige Tage anhalten oder auch bis zu zwei Wochen und länger. Eine ausreichende Flüssigkeitsversorgung und die Einnahme von Elektrolyten (ähnlich wie bei Durchfall und Erbrechen) sowie ausreichend Ruhe und Schlaf können helfen.

Die Umstellung kann Wochen oder sogar Monate dauern und findet statt, sobald der Körper die Kraftstoffzufuhr verändert hat. Sie werden sozusagen vom Zuckerverbrenner zum Fettverbrenner. Das geschieht aufgrund der wenigen Kohlenhydrate in der Nahrung, wobei eine ketogene Ernährung nicht das gleiche ist wie eine kohlenhydratarme Low-Carb-Diät. Um eine Ketose zu erzielen, müssen die meisten Menschen 20–50 Gramm Kohlenhydrate am Tag zu sich nehmen. Zum Vergleich: Der Durchschnittsamerikaner nimmt Tag für Tag rund 250 Gramm Kohlenhydrate zu sich. Den täglichen Kohlenhydratverzehr zu reduzieren und die Art der verzehrten Kohlenhydrate zu ändern, ist grundsätzlich eine gute Idee. Eine Keto-Ernährung kann helfen, das Gewicht zu reduzieren, den Blutzucker im Gleichgewicht zu halten und die Insulinresistenz zu verbessern. Diese Ernährungsweise legt Wert auf gesunde Fette, und stark verarbeitete Lebensmittel kommen nicht vor, was ebenfalls positiv ist. Dennoch ist die ketogene Ernährung restriktiv und starr, was bedeutet, dass Sie Ihre Instinkte in Bezug auf Essen unterdrücken müssen, wenn Sie die Regeln einhalten wollen. Zu den möglichen weiteren Auswirkungen zählen ein steigender Cortisolspiegel (Hallo, Stress und Ängste), Schlafprobleme, Ermüdung, Verdauungsprobleme und negative Auswirkungen auf die Schilddrüsenfunktion – allesamt Symptome, welche die Wechseljahre sowieso mit sich bringen.

Eine Keto-Diät kann zu schnellem Gewichtsverlust führen, aber ob diese Ernährungsform dauerhaft geeignet ist, ist umstritten. Wenn Sie während einer solchen Diät wütend, müde und deprimiert sind und mit Schlafproblemen zu kämpfen haben, dann ist es vielleicht an der Zeit, mehr Kohlenhydrate zu essen wie Reis und Kartoffeln. Eine ketogene Ernährung kann auch dazu führen, dass man mehr Fleisch und Käse isst, was den Körper potenziell übersäuern kann. Lebensmittel wie Früchte, Gemüse, Nüsse und Samen sind hingegen basisch, also sollten Sie darauf achten, viel davon zu sich zu nehmen.

Das metabolische Syndrom

Das metabolische Syndrom stellt ein massives Problem dar. Laut Definition der Weltgesundheitsorganisation ist es eine Erkrankung, die durch eine Reihe von kardiovaskulären Risikofaktoren charakterisiert wird, z. B.:

- Insulinresistenz
- Bluthochdruck
- Hyperlipidämie (zu viele Lipide, also Fette, im Blut)
- Typ-2-Diabetes
- Stammfettsucht (Fetteinlagerung um die Leibesmitte)
- Herz-Kreislauf-Erkrankungen
- Schlaganfälle

Das metabolische Syndrom kam zunächst in den westlichen Industrienationen auf, aber da sich der westliche Lebensstil weiterverbreitet hat, ist es nun in vielen Ländern anzutreffen. Es ist ein schwerwiegendes Problem, das nicht nur Leben kostet, sondern auch die Gesundheitssysteme stark belastet.

Frauen im mittleren Alter sind häufiger und stärker betroffen als Männer.[27,28] Die genauen Ursachen des metabolischen Syndroms sind nicht klar definiert, aber Ernährung und Lebensstil spielen eine Rolle, vor allem Übergewicht, eine vorwiegend sitzende Lebensweise und Insulinresistenz. Der BMI (Body-Mass-Index) ist in aller Munde, aber wenn es um das metabolische Syndrom geht, dann sind vor allem Bauchfett und Bauchumfang die wichtigsten Gesundheitskoordinaten, was allerdings nicht bedeutet, dass hagere Menschen automatisch davon verschont bleiben.

Nach der Menopause fällt der Östradiolspiegel (E2) stark ab, manchmal sinkt der Wert sogar auf null. Das hat erhebliche Auswirkungen auf den Stoffwechsel, die Fettverteilung und die Wirkung von Insulin. Groß angelegte Studien konnten zeigen, dass E2 eine schützende Wirkung hat sowie Diabetes und metabolischem Syndrom vorbeugen kann.[29]

Zäh und langsam

Wenn Sie sich körperlich und geistig so fühlen, als würden Sie durch eine zähe Suppe waten, und dazu noch an Gewicht zugelegt haben, energielos und niedergeschlagen sind, dann stecken Sie wahrscheinlich in den Wechseljahren – oder Ihre Schilddrüse bereitet Ihnen Probleme. Die Schilddrüse ist eine schmetterlingsförmige Drüse, die an der Vorderseite des Halses unmittelbar unter dem Kehlkopf sitzt. Sie produziert Hormone, die Ihren Stoffwechsel steuern, und wenn diese nicht ordnungsgemäß arbeiten, wie das bei Frauen und speziell ab einem gewissen Alter oft der Fall ist, dann entwickeln wir eine ganze Reihe von Symptomen.

Bei einer Schilddrüsenunterfunktion (Hypothyreose) produzieren Sie nicht genügend Schilddrüsenhormone, was zu Gewichtszunahme, Schlappheit, verkürzten Zyklen, längeren und schwereren Monatsblutungen, Kälteempfindlichkeit und Vergesslichkeit führen kann. Bei einer Schilddrüsenüberfunktion (Hyperthyreose) produzieren Sie eine zu hohe Menge an Schilddrüsenhormonen, was zu Gewichtsverlust, Ruhelosigkeit, Schlafstörungen, verlängerten Zyklen und Hitzeempfindlichkeit führen kann. Das ist jedoch nur die Spitze des Eisbergs. Ihre Schilddrüse beeinflusst zahlreiche Körperprozesse, sodass sie es auf vielen Ebenen spüren werden, wenn die Dinge nicht gut laufen.

Zu den Anzeichen einer Schilddrüsenunterfunktion zählen:

- Abgeschlagenheit
- Verlust von Antrieb und Motivation
- Gewichtszunahme
- Stimmungsschwankungen
- Depression
- Gedächtnisprobleme
- Konzentrationsschwierigkeiten
- Kognitive Störungen
- Frieren oder Kälteempfindlichkeit
- Verminderte Schweißabsonderung
- Verstopfung (teils abgelöst von Durchfall)
- Aufgeblähtheit

- Erhöhte Anfälligkeit für Blutergüsse
- Probleme mit der Blutgerinnung
- Amenorrhoe (Ausbleiben der Periode)
- Unregelmäßige Periode
- Lange und/oder starke Monatsblutungen
- Anämie
- Muskelkrämpfe und Schwäche
- Kribbeln in Händen und Füßen
- Steife und schmerzende Gelenke
- Karpaltunnelsyndrom
- Koordinationsprobleme
- Gleichgewichtsstörungen
- Benommenheit
- Schwindel
- Tinnitus
- Trockene Haut und trockene Haare
- Haarverlust, speziell am äußeren Drittel der Augenbrauen
- Verlust von Haupthaar
- Brüchige Nägel
- Raue Stimme
- Hoher Cholesterinspiegel
- Geringes sexuelles Verlangen
- Unfruchtbarkeit
- Fehlgeburten
- Stark ausgeprägte Wechseljahresbeschwerden

Zu den Anzeichen für eine Schilddrüsenüberfunktion zählen:

- Gewichtsverlust
- Normaler oder gesteigerter Appetit
- Wärmeempfindlichkeit
- Schwitzen
- Herzklopfen
- Ängste
- Zwangsgedanken
- Ruhelosigkeit

- Nervosität
- Erregbarkeit
- Müdigkeit
- Reizbarkeit
- Unregelmäßige Perioden
- Unfruchtbarkeit
- Häufiger Stuhlgang
- Hyperaktivität
- Muskelschwäche und Kräfteverlust
- Zittrigkeit
- Haarausfall
- Weiche Nägel
- Exophthalmus (hervortretende Augäpfel)
- Schlafprobleme
- Kropf (vergrößerte Schilddrüse)

Sie können Ihre Schilddrüsenfunktion anhand einer Blutuntersuchung überprüfen lassen, wobei Ihre Ärztin vermutlich nur das TSH und eventuell noch (freies) T4 überprüfen wird. Diese Tests können eine Schilddrüsenfehlfunktion aufdecken, tun dies aber nicht immer.

Das sogenannte Thyreoidea-stimulierende Hormon oder TSH wird von der Hypophyse im Gehirn ausgeschüttet und regt Ihre Schilddrüse dazu an, Schilddrüsenhormone freizusetzen. Arbeitet Ihre Schilddrüse optimal, kommunizieren Hypophyse und Schilddrüse wie beiläufig miteinander und halten den Laden am Laufen. Ist die Schilddrüsenfunktion eingeschränkt, muss die Hypophyse lauter werden, damit die Schilddrüse in die Gänge kommt, und das tut sie, indem sie höhere Mengen an TSH ausschüttet. Das bedeutet, dass ein höherer TSH-Wert darauf hindeutet, dass Ihre Hypophyse besonders hart arbeitet, um eine schlappe Schilddrüse anzutreiben. Ist der TSH-Wert hingegen niedrig, kann es sein, dass Ihre Schilddrüse ohne Not Überstunden schiebt und Sie unter einer Überfunktion leiden. Ein TSH-Test ist also keine schlechte Idee, wobei umstritten ist, was als „normaler" Wert gilt (siehe Kasten auf Seite 248) und es zudem noch weitere Schilddrüsenhormone zu beachten gilt.

Ihre Schilddrüse produziert vier verschiedene Hormontypen, die der Einfachheit halber als T1, T2, T3 und T4 bezeichnet werden, wobei hauptsächlich T4 hergestellt wird. Ordnet Ihr Arzt also zusätzlich zum TSH-Test die Untersuchung eines weiteren Wertes an, dann geht es dabei vermutlich um freies T4 (fT4), da dies ein guter Indikator für die Schilddrüsenfunktion ist. Vielleicht wundern Sie sich in diesem Zusammenhang über den Begriff „frei“: Die meisten Ihrer Schilddrüsenhormone sind im Blut an Trägerproteine gebunden. Es ist der geringe Prozentsatz an „freien“ Hormonen, die überhaupt eine Wirkung im Körper entfalten und für Probleme sorgen können, also ist es natürlich sinnvoll, speziell diese zu untersuchen. *Freies* T4 ist also jenes, das tatsächlich seine Aufgabe erledigen kann, wohingegen beim *gesamten* T4 auch das Thyroxin eingeschlossen ist, das zwar da ist, aber nicht aktiv zur Verfügung steht. Bildlich gesprochen geht es also um die Menge an Benzin, die sich in Ihrem Auto befindet, im Vergleich zur gesamten Benzinmenge, die an der Tankstelle verfügbar ist. Ein hoher fT4-Wert kann auf eine überaktive, ein niedriger auf eine unteraktive Schilddrüse hindeuten.

Doch auch bei „normalen“ TSH- und fT4-Werten können Sie unter einer Schilddrüsenunterfunktion leiden. Damit es überhaupt genutzt werden kann, muss T4 zunächst in T3 umgewandelt (konvertiert) werden und dieses muss schlussendlich in freier Form vorliegen. Freies T3 (fT3) ist etwa zehn Mal so aktiv wie T4 und für 90 Prozent der Schilddrüsenfunktion verantwortlich.[30] Ihr T4-Wert kann also im Normbereich liegen, aber wenn es nicht in T3 umgewandelt wird, können Sie Symptome einer Schilddrüsenunterfunktion aufweisen, man spricht von einer sogenannten Konversionsstörung.

Es gibt eine weitere inaktive Form von Schilddrüsenhormon namens reverses T3 (rT3), das sich an die Rezeptoren für freies T3 anhängen und sie blockieren kann. Dadurch agiert es wie eine Bremse – ein nützlicher Mechanismus in Zeiten von Stress oder Krankheit, wenn der Körper seinen Stoffwechsel verlangsamen will, damit Sie Ihre Energie zur Genesung nutzen können. Ist der rT3-Wert hoch, dann wandeln Sie vermutlich zu viel T4 in rT3 um anstatt in fT3, und das wiederum löst Symptome einer Schilddrüsenunterfunktion aus, obwohl die TSH- und T4-Werte im Normbereich sind. Wird das reverse T3 bestimmt, kann man sehen, wie viel freies und aktives T3 an Ihre Schilddrüsenrezeptoren andocken kann. Wenn Sie unter Stress stehen, bindet sich rT3 an die Rezeptoren und schaltet sie ab statt an.

Eine Thyreoiditis ist eine Entzündung der Schilddrüse, die zu einer verringerten Produktion von Schilddrüsenhormonen führen kann. Die Hashimoto-Thyreoiditis ist eine Autoimmunerkrankung, bei der die Körperzellen die Schilddrüse angreifen und im Laufe der Zeit ihre Fähigkeit mindern, Schilddrüsenhormone zu produzieren. Sie ist eine der Hauptursachen für eine Schilddrüsenunterfunktion, wobei viele Ärztinnen und Ärzte meist keine spezifische Untersuchung veranlassen, weil die Zusatzinformation ihrer Meinung nach nichts an der Behandlung ändert. Antikörper-Screenings können positiv ausfallen und die ersten Symptome dennoch erst in 5–10 Jahren auftauchen. Sind Ihre Antikörperwerte erhöht, obwohl Sie keine Symptome haben, dann sind das großartige Nachrichten, denn Sie können in diesem Fall proaktiv tätig werden und ein Fortschreiten verhindern. Einige meiner Klientinnen zeigten wenig Interesse daran, sich ohne erkennbare Symptome testen zu lassen, aber bitte glauben Sie mir, dass Sie sich einen Vorsprung sichern sollten, solange es noch möglich ist. Hashimoto ist umkehrbar, aber warum sollten Sie warten, bis sich Symptome zeigen?

Wenn Sie über Ihren Arzt keinen umfangreichen Schilddrüsenfunktionstest machen lassen können, was wahrscheinlich der Fall ist, dann können Sie die Untersuchung auch im Labor selbst veranlassen. (Leider müssen Sie sie dann auch selbst bezahlen.) Achten Sie darauf, dass TSH, fT4, fT3 und die beiden Schilddrüsenantikörper Tg-AK und TPO getestet werden. Theoretisch möglich ist auch die Untersuchung von Vitamin D, Vitamin B_{12}, Ferritin (ein Protein im Blut, das Eisen speichert) und C-reaktives Protein (ein Entzündungsmarker). Wenn Sie zusätzlich noch den Wert für reverses T3 wissen wollen, wird es noch ein bisschen teurer. Weitere Informationen dazu, welche Blutwerte wichtig sind und wo man die Untersuchung durchführen lassen kann, erhalten Sie von Ihrem Arzt oder Ihrer Ärztin. Auch im Internet finden sich viele informative Seiten, wenn Sie nach dem entsprechenden Stichwort suchen.

Die wichtigsten Punkte zum Thema Schilddrüsenfunktion:

- Schilddrüsenfunktionsstörungen kommen bei Frauen häufiger vor.
- Die Schilddrüsenfunktion nimmt mit dem Alter ab.
- Wechseljahressymptome können auch Symptome einer Schilddrüsenunterfunktion sein.

- Funktionsstörungen der Schilddrüse können Ihr Erleben der Wechseljahre zusätzlich verschlimmern.
- Fragen Sie Ihren Arzt immer nach Ihren konkreten Testergebnissen. Ein „normal" sollte Ihnen nicht reichen. Bitten Sie um eine Kopie der Laborwerte, diese steht Ihnen rechtlich zu (gegebenenfalls gegen eine Kopiergebühr).
- Es kann sich lohnen, rund 100 Euro in Blutuntersuchungen zu investieren, um ein genaues Bild zu bekommen.
- Entscheidend ist, wie Sie sich fühlen. Ihre Zahlen können „gut" sein und es kann Ihnen trotzdem nicht gut gehen.
- Klassische Schilddrüsenmedikamente können einen großen Unterschied ausmachen oder kaum Wirkung zeigen. Es gibt weitere Präparate, die ergänzend oder stattdessen verordnet werden können.
- Es gibt viele Möglichkeiten, die Gesundheit der Schilddrüse zu fördern und Symptome sogar wieder verschwinden zu lassen. Im Anhang finden Sie weitere Informationen zu diesem Thema.

Normal oder optimal?

Wenn ich meine Klientinnen frage, ob sie ihre Schilddrüsenfunktion haben testen lassen, wird dies oft bejaht – und die Ergebnisse seien unauffällig gewesen. Bitte ich dann um die Laborwerte, liegt der TSH-Wert häufig zwischen 2,5 und 4,5, was in den „normalen" Referenzbereich fällt. Bei der Festlegung dieser Bereiche schauen Fachleute aber häufig nach dem Durchschnittswert in der Bevölkerung, was nicht nur ältere Patienten einschließt, sondern auch all jene mit einer bislang unentdeckten Unterfunktion. Der Bereich dessen, was als normal oder unauffällig gilt, ist daher sehr großzügig bemessen und mit einem optimalen Wert hat das wenig zu tun. Mittlerweile wurden für den Normbereich Werte von 0,5 bis 2 (2,5 bei älteren Menschen) vorgeschlagen. Dieser engere Rahmen ist vor allem dann von Bedeutung, wenn Sie versuchen, schwanger zu werden.

Parameter	Normbereich	Optimaler Referenzbereich
TSH	0,4–4,5/5,5 mU/L	0,5–2mU/L
fT4	9–23 pmol/L	15–23 pmol/L
fT3	3–7 pmol/L	5–7 pmol/L
reverses T3	110–210 pg/ml	110–180 pg/ml
TPO-Antikörper	< 35 U/ml	< 2 U/ml
TG-Antikörper	< 35 U/ml	< 2 U/ml

Am wichtigsten sind jedoch Ihre Symptome. Wenn Ihre Werte auf dem Papier optimal sind, Sie sich aber immer noch wie ein Zombie fühlen, dann vertrauen Sie Ihrem Gefühl.

Anm. d. Verlags: Die Normbereiche unterscheiden sich nicht nur von Land zu Land, sondern oft auch von Labor zu Labor. Bitte halten Sie Rücksprache mit dem Laborarzt oder Ihrer Hausärztin, wenn Sie unsicher bei der Interpretation der Werte sind.

Sie können Ihre Schilddrüse auf folgende Weise unterstützen:

- Hashimoto kann durch Nahrungsmittelunverträglichkeiten verursacht werden und die Symptome bessern sich häufig, wenn Sie kurzfristig oder sogar ganz auf glutenhaltiges Getreide, Kuhmilchprodukte, Eier, Soja, Samen und Kerne sowie Nachtschattengewächse verzichten. Ich empfehle bei einer Schilddrüsenunterfunktion immer die Zusammenarbeit mit einer Praxis für Ernährungsberatung, denn die Ernährung sollte in jedem Fall berücksichtigt werden.
- Ernähren Sie sich nährstoffreich und kauen Sie Ihr Essen lange genug. Nährstoffmangel kann durch Fehlernährung entstehen oder durch die Unfähigkeit, bestimmte Nährstoffe zu verdauen und aufzunehmen. Unzureichendes Kauen, Magensäuremangel, Probleme

mit Verdauungsenzymen und einige Medikamente wie die Pille können zu Nährstoffmängeln führen, die eine Schilddrüsenunterfunktion auslösen oder verschlimmern. Die Nährstoffe, um die es hier hauptsächlich geht, sind Selen, Vitamin B_{12}, Vitamin D, Ferritin (das Protein, das Eisen speichert), Magnesium, Zink und Thiamin (B_1).

- Jod ist entscheidend für die Gesundheit der Schilddrüse. Jodmangel ist ein Problem, aber wie bei vielen anderen Nährstoffen auch, kann ein Zuviel ebenfalls schaden. In einigen Regionen der Welt zählt Jodmangel zu den häufigsten Gründen für eine Schilddrüsenunterfunktion, was jedoch in den westlichen Industrieländern nicht der Fall ist. Hier liegt das Problem eher im Bereich der Autoimmunerkrankungen (Hashimoto) und große Jodmengen können einen Autoimmunangriff auf die Schilddrüse auslösen, speziell wenn zusätzlich ein Selenmangel besteht. Jod wird von der Schilddrüse verarbeitet; dabei wird ein freies Radikal namens Wasserstoffperoxid freigesetzt, das die Schilddrüse zusätzlich schädigen kann. Sind Sie ausreichend mit Selen versorgt, wird das Wasserstoffperoxid neutralisiert. Aus diesem Grund ist die zusätzliche Gabe von Jod umstritten. Auch hier empfiehlt sich wieder eine Ernährungsberatung, die auf Schilddrüsenprobleme spezialisiert ist.
- Achten Sie auf Ihr Hormongleichgewicht. Ein Östrogenüberschuss kann die Schilddrüsenfunktion unterdrücken und den Bedarf an TSH erhöhen. Wer unter einer Schilddrüsenunterfunktion leidet und gleichzeitig Östrogen einnimmt, stellt möglicherweise fest, dass die Schilddrüsenmedikation erhöht werden muss.[31] Progesteron hingegen stimuliert die Schilddrüse.[32] Wenn Ihr Hormonhaushalt im Ungleichgewicht ist mit zu viel Östrogen und zu wenig Progesteron – was speziell in den Wechseljahren, aber auch schon früher der Fall sein kann –, dann öffnet dies einer Schilddrüsenunterfunktion Tür und Tor.
- Tun Sie etwas für Ihre Verdauung. Das sogenannte Leaky-Gut-Syndrom – eine Barrierestörung der Darmschleimhaut, wodurch Moleküle vom Darm in den Blutkreislauf gelangen können – kann zu Problemen mit der Schilddrüse führen, also ernähren Sie sich gesünder und nehmen z. B. Knochenbrühe zu sich.

- Legen Sie Ihr Handy aus der Hand. Schon zwei Stunden Nutzung am Tag können den TSH-Wert erhöhen und den T4-Wert senken.[33]
- Achten Sie auf einen gesunden Schlaf (siehe Seite 313), denn weniger als sechs Stunden Schlaf können TSH und T4 ebenfalls beeinflussen.[34]
- Tun Sie etwas gegen Störungen auf der HHN-Achse (siehe Seite 208), denn sowohl ein zu hoher als auch ein zu niedriger Cortisolspiegel kann die Schilddrüsenfunktion beeinträchtigen.
- Meiden Sie Koffein.
- Meiden Sie hormonaktive Substanzen (siehe Seite 349–354).
- Lassen Sie Ihren Vitamin-D-Spiegel testen und nehmen Sie gegebenenfalls Vitamin D ein. Ein Mangel an Vitamin D kann bei Hashimoto zu einem Anstieg der Antikörper führen.[35]
- Bewegung kann helfen, die Schilddrüsenfunktion wiederherzustellen. Übermäßiges Training hebt allerdings das Cortisol an, was sich wiederum negativ auf die Schilddrüsenhormone auswirkt.
- Überlegen Sie, wie Sie generell Stressfaktoren reduzieren können.
- Lassen Sie sich auf mögliche Infektionen testen und gegebenenfalls behandeln.

Kapitel 8

Knochenarbeit

Wahrscheinlich sind Sie im Moment vollauf mit Ihren hormonellen Symptomen beschäftigt, etwa Stimmungsveränderungen, Schlafstörungen, Problemen mit der Temperaturregulierung und all dem, was Vulva und Vagina so treiben. Und das ist vollkommen verständlich, denn diese Probleme erfordern jetzt Ihre Aufmerksamkeit. Dennoch möchte ich Sie bitten, einmal 30 Jahre in die Zukunft zu blicken und sich zu überlegen, wie Ihr Leben dann aussehen soll. Stellen Sie sich vor, wo Sie leben und wie Ihr Zuhause aussehen wird. Malen Sie sich die fantastischen Klamotten in Ihrem Kleiderschrank aus und wie viel Freude es Ihnen bereitet, morgens in den Tag zu starten. Vielleicht haben Sie einen Garten, dessen Pflege Ihnen Spaß macht und in den Sie gerne Gäste einladen. (Ist das nicht das, was ältere Menschen so tun?) Mehr als alles andere lieben Sie die Freiheit, die das Rentenalter mit sich gebracht hat (wenn es zu dem Zeitpunkt, wenn Sie und ich dort ankommen, überhaupt noch so etwas wie ein Rentenalter gibt). Und nun stellen Sie sich vor, was ein Oberschenkelhalsbruch für Ihr Leben bedeuten könnte. Die Genesungszeit beträgt bei einem solchen Bruch mehrere Monate bis zu einem ganzen Jahr, und die Reha ist harte Arbeit. Einige Menschen erholen sich gut nach einer solchen Operation, für andere hingegen verändert sie ihr Leben. Womöglich fällt es Ihnen nicht nur schwer, morgens aus dem Bett zu kommen und die Treppe nach unten zu nehmen, sondern selbst das Aufstehen aus dem Sessel wird zu einem Kraftakt. Ich will den Teufel nicht an die Wand malen, aber mir liegt daran, dass Sie sich ernsthafte Gedanken um Ihre Knochengesundheit machen. Genau wie den Beckenboden nehmen wir unsere Knochen als selbstverständlich hin und widmen ihnen erst dann unsere Aufmerksamkeit, wenn etwas nicht mehr stimmt.

Knochen

Wir neigen dazu, Knochen für feste, statische Körperteile zu halten, die lediglich den Zweck erfüllen, uns aufrecht zu halten und unsere lebenswichtigen Organe zu schützen. Knochen sind aber dynamisches, lebendes Gewebe, das Nährstoffe, Mineralstoffe und Fett speichert. Das Knochenmark produziert rote Blutkörperchen, weiße Blutkörperchen und Blutplättchen. Selbst bei der Kampf-oder-Flucht-Reaktion spielen unsere Knochen eine Rolle.

Knochen durchlaufen einen ständigen Prozess der Selbsterneuerung, der als Knochenumsatz oder Knochenumbau bezeichnet wird. Bei Erwachsenen findet zu jedem beliebigen Zeitpunkt bei 15 Prozent der Knochenmasse ein Umbau statt – das ist in etwa so, als würde ständig ein Raum in Ihrem Haus renoviert.

Genauso wie bei Ihnen Handwerker ins Haus kommen, nach Schäden suchen, altes Material herausreißen und den Müll entsorgen, werden beim Knochenumbauprozess die sogenannten Osteoklasten aktiviert, deren Aufgabe es ist, Knochengewebe abzubauen und zu resorbieren, das aufgrund von wiederholten Belastungen beschädigt ist. Sobald sie damit fertig sind, erscheinen Ihre Gegenspieler, die Osteoblasten auf der Bildfläche, um mit dem langsameren Prozess des Knochenaufbaus zu beginnen – sozusagen dem Einbau neuer Küchenschränke. Danach füllen Mineralstoffe den neu geschaffenen Knochen. Dieser Umbauprozess nimmt 3–6 Monate in Anspruch und erstaunlicherweise kommt es in diesem Zeitraum zu keinem Verlust an Knochenmasse. Die Chancen stehen ganz gut, dass Ihr Skelett bis jetzt stabil war – genau wie die Knochenmasse bisher stabil gewesen ist –, aber sobald Ihre Regel ganz ausbleibt, verändert sich Ihre Knochengesundheit entscheidend.

In der Kinder- und Jugendzeit nimmt das Skelett rapide an Größe und Dichte zu. Die Menge an Knochengewebe im Skelett nennt man Knochenmasse, und sie steigt stetig an, solange wir noch wachsen. Im Alter von 18 Jahren waren Sie bereits bei 90 Prozent Ihrer Knochenmasse angelangt, in den späten Zwanzigern erreichten Ihre Knochen dann ihre maximale Stärke und Dichte, auch als maximale Knochendichte bezeichnet. Die maximale Knochendichte wird durch zahlreiche

Faktoren beeinflusst, z. B. Gene, Geschlecht, Ethnie, Ernährung, Rauchen, körperliche Bewegung und Hormone. Wenn Sie Ihre Periode regelmäßig haben, ist das ein guter Indikator dafür, dass ausreichend Östrogen produziert wird, um während der Zyklusjahre Knochenmasse aufzubauen und zu erhalten. Ein niedriges Körpergewicht, ein Übermaß an sportlicher Betätigung und Essstörungen können ein Beschwerdebild hervorrufen, das als hypothalamische Amenorrhoe bezeichnet wird und bei dem der Körper zu dem Schluss kommt, dass die Zeiten hart sind und besser keine Energie an die Fortpflanzung verschwendet werden darf. Aus diesem Grund bleiben Eisprung und Menstruation aus. In diesem hormonarmen Zustand leidet die Knochenmasse.

In den Dreißigern bleibt die Knochenmasse relativ stabil, aber sobald Sie die Vierzig überschritten haben, verlieren Sie langsam an Knochenmasse. Der Verlust an Knochenmineraldichte beschleunigt sich im Jahr vor Ihrer letzten Periode, und diese Phase des schnellen Knochenschwunds setzt sich in den zwei Jahren nach der letzten Regel fort. Ab diesem Zeitpunkt lässt zwar die Geschwindigkeit nach, doch der Schwund geht bis an Ihr Lebensende weiter. Das liegt daran, dass das Östrogen beim Knochenumsatz von Frauen (und auch Männern) eine große Rolle spielt.[1]

Sinkt also der Östrogenspiegel, kommt es zu einer Zunahme des Knochenabbaus und dieser übertrifft die Menge an neu gebildetem Knochengewebe[2], was in der Summe zu Knochenschwund führt. Es ist vergleichbar mit den Handwerkern, die zwar ständig etwas herausreißen, aber eben keine neuen Schränke einbauen. In den ersten 5–7 Jahren, die auf die letzte Periode folgen, können Sie 10–20 Prozent Ihrer Knochenmasse verlieren.[3] Hinzu kommt, dass in den ersten 5–10 postmenopausalen Jahren degenerative Prozesse an den Bandscheiben einsetzen, die zwischen den Wirbeln sitzen und eine schützende, stoßdämpfende Wirkung haben, sodass das Risiko von Knochenbrüchen auch hier steigt.

Der abrupte Verlust von Hormonen, der durch eine chirurgische Menopause verursacht wird, kann ein erhöhtes Risiko sogenannter Fragilitätsfrakturen nach sich ziehen, wobei eine Östrogentherapie einen stärkeren Knochenschwund verhindern kann.

Osteoporose

Osteoporose ist eine Erkrankung des Skeletts, die sich durch eine reduzierte Knochenmasse und einen veränderten Knochenaufbau auszeichnet, was zu schwachen Knochen und einer höheren Anzahl an Knochenbrüchen führt. Von Osteoporose sind überdurchschnittlich viele Frauen betroffen, und das Risiko steigt mit zunehmendem Alter an. Eine von drei Frauen im Alter über 50 wird Opfer einer osteoporotischen Fraktur.[4] Zu den Risikofaktoren für Osteoporose zählen:

- Postmenopause
- Frühe Menopause
- Amenorrhoe (Ausbleiben der Regel, ohne dass die Menopause eingetreten ist)
- Geringes Körpergewicht und Essstörungen
- Fehlende körperliche Bewegung, insbesondere Krafttraining
- Rauchen
- Übermäßiger Alkoholkonsum
- Zöliakie
- Einnahme bestimmter Medikamente über einen längeren Zeitraum, z. B. zur Behandlung von Asthma, Schilddrüsenfehlfunktionen und Epilepsie; gilt auch für hormonelle Verhütungsspritzen.

Ein Schwund an Knochenmasse birgt die Gefahr, an Osteoporose zu erkranken, einer Krankheit, die die Knochen schwächt und das Risiko für Knochenbrüche erhöht. Auch wenn diese Komplikationen vor allem „ältere Menschen" betreffen, sollten wir frühzeitig und ganz sicher spätestens in den Vierzigern Maßnahmen ergreifen, wenn wir auch später noch ein selbstbestimmtes, mobiles und gutes Leben führen wollen. Und das wollen Sie doch, oder?

Was Oberschenkel und Hüftknochen verbindet

Ganz oben an Ihrem Oberschenkelknochen (auch *Femur* genannt) ist die „Kugel", die in der Gelenkpfanne des Hüftknochens sitzt. Gleich unterhalb dieser Kugel befindet sich der so genannte Oberschenkelhals, an dem die meisten Knochenbrüche auftreten, die mit Osteoporose in Verbindung stehen. Wie Sie sich denken können, interessieren sich Forscher sehr dafür, was in den Wechseljahren mit dem Oberschenkelhals passiert, und sie haben herausgefunden, dass er um 0,4 Prozent pro Jahr an Dicke zunimmt.[5] Vielleicht denken Sie nun, dass sich das doch gut anhört, wie eine Art Ausgleich für den Verlust der Knochendichte. Netter Versuch, aber dicker heißt eben nicht unbedingt besser. Tatsächlich hat diese Entwicklung ihren Preis, denn sie erhöht die Wahrscheinlichkeit, dass der Oberschenkelknochen sich verformt. In den drei Jahren rund um Ihre letzte Periode steigt die Verformungsrate um 2 Prozent pro Jahr.

In den Wechseljahren kommt es häufig zu einer Gewichtszunahme, insbesondere wenn der Östrogenspiegel sinkt, die Periode unregelmäßiger wird und die Blutungen am Ende ganz ausbleiben. Zur gleichen Zeit also, in der die Knochen an Dichte und dadurch auch Stärke verlieren, müssen sie eine höhere Belastung aushalten. Auch wenn Frauen mit einem höheren BMI eine höhere Knochendichte aufweisen als schlankere Frauen, ist das nicht hilfreich, denn das zusätzliche Gewicht hebt diesen Vorteil mehr als auf.

Wie finde ich heraus, wie es meinen Knochen geht?

Bedenkt man die starken Auswirkungen von Osteoporose und Knochenbrüchen auf unsere Gesundheit und Lebensqualität, dann kann man eigentlich gar nicht früh genug beginnen, alles Machbare zur Vorbeugung zu tun. Was genau das ist, schauen wir uns nun an.

Wie viel Knochenmasse Sie haben, lässt sich über eine Knochendichtemessung bestimmen. Eine solche Messung wird in der Regel vorgenommen, wenn Sie sich einen Knochen gebrochen haben, Symptome oder Risikofaktoren für eine Osteoporose aufweisen oder wenn überprüft werden soll, wie gut Medikamente zur Verbesserung der

Knochendichte anschlagen. Für diese Untersuchung (DEXA- oder DXA-Scan, wobei DEXA/DXA für *Dual Energy X-Ray Absorptiometry* steht) nutzt man eine niedrigdosierte Form der Röntgenstrahlung.

Ein DEXA-Scan informiert Sie darüber, wie viel Knochengewebe Sie haben und lässt gleichzeitig eventuelle Verformungen der Wirbelsäule erkennen. Was die Untersuchung allerdings nicht kann, ist *Veränderungen am Knochenaufbau feststellen oder eine Aussage darüber treffen, wie stark unsere Knochen sind*. Gerade der letzte Punkt ist wichtig, denn sollten Sie gesagt bekommen, dass Ihre Knochendichte gering ist und Sie in den umstrittenen Osteopenie-Bereich (eine Vorstufe der Osteoporose) fallen, dann denken Sie vielleicht, Ihre Knochen wären schwach und bruchanfällig und meiden daher genau die Bewegung, die Ihnen guttun würde. Eine meiner Freundinnen erhielt mit Anfang Zwanzig die Diagnose Osteopenie, also machte sie aus Angst vor Knochenbrüchen kein Krafttraining mehr – gerade in dem Alter, in dem der Aufbau von Muskeln und Resilienz immens wichtig ist. Eine Diagnose dieser Art kann schnell das Selbstbild verändern und erhebliche Folgen haben. Wie würde es Ihr Leben beeinflussen, wenn Sie sich als gebrechlich ansehen würden? Würden Sie sich ein Paar Gewichte schnappen und trainieren oder sich eher in Watte packen?

Die Ergebnisse einer Knochendichtemessung werden als T-Score oder T-Wert ausgegeben, bei dem Ihre Knochendichte mit der eines jungen, gesunden Menschen verglichen wird:

- +1 bis -1 bedeutet, dass Ihre Knochendichte sich im normalen Bereich für einen jungen gesunden Menschen bewegt.
- -1 bis -2,5 bedeutet, dass Ihre Knochendichte unter dem Normwert liegt. Damit fallen Sie in den Osteopenie-Bereich (der Verlust an Knochendichte ist also relativ gering).
- Im Bereich von -2,5 und darunter leiden Sie unter Osteoporose.
- Bei -2,5 und darunter sowie einem Fragilitätsbruch befinden wir uns im Bereich einer schweren Osteoporose.

Wenn Sie sich im Osteopenie- oder Osteoporose-Bereich befinden, dann bedeutet das nicht zwangsläufig, dass Sie sich etwas brechen werden. Es ist nur ein Weg, um die Knochendichte zu bestimmen, und selbst wenn das Risiko für einen Knochenbruchs besteht, spielen noch weitere Faktoren eine Rolle. Aus diesem Grund unterstützt die Weltgesundheitsorganisation einen Test zur Bestimmung des Frakturrisikos (FRAX), der auf Fragen basiert und online ausgefüllt werden kann.

Was Sie tun können

Das Osteoporose-Risiko ist in den postmenopausalen Jahren hoch und wird häufig sowohl von Laien als auch Experten unterschätzt. Das klingt vielleicht dramatisch, aber das ist es auch: Nach einem Oberschenkelhalsbruch liegt die Sterblichkeitsrate um 10–20 Prozent höher im Vergleich zu Menschen, die keine solche Fraktur erlitten haben.[7]

Ein Oberschenkelhalsbruch kann einen Abbau der körperlichen und mentalen Gesundheit zu Folge haben, ein selbstständiges Leben unmöglich machen und zum Verlust sozialer Kontakte führen. Die Genesung erfolgt nur langsam und häufig nicht vollständig, für viele Betroffene bedeutet die Fraktur den Umzug ins Pflegeheim. Mir ist bewusst, dass ich hier ein düsteres Bild male, aber es ist einfach wichtig, sich schon lange vor dem Zeitpunkt, an dem es zum Problem wird, damit zu beschäftigen. Vielleicht haben Sie das Gefühl, es sei nun sowieso zu spät, blicken zurück auf Ihre jungen Jahre und wünschten, Sie hätten mehr (oder weniger) Sport getrieben. Hadern Sie nicht mit der Vergangenheit – fokussieren Sie sich stattdessen auf Gegenwart und Zukunft, denn es ist nie zu spät, die Initiative zu ergreifen. Ihre Knochen verändern sich ständig, alte Teile werden andauernd durch neue ersetzt, und das bedeutet, dass Sie Ihre Knochengesundheit auch jetzt noch beeinflussen können. Geben Sie sich nicht damit zufrieden, dass dies das Los aller Frauen sein soll. Nur weil es viele von uns betrifft, heißt das noch lange nicht, dass es auch unser Schicksal sein muss.

Die *European Society for Clinical and Economic Aspects of Osteoporosis and Osteoarthritis* (ESCEO) spricht folgende Empfehlungen für Frauen über 50 aus:

- 1–1,2 Gramm Protein pro Kilogramm Körpergewicht am Tag
- 20–25 Gramm hochwertige Proteine bei jeder Mahlzeit
- 800 IE Vitamin D

- 1000 Milligramm Kalzium (wobei die WHO 500 mg empfiehlt, was eher den jüngsten Forschungsergebnissen entspricht)
- Körperliche Betätigung an drei bis fünf Tagen pro Woche
- Verzehr von Protein nach dem Sport

Protein

Um die Funktion des Bewegungsapparats zu erhalten, müssen Sie pro Tag *mindestens* 1 Gramm Protein pro Kilogramm Körpergewicht zu sich nehmen. Wenn Sie also beispielsweise 70 Kilogramm wiegen, dann sollten Sie auf mindestens 70 Gramm Protein pro Tag kommen. Das bedeutet allerdings nicht, 70 Gramm eines proteinhaltigen Lebensmittels zu essen – dann würde eine kleine Hühnchenbrust schon reichen –, sondern die Menge an Nahrung, die 70 Gramm Protein enthält. Dazu bräuchten Sie zum Beispiel ein Omelett aus drei Eiern zum Frühstück, eine Hühnchenbrust zum Mittagessen und ein Lachsfilet zum Abendessen. In folgenden Portionsgrößen finden sich rund 20 Gramm Protein:

- 3 große Eier
- 1 Lachsfilet
- 1 Hähnchenbrust
- ½ Block Tofu

Nicht nur für Ihre Knochen ist Östrogen wichtig, sondern auch für die Muskeln. Sinkt der Östrogenspiegel, verlieren wir an Muskelmasse und Stärke. Auch die Fähigkeit der Muskeln, sich nach einer Verletzung zu regenerieren und verlorene Muskelmasse zurückzugewinnen, sinkt. Regelmäßige Bewegung und der Verzehr einer ausreichenden Menge an Protein ist entscheidend, um die Knochen- und Muskelstärke zu erhalten. Achten Sie darauf, ein bis zwei Stunden nach der sportlichen Betätigung eine Mahlzeit mit hochwertigem Protein und einer angemessenen Menge an Kohlenhydraten zu sich zu nehmen, idealerweise eine nährstoffreiche Kombination wie Lachs mit Süßkartoffeln und grünem Gemüse oder Grillhähnchen mit Schmorgemüse. Wenn Sie unter Zeitdruck stehen, reichen aber auch drei gekochte oder gebratene Eier mit Avocado oder Gemüse. Meiden Sie möglichst Proteinriegel und Shakes, die häufig unnötigen Zucker enthalten.

Schwere Lasten

Die Hutterer sind eine täuferische Bewegung, deren Mitglieder ursprünglich aus Österreich und Süddeutschland kamen. Heute leben sie in Westkanada und in den USA. Die Hutterer-Frauen haben größere Knochen und eine höhere Knochendichte als andere Frauen in den USA.[8] Was macht sie so anders? Hutterer leben in isolierten, sich selbst versorgenden und landwirtschaftlich geprägten Gemeinschaften mit einem hohen Maß an körperlicher Arbeit. Ab dem Alter von 15 Jahren übernehmen auch die weiblichen Mitglieder schwere körperliche Arbeiten, deren Bewegungsmuster gut für die Knochen sind und die einem Belastungs- beziehungsweise Widerstandstraining entsprechen.

Unter den Begriff **Belastungstraining** fallen Sportarten wie Walken, Joggen, Laufen, Tai-Chi, Tanzen, Tennis, Korbball und ähnliches. Wie wirksam diese für den Erhalt der Knochendichte sind, hängt von der Häufigkeit und Intensität ab und wie viele Monate oder Jahre sie durchgeführt werden. Obwohl Gehen viele Vorteile hat und die Knochendichte des Oberschenkelhalses verbessern kann, ist die Belastung für das Skelett so gering, dass dies auch die einzige Stelle zu sein scheint, die davon profitiert.[9] Aktivitäten mit geringer Belastung führen selbst dann, wenn sie über einen längeren Zeitraum ausgeführt werden, nicht im gleichen Maße zu einem Zuwachs an Knochenmineralgehalt und Knochendichte wie stärker belastende Übungen. Aus diesem Grund haben Sportarten, die Springen erfordern – beispielsweise Volleyball, Basketball, Korbball und asiatische Kampfsportarten – größere Auswirkungen auf die Knochendichte.[10]

Zum **Widerstandstraining** zählen Übungen, bei denen die Gelenke gegen eine Art Widerstand arbeiten müssen, beispielsweise in Form von Hanteln, Fitnessgeräten oder dem eigenen Körpergewicht. Diese Art von Training eignet sich sehr gut, um die Knochendichte in Bereichen wie der Lendenwirbelsäule und dem Oberschenkelhals zu erhöhen, die anfällig für Brüche sind. Anstatt eine niedrige Belastung zu wählen und die Übungen unzählige Male zu wiederholen – was den Knochenschwund an der Wirbelsäule mindern kann, aber nicht viel für die Knochendichte tut[11] –, sollten Sie sich für eine höhere Belastung und weniger Wiederholungen entscheiden und die Übungen mindestens drei Mal pro Woche ausführen. Wenn all das noch Neuland für Sie ist, dann starten Sie mit einer geringeren Belastung und erhöhen diese schrittweise.

Radfahren und Schwimmen wirken sich positiv auf Herz und Kreislauf und die geistige Gesundheit aus, aber sie belasten die Hüftknochen nicht ausreichend. Schwimmen ist aufgrund des Auftriebs im Wasser kein Widerstandstraining und beim Radfahren wird Ihr Becken komprimiert, nicht aber der Oberschenkelhals.

Eine Studie fand heraus, dass prämenopausale Frauen im Alter zwischen 35 und 45 Jahren nach 18-monatigem High-Impact-Training eine erhebliche Steigerung der Knochendichte des Oberschenkelhalses erreicht hatten.[12] Das soll aber nicht heißen, dass ein Training sinnlos ist, wenn Sie schon älter sind. Bei postmenopausalen Frauen zwischen 50 und 70 hat ein ebenfalls hochintensives Intervalltraining (HIIT) während eines Jahres den Knochenschwund verhindert, der in der gleichen Zeit in der Kontrollgruppe auftrat, die keinen Sport trieb.[13] Das war aber nicht der einzige Vorteil: Die HIIT-Gruppe gewann an Muskelmasse und Stärke und verfügte zudem über ein besseres Gleichgewichtsgefühl und bewegte sich mehr – alles Faktoren, die die Wahrscheinlichkeit von Stürzen und Knochenbrüchen senken. Außerdem verbesserten sich auch nahezu alle anderen Gesundheitsparameter.

Eine auf zwei Jahre angelegte Studie mit Frauen im Alter zwischen 49 und 65 zeigte, dass eine Stärkung der Rückenmuskulatur dazu beiträgt, die gekrümmte Haltung zu vermeiden, die häufig mit dem Alter und mit Osteoporose einhergeht.[14] Es handelte sich um eine Gruppe, deren Teilnehmerinnen schon weitestgehend unter einem Östrogenmangel litten – stellen Sie sich also einmal vor, was Sie für Ihre Knochen und Ihre Haltung tun können, während Ihr Körper noch Östrogen produziert.

Die positiven Auswirkungen von Belastungs- und Krafttraining beim Aufbau von Knochendichte und Widerstandskraft sind während der prämenopausalen Jahre gut dokumentiert – dieser Vorteil lässt sich aber nur über die Menopause hinaus retten, wenn Östrogen zur Anwendung kommt. Auch wenn Sie sich gegen eine MHT entscheiden, bedeutet das natürlich nicht, dass Sie keine Übungen machen sollten, aber die Wirkung wird nicht die gleiche sein.

Es ist wichtig für Ihre Knochen, dass Sie sie sinnvoll benutzen, denn sie leiden nicht nur unter zu viel Untätigkeit, sondern auch unter zu starker Beanspruchung und zu schweren Lasten. Jetzt ist der richtige Zeitpunkt, um mit einem intensiven Widerstandstraining zu beginnen, das vor allem die Bereiche trainiert, in denen osteoporotische Frakturen am häufigsten auftreten: Oberschenkelhals und Wirbelsäule. Besorgen Sie sich also ein paar Kugelhanteln und los geht's!

Kalzium

Beim Thema Knochengesundheit wird enormer Wert auf eine ausreichende Kalziumzufuhr gelegt, gerade bei Frauen in einem bestimmten Alter. Allerdings zeigte die *Harvard Nurses' Health Study*, die mehr als 70 000 Frauen über einen Zeitraum von mehr als 12 Jahren begleitete, dass Teilnehmerinnen, deren Ernährung einen höheren Kalziumanteil aufwies, mit ebenso hoher Wahrscheinlichkeit eine Fraktur erlitten wie jene Frauen, die weniger Kalzium aufnahmen.[15] Die Weltgesundheitsorganisation hat die empfohlene Tagesdosis reduziert und empfiehlt stattdessen Sport.

Dennoch wird Kalzium weiterhin empfohlen. Über die Hälfte aller postmenopausalen Frauen nimmt Kalzium ein, und der jährliche Umsatz liegt weltweit bei mehreren Milliarden US-Dollar.[16] Wir sollten allerdings darauf achten, wie viel Kalzium wir aufnehmen, denn höhere Dosierungen zwischen 1000 und 2000 mg pro Tag werden auch mit einem höheren Frakturrisiko in Verbindung gebracht.[17] Nimmt man pro Tag mehr als 1500 mg Kalzium zu sich, steigt das Risiko für Nierensteine[18] oder kardiovaskuläre Erkrankungen wie Herzinfarkt.[19] Mit dem sinkenden Östrogenspiegel steigt bereits das Risiko für Herz-Kreislauf-Erkrankungen, also sollten wir zusätzliche Risikofaktoren tunlichst vermeiden.

Die WHO empfiehlt eine Tagesdosis von 500 mg. Zu den Nahrungsquellen, die viel und vom Körper leicht aufzunehmendes Kalzium enthalten, zählen Sardinen, weiße Bohnen, Chinakohl, Rosenkohl, Grünkohl und Sareptasenf.

Vitamin D

Vitamin D ist auch als „Sonnenschein-Vitamin" bekannt, weil der Körper es herstellt, wenn Ihre Haut der Sonne ausgesetzt ist. Es ist allerdings gar kein Vitamin, sondern ein sogenanntes *Prohormon* – also eine Substanz, die der Körper in ein Hormon umwandelt. Auch wenn wir das nun wissen, nennen wir es einfachheitshalber dennoch weiterhin Vitamin D. Vitamin D hilft Ihrem Körper, Kalzium aufzunehmen, weshalb es so wichtig für die Knochengesundheit ist. Außerdem unterstützt es Ihr Immunsystem und die Hormongesundheit.

Das Problem liegt darin, dass wir Vitamin D nur dann bilden, wenn die Sonneneinstrahlung in einer bestimmten Wellenlänge auf unsere Haut trifft. Damit Vitamin D gebildet werden kann, muss die Sonne so hoch am Himmel stehen, dass Ihr Schatten kleiner ist als Ihr Körper. Je nachdem, wo Sie leben, oder – genauer gesagt – wie weit entfernt vom Äquator Sie leben, kann es sein, dass Sie einen Großteil des Jahres über die Sonneneinstrahlung gar nicht ausreichend Vitamin D bilden können. In Großbritannien steht die Sonne beispielsweise von Oktober bis Mai eher niedrig am Himmel, sodass es nahezu unmöglich ist, Vitamin D zu bilden. Wenn die Sonne dann in den Sommermonaten höher am Himmel steht, Sie sich aber an die Empfehlung halten, die Mittagssonne zu vermeiden, um Hautkrebs vorzubeugen, dann verpassen Sie auch die Chance, Ihren Körper Vitamin D bilden zu lassen, um nicht von einer erhöhten Hautkrebsrate betroffen zu sein. Es geht also um das richtige Verhältnis: zu viel Sonne erhöht das Hautkrebsrisiko, aber ein gewisses Maß ist notwendig, um einen ausreichenden Vitamin-D-Spiegel zu gewährleisten. Hautkrebserkrankungen vorzubeugen ist extrem wichtig, aber wir sollten auch ein wenig Sonne abbekommen. Das bedeutet allerdings nicht, auf dem Liegestuhl zu braten. In der Mittagspause spazieren zu gehen oder das Essen im Freien einzunehmen, bietet ausreichend Gelegenheit. Nach Auffassung des staatlichen Gesundheitssystems NHS im Vereinigten Königreich sind 13 Minuten empfehlenswert, wobei diese Empfehlung vor allem für Menschen mit sehr heller Haut gilt. Wenn Sie dunkelhäutig sind, dann können auch mehrere Stunden erforderlich sein. In den Sommermonaten kann Ihr Körper sein Vitamin-D-Depot aufstocken, denn wir können es bei ausreichender Menge für 30–60 Tage speichern. Im September erreicht der Vitamin-D-Spiegel meist einen Höchststand aufgrund der ganzen Sonne, die wir im Sommer getankt haben. In Ländern der nördlichen Hemisphäre wie beispielsweise Großbritannien oder Deutschland ist der Spiegel im Februar meist am niedrigsten. Also sollten Sie möglichst von November bis April mit Vitamin D supplementieren. Man schätzt, dass 50–70 Prozent aller Erwachsenen in den Industrieländern unter einem Vitamin-D-Mangel leiden. Ein einfacher Bluttest beim Arzt kann über Ihren Vitamin-D-Status Auskunft geben. Ich empfehle die Einnahme von Vitamin-D-Tropfen, die zusätzlich Vitamin K_2 enthalten, denn diese sorgen dafür, dass das Vitamin D auch dort landet, wo es gebraucht wird – in Ihren Knochen.

Vitamin D kann auch über die Ernährung zugeführt werden, beispielsweise fetten Fisch, Eier, Fleisch und mit Vitamin D angereicherte Lebensmittel wie Kuh- oder Pflanzenmilch. Diese können allerdings nur 5–10 Prozent unseres Bedarfs decken und Vitamin-D-reiche Lebensmittel müssen zudem für eine optimale Aufnahme zusammen mit Fett verzehrt werden. Am ehesten anfällig für einen Vitamin-D-Mangel sind daher alle, die:

- stark körperbedeckende Kleidung tragen, sodass die Sonne nur wenige Hautbereiche erreicht.
- dunkelhäutig sind.
- die meiste Zeit in Innenräumen verbringen. Wenn Sie glauben, dass träfe nur auf jene zu, die ans Haus gefesselt sind, dann überlegen Sie einmal, wie viel Zeit Sie jeden Tag draußen verbringen.
- übergewichtig sind.
- älter sind.

Wie bereits erwähnt, leiden 50–70 Prozent der Erwachsenen in den Industrieländern unter einem Vitamin-D-Mangel. Dabei ist es gerade in den Wechseljahren und auch danach sehr wichtig für Ihre Knochengesundheit, und es kann überdies die Insulinempfindlichkeit verbessern sowie Stresshormone regulieren. Ein Vitamin-D-Mangel wird auch mit Krebs und Herz-Kreislauf-Erkrankungen in Verbindung gebracht.

Arzneimittel

Menopausale Hormontherapie

Die Entscheidung für eine MHT (oder auch dagegen) fällt häufig aufgrund von Symptomen wie Hitzewallungen, Stimmungsveränderungen, kognitiven Problemen, Gelenkschmerzen und Veränderungen an Vulva und Vagina. Ich möchte Sie bitten, neben Ihrem jetzigen Erleben der Wechseljahre auch die folgenden Jahrzehnte zu bedenken. Starke, widerstandsfähige Knochen zu haben, das bedeutet, dass Sie Ihren Körper frei bewegen können und in allen Bereichen des Lebens unabhängig bleiben. Eine MHT, gekoppelt mit Krafttraining, Nichtrauchen, mäßigem Alkoholkonsum und angemessener Ernährung ermöglicht das.

Die längerfristige Anwendung von Östrogen kann den Knochenabbauprozess verlangsamen und gleichzeitig die Bildung von neuem Knochengewebe begünstigen. Selbst bei einer kurzfristigen Einnahme kann das mit Osteoporose einhergehende Frakturrisiko gesenkt werden. Sobald die Einnahme ausgesetzt wird, geht die Wirkung allerdings verloren – gut also, dass es keine zeitliche Beschränkung dafür gibt, wie lange man es einnehmen kann. Die *International Menopause Society* (IMS) empfiehlt MHT als Mittel der ersten Wahl zur Prävention und Behandlung von Osteoporose.

Progesteron verlangsamt ebenfalls den Prozess des Knochenabbaus, sodass eine Kombination aus Progesteron und Östrogen den Knochenschwund mindert und die Bildung von neuem Knochengewebe fördert. Beide Hormone ergänzen sich also, wenn es um den Erhalt von Knochenmasse geht. In den Diskussionen um eine MHT wird Progesteron häufig nur als wichtig für die Gesundheit Ihrer Gebärmutter betrachtet, weshalb einige Mediziner nach einer Hysterektomie keinen Sinn mehr in einer Progesterongabe sehen. Hier haben wir jedoch ein deutliches Beispiel dafür, warum die Einnahme auch bei Frauen ohne Gebärmutter sinnvoll sein kann, sofern keine anderen Gründe dagegensprechen. Aufgrund der wenigen anderen Behandlungsstrategien ist es wahrscheinlich, dass sowieso irgendwann eine MHT angeboten wird. Warum also warten?

Bisphosphonate

Bisphosphonate sind eine Gruppe von Medikamenten, die den mit Osteoporose verbundenen Verlust der Knochendichte verhindern sollen. Dazu verlangsamen sie die Geschwindigkeit, mit der die Osteoklasten (die Zellen, die das Knochengewebe abbauen) arbeiten, sodass die Osteoblasten in Ruhe wieder neues Gewebe aufbauen können.

Diese Kombination kann helfen, Ihre Knochen zu stärken und das Frakturrisiko zu verringern. Bisphosphonate werden zumeist in Tablettenform verschrieben, können aber auch per Injektion verabreicht werden. Da der Knochenaufbau nicht über Nacht stattfindet, ist eine Verbesserung der Knochendichte meist erst nach 6–12 Monaten erkennbar. Wie lange man Bisphosphonate nehmen sollte, ist allerdings umstritten. Die derzeitige Empfehlung liegt bei 3–5 Jahren, da zu befürchten ist, dass eine längere Einnahmezeit mehr schadet als nützt und das Frakturrisiko erhöht.

Bisphosphonate können Müdigkeit, Kopfschmerzen, Bauchschmerzen, Gelenk- oder Muskelschmerzen und grippeähnliche Symptome einschließlich Fieber hervorrufen. Zwei seltene, aber ernste mögliche Nebenwirkungen sind Nierenschäden und die Entwicklung einer Knochennekrose des Kiefers, wenn der Kieferknochen am Ende freiliegt und Betroffene unter Schmerzen und Entzündungen leiden. Bisphosphonate verbleiben zudem auch nach dem Ende der Behandlung noch rund 12–15 Jahre in den Knochen. Deswegen ist es wichtig, dass Sie spätestens nach 5 Jahren die Bisphosphonat-Behandlung beenden.

Verschrieben werden Bisphosphonate in der Regel Menschen, die unter Osteoporose leiden und bereits einen Knochenbruch erlitten haben oder stark frakturgefährdet sind. Zudem müssen ausreichend Kalzium und Vitamin D vorhanden sein, um den Einsatz von Bisphosphonaten zu unterstützen, wobei diese Ergänzungsmittel nicht am gleichen Wochentag eingenommen werden sollten, an dem Sie Ihre Bisphosphonate nehmen. Dieses Medikament kann also Osteoporose-Betroffenen helfen, allerdings können Sie eine ganze Menge tun, um gar nicht oder erst sehr viel später daran zu erkranken.

Tibolon

Tibolon ist ein synthetisches Steroid, das als Alternative zu Östrogen eingesetzt wird, um häufige Wechseljahresbeschwerden zu lindern. Es scheint Knochenschwund an Wirbelsäule und Oberschenkelhals erfolgreich verhindern zu können, obwohl es noch keine ausreichenden Daten dazu gibt, wie erfolgreich es auch Knochenbrüche verhindern kann. Tibolon kann sich negativ auf den Fettstoffwechsel und die Insulinresistenz auswirken und das Schlaganfallrisiko erhöhen.

Selektive Östrogenrezeptormodulatoren

Sogenannte SERMs wie Raloxifen und Bazedoxifen agieren in einigen Körpergeweben gegen Östrogen, indem sie es blockieren, haben allerdings in anderen Geweben eine östrogenähnliche Wirkung. Da Östrogen das Wachstum von Hormonrezeptor-positivem Brustkrebs fördern kann, können SERMs das Brustkrebsrisiko bei postmenopausalen Patientinnen senken. Vielleicht haben Sie in diesem Zusammenhang auch schon einmal von Tamoxifen gehört. Aufgrund ihrer Fähigkeit die Knochendichte zu erhöhen, werden SERMs auch zur Behandlung von Osteoporose eingesetzt.

Raloxifen senkt das Risiko von Wirbelsäulenfrakturen, allerdings nicht das von anderen Knochenbrüchen, etwa des Oberschenkelhalses. Bazedoxifen kann das Frakturrisiko insgesamt senken. Patientinnen, die SERMs nehmen, berichten häufig von wechseljahresähnlichen Symptomen wie Hitzewallungen und Scheidentrockenheit. Mit einer Einnahme steigt zudem das Risiko, eine venöse Thromboembolie (Blutgerinnsel) oder einen schweren Schlaganfall zu erleiden.

Kapitel 9

Raus damit

Ihre Eierstöcke und Ihre Gebärmutter mögen Ihnen zum ersten Mal während der Wechseljahre Kummer machen – oder sie haben auch schon früher „gezickt“ und legen nun noch eine Schippe drauf. Vielleicht fragen Sie sich mittlerweile, ob es wirklich Sinn hat, sie zu behalten, oder ob Sie sich eher davon verabschieden sollten. Ihre Ärztin oder Ihr Arzt hat Ihnen schon entsprechende Behandlungsvorschläge unterbreitet. Freunde und Familie werden auch eine Meinung dazu haben, was Sie tun sollten, insbesondere wenn sie schon einmal Zeuge waren, wie an Ihren Beinen das Blut hinablief oder Sie unter krampfartigen Schmerzen zusammenklappten.

Dieses Kapitel soll Sie über die am häufigsten auftretenden Zyklusprobleme und Beschwerden informieren, die sich in den Wechseljahren einstellen. Ich werde erläutern, worum es sich jeweils handelt und welche Behandlungsstrategien hilfreich sein können. Sie werden feststellen, dass sich einige Symptome durch die Hormonumstellung während der Wechseljahre verschlimmern, sich aber nach der Menopause wieder bessern werden. Wenn man das weiß, kann man sich darauf konzentrieren, bestmöglich durch die schwierige Zeit zu kommen. Vielleicht finden Sie aber, dass Sie darauf nicht warten können, und Sie wären lieber gleich mit dem ganzen Thema durch. Ich bewerte das ganz sicher nicht! Sie wissen am besten, welche Beschwerden Sie haben und wie stark sie Ihre Gesundheit und Lebensqualität beeinträchtigen. Ich hoffe, dass die in diesem Kapitel enthaltenen Informationen Ihnen helfen werden, eine informierte Entscheidung zu treffen, wie auch immer diese aussehen mag.

Unter einer Hysterektomie versteht man die chirurgische Entfernung der Gebärmutter, wobei ich hoffe, dass der Begriff „Hysterektomie“

irgendwann zugunsten des medizinisch korrekteren Begriffs Uterektomie aufgegeben wird. Hysterie (soll heißen: emotional sein) wurde einst als Geisteskrankheit angesehen, die dem Umstand zugeschrieben wurde, eine Frau zu sein. Dieser Theorie zufolge war der Uterus also Quell der unkontrollierbaren Emotionen und die folgerichtige Therapie war, ihn zu entfernen, weshalb das Verfahren den Namen „Hysterektomie" bekam. Faszinierenderweise (Achtung: Ironie!) verwendet man bei Tieren den Begriff Uterektomie, aber nicht bei Frauen.

Was genau entfernt wird, hängt davon ab, welche Beschwerden eine Uterektomie erforderlich machen. Es kann sein, dass andere Teile Ihres Fortpflanzungssystems, wie Eierstöcke, Muttermund oder Eileiter, zusätzlich zur Gebärmutter entfernt werden müssen. Eine Uterektomie kann empfohlen werden bei:

- schmerzhaften, schweren oder häufigen Monatsblutungen, die sich durch Medikamente nicht verbessern lassen.
- Endometriose – eine Erkrankung, bei der Gewebe, das der Schleimhaut der Gebärmutter ähnelt, an Stellen außerhalb des Uterus wächst und dort oft heftige Schmerzen hervorruft (Gründe dafür, warum eine Gebärmutterentfernung hier trotzdem nicht sinnvoll sein kann, finden Sie auf den Seiten 300–305).
- Adenomyose: Hierbei dehnt sich die Gebärmutterschleimhaut in die Muskelwand des Uterus aus, was in der Regel zu heftigen Krämpfen und starken Monatsblutungen führt.
- Uterusmyome, das sind gutartige Geschwulste in der Gebärmutter.
- Uterusprolaps, also dem Vorfall der Gebärmutter.
- Schwere, wiederkehrende oder behandlungsresistente Beckeninfektionen.
- Scheiden-, Gebärmutterhals-, Gebärmutter-, Eileiter- oder Eierstockkrebs.
- Auch wenn dies selten vorkommt (in 0,05–0,1 Prozent der Fälle) können Uterektomien auch als lebensrettende Maßnahme durchgeführt werden, wenn starke Gebärmutterblutungen nach einer Geburt nicht gestillt werden können (dies kann auch bei Kaiserschnitten auftreten).

Verschiedene Arten der Gebärmutterentfernung

Bei dem, was Mediziner als **totale Hysterektomie** bezeichnen, werden Gebärmutter und Gebärmutterhals entfernt. Die Eierstöcke verbleiben in der Regel. Werden sie zusammen mit den Eileitern ebenfalls entfernt, dann nennt man dies bilaterale Salpingo-ophorektomie. In der Regel wird empfohlen, die Eierstöcke nur dann zu entfernen, wenn das Risiko besteht, dass sie Probleme bereiten könnten (z. B. wenn es bei Betroffenen oder in deren Familie Fälle von Eierstockkrebs gibt).

Bei einer **teilweisen oder suprazervikalen Hysterektomie** wird nur der Gebärmutterkörper entfernt, nicht aber der Gebärmutterhals. Diese Operation kommt nur selten zum Einsatz, da so weiterhin das Risiko besteht, an Gebärmutterhalskrebs zu erkranken. Einige Betroffene bevorzugen allerdings, so viel wie möglich ihres Fortpflanzungssystems zu erhalten.

Bei einer sogenannten **radikalen Hysterektomie** werden die Gebärmutter, das sie umgebende Gewebe, die Eileiter, die Eierstöcke, der obere Teil der Scheide und die Lymphknoten entfernt. Diese Form der Hysterektomie wird in der Regel vorgenommen, wenn eine Krebserkrankung vorliegt. Eine Gebärmutterentfernung kann auf drei Arten erfolgen:

1. **Laparoskopische Hysterektomie** (Schlüsselloch-Operation). Hierbei erfolgen unter Vollnarkose kleine Einschnitte in die Bauchdecke. Durch diese werden eine Minivideokamera und Instrumente eingeführt. Der Uterus und andere Fortpflanzungsorgane werden dann durch die Scheide entfernt.
2. Bei einer **vaginalen Hysterektomie** werden Gebärmutter und Gebärmutterhals direkt durch die Scheide entfernt. So kann der Chirurg auch die Bänder ablösen, die den Uterus an Ort und Stelle halten. Eine vaginale Hysterektomie kann unter Vollnarkose, lokaler Betäubung oder Spinalanästhesie erfolgen.

3. Die **abdominale Hysterektomie** erfolgt über einen Bauchschnitt, in der Regel entlang der Bikinilinie (ähnlich wie bei einem Kaiserschnitt). Manchmal wird auch ein vertikaler Einschnitt zwischen Bauchnabel und Bikinilinie gewählt. Auch wenn laparoskopische und vaginale Hysterektomien weniger invasiv sind und schneller verheilen, kann eine abdominale Hysterektomie das Mittel der Wahl sein, wenn der Uterus aufgrund von Myomen oder Tumoren vergrößert ist und daher nicht vaginal entfernt werden kann.

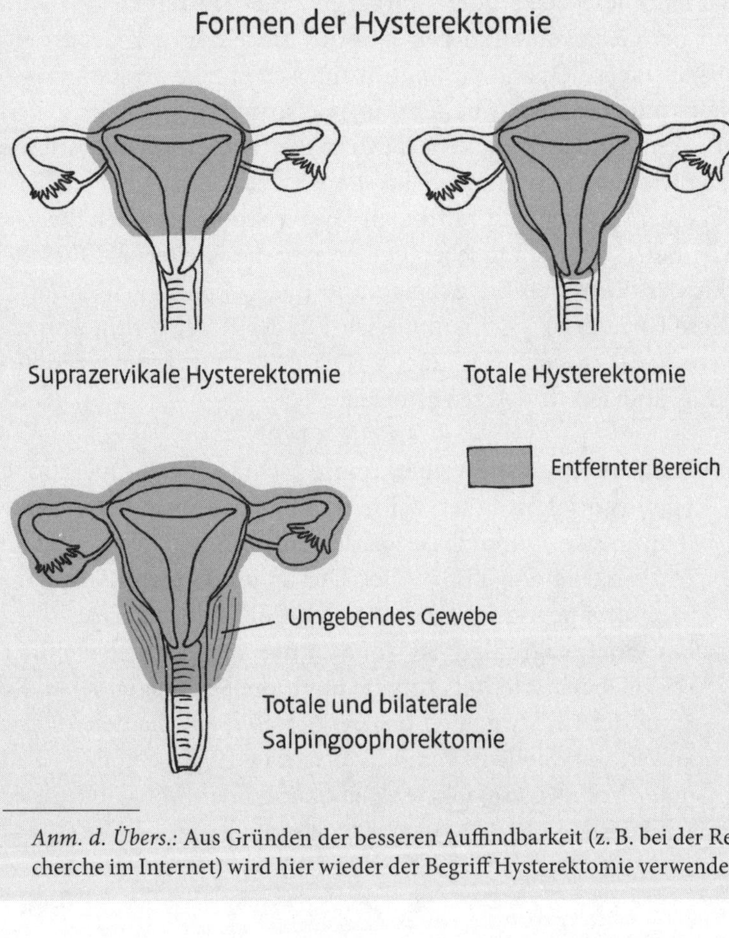

Anm. d. Übers.: Aus Gründen der besseren Auffindbarkeit (z. B. bei der Recherche im Internet) wird hier wieder der Begriff Hysterektomie verwendet.

Nach einer Gebärmutterentfernung haben Sie keine Monatsblutungen mehr und können auch nicht mehr schwanger werden. Das kann einerseits erleichternd sein, andererseits aber auch Traurigkeit auslösen. Lassen Sie am besten alle aufkommenden Gefühle zu. Wenn die Eierstöcke nicht entfernt wurden, erleben Sie bis zur Menopause, die im Übrigen durch die Entfernung der Gebärmutter früher eintreten kann[1], immer noch zyklische Veränderungen. Manchmal nimmt die Menge der Ovarialhormone durch die nun fehlende Gebärmutter ab und die Menopause tritt ein – entweder direkt nach der Operation oder einige Jahre später. Laut einer Studie durchliefen 14,8 Prozent all jener, deren Gebärmutter entfernt wurde, innerhalb von vier Jahren nach der Entfernung die Menopause (im Vergleich zu 8 Prozent in der Kontrollgruppe ohne entfernte Gebärmutter).[2] Eine weitere Studie kam zu dem Ergebnis, dass Betroffene die Menopause vier Jahre früher erleben als Nichtoperierte.[3] Unabhängig davon, ob Ihnen zu einer Hysterektomie geraten wurde oder Sie bereits eine hatten – wichtig ist, dass Sie jetzt Entscheidungen zur optimalen Förderung Ihrer Gesundheit treffen. Das kann eine Hormontherapie beinhalten, wenn sie angeraten ist, und auch andere Behandlungsstrategien.

Nach einer Gebärmutterentfernung müssen Sie nicht mehr verhüten, sollten aber weiterhin darauf achten, sich vor Geschlechtskrankheiten zu schützen.

Wenn zusammen mit der Gebärmutter auch die Eierstöcke entfernt wurden, dann sinkt das Risiko für ein Ovarialkarzinom, weil die Eierstöcke schlichtweg nicht mehr da sind. Werden diese jedoch vor dem Erreichen der natürlichen Menopause entnommen, dann produzieren Sie von einem Moment auf den anderen keine Sexualhormone mehr wie Östrogen und Testosteron. Sie kommen unmittelbar in die Wechseljahre, und es können sich Hitzewallungen, Schlafstörungen, Stimmungsveränderungen und urogenitale Symptome einstellen. Das bezeichnet man als chirurgische Menopause, und es wird empfohlen, sofort mit einer MHT zu beginnen, da sonst kognitive Veränderungen stattfinden, die irreversibel sind – und zwar selbst dann, wenn Sie sich später doch noch für eine Hormontherapie entscheiden (siehe Seite 202).

Vorbereitung auf eine Hysterektomie

Wie viel Genesungszeit Sie nach einer Gebärmutterentfernung benötigen, kann sehr unterschiedlich sein und hängt unter anderem davon ab, auf welche Weise der Eingriff vorgenommen wird, aus welchem Grund operiert wird, wie fit Sie sind, ob Sie rauchen oder nicht und wie glatt die OP verläuft. Die gute Nachricht lautet, dass Sie eine Menge tun können, bevor Sie ins Krankenhaus gehen. Bedenken Sie einmal, wie viel Vorbereitungs- und Planungszeit in Hochzeiten steckt – vor allem unser Aussehen betreffend. Würden wir nur 10 Prozent dieser Zeit und dieses Aufwands in die Operationsvorbereitung stecken, sähe vieles anders aus.

Sprechen Sie mit Ihrem Arzt bereits vor der OP über eine menopausale Hormontherapie (MHT). Sie können Ihre Haus- oder Frauenärztin darauf ansprechen, ein möglicher Ansprechpartner wäre auch der Operateur oder eben eine Spezialistin für die Wechseljahre. Organisieren Sie dies in jedem Fall *vor* der Operation. Decken Sie sich vor dem Gespräch mit Informationsmaterial ein, denn meine Erfahrung ist leider, dass vielen Ärztinnen und Ärzten die Wichtigkeit einer Hormontherapie nach einer Eierstockentfernung nicht bewusst ist. Unter bestimmten Umständen ist eine MHT eventuell auch nicht sinnvoll, und wenn die Eierstöcke entfernt wurden, nicht aber die Gebärmutter, dann werden Sie zusätzlich Progesteron benötigen, damit sich im Uterus keine zu dicke Schleimhaut aufbaut.

Sie können sich auf folgende Weise auf die Operation vorbereiten:

- Stellen Sie das Rauchen ein – Rauchen erhöht das Risiko bei jeder Operation (Hypnose und Akupunktur können Sie dabei unterstützen).
- Kardiotraining wie Gehen, Laufen, Radfahren ist hilfreich.
- Krafttraining hilft Ihrem Ober- und Unterkörper dabei, all das zu kompensieren, was Ihre Körpermitte während der Heilungsphase nicht leisten kann.
- Beckenbodenübungen sind sowohl vor als auch nach der Operation wichtig. Im Grunde sind sie immer wichtig (siehe Seiten 93–96).

- Kochen Sie Mahlzeiten für die Genesungszeit vor. Achten Sie auf einen hohen Proteinanteil, wie er beispielsweise bei rotem Fleisch, Hühnchen, Fisch, Bohnen und Hülsenfrüchten gegeben ist.
- Konzentrieren Sie sich darauf, Ihre Darmgesundheit zu verbessern. Ein gut funktionierender Darm ist nicht nur die Grundlage eines gesunden Immunsystems, sondern Sie werden auch während der OP intravenös Antibiotika erhalten, die absolut notwendig sind, aber Auswirkungen auf die gesunden Bakterien in Ihrem Darm haben werden.
- Bitten Sie eine Freundin oder ein Familienmitglied, für Sie da zu sein, wenn Sie aufwachen. Viele meiner Klientinnen, die sich operieren ließen, können sich an nichts erinnern, was ihnen danach erzählt wurde, weil sie immer noch unter dem Einfluss der Narkose standen. Diese Erinnerungslücken führten oft zu Frustrationen und Traurigkeit. Zu wissen und zu verstehen, wie die Operation verlaufen ist und was der Befund war, ist nach jeder OP wichtig, speziell aber dann, wenn die Hysterektomie aufgrund von Endometriose oder Krebs erfolgt ist. Stellen Sie also sicher, dass eine vertraute Person anwesend ist, wenn das OP-Team zur Nachbesprechung kommt. Fragen Sie, ob Sie das Gespräch aufzeichnen dürfen, und bitte Sie um Kopien des OP-Berichts, aller schriftlichen Befunde und Fotos.
- Während manche Betroffenen sich von ihrer Operation relativ unberührt zeigen, sind andere wiederum innerlich zerrissen und traurig. Ich biete vor solch einem Eingriff immer ein Abschiedsritual an. So können die Gedanken und Gefühle, die vor der OP hochkommen, ausgedrückt werden und ein Abschied kann erfolgen, der nichts mit der Operation selbst zu tun hat. Nach meiner Erfahrung hat es sich bewährt, einen Brief an die Gebärmutter und die Eierstöcke zu schreiben und sich dabei an die guten und schwierigen Zeiten zu erinnern, die man gemeinsam hatte. Wenn es gewünscht wird, lasse ich mir den Brief anschließend laut vorlesen. Im Anschluss gebe ich eine nährende Arvigo®-Behandlung (mehr dazu auf Seite 329), bevor ich mich verabschiede und vor dem Schlafengehen noch ein Bittersalzbad empfehle. Solch eine Zeremonie ist eine Möglichkeit, den Körper für all das, was er bereits

durchstehen musste, zu ehren, und zugleich die Entscheidung für eine Gebärmutterentfernung zu würdigen und zu bestätigen.

Genesung nach einer Gebärmutterentfernung

Die meisten Betroffenen werden am Tag der Operation aufgenommen und verlassen das Krankenhaus entweder schon am nächsten Tag oder bis zu fünf Tage später – abhängig von der Art der Operation, wie gut sie verlaufen ist und wie die Gesamtverfassung ist. Zuerst wird man Ihnen einen Katheter legen, eine kleine Röhre, die den Urin aus Ihrer Blase in einen Beutel ableitet. Wenn Sie eine abdominale Hysterektomie hatten, kommt ein Drainageschlauch hinzu. Sobald beides entfernt wurde, können Sie mit Beckenbodenübungen beginnen, die Ihre Genesung fördern werden. Es kann schwierig sein, den Beckenboden zu fühlen und zu aktivieren, solange der Bereich noch betäubt ist, also stellen Sie sich einfach vor, ein Pups wäre kurz davor zu entweichen und Sie wollten es verhindern.

Im Krankenhaus und in den ersten Tagen zu Hause werden Sie mit Schmerzmitteln versorgt. Wenn Sie sie nicht in den empfohlenen Abständen einnehmen, kann es eine Weile dauern, bis der schmerzstillende Effekt erneut einsetzt. Stellen Sie sich einen Wecker, beispielsweise auf Ihrem Handy, um die empfohlenen Intervalle einzuhalten.

Häufig treten nach einer Hysterektomie leichte vaginale Blutungen auf, die bis zu sechs Wochen andauern können. Wenden Sie sich sofort an Ihren Arzt, wenn die Blutungen stärker werden, kleine Klümpchen enthalten oder Sie einen übelriechenden Ausfluss bemerken.

Nach einer Gebärmutterentfernung kann zusätzlich Folgendes eintreten:

- Temporäre Schmerzen aufgrund der Operation
- Geringere körperliche Belastbarkeit und kardiovaskuläre Fitness
- Schwellungen rund um die Wunde
- Temporäre Blutergüsse rund um die Wunde
- Veränderungen an Darm und Blase wie Verstopfung und Harnwegsinfektionen (ausreichende Flüssigkeitszufuhr und jede Menge Obst und Ballaststoffe schaffen hier Abhilfe – und ich meine damit nicht Zerealien mit Fruchtgeschmack)

- Scheidentrockenheit, speziell wenn die Eierstöcke entfernt wurden und Sie keine Hormontherapie begonnen haben
- Emotionen wie Erleichterung, Trauer, Schock, Depression, Freude

Fragen Sie beim Team nach, ob es ein sogenanntes ERAS®-Protokoll gibt (ERAS steht für *Enhanced Recovery After Surgery*, also in etwa „raschere Genesung nach Operationen"), und ob es in Ihrem Fall sinnvoll wäre, sich an dieses zu halten. Bei ERAS® handelt es sich um einen evidenzbasierten Ansatz, der Patientinnen und Patienten helfen soll, sich nach größeren Eingriffen schneller zu erholen. Viele Krankenhäuser haben solche Programme mittlerweile im Angebot, deren Ziel es ist, Ihre Gesundheit so schnell wie möglich wiederherzustellen. Forschungsergebnisse zeigen, dass die Genesungszeit umso kürzer ausfällt, je schneller Sie nach einer Operation wieder aufstehen und sich bewegen sowie ausreichend essen und trinken.[4] Zu den Grundlagen dieses Programms zählen:

- Aktiv bleiben – Sie könnten beispielsweise zu Fuß in den OP-Saal gehen, anstatt hineingefahren zu werden. Oder vielleicht tanzen Sie sogar den Flur entlang?
- Trinken von klaren Flüssigkeiten, die auch Kohlenhydrate wie Glukose enthalten, bis zu 2 Stunden vor einer Operation. Im Vergleich zum traditionellen Nüchternheitsansatz hat man festgestellt, dass Patienten, die bis zur OP gut hydriert sind und auch danach bald wieder Flüssigkeit zu sich nehmen, weniger Schmerzen haben als Vergleichspersonen, die vor und nach einem Eingriff länger nüchtern blieben.[5]
- Glukosehaltige Flüssigkeiten können Ängste und Hunger vor einer Operation lindern, ebenso wie den Verlust an Muskelmasse danach.
- Schnelle Mobilisierung nach dem Eingriff, sobald Sie dazu in der Lage sind. Soll heißen: Aufstehen und Gehen.
- Gesunde Ernährung – Essen ist schließlich auch Medizin.

Eine gute Flüssigkeitsversorgung ist nach einer OP auch deshalb wichtig, weil dadurch das Risiko einer Blutgerinnselbildung in den Hauptvenen Ihrer Beine vermieden wird (auch als tiefe Beinvenenthrombose bekannt). Ausreichend zu trinken, fördert zudem die Wundheilung, verhindert Infektionen, hilft beim Ausleiten der Narkosemittel, gibt Energie und beugt einer Verstopfung vor – Pressen beim Stuhlgang ist jetzt so gar nicht angesagt! Wenn Ihnen übel ist, fühlt sich das Trinken vielleicht nicht wie eine gute Idee an, aber tatsächlich ist es hilfreich. Nehmen Sie zunächst einfach kleinere Schlucke.

Protein ist nach jeder Operation besonders wichtig. In der Regel wird empfohlen, 1 Gramm Protein pro Kilogramm Körpergewicht zu sich zu nehmen. Wenn Sie also 60 Kilogramm wiegen, sollten Ihre Mahlzeiten 60 Gramm Protein enthalten. Nach einer Operation sollte dieser Wert auf 1,5 Gramm pro Kilogramm Körpergewicht erhöht werden. Wer 60 Kilogramm wiegt, sollte also 90 Gramm Protein pro Tag mit der Nahrung aufnehmen. Sollten Sie jemals in den „Genuss" von Krankenhausessen gekommen sein, dann werden Sie wissen, dass es schwierig wird, auf diese Proteinmenge zu kommen. Bitten Sie Besucher, Ihnen Protein-Shakes und proteinreiche Mahlzeiten mitzubringen. Sie können auch im Voraus Hühnersuppe oder Knochenbrühe kochen – durch den hohen Proteingehalt und der darmheilenden Wirkung ist es das perfekte Genesungsessen.

Sie können die Operation positiv sehen und erleichtert sein und zur gleichen Zeit dennoch traurig, dass sie notwendig war. Lassen Sie Ihren Gefühlen, wie auch immer sie aussehen mögen, freien Lauf. Es gibt nicht nur Schwarz und Weiß. Die Auswirkungen der Narkose werden Ihre Gefühle sowieso verstärken, also sprechen Sie mit den Menschen, die Sie unterstützen, auch über emotionale Hilfe. Vielleicht möchten Sie, dass man Ihnen Mut macht, Ihre Emotionen zu äußern, und Sie gleichzeitig daran erinnert, dass Sie noch unter dem Einfluss der Narkose stehen. Wenn Ihre Eierstöcke entfernt wurden, dann sollten Sie die körperlichen und emotionalen Folgen dieser chirurgischen Menopause nicht unterschätzen. Aus diesem Grund sollten Sie auch überlegen, ob eine Hormontherapie in der Umgewöhnungs- und Genesungszeit nicht doch eine Option ist, auch wenn Sie sie längerfristig nicht nutzen möchten.

Gründe für eine Gebärmutterentfernung

Schauen wir uns einmal an, welche Gründe es für eine Uterektomie geben kann und welche Alternativen Ihnen zur Verfügung stehen.

Abnorme uterine Blutungen

Abnorme uterine Blutungen (AUB) sind eine häufige Begleiterscheinung der Wechseljahre. Es handelt sich hier um einen Oberbegriff, der sowohl starke Monatsblutungen als auch Zwischenblutungen beinhaltet. Im Grunde handelt es sich um jede Blutung, die in Hinblick auf Häufigkeit, Regelmäßigkeit, Dauer oder Menge veränderlich ist. Sie sollten solche Veränderungen medizinisch abklären lassen, denn auch wenn diese Blutungen häufig durch die Hormonumstellungen der Wechseljahre verursacht werden, sollten andere, möglicherweise ernstere Gründe ausgeschlossen werden. In den meisten Fällen haben die Blutungen nichts mit Krebs zu tun, aber gehen Sie bitte zum Arzt. Ich kann Ihnen gar nicht sagen, wie viele Frauen mich wegen solcher Blutungen kontaktieren und keine medizinische Hilfe gesucht haben. Selbst wenn Sie noch unsicher sind, ob Sie einer ärztlichen Behandlungsstrategie folgen wollen, sollte Ihr medizinischer Beistand Bescheid wissen.

Sobald Sie die Vierzig überschritten haben, kann sich das gewohnte Menstruationsmuster verändern und die Blutungen können unregelmäßiger und stärker werden. Die hormonelle Achterbahn der Wechseljahre bedeutet, dass sich Zyklen mit niedrigem Östrogenspiegel und ohne Eisprung mit solchen abwechseln, in denen das Östrogen bislang ungekannte Höhen erreicht. In Zyklen mit solch hohen Östrogenwerten fehlt der Ovulation entweder der nötige Schwung oder sie findet gar nicht erst statt; das bedeutet, dass wenig oder gar kein Progesteron hergestellt wird. In der Folge hat das Östrogen keinen Gegenspieler und Ihnen fehlt die stabilisierende Wirkung des Progesterons auf die Gebärmutterschleimhaut und seine Fähigkeit, die Periode schwächer ausfallen zu lassen.

Es ist wichtig, auf den Blutverlust zu achten. Schreiben Sie auf, wann Sie bluten, wie stark die Blutung ist, wie lange sie anhält und ob sich weitere Symptome zeigen. Auf diese Weise fallen Ihnen Veränderungen besser auf und Sie können Ihrem Arzt die notwendigen Informationen an die Hand geben.

In der Frauenarztpraxis wird man Sie zu Ihren Symptomen und Ihrer Menstruationshistorie befragen und eine gynäkologische Untersuchung vornehmen. Wahrscheinlich wird ein transvaginaler Ultraschall durchgeführt, bei dem Ihre Fortpflanzungsorgane über eine Ultraschallsonde in Ihrer Scheide begutachtet werden. Es ist wichtig zu wissen, dass es ganz normal ist, wenn bei solchen Ultraschalluntersuchungen Auffälligkeiten gefunden werden, ganz gleich, wie alt Sie sind. Eierstockzysten und Uterusmyome treten während der fruchtbaren Jahre häufig auf, und wenn sie keine Probleme bereiten, bemerken wir ihr Vorhandensein erst bei solchen Scans.

Bei Auffälligkeiten wird man Ihnen wahrscheinlich verschiedene weitergehende Untersuchungsmöglichkeiten vorschlagen. Die *Sonohysterographie* ist eine spezielle Form des Ultraschalls, bei der durch den Muttermund eine Salzlösung in die Gebärmutter injiziert wird, um ein deutlicheres Bild zu ermöglichen. Bei der *Hysteroskopie* wird unter lokaler Betäubung oder in Vollnarkose durch den Muttermund eine kleine Kamera in die Gebärmutter eingeführt. Bei einer *Biopsie* entnimmt man eine kleine Gewebeprobe der Gebärmutterschleimhaut oder eines Polypen (sofern vorhanden), die anschließend untersucht wird. Zu den weiteren Untersuchungsformen zählen Abstriche am Gebärmutterhals und Tests auf eventuelle Geschlechtskrankheiten. Eventuell wird auch eine Endometrium-Biopsie vorgenommen, wobei dies wahrscheinlich als unnötig angesehen wird, wenn die Gebärmutterschleimhaut weniger als 4–5 Millimeter dick ist, da in diesem Fall das Risiko einer Endometriumhyperplasie (siehe Seite 289) oder einer Krebserkrankung gering ist.

Schwere Monatsblutungen

Langanhaltende oder schwere Blutungen sind die Wechseljahresprobleme, von denen ich am häufigsten höre. Sie stellen eine echte Herausforderung dar – nicht nur in Bezug darauf, wie man am besten mit dem Blutverlust umgeht, sondern auch wenn es darum geht, seinem Körper trotz des unvorhersehbaren Timings der Regel weiter zu vertrauen. Die

Art und Weise, wie man sich selbst sieht und sein Leben lebt, kann dadurch enorm beeinflusst werden. Hinzu kommt der Erschöpfungsfaktor, denn der Blutverlust macht Sie anfällig für eine Anämie und diese wiederum kann ironischerweise starke Blutungen fördern. So entsteht ein Teufelskreis, aus dem es immer schwieriger wird, zu entkommen. Zu Ihrer Beruhigung: Es gibt Dinge, die einen großen Unterschied bewirken können – wir werden gleich dazu kommen.

Wenn es um die Definition geht, was eine starke Blutung ausmacht, dann geht es nicht um die exakte Messung der verlorenen Blutmenge. Sie wissen selbst am besten, ob Sie unter starken Blutungen leiden und einer oder mehrere der folgenden Punkte auf Sie zutreffen:

- Binden und Tampons sind sehr schnell durchgeblutet.
- Sie müssen nachts aufstehen, um Binde oder Tampon zu wechseln.
- Sie müssen womöglich doppelt vorsorgen und einen Tampon und eine Binde oder Periodenunterwäsche verwenden.
- Die Blutungen sind so stark, dass alles durchtränkt wird.
- Sie finden größere Klumpen im Blut.
- Es fällt Ihnen schwer, das Haus zu verlassen, weil Sie besser mit der Blutung umgehen können, wenn Sie daheim sind, wo die Toilette gleich um die Ecke ist.
- Sie sind regelrecht erschöpft vom schweren Blutverlust, der an eine Anämie grenzt.

Vielleicht fragen Sie sich, warum es überhaupt zu diesen schweren Blutungen kommt. Oder warum Ihr Teenager ebenfalls darunter leidet und was für ein schlechter Scherz das doch sein muss. Die Antwort lautet: All das hat mit anovulatorischen Zyklen – also ohne Eisprung – zu tun und dem Gleichgewicht zwischen Östrogen und Progesteron.

Im Jugendalter und in den Wechseljahren kommt es häufig vor, dass im Verhältnis zum Progesteron ein Östrogenüberschuss vorliegt, weil Sie weniger häufig einen Eisprung haben und daher nicht ausreichend Progesteron produzieren. Im Jugendalter liegt das daran, dass die Kommunikation zwischen Eierstöcken und Gehirn sich erst einspielen muss. In den Wechseljahren lässt die Kommunikationsfreude hingegen nach und die Progesteronproduktion wird heruntergefahren. Progesteronmangel bedeutet, dass Ihnen dessen blutungsreduzierende Wirkung fehlt, was Sie zum Glück durch körperidentisches Progesteron ausgleichen können. Der Östrogenüberschuss, der häufig Ursache für starke Blutungen ist, wird auch mit Problemen wie Endometriose, Adenomyose und Myomen in Verbindung gebracht. Auch deswegen ist eine nähere Untersuchung wichtig.

Starke Monatsblutungen können auch auf eine Schilddrüsenunterfunktion hinweisen, die, wie bereits in Kapitel 7 erwähnt, oft während der Wechseljahre auftritt. Zu den weiteren möglichen Auslösern zählen Kupferspiralen[6] oder Dreimonatsspritzen[7] zur Verhütung. Länger anhaltende Blutungen können auf einen Zyklus ohne Eisprung hindeuten. Eine starke Blutung, wenn Sie sonst eher leichte Blutungen haben, kann auch bedeuten, dass Sie schwanger waren und eine Fehlgeburt haben.

Wer unter starken Monatsblutungen leidet, neigt häufig bei Beginn der Regel zu einer erhöhten Prostaglandinproduktion in der Gebärmutterschleimhaut. Prostaglandine sind grundsätzlich eine gute Sache: Sie helfen dem Uterus, sich zusammenzuziehen und die aufgebaute Schleimhaut abzustoßen. Sind sie allerdings übermäßig vorhanden, verursachen sie Entzündungen und Schmerzen, weshalb alle, die starke Blutungen haben, häufig auch unter krampfartigen Schmerzen leiden. Daher können nichtsteroidale Entzündungshemmer (NSAID) und das Befolgen einer entzündungsmindernden Ernährung (wie der auf Seite 235 aufgeführten) die Stärke der Blutung und die damit verbundenen Schmerzen lindern. NSAID wie Ibuprofen und Mefenaminsäure können den Blutverlust um 20–40 Prozent senken. Mefenaminsäure ist stärker als Ibuprofen und daher verschreibungspflichtig. Es ist in Kapsel- oder Tablettenform erhältlich.

Wenn Ihre Regel schon immer stark ausgefallen ist und Sie beispielsweise nach dem Zahnarztbesuch, einer Geburt oder einer Operation lange Nachblutungen haben, sollten Sie sich auf Erkrankungen wie Von-Willebrand-Syndrom, Thrombozytopenie und Störungen der Blutplättchenfunktion testen lassen, da Blutgerinnungsstörungen wie diese nicht so selten sind wie allgemein angenommen. Das Von-Willebrand-Syndrom spielt bei rund 20 Prozent aller Fälle von heftigen Monatsblutungen eine Rolle.[8]

Wann immer Sie Ihre Tage bekommen, muss Ihr Körper einerseits Ihr Blut flüssig genug halten, damit es abfließen kann, und andererseits ein gewisses Maß an Gerinnung sicherstellen, damit Sie nicht zu viel Blut verlieren. Dazu werden Gerinnungshemmer ausgeschüttet. Bei starkem Blutverlust wiederum bilden sich Klümpchen, um diesen zu begrenzen. Blutklumpen können zahlreich und von erschreckender Größe sein. Sie können auch auftreten, wenn sich Blut in der Scheide sammelt (beispielsweise nachts, wenn Sie liegen) oder auch in der Gebärmutter (wenn ein Leiden wie Adenomyose die Fähigkeit des Uterus beeinträchtigt, sich zusammenzuziehen, oder Myome beziehungsweise Polypen in der Gebärmutter den Abfluss behindern). Suchen Sie ärztlichen Rat, wenn Sie das Gefühl haben, dass sich sehr viele Blutklumpen bilden.

Hormonelle Verhütungsmittel wie die Pille oder die Mirena®-Spirale werden häufig angeboten, um starke Monatsblutungen zu lindern. Obwohl sie zwar den Blutfluss verringern können (um bis zu 90 Prozent bei der Spirale)[9], stellen sie keine Behandlung dar, da sie nicht an der Ursache ansetzen. Und wenn Sie keine hormonellen Verhütungsmittel einsetzen möchten oder können, entfällt diese Möglichkeit ohnehin. Wird hormonell verhütet, stellen manche Betroffenen fest, dass die Periode stärker wird und sie Durchbruchblutungen erleben (das sind Blutungen außerhalb des Zeitraums, in der die Abbruchblutung stattfindet). Obwohl diese Methoden also häufig eingesetzt werden, um starke Blutungen zu lindern, können sie diese auch selbst auslösen.

Tranexamsäure, ein Medikament, das während der Periode in Pillenform eingenommen wird, erhöht die Blutgerinnung (es wird sozusagen „verdickt") und verhindert so einen zu starken Blutverlust. Es ist allerdings umstritten, weil es gleichzeitig das Risiko für eine Blutgerinnselbildung erhöht (das dann ein Blutgefäß blockieren und am Ende in die Lunge oder das Gehirn wandern kann). Wer hormonell verhütet, darf Tranexamsäure nicht einnehmen, weil diese das bei hormonellen Verhütungsmitteln ohnehin schon erhöhte Risiko noch weiter steigern würde.

Liegt eine schwere Anämie vor, insbesondere wenn gleichzeitig Myome vorhanden sind, können Gonadotropin-freisetzende Hormonantagonisten (GnRH-Antagonisten, siehe Seiten 286–287) verschrieben werden. Diese stoppen die Produktion von Sexualhormonen und unterdrücken die Ovulation, sodass eine vorübergehende Menopause eintritt.

Eine Endometriumablation, bei der die Gebärmutterschleimhaut ausgeschabt oder zerstört wird, führt in 80–90 Prozent der Fälle zu einer schwächeren Blutung. Sie führt aber auch in 25–50 Prozent der Fälle zu einer Amenorrhoe (dem Ausbleiben der Periode)[10], was kein größeres Problem ist, wenn Sie sich sowieso dem Ende Ihrer fruchtbaren Jahre nähern. Für alle, die ein erhöhtes Risiko haben, an Endometriumkrebs zu erkranken, ist eine Ausschabung allerdings nicht geeignet.

Das Entfernen der Gebärmutter ist eine Behandlungsmöglichkeit, die nur als letztes Mittel in Betracht gezogen werden sollte. Einigen Ratsuchenden, die vor einer geplanten Uterektomie zu mir kamen, gelang es durch Veränderungen ihrer Ernährung und Lebensweise die Blutungen in den Griff zu bekommen. Bei anderen wiederum waren diese Maßnahmen nicht ausreichend, und sie ließen sich die Gebärmutter in dem Wissen entfernen, dass dies die absolut richtige Entscheidung für sie war. Meine Klientin Bella litt bereits seit einiger Zeit unter heftigen Monatsblutungen und kam am Ende aus Verzweiflung zu mir, weil sie in einem Fall so stark geblutet hatte, dass das Trommelfell in ihrem linken Ohr nicht mehr ausreichend mit Blut versorgt wurde und ihr Gehör dadurch permanent geschädigt war. Mithilfe von Akupunktur und einer Ernährungsumstellung konnten wir die Blutungen lindern, sodass ihr Eisenspeicher sich wieder füllen konnte.

Praxistipps für schwere Regelblutungen

Wenn Sie während Ihrer Periode Ibuprofen nehmen, kann dies den Blutfluss halbieren, was eine einfache und nützliche Interventionsmöglichkeit sein kann (wenn Sie z. B. darauf warten, dass andere präventive Maßnahmen greifen). Nehmen Sie eine Tablette mit 200 mg, sobald die Blutung einsetzt, und danach alle 6 Stunden erneut, solange die starke Blutung anhält. Ibuprofen sollte nicht auf nüchternen Magen genommen werden, also nehmen Sie die Tabletten am besten zum Frühstück, Mittagessen und Abendessen ein.

Körperidentisches mikronisiertes Progesteron (siehe Seite 132) kann eine unglaubliche Wirkung bei starken Blutungen haben. Die Endokrinologin Dr. Jerilynn C. Prior, wissenschaftliche Leiterin des *Centre for Menstrual Cycle and Ovulation Research*, empfiehlt 300 mg vor dem

Zubettgehen (oder 10 mg Medroxyprogesteronacetat, ein synthetisches Gestagen) an 16 Tagen im Zyklus (Tage 12–27). Wer bereits unter Anämie leidet oder andere Wechseljahressymptome zeigt, etwa Schlafprobleme und Nachtschweiß, sollte diese Dosis drei Monate lang täglich nehmen.

Die Zufuhr von Eisen in Form einer Nahrungsergänzung kann helfen, um sich von einem starken Blutverlust zu erholen und künftige massive Blutungen zu verhindern.[11] Eine Anämie kann durch starke Blutverluste entstehen, aber auch selbst starke Blutungen verursachen, weshalb eine Ernährungsumstellung und die Supplementierung mit Eisen wichtige erste Maßnahmen sind. Bitten Sie Ihren Arzt vor der Einnahme um einen Bluttest und lassen Sie auch den Ferritinwert bestimmen, der Aufschluss über Ihren Eisenspeicher gibt.

Die zusätzliche Einnahme von Kurkumin, dem aktiven Inhaltsstoff von Kurkuma, lindert starke Blutungen und ist hilfreich bei Regelschmerzen. Kurkumin ist meist in Kapselform erhältlich. Nehmen Sie es in Verbindung mit einem Fett wie Avocado- oder Kokosnussöl ein, da es so besser aufgenommen werden kann. Bei einigen Herstellern ist das Öl bereits in der Rezeptur vorhanden.

Laut einer Studie hilft die Einnahme von Hirtentäschelkraut bei der Reduzierung von Blutungen besser als Mefenaminsäure.[12]

Die Arvigo®-Therapie ist eine Massagetherapie, die dazu beiträgt, den Körper wieder in sein natürliches Gleichgewicht zu bringen. Ich bekomme immer wieder gute Rückmeldungen, dass die Massage sehr positive Auswirkungen hat.

Die Moxibustion oder Moxa-Therapie ist eine sanfte Form der Wärmetherapie, die in der traditionellen chinesischen Medizin Anwendung findet. Dabei verglimmen getrocknete Blätter von Beifuß auf oder über Akupunkturpunkten, um diese zu stimulieren. Lassen Sie sich von jemandem, der sich damit auskennt, die Anwendung zu Hause zeigen, damit Sie gezielt Punkte stimulieren können, die einem starken Blutverlust während der Periode vorbeugen und Sie Ihre Reserven wieder aufbauen können.

Legen Sie sich ausreichend Periodenunterwäsche zu, da diese darauf ausgelegt ist, starke Blutungen aufzufangen und zudem in Kombination mit anderen Menstruationsprodukten eingesetzt werden kann.

Postmenopausale Blutungen

Unter postmenopausalen Blutungen versteht man eine Blutung, die eintritt, nachdem Sie zuvor mehr als 12 Monate keine Regelblutung mehr hatten. Diese Art von Blutung sollte *immer* untersucht werden. Auch wenn die Wahrscheinlichkeit gering ist, dass Gebärmutterkrebs der Auslöser ist, sollte dies auf jeden Fall als Ursache ausgeschlossen werden. Außerdem brauchen Sie nicht noch mehr Dinge, über die Sie sich Sorgen machen, also lassen Sie es abklären.

Myome

Gebärmuttermyome sind gutartige Geschwulste. 77 Prozent aller Frauen haben irgendwann im Leben eines oder mehrere Myome. Meist gehen diese nicht mit anormalen Blutungen einher, was womöglich all jene verwundert, die bei jeder Periode große Mengen an Blut verlieren. Myome können die Ursache für starke Monatsblutungen sein, aber es sollte immer auch nach anderen Ursachen geforscht werden. Man geht davon aus, dass die Lage des Myoms ausschlaggebend dafür ist, ob es starke Blutungen verursacht oder nicht. Myome, die in der Gebärmutterwand angesiedelt sind, verursachen selten einen starken Blutverlust, während solche, die in den Gebärmutterkörper hineinwachsen oder sich unter der Gebärmutterschleimhaut befinden, aufgrund ihrer Auswirkungen auf die umgebenden Blutgefäße eher eine Rolle spielen können; genau genommen drücken sie auf die Blutgefäße, sodass diese stark bluten.

Myome bilden sich aus Muskelzellen, die auf oder in der Muskelschicht des Uterus angesiedelt sind. Die meisten wachsen in der Gebärmutterwand und werden als intramural bezeichnet. Liegen sie direkt unterhalb der Gebärmutterschleimhaut, werden sie als submukös bezeichnet. Wenn submuköse Myome mittels eines Stiels mit der Schleimhaut verbunden sind, handelt es sich um gestielte Myome. Wachsen sie von der Gebärmutter aus in andere Bereiche im Becken, werden sie als subserös bezeichnet. Sie sind auch die häufigste Ursache für eine

Gebärmutterentfernung, obwohl rund 50 Prozent der Betroffenen keine Symptome haben und nichts davon wissen, bis die Myome bei einer Ultraschalluntersuchung festgestellt werden.

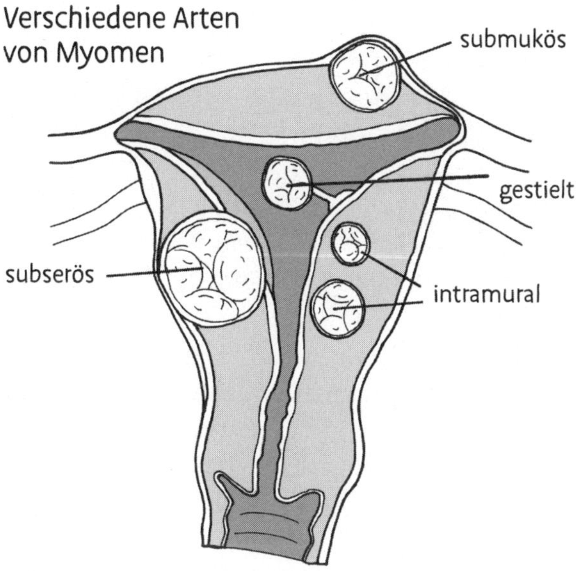

Zu den Problemen, die Myome hervorrufen können, zählen schwere und / oder schmerzhafte Perioden, dysfunktionale Uterusblutungen zwischen zwei Perioden, Eisenmangelanämie, Beckenschmerzen, häufiger Harndrang (wenn das Myom gegen die Blase drückt) oder Verstopfung (wenn Darm oder Rektum betroffen sind). Je nach Größe, Anzahl und Position kann es auch zu Problemen bei Fruchtbarkeit und Schwangerschaft kommen. Myome werden mit einem Hormonungleichgewicht wie einem Östrogenüberschuss in Verbindung gebracht und können daher nach der Menopause schrumpfen, wenn die Hormonproduktion nachlässt. Sie treten häufiger bei Menschen auf, die familiär vorbelastet sind, sowie bei Menschen afrikanischer Abstammung.[13] Wenn Letzteres auf Sie zutrifft, leiden Sie nicht nur mit höherer Wahrscheinlichkeit unter Myomen, sondern erfahren möglicherweise auch eine schlechtere medizinische Versorgung.

Myome und Polypen sowie deren Größe und Lage lassen sich mithilfe einer vaginalen Ultraschalluntersuchung erkennen, bei der zur genaueren Begutachtung Ihrer Fortpflanzungsorgane eine mit einem Kondom überzogene Sonde in die Scheide geschoben wird. Häufig werden sie auch bei Ultraschalluntersuchungen entdeckt, die aus anderen Gründen durchgeführt werden, beispielsweise bei Menstruationsstörungen oder während der Schwangerschaft.

Zu den medizinischen Optionen zählen nicht-invasive Verfahren, bei denen die Blutzufuhr zum Myom unterbrochen wird, wie die Uterusembolisation, bei der ein Katheter in eine Arterie im Bein eingeführt und durch die Arterien geleitet wird, welche die Gebärmutter mit Blut versorgen, bis diejenige erreicht ist, die das Myom versorgt. An diesem Punkt werden über den Katheter kleine Plastikteilchen injiziert, um das Myom von der Blutversorgung zu trennen.

Problematische Myome können auch chirurgisch entfernt werden. Eine Myomektomie ist ein minimal-invasiver Eingriff und umfasst das laparoskopische Entfernen des Myoms durch einen winzigen Schnitt in der Bauchdecke oder, bei einem relativ großen Myom, durch einen regulären chirurgischen Eingriff. In schweren Fällen kann auch eine Gebärmutterentfernung empfohlen werden.

Ist ein Myom nicht übermäßig groß oder verursacht es keine Probleme, wird meist abgewartet und beobachtet. Es wird Sie sicher nicht überraschen zu hören, dass zur Behandlung der Symptome von Myomen auch hormonelle Verhütungsmethoden und Hormonhemmer wie GnRH-Antagonisten (z. B. Zoladex und Prostap) eingesetzt werden. GnRH-Antagonisten können sinnvoll für alle sein, die aufgrund starker Regelblutungen unter einer schweren Anämie leiden oder größere Myome haben. Sie können eine temporäre Befreiung von den Blutungen gewähren, werden jedoch meist im Vorfeld einer Operation verschrieben, um sich von der Anämie zu erholen und einer möglicherweise notwendigen Bluttransfusion während des Eingriffs vorzubeugen. GnRH-Antagonisten können eine 50-prozentige Verkleinerung eines Myoms bewirken, sodass es eventuell über die Scheide entfernt werden kann anstatt über eine Unterleibsoperation. Sie können die Größe und Konsistenz eines Myoms aber auch so verändern, dass sie eine Myomektomie erschweren.

Die Einnahme von GnRH-Antagonisten ruft aufgrund des durch sie ausgelösten niedrigen Östrogenspiegels eine zeitweilige Menopause hervor. Dadurch kann Ihre Knochendichte sinken und Sie erleben eventuell Symptome wie Hitzewallungen. Sobald Sie die Einnahme beenden, wachsen die Myome in der Regel wieder auf ihre ursprüngliche Größe heran, weshalb dies keine langfristige Behandlungsstrategie darstellt und meist nur vor Operationen eingesetzt wird. Eventuell wird Ihnen ein anderer Wirkstoff namens Ulipristalacetat (z. B. Esmya) vorgeschlagen, der oral eingenommen wird und als alternative Kurzzeitstrategie zum Schrumpfen von Myomen und Reduzieren von Blutungen vor einem Eingriff Verwendung findet.

Myome verfügen in der Regel über Rezeptoren für Östrogen und Progesteron, und sobald der Einfluss der Ovarialhormone nach der Menopause sinkt, schrumpfen sie oft und verschwinden. Einige können auch verkalken und sich zu einer harten Masse verwandeln. Solche verhärteten Myome müssen nur dann behandelt werden, wenn sie auf Blase oder Darm drücken oder Probleme wie Inkontinenz verursachen. Einiges können Sie auch selbst tun, indem Sie zum Beispiel:

- Die Entgiftung von Östrogen (siehe Seiten 321–326) unterstützen. Östrogen – so sehr wir es auch lieben – trägt zum Wachstum von Myomen bei, wenn es nicht ordnungsgemäß abgebaut wird. Wenn Sie die Gesundheit von Leber und Darm fördern, damit diese beiden Organe das Östrogen sicher verstoffwechseln und ausscheiden können, hilft dies bei Myomen ebenso wie bei anderen Symptomen eines Östrogenüberschusses.
- Eine Ernährungsweise wählen, die wenig rotes Fleisch und viel grünes Gemüse enthält.
- Reichlich Omega-3-Fettsäuren zu sich nehmen, indem Sie fetten Fisch essen oder Fischöl als Nahrungsergänzung nehmen (beziehungsweise Algen, wenn Sie keinen Fisch essen).
- Ihren Alkoholkonsum verringern, da es einen starken Zusammenhang zwischen Alkohol und Myomen gibt.[14]
- Rizinusölpackungen, Arvigo®-Therapie und chinesische Kräuter nutzen, um die Durchblutung des Unterbauchs zu verbessern und die Größe der Myome zu verringern.

Polypen

Gebärmutterpolypen sind Wucherungen im Endometrium – also in der Schleimhaut – weshalb sie manchmal auch als Endometriumpolypen bezeichnet werden. Sie entstehen durch eine vermehrte Zellteilung in der Gebärmutterschleimhaut und können so klein wie ein Sesamkorn oder so groß wie ein Golfball sein. Sie treten mit zunehmendem Alter häufiger auf, besonders in den Wechseljahren und der Postmenopause. Während Myome nach der Menopause weniger Probleme bereiten, können Polypen problematisch sein und womöglich sogar bösartig werden, obwohl Letzteres selten der Fall ist.

Polypen verursachen Symptome wie Zwischenblutungen und Perioden, die in Länge und Schwere variieren – beides sind auch die üblichen Merkmale der eher schwankungsanfälligen Wechseljahreszyklen, weshalb das Aufzeichnen Ihres Zyklus und Ihrer Symptome so wichtig ist. Je mehr Daten Sie sammeln, desto hilfreicher ist es. Einige Polypen verabschieden sich von ganz allein, bei anderen wird Ihnen womöglich zu einer nicht-invasiven Entfernung mittels Hysteroskopie (Spiegelung der Gebärmutterhöhle) geraten. Manchmal werden auch GnRH-Antagonisten verschrieben, wobei deren Wirksamkeit, wie bereits erwähnt, umstritten ist. Sie dienen jedoch häufig als Behandlungsstrategie vor einer Operation.

Endometriumhyperplasie

Bei einer Endometriumhyperplasie verdickt sich die Gebärmutterschleimhaut aufgrund des hohen Östrogenspiegels in den Wechseljahren, was häufig zu auffälligen Blutungen führt. Eine Endometriumhyperplasie lässt sich anhand des Stadiums beschreiben, bis zu welcher die Verdickung fortgeschritten ist (mild, moderat oder schwer). Man unterscheidet zwei Formen:

Bei einer Endometriumhyperplasie ohne Atypie ist die Zellanzahl erhöht und die Zellen sind zusammengedrängt, wodurch die Schleimhaut sich verdickt. Die Zellen selbst sind unauffällig. Bei dieser Form besteht nur ein Risiko von 2–3 Prozent, dass sich Gebärmutterkrebs bildet. Manchmal spricht man auch von einer einfachen Hyperplasie.

Endometriumhyperplasie

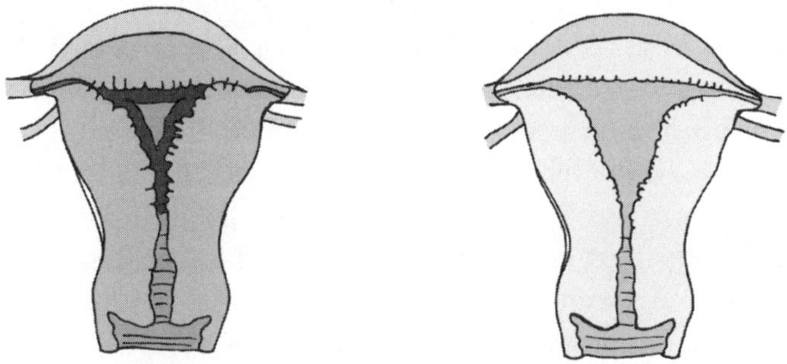

Endometriumhyperplasie | Normales Endometrium

Bei einer atypischen Hyperplasie sind die Zellen auffällig. Hier liegt das Risiko, dass Krebs entstehen kann, bei 8–30 Prozent. Diese Form wird auch als komplexe Hyperplasie bezeichnet.

Progesteron hält das Östrogen in Schach, weshalb die Empfehlung bei einer Hormonersatztherapie auch lautet, zum Östrogen zusätzlich Progesteron zu verschreiben. Auf diese Weise sinkt die Wahrscheinlichkeit einer Endometriumhyperplasie.

Bei einer entsprechenden Diagnose werden zur Behandlung häufig Progestine verschrieben, in der Regel für einen Zeitraum von sechs Monaten. Sie können in Tablettenform (z. B. Provera oder Norethisteron) eingenommen oder über ein Levonorgestrel-freisetzendes Intrauterinpessar wie die Mirena®-Spirale abgegeben werden. Beide Formen scheinen bei einer einfachen Hyperplasie gut zu wirken, wobei einige Untersuchungen ergeben haben, dass die Mirena®-Spirale bei atypischer Hyperplasie wirksamer ist.[15]

Manchmal wird auch erst abgewartet und beobachtet, vor allem, wenn ein offensichtlicher Risikofaktor abgestellt werden kann, beispielsweise eine Monotherapie mit Östrogen.

Krebs

Es gibt fünf gynäkologische Krebsarten: Gebärmutterkrebs, Gebärmutterhalskrebs, Eierstockkrebs, Vulvakrebs und Scheidenkrebs. Ich halte es für wichtig, die Anzeichen für diese Krebsarten zu kennen, denn meiner Erfahrung nach wissen viele nicht, dass diese häufig auftretenden Symptome mit Krebs zu tun haben können. Das bedeutet nicht im Umkehrschluss, dass Sie Krebs haben, wenn Sie diese Symptome aufweisen, aber Ihr Arzt oder Ihre Ärztin sollte darüber Bescheid wissen, damit es abgeklärt werden können.

Gebärmutterkrebs zählt zu den häufigsten Krebsarten – bei Frauen und Menschen mit Uterus ist er der vierthäufigste Krebs. Mit zunehmendem Alter nimmt das Risiko zu, und am häufigsten tritt er in der Postmenopause auf. Ein Viertel der Betroffenen erkrankt allerdings schon vorher. Etwa 10 Prozent all jener, die unter anormalen Blutungen leiden, erhalten die Diagnose Gebärmutterkrebs.

Anzeichen und Symptome der fünf gynäkologischen Krebsarten

Eierstockkrebs: anhaltende Aufgeblähtheit, anhaltende Schmerzen in Becken/Unterleib, Probleme beim Essen, rasches Völlegefühl oder Übelkeit, Veränderungen beim Stuhlgang, häufigeres Wasserlassen

Gebärmutterkrebs: Zwischenblutungen, postmenopausale Blutungen, Blutungen nach dem Sex, stärkere Perioden, Scheidenausfluss, der rosa, wässrig oder braun ist

Gebärmutterhalskrebs: Zwischenblutungen oder Blutungen nach dem Sex, Schmerzen beim Sex, unangenehm riechender Ausfluss

Scheidenkrebs: Zwischenblutungen, postmenopausale Blutungen, Blutungen nach dem Sex, Schmerzen beim Sex, schlecht riechender oder mit Blut durchzogener Ausfluss, Knoten in der Scheide, anhaltender Juckreiz in der Scheide

Vulvakrebs: Anhaltender Juckreiz oder Schmerz, anhaltendes Wundsein, Veränderungen an der Haut der Vulva wie verdickte, erhabene, rote oder weiße Flecken oder Vorhandensein von Knoten

The Eve Appeal ist die führende britische Wohlfahrtsorganisation, die im Bereich dieser fünf gynäkologischen Krebsarten aufklärt und die Forschung fördert. Auch im deutschsprachigen Raum gibt es Institutionen, bei denen Sie Unterstützung finden können, beispielsweise die *Frauenselbsthilfe Krebs.*

Spielen die Gene eine Rolle?

In der Familie der Hollywood-Schauspielerin Angelina Jolie gibt es viele Fälle von Brust- und Eierstockkrebs. Als sie herausfand, dass sie die Genmutation BRCA1 und somit ein erhöhtes Risiko hat, an diesen Krebsarten zu erkranken, entschloss sie sich für eine risikoreduzierende Operation und ließ sich 2013 beide Brüste amputieren (sogenannte Mastektomie), gefolgt von einer Salpingoophorektomie im Jahr 2015, bei der die Eierstöcke und Eileiter entfernt wurden.

Meistens liegt Brust- und Eierstockkrebs jedoch keine genetische Ursache zugrunde, denn nur rund 5 Prozent der Brustkrebs- und 15 Prozent der Eierstockkrebsfälle hängen mit einer vererbten Genmutation zusammen.[16] Wir alle besitzen die Gene BRCA1 und BRCA2, deren Aufgabe es ist, beschädigte DNA zu reparieren und ein Tumorwachstum zu hemmen. Liegt hier eine genetische Mutation vor, wie dies bei 0,25 Prozent aller Menschen der Fall ist, dann ist man weniger gut in der Lage, beschädigte DNA zu reparieren, sodass das Risiko ansteigt, einige Krebsarten zu entwickeln. Eine Studie aus dem Jahr 2017[17], in der das Risiko für Brust- und Eierstockkrebs bei Trägern einer BRCA1- und BRCA2-Genmutation untersucht wurde, fand heraus, dass das Lebenszeitrisiko, an Eierstockkrebs zu erkranken, bei einer BRCA1-Mutation von 1,3 auf geschätzte 44 Prozent steigt. Bei einer BRCA2-Mutation erkranken bis zum Alter von 80 Jahren rund 17 Prozent an Eierstockkrebs. Etwa 12 Prozent der Gesamtbevölkerung ist irgendwann im

Leben von Brustkrebs betroffen. Bei Trägern einer BRCA1-Mutation steigt diese Zahl auf 72 Prozent und bei Trägern einer BRCA2-Mutation auf rund 69 Prozent.

Da eine BRCA-Mutation selten ist (1 von 300–400 Menschen), empfehlen die meisten Experten, dass ein entsprechender Gentest nur bei all jenen durchgeführt wird, deren eigene Krankheitsgeschichte auf ein mögliches Vorhandensein hinweist oder die familiär vorbelastet sind. Mögliche Indikatoren sind:

- Brustkrebsdiagnose vor dem 50. Geburtstag
- Beidseitiger Brustkrebs
- Brust- und Eierstockkrebs bei einem einzelnen Familienmitglied oder familiär gehäuft
- Familiär gehäuftes Auftreten von Brustkrebs
- Zwei oder mehr primäre Typen von BRCA1- oder BRCA2-bedingten Krebsarten bei einem einzelnen Familienmitglied
- Fälle von männlichem Brustkrebs
- Menschen mit aschkenasischer Abstammung

Eierstockzysten

Es gibt Eierstockzysten, die man als „funktionell" bezeichnet und die vollkommen normal sind. Vielleicht fragen Sie sich, wie eine Zyste bloß normal sein kann? Nun, diese Art von Zyste entsteht einfach, wenn ein in der Entwicklung befindlicher Follikel sich mit Flüssigkeit füllt oder wenn der Gelbkörper, der nach dem Eisprung gebildet wird, sich mit Blut (sogenannte Blutzyste) oder Flüssigkeit füllt. Beide Arten können einen Durchmesser von bis zu 6 Zentimetern erreichen und verursachen in der Regel keine Symptome. *Die meisten lösen sich auch ohne Behandlung nach einigen Menstruationszyklen auf.* Als ich in jüngeren Jahren erfuhr, dass ich eine Eierstockzyste hatte, war ich wirklich beunruhigt, heulte Rotz und Wasser und verbrachte ein paar schlaflose Nächte. Ich wünschte, jemand hätte mir damals gesagt, dass diese Art von Zyste normal ist und wahrscheinlich ganz von alleine wieder verschwindet. Damit Ihnen das nicht auch so ergeht, erzähle ich es jetzt hier.

Die Verbreitungsrate von Eierstockzysten liegt in der Postmenopause bei rund 14 Prozent.[18] Zu den von Zysten verursachten Symptomen zählen unter anderem:

- Beschwerden oder Schmerzen im Beckenbereich
- Plötzlicher stechender Schmerz beim Platzen einer Zyste
- Schmerzen, wenn die Zyste einen Stiel aufweist, der sich verdreht und die Blutzufuhr der Zyste abschneidet
- Schmerzen, weil die Zyste so groß ist, dass sie auf umliegende Organe und Strukturen wie Blase und Rektum drückt
- Probleme beim Stuhlgang
- Probleme bei penetrativem Sex
- Häufiger Harndrang
- Veränderungen von Zyklus oder Periode
- Völlegefühl und Aufgeblähtheit

Zysten werden per Ultraschall oder MRT diagnostiziert, häufig eher beiläufig bei der Untersuchung anderer Beschwerden, und zumeist wird entschieden, sie erst einmal zu beobachten, da sie in der Regel von alleine wieder verschwinden. Wenn dies nicht der Fall ist beziehungsweise die Zysten größer werden oder Symptome verursachen, kann eine Laparoskopie empfohlen werden. In manchen Fällen ist auch eine reguläre Operation erforderlich.

Dermoidzysten (manchmal auch als Ovarialteratome bezeichnet) neigen dazu, ziemlich groß zu werden – manchmal weisen sie bis zu 15 Zentimeter Durchmesser auf oder sogar mehr. Sie entwickeln sich aus Keimzellen, die zu Eizellen werden, und da Eizellen die Fähigkeit haben, unterschiedliche Gewebearten und Strukturen zu bilden, können sie Haare und Fett, aber auch Zahn- oder Knochenteile enthalten. Verrückt, oder? Diese Art von Zyste macht 20 Prozent der gutartigen Geschwulste an den Eierstöcken aus. In der Regel rufen sie keine Symptome hervor, werden meist zufällig entdeckt und üblicherweise operativ entfernt.

Zystadenome entwickeln sich aus Zellen, die die Oberfläche der Eierstöcke bedecken. Es gibt zwei Haupttypen: Seröse Zystadenome sind meist klein, muzinöse Zystadenome können sehr groß werden (bis zu einem Durchmesser von 30 Zentimetern) und unter Umständen Druck auf andere Organe ausüben, wie Blase und Darm, was zu Verstopfung und Schmerzen sowie häufigem Harndrang führen kann.

Zysten werden bei Ultraschalluntersuchungen entdeckt, die dann meist einige Monate später wiederholt werden, um zu überprüfen, ob die Zyste sich bereits von selbst aufgelöst hat. Ihr Arzt kann Ihr Blut auf ein Protein namens CA 125 testen lassen, da dieses ein Tumormarker für Eierstockkrebs ist (rund 5 Prozent aller Eierstockzysten sind bösartig). Wenn Sie immer wieder unter funktionellen Zysten leiden, sollten Sie Ihren Arzt bitten, Ihre Schilddrüse zu untersuchen, da eine Schilddrüsenfehlfunktion eine Ursache hierfür sein kann. Zysten müssen normalerweise nicht behandelt werden, da sie meist von selbst wieder verschwinden. Die Arvigo®-Therapie (siehe Seite 329) und Rizinusölpackungen können allerdings hilfreich sein und insgesamt die Fortpflanzungsfähigkeit unterstützen, weshalb sie sich meiner Meinung nach immer lohnen.

Polyzystisches Ovarialsyndrom (PCOS)

PCOS ist die Hormonstörung, die im gebärfähigen Alter am häufigsten auftritt. Sie betrifft weltweit etwa 15 Prozent aller Frauen.[19] Auch wenn einige Betroffene und ihre behandelnden Ärzte glauben, dass PCOS zu einem weniger akuten Problem wird, wenn die fruchtbaren Jahre sich dem Ende zuneigen, so ist dies leider nicht der Fall. Ihre Zyklen mögen zwar regelmäßiger sein, aber PCOS ist mit anderen Gesundheitsproblemen verbunden, die sich in den Wechseljahren und der Postmenopause stark bemerkbar machen wie Insulinresistenz und Herz-Kreislauf-Erkrankungen.

Bevor wir uns damit beschäftigen, warum dies der Fall ist, werfen wir erst einmal einen Blick darauf, was PCOS eigentlich ist. In der Vergangenheit reichte das per Ultraschall festgestellte Vorhandensein einer Reihe von Zysten an den Eierstöcken aus, um die Diagnose PCOS zu erhalten. Zu dieser Zystenbildung kommt es, wenn sich in der Gruppe der Follikel, die in die engere Wahl für den Eisprung kommen, kein dominanter Follikel bildet und somit kein Eisprung stattfindet. Stattdessen bilden die unterentwickelten Follikel kleine Zysten, die auf der

Oberseite der Eierstöcke sitzen. Dieses Phänomen ist keineswegs selten und findet sich auch bei rund 20 Prozent all jener, die nicht von PCOS betroffen sind.[20] Sie können auch von PCOS betroffen sein, ohne Zysten an den Eierstöcken zu haben[21], sodass das Vorhandensein von Zysten als einziges Diagnosekriterium nicht ausreicht. Manche Frauen mit Zysten erhalten die Diagnose PCOS, obwohl keine anderen Kriterien erfüllt sind, und andere, die alle typischen Anzeichen zeigen, sind angeblich nicht betroffen, weil sie keine Zysten haben.

Anstatt also danach zu gehen, wie die Eierstöcke aussehen, wird empfohlen, die sogenannten Rotterdam-Kriterien anzuwenden, denen zufolge zwei der folgenden drei Kriterien erfüllt sein müssen, um eine PCOS-Diagnose zu stellen: Störung der Eierstockfunktion (keine oder nur gelegentliche Ovulation, klassifiziert als weniger als zehn Perioden pro Jahr), klinische und / oder biochemische Anzeichen einer erhöhten Menge an Androgenen in Form von Akne oder Hirsutismus (starker Haarwuchs am Körper) bzw. hohe Androgenmengen im Blut sowie polyzystische Eierstöcke. Wenn wir berücksichtigen, dass ein erheblicher Anteil der mit PCOS in Verbindung gebrachten Androgene von den Nebennieren produziert wird, dann wird deutlich, dass es sich nicht um ein ausschließliches Eierstockproblem handelt, sondern die Nebennieren ebenfalls untersucht werden müssen.

PCOS ist ein Syndrom, für das eine genetische Prädisposition besteht und das sich auf unterschiedliche Weise äußern kann. Insofern sind auch die Symptome vielfältig und umfassen unter anderem Folgende: unregelmäßige oder lange Menstruationszyklen, extreme Gewichtszunahme, Probleme beim Abnehmen, Subfertilität, Akne, Haarwuchs an Körperteilen, an denen Sie darauf verzichten könnten wie Kinn, Arme, Brust und Bauch sowie Haarverlust dort, wo sie ihn gar nicht mögen, nämlich am Kopf. PCOS-Betroffene haben zudem ein erhöhtes Risiko für Insulinresistenz und Bluthochdruck – wiederum Probleme, die uns, wie wir bereits gesehen haben, in den Wechseljahren und nach der Menopause ohnehin stärker zu schaffen machen.

Wenn Sie unter PCOS leiden, dann kann die Menopause einige Jahre später eintreten als üblich und Ihre Zyklen werden womöglich regelmäßiger, wenn Sie sich der Menopause nähern, weil die Zunahme an follikelstimulierendem Hormon (FSH), die mit dem Alter eintritt, das luteinisierende Hormon (LH) ausgleicht, das bei allen PCOS-Betroffenen erhöht ist. Das bedeutet auch, dass Sie länger fruchtbar sind und entsprechende Vorkehrungen treffen müssen, wenn Sie eine Schwangerschaft vermeiden wollen.

Die gute Nachricht ist, dass Sie in den Wechseljahren aufgrund von PCOS vermutlich keine Probleme mit Hitzewallungen haben werden. Dafür steigt die Wahrscheinlichkeit, unter Hirsutismus und einer Schilddrüsenunterfunktion zu leiden.[22] Insulinresistenz, Gewichtszunahme um die Leibesmitte und Herz-Kreislauf-Erkrankungen sind während der Wechseljahre und nach der Menopause weit verbreitet. Dies gilt insbesondere dann, wenn PCOS hinzukommt, denn das Syndrom wird in Verbindung gebracht mit geringerer Fertilität, Insulinresistenz, Typ-2-Diabetes, Schwangerschaftsdiabetes, abdominaler Gewichtszunahme, schlechten Cholesterinwerten, Bluthochdruck, kardiovaskulären Erkrankungen, Depression und sinkendem Selbstvertrauen.

Bevor Sie nun in einem dunklen Loch versinken, sollten Sie wissen, dass PCOS sehr gut auf einfache Umstellungen in Ernährung und Lebensweise reagiert. Wenn Sie Ihre Gesundheit selbst in die Hand nehmen, werden Sie Ihre Symptome signifikant verringern können und Ihren Zyklus, Ihre Fruchtbarkeit, Ihre Haut und auch die Gesamtgesundheit verbessern.

Zur „Behandlung" von PCOS wird häufig die Pille verschrieben. Die Absicht dahinter ist, dem Zyklus eine gewisse Regelmäßigkeit zu verleihen. Das kann die Pille allerdings nicht leisten, denn sie verhindert ja den Eisprung. Bei PCOS sollten Sie aber alles tun, um einen Eisprung zu haben, denn die Ovulation führt zur Menstruation und es ist wichtig, dass die Schleimhaut der Gebärmutter regelmäßig abgestoßen wird. Die Hormonumstellungen der Wechseljahre können ein wenig zur Regulierung des Zyklus beitragen, aber auch nur dann, wenn Sie die Pille nicht nehmen. Die Pille kann verhindern, dass sich eine zu dicke Schleimhaut aufbaut, indem sie Abbruchblutungen auslöst, aber sie kann auch schon ab einer dreimonatigen Einnahme Auswirkungen auf die Insulinresistenz haben.[23] Wer von PCOS betroffen ist, ist dafür ohnehin anfällig, und die Anfälligkeit nimmt während der Wechseljahre eher zu. Außerdem kann die Pille zu einer Gewichtszunahme führen, was im Falle von PCOS ebenfalls wenig hilfreich ist, denn das Hormonungleichgewicht und die anderen Symptome, unter denen Sie leiden, können sich dadurch verschärfen. Die Verhütungspillen, die in der Regel bei PCOS verschrieben werden, gehören auch zu den Präparaten mit dem höchsten Risiko für eine Blutgerinnselbildung (und PCOS-Betroffene sind hier bereits einem höheren Risiko ausgesetzt).

Wenn es nach dem Absetzen der Pille neu zu PCOS kommt, dann kann dies eine Übergangserscheinung sein. Wenn Sie aufhören, die Pille zu nehmen, kann es manchmal Monate oder sogar Jahre dauern, bis ein Eisprung stattfindet. In dieser Übergangszeit können sich Zysten an den Eierstöcken bilden, wenn den Eizellen keine erfolgreiche Ovulation gelingt. Mit dem Absetzen einiger Verhütungsmittel kann auch ein kurzzeitiger Anstieg der Androgene verbunden sein, was auch zum sogenannten Post-Pill-Syndrom beitragen kann.

Metformin ist ein Wirkstoff, der häufig zur Behandlung einer mit PCOS in Zusammenhang stehenden Insulinresistenz verschrieben wird, wenn Ihr Körper nicht richtig auf das Hormon Insulin reagiert, was potenziell zu Typ-2-Diabetes führen kann. Es kann hilfreich sein, einen niedrigeren Blutzuckerspiegel zu haben, aber es können auch Nebenwirkungen auftreten wie Übelkeit und Erbrechen, Durchfall, Blähungen und Bauchbeschwerden. Insofern ist Metformin sicherlich eine Option (und in meinen Augen eine bessere als die Pille), aber andere Maßnahmen wie eine angemessene Ernährung und Nahrungsergänzungen können die Insulinresistenz ebenfalls positiv beeinflussen (siehe Seite 224).

Wie erwähnt, ist PCOS auch kein reines Eierstockproblem: Ihre Nebennieren produzieren ungefähr die gleiche Menge an Testosteron und Androstendion wie die Eierstöcke und außerdem den Großteil von DHEA sowie das gesamte DHEA-S. Aus diesem Grund sollte die Nebennierenfunktion überprüft werden und Sie sollten nach Wegen suchen, um Stress zu begrenzen, vor allem in den Wechseljahren. Rund die Hälfte Ihres Testosterons wird in Ihrem Körperfett produziert, weshalb eine Gewichtsabnahme zu einer Besserung der Anzeichen eines Androgenüberschusses wie Akne und Hirsutismus führen kann. Etwa 30–75 Prozent aller PCOS-Betroffenen leiden unter Übergewicht, aber nicht alle Übergewichtigen leiden unter PCOS, und einige Erkrankte sind sogar schlank.

Zu den Untersuchungen, die das Vorhandensein von PCOS bestätigen und andere Erkrankungen mit ähnlichen Anzeichen und Symptomen ausschließen können, zählen:

- Messung von Nüchterninsulin oder Glukosetoleranztest.
- HbA1c (Hämoglobin A1c) gibt Aufschluss über den durchschnittlichen Blutzucker in den vergangenen 2–3 Monaten.
- FSH, LH und Östradiol, Messung vorzugweise am 3. Tag Ihrer Periode (das kann natürlich schwierig sein, wenn Sie vielleicht nur zweimal im Jahr Ihre Periode haben; in diesem Fall geht ein beliebiger Tag).
- Progesteron (vorzugsweise gemessen in der Mitte der Lutealphase, auch hier kann das Timing schwierig sein).
- 17-Hydroxyprogesteron, ein Hormon, das auf eine Hormonstörung hinweisen kann, die zu Cortisolmangel und Androgenüberschuss führen kann.
- Prolaktin, ein Hormon, das den Menstruationszyklus unterdrücken kann.
- Testosteron, SHBG, Androstendion und DHEA-S
- Alle Schilddrüsenhormone (TSH, fT3, fT4, rT3) sowie die Schilddrüsenantikörper (siehe Seiten 242–248). Meiner Erfahrung nach neigen Ärzte dazu, nicht alle Schilddrüsenhormone zu untersuchen, was bei PCOS allerdings wichtig ist, da ein zugrundeliegendes Schilddrüsenproblem all Ihre Bemühungen zur Linderung der Symptome zunichtemachen kann.
- Bei einem Cortisol-Tagesprofil wird der Cortisolgehalt Ihres Speichels vier Mal an einem Tag gemessen – beim Aufwachen, einige Stunden später, vor dem Abendessen und vor dem Schlafengehen. So erhält man ein Bild davon, wie der Wert sich über den Tag verändert, anstatt nur eine punktuelle Messung interpretieren zu können.
- Lipidprofil, um auf Cholesterin und andere Fette im Blut zu testen.
- Bestimmung des Vitamin-D-Serumspiegels, da rund 85 Prozent aller PCOS-Betroffenen unter einem Vitamin-D-Mangel leiden, der mit Übergewicht sowie Stoffwechsel- und Hormonungleichgewichten verbunden ist; daher sind die Bestimmung des Wertes und eine eventuelle Nahrungsergänzung sinnvoll.

- Transvaginaler Ultraschall, um die Eierstöcke auf Zysten zu untersuchen.

Praxistipps für PCOS

- Konzentrieren Sie sich vor allem darauf, eine Insulinresistenz zu verhindern oder umzukehren. Sie müssen ein Gleichgewicht finden zwischen Gewichtsverlust (sofern dieser für Sie richtig ist und Sie abnehmen möchten), Insulinausschüttung und Stabilisierung des Blutzuckerspiegels. Das ist nicht so einfach, weshalb Sie sich fachliche Unterstützung holen sollten. Ich kann nicht oft genug betonen, wie hilfreich die Zusammenarbeit mit naturheilkundlich orientierten Therapeutinnen und Therapeuten sein kann. Diese können einen optimalen Ernährungs- und Trainingsplan für Sie aufstellen (siehe auch Seiten 185–186). Wir sind alle unterschiedlich, und was bei manchen Menschen funktioniert, hilft anderen vielleicht gar nicht. Das gilt insbesondere für PCOS, gerade im Hinblick auf die vielen Arten, wie es sich manifestieren kann.
- Lassen Sie Ihre Schilddrüsenwerte untersuchen, einschließlich der Antikörper, da PCOS-Betroffene ein höheres Risiko haben, an einer Schilddrüsenunterfunktion oder Hashimoto-Thyreoiditis zu erkranken (siehe Seiten 242–248).
- Im Allgemeinen erweist sich eine Ernährung mit entzündungshemmenden Nahrungsmitteln als hilfreich (siehe Seite 235).
- Reduzieren Sie Ihren Stress, denn er kann zu hohen Cortisol- und Androgenwerten führen; PCOS kann auch ein Problem der Nebennieren sein.
- Verbessern Sie die Darm- und Leberfunktion.
- Trainieren Sie! Krafttraining kann die Insulinempfindlichkeit um 24 Prozent verbessern.[24] Auch hochintensives Intervalltraining, Yoga und Pilates sind gut geeignet. Übermäßiges Kardiotraining (um abzunehmen), kann zu einer Stressreaktion führen, was den Hormonhaushalt zusätzlich ins Ungleichgewicht bringt. Langsames und stetiges Training kann sich hier als die bessere Wahl erweisen (siehe Seiten 354–359).

- Rizinusölpackungen für den Unterbauch (Informationen hierzu siehe Anhang)
- Mikronisiertes Progesteron kann sich bei der Behandlung als hilfreich erweisen, weil es den übermäßig hohen Ausstoß von LH bei PCOS verlangsamen und außerdem Abbruchblutungen einleiten kann. In den Wechseljahren kann es sich generell als hilfreich erweisen.
- Hilfreiche Nahrungsergänzungsmittel sind: Myo-Inositol, D-Chiro-Inositol, Berberin, N-Acetylcystein (NAC), Omega-3-Fettsäuren, Chrom, Grüntee (insbesondere das darin enthaltene Epigallocatechingallat, kurz EGCG) als Extrakt oder in Form von mehreren Tassen Tee am Tag, Magnesium, B-Vitamine, Vitamin D, Zink, weiße Pfingstrose, Süßholz, Mönchspfeffer, Dong Quai, Melatonin, Reishi-Pilze, Probiotika … Ich könnte die Liste endlos fortsetzen. Es gibt viele Möglichkeiten, PCOS durch eine Ernährungsumstellung und Nahrungsergänzungen zu verbessern. Auch wenn Sie sich vielleicht zunächst durch die Vielzahl an Möglichkeiten erschlagen fühlen, ist die Botschaft doch positiv, denn sie bedeutet, dass es Möglichkeiten gibt, die sich speziell bei Ihren Symptomen als hilfreich erweisen können. Nun müssen Sie nur noch eine Therapeutin oder einen Therapeuten finden, die Ahnung von PCOS haben und mit Ihnen zusammen einen optimalen Behandlungsplan festlegen.

Endometriose

Ich hoffe, dass alle, die unter Endometriose leiden, bis zu den Wechseljahren die richtige Diagnose bekommen haben. Es würde mich allerdings auch nicht überraschen, wenn eine größere Anzahl an Fällen noch unentdeckt geblieben ist und keinerlei Behandlung stattgefunden hat. Trotz der Häufigkeit des Auftretens dauert es nämlich in der Regel 6–12 Jahre, bis die Krankheit diagnostiziert wird. Zu den Symptomen zählen chronische Beckenschmerzen, schmerzhafte Perioden, Schmerzen beim Sex, Rückenschmerzen, Unfruchtbarkeit, Magen-Darm-Probleme, Schmerzen beim Stuhlgang, Schmerzen beim Sport, Blasenschmerzen und übermäßiger Harndrang, Müdigkeit, Erschöpfung und Depressionen.

Wenn Sie darunter leiden, hat man Ihnen möglicherweise mitgeteilt, dass die Endometriose sich aus dem Staub machen wird, sobald Sie in die Wechseljahre kommen. Leider ist das nicht immer der Fall. Betroffene können auch in den Wechseljahren weiterhin unter Beschwerden leiden und diese können sich durch das fragile Gleichgewicht von Östrogen und Progesteron in dieser Zeit sogar noch verschlimmern. Bei einigen bessern sie sich nach der Menopause, aber verlässlich ist dies nicht, und Betroffenen zu sagen, dass die Endometriose mit der Periode verschwindet, ist unrealistisch und grausam. Auch wird das tatsächliche Leid auf diese Weise kleingeredet – oder können Sie sich vorstellen, dass man einem männlichen Patienten sagt, er müsse den Schmerz einfach ertragen? Das Ergebnis ist oft eine verzögerte Behandlung und viele Jahre des Leidens.

Wenn Sie Endometriose haben, dann ist Ihnen an diesem Punkt vielleicht alles egal und Sie wollen Ihre Gebärmutter einfach nur noch loswerden, um dem Ganzen ein Ende zu bereiten. Das kann ich nur allzu gut verstehen. Leider verbessern sich die Symptome nach einer Hysterektomie selten und ich habe mit vielen Betroffenen gesprochen, die keine Ahnung hatten, dass die Schmerzen und andere Symptome auch danach noch vorhanden sein können. Um zu verstehen, warum das so ist, müssen wir die Krankheit erst einmal unter die Lupe nehmen.

Bei Endometriose taucht Gewebe, das der Gebärmutterschleimhaut ähnelt, an anderen Stellen im Körper auf (das könnte schon ein wichtiger Hinweis darauf sein, warum eine Gebärmutterentfernung die Symptome nur selten behebt). Betroffen sein können die Fortpflanzungsorgane (Eileiter, Eierstöcke), die Bänder, die die Gebärmutter an Ort und Stelle halten, oder andere Räume zwischen den Organen in Bauch und Becken, es kann also sogenannte Endometrioseherde an Blase, Uterus / Vagina und Rektum geben. Das Gewebe kann auch an anderen weiter entfernten Körperbereichen auftauchen wie Zwerchfell, Lungen, und, in seltenen Fällen, Herz, Augen und Gehirn.

Das Endometriumgewebe reagiert auf Hormone, wodurch Entzündungen entstehen, die eine erhöhte Blutzufuhr und Blutandrang bewirken, was wiederum eine Immunreaktion auslöst sowie Verklebungen und Narbenbildung. In fortgeschrittenen Fällen werden Organe, die durch Bänder und Gewebe im Becken gehalten werden und einen gewissen Bewegungsspielraum haben sollten, durch das Narbengewebe fixiert, und wenn es zu Bewegungen kommt – beim Eisprung, Sex oder Stuhlgang – kann dies unerträgliche Schmerzen auslösen.

Endometrioseherde produzieren Östrogen und sie reagieren auch darauf. Östrogen wiederum lässt die Dinge wachsen, einschließlich der Endometrioseherde. Gleichzeitig sind die Progesteronrezeptoren beeinträchtigt, wodurch Progesteron als ausgleichendes Gegenstück zum Östrogen fehlt. Endometrioseherde produzieren auch große Mengen an Prostaglandinen, den hormonähnlichen Substanzen, die schmerzhafte Krämpfe verursachen.

Rund 11 Prozent von uns leiden unter Endometriose. Bei Beckenuntersuchungen und Scans kann man Symptome feststellen, die auf Endometriose hindeuten, aber für eine eindeutige Diagnose bedarf es einer Laparoskopie – eine Form der minimalinvasiven Chirurgie, bei der durch einen kleinen Schnitt in der Bauchwand ein Glasfaserinstrument eingeführt wird, um innere Organe und Gewebe zu betrachten. Dies sollte in der Regel durch einen versierten Chirurgen erfolgen, damit das gefundene Gewebe auch fachgerecht entfernt werden kann. Wenn bei Ihnen ein solcher Eingriff erfolgt, dann bitten Sie eine Ihnen nahestehende Person beim Nachgespräch mit dem Operateur dabei zu sein. Sie stehen aufgrund der Nachwirkungen der Narkose wahrscheinlich noch zu sehr neben sich und es ist wichtig, dass Sie Befunde und Vorgehensweise verstehen. Lassen Sie sich den Operationsbericht und alle Befunde auch mitgeben, eine Kopie steht Ihnen zu.

Bei einer Endometriose-Operation gibt es zwei Optionen: das versprengte Gewebe wird entweder weggeschnitten (Exzision) oder im Rahmen einer Ablation abgetragen. Im Allgemeinen ist die Entfernung durch einen fähigen Chirurgen die beste Option.[25] Im Laufe der Jahre hatte ich viele Klientinnen, die trotz mehrerer Ablationen, bei denen Endometrioseherde weggebrannt wurden, nur kurzzeitig von einer Linderung der Schmerzen und Symptome profitierten. Außerdem kam es verstärkt zu zusätzlichem Narbengewebe und Problemen, weshalb ich, wann immer möglich, die Exzision-Chirurgie empfehle. Das bedeutet, einen sehr guten Chirurgen zu finden und sicherzustellen, dass die Krankenkasse die Kosten für die Operation auch übernimmt. Hinzu kommen unter Umständen Reisekosten, wenn der

Chirurg nicht vor Ort ist, und eventuell die Einbeziehung eines weiteren Chirurgen, falls Sie beispielsweise Endometrioseherde im Bereich von Darm oder Zwerchfell haben, die ein Gynäkologe nicht entfernen kann. Um Ihnen eine Vorstellung davon zu geben, wie schwierig die Sache sein kann: Es wird geschätzt, dass es in Großbritannien nur eine Handvoll Spezialisten gibt, die diese Art von Operation durchführen können, und von den etwa 400 000 Gynäkologen in den USA sind es gerade einmal 150. (Eine Arztsuche und Übersicht über zertifizierte Endometriose-Zentren hierzulande bietet die Europäische Endometriose-Liga; Anm. d. Übers.) Wenn Sie auf der Suche nach einer Liste passender Chirurgen (im angelsächsischen Raum) sind, empfehle ich Ihnen der (englischsprachigen) Facebook-Gruppe *Nancy's Nook Endometriosis Education* beizutreten und sich umfassend über Endometriose und Ihre Behandlungsmöglichkeiten zu informieren. (Bitte beachten Sie, dass es sich um eine wunderbare Wissensbasis handelt, nicht um eine Selbsthilfegruppe.)

Ihr Chirurg oder Ihre Chirurgin mag Ihnen mitteilen, dass Ihre Endometriose minimal (Stufe 1), mild (Stufe 2), moderat (Stufe 3) oder schwer (Stufe 4) ist, wobei dieses Stufensystem im Grunde keine Bedeutung hat, denn Sie können eine „schwere" Endometriose mit nur minimalen Symptomen haben oder aber eine „minimale" Endometriose und unter Dauerschmerzen leiden. Auch lassen sich dadurch weder die Symptome vorhersagen noch Ihre Reaktion auf eine Behandlung. Die Einstufung beschreibt lediglich die Anzahl der Herde, ihre Position und wie tief sie das Gewebe infiltrieren sowie das Vorhandensein von Verwachsungen und Verklebungen.

Eine Schwangerschaft kann Endometriose ebenso wenig „heilen" wie das Entfernen der Gebärmutter oder die Menopause. Eine Uterektomie ist nur selten angebracht, denn wenn Endometrioseherde an anderen Stellen als der Gebärmutter vorliegen, wie dies häufig der Fall ist, dann ist es nur logisch, dass eine Entfernung der Gebärmutter nichts bringt. Jedes Jahr werden aufgrund eines überholten Verständnisses der Krankheit zahllose unnötige Uterektomien durchgeführt. Besonders unglücklich ist das Ganze, wenn Chirurgen glauben, dass das Entfernen von Gebärmutter und Eierstöcken die beste Möglichkeit der Behandlung darstellt und dabei die Endometrioseherde stehen lassen.

Es erscheint sinnvoll, dass die hauptsächlich bei Endometriose verschriebenen Medikamente den Hormonhaushalt beeinflussen, denn es ist eine entzündliche Erkrankung, die auf Hormone reagiert. Eine Heilung bringt dies allerdings nicht. Wenngleich Medikamente bei Betroffenen einige Symptome unterdrücken können, handelt es sich hierbei nicht um eine Behandlung, sondern lediglich um ein hilfreiches „Pflaster". Bitte verstehen Sie mich nicht falsch! Ich bin absolut dafür, Symptome zu lindern, und Endometriose Betroffene haben dies oft bitter nötig. Eine hormonelle Empfängnisverhütung wie die Pille, die bei Endometriose häufig verschrieben wird, kann das Wachstum von Endometrioseherden nicht steuern. Einige Patientinnen stellen sogar fest, dass ihre Endometriose durch die Anwendung der Pille fortschreitet, sodass die Symptome zwar während der Einnahmezeit gemildert werden, sich aber nach dem Absetzen der Pille stark verschlimmern. Wirkstoffe wie Leuprorelin, ein GnRH-Analogon (Markennamen: Enantone, Trenantone, Lucrin u. a.), die die Eierstöcke stilllegen und so einen menopausalen Zustand herstellen, können gravierende Nebenwirkungen haben und dürfen auch nicht langfristig verwendet werden. Und auch hier gilt: Sie behandeln die Endometriose nicht. Die Presse feierte jüngst, dass die amerikanische Arzneimittelzulassungsbehörde FDA den Wirkstoff Elagolix (Markenname in den USA: Orilissa) zugelassen hat – das erste neue Endometriose-Medikament, das nach mehr als einem Jahrzehnt auf den Markt kommt –, aber es wird vom gleichen Pharmaunternehmen hergestellt, das auch das Patent für Medikamente mit dem Wirkstoff Leuprorelin besitzt. Doch dieses Patent läuft demnächst aus, sodass kostengünstigere Generika auf den Markt kommen werden; das könnte zumindest ein Teil der Motivation des Herstellers sein, ein „verbessertes" Medikament zu entwickeln, dessen Patent das Unternehmen dann erneut hält.

Um es noch einmal ganz deutlich zu sagen: Hormonelle Methoden können die Symptome verbessern, tragen aber nicht zur Heilung einer Endometriose bei. Jede Hormonbehandlung zur Unterdrückung von Endometriose kann dazu führen, dass das Gewebe bei einer eventuellen Operation schwerer zu finden und zu entfernen ist, und Sie sollten die Einnahme mit Ihrem Chirurgen besprechen, und zwar lange vor der tatsächlichen OP, damit Sie wissen, wann Sie sie am besten absetzen.

Vielleicht fragen Sie sich, wie es überhaupt dazu kommen kann, dass jemand an Endometriose erkrankt? Leider gibt es keine Theorie, die alle Fälle erklären kann. Im Jahr 1927 stellte Dr. John Sampson die Theorie vor, dass eine retrograde Menstruation (wenn ein Teil des Menstruationsbluts „rückwärts“ über die Eileiter in die Bauchhöhle fließt) für Endometrioseherde verantwortlich sei. Obwohl diese Theorie einige Schwachstellen aufweist, wird sie immer noch häufig herangezogen, was den Umgang mit der Krankheit nicht unbedingt erleichtert. Endometrioseherde *ähneln* zwar der Gebärmutterschleimhaut, aber wenn man sie unter dem Mikroskop betrachtet, erkennt man schnell, dass sie keineswegs identisch sind. Außerdem tritt eine retrograde Menstruation bei rund 90 Prozent aller Menstruierenden auf, aber nur 11 Prozent leiden unter Endometriose.[26] Das ergibt nicht so wirklich einen Sinn, oder? Hinzu kommt, dass es seltene Fälle gibt, bei denen sogar Männer darunter leiden, sodass retrograde Menstruation schon allein aus diesem Grund als Ursache ausfällt.

Andere Theorien nennen Probleme bei der embryonalen Entwicklung, das Abwandern von Stammzellen (die die Gebärmutterschleimhaut in jedem Zyklus regenerieren) in andere Körperbereiche und die Fehlfunktion bestimmter Gene. Es gibt sicher eine genetische Komponente, denn wenn nahe Angehörige darunter leiden, steigt die Wahrscheinlichkeit, ebenfalls davon betroffen zu sein. Eine Studie fand Endometriose bei 9 Prozent weiblicher Föten[27], was darauf hindeutet, dass es sich um eine Krankheit handelt, mit der man geboren und die dann später im Leben durch bestimmte Faktoren ausgelöst wird, beispielsweise durch das Einsetzen der Menstruation und den Kontakt mit Chemikalien wie Dioxinen (siehe Seite 352) und Xenoöstrogenen (siehe Seite 349).

Es kann sich wie eine ausweglose Situation anfühlen, aber es gibt Mittel und Wege, die helfen können. Informieren Sie sich auf den Seiten der Europäischen Endometriose-Liga und besorgen Sie sich vor allem ein erstklassiges Team aus Fachkräften für Naturheilkunde, Akupunktur und Physiotherapie.

Praxistipps für Endometriose

- Endometriose kann nur durch eine Bauchspiegelung (Laparoskopie) diagnostiziert werden, und wenn bei der Operation Gewebe gefunden wird, wird es gleich entfernt. Daher sollten Sie sich hierfür einen erfahrenen Chirurgen suchen. Fragen Sie gegebenenfalls in Selbsthilfeforen nach, oft werden dort gute Tipps gegeben.
- Die Ratschläge zu den Regelschmerzen (siehe Seiten 45–47) gelten auch für die Behandlung von Endometriose. Es ist ausgesprochen wichtig, dass Sie sowohl etwas gegen den Östrogenüberschuss tun als auch gegen Entzündungen vorgehen, denn Endometriose erzeugt beides und verschlimmert sich dadurch.
- Forschungen legen nahe, dass CBD-Öl (siehe Seite 195) eine gute Hilfe sein kann, da es sowohl die Schmerzen nimmt als auch die Ausbreitung der Krankheit einschränkt.[28]
- Endometriose wird auch mit niedrigen Vitamin-D-Werten in Verbindung gebracht.[29] Ein Bluttest kann Aufschluss darüber geben, ob Sie ergänzend Vitamin D einnehmen sollten oder nicht.
- Eine glutenfreie Ernährung kann die Symptome erheblich verringern. Bei einer Studie mit unter Endometriose leidenden Frauen, die nicht an Zöliakie – einer schweren Form von Glutenunverträglichkeit – litten, zeigte sich bei 75 Prozent der Teilnehmerinnen eine signifikante Abnahme der Schmerzen, nachdem sie sich ein Jahr lang glutenfrei ernährt hatten.[30]
- Verzichten Sie auf Fleisch und Milchprodukte, die voller Hormone stecken. Ihre eigenen Hormone im Gleichgewicht zu halten, ist schon schwierig genug, ohne dass Sie noch die Hormone von Tieren aus der Massentierhaltung ergänzen müssten. Wählen Sie Fleisch und Milchprodukte in Bio-Qualität und aus Weidehaltung.
- Hilfreiche Nahrungsergänzungen sind: Omega-3-Fettsäuren, Kurkumin, Magnesium, N-Acetylcystein (NAC), Vitamin-B-Komplexe, Zink und Resveratrol.

Adenomyose

Adenomyose ist eine Erkrankung der Gebärmutter, bei der Zellen, die normalerweise nur in der Uterusschleimhaut (Endometrium) vorkommen, in die tieferen Muskelschichten der Gebärmutter (Myometrium) einwandern, was zu Symptomen wie Schmerzen und starken Blutungen führt. Die Symptome überschneiden sich häufig mit denen einer Endometriose, und man kann durchaus an beiden Erkrankungen leiden. Genau wie bei der Endometriose kann das Ungleichgewicht aus hohem Östrogen- und niedrigem Progesteronspiegel, wie dies in den Wechseljahren häufig der Fall ist, die Symptome verstärken, beispielweise in Form von starken oder langen Monatsblutungen, starken Regelschmerzen, chronischen Beckenschmerzen, Schmerzen beim Sex, einer vergrößerten Gebärmutter sowie einem Druckgefühl im Bauch und Blähungen.

Schätzungen zufolge leiden 20–35 Prozent aller Frauen darunter, wobei keine genaue Klarheit darüber herrscht, denn eine definitive Diagnose ist schwer zu erzielen. Genau wie Endometriose kann Adenomyose aufgrund von Ultraschall- oder MRT-Untersuchungen vermutet werden, aber bei einigen Betroffenen sind die Bilder auch nicht aussagekräftig, sodass diese Diagnosemöglichkeit nicht zuverlässig ist. Im Rahmen einer Biopsie kann Endometriumgewebe entnommen und auf Anzeichen für Adenomyose untersucht werden, aber wenn das entfernte Gewebe nicht aus einem betroffenen Bereich stammt, ist auch dies nicht aussagekräftig, und das Verfahren selbst könnte eine Adenomyose auslösen. Eine Exzision, bei der der betroffene Bereich entfernt wird, kann in einigen Fällen angezeigt sein, wenn die Erkrankung eindeutig per Ultraschall oder MRT diagnostiziert wurde, aber es handelt sich um einen schwierigen Eingriff, der mit starkem Blutverlust verbunden ist und dessen Ergebnis nicht immer die gewünschte Schmerzlinderung bringt.

Die einzige Möglichkeit für eine eindeutige Diagnose besteht in der Entfernung und Untersuchung des gesamten Uterus. Wenn Sie die entsprechenden Symptome aufweisen, ist dies womöglich jetzt eher eine Option für Sie als es vielleicht in jüngeren Jahren der Fall war.

Die Ursachen für Adenomyose sind unklar, aber zu den Risikofaktoren zählen chirurgische Eingriffe an der Gebärmutter, Schwangerschaftsabbrüche oder Kaiserschnitte ebenso wie eine Östrogendominanz. Da jedoch auch Teenager unter Adenomyose leiden, die niemals Sex hatten, geschweige denn schwanger waren, sind Eingriffe und Abbrüche nicht der alleinige Grund.

Medikamente, die Hormone unterdrücken – wie Kombipille, Hormonspirale und hochdosierte Progestine – können neben anderen Formen der Hormonsuppression zur Linderung einiger Symptome beitragen, haben aber häufig Nebenwirkungen und können zumeist nicht langfristig verwendet werden.

Es gibt in jedem Fall Hoffnung, denn viele der Vorschläge zu Ernährung, Lebensweise und Behandlung, die Sie in den Abschnitten über Regelschmerzen und Endometriose finden, können dazu beitragen, die Symptome zu lindern. Unter meinen Klientinnen finden sich Betroffene mit extrem starken Blutungen und Schmerzen, die inzwischen einen Zustand erreicht haben, in dem sie keine Schmerzmittel mehr benötigen und selbst an den ersten Tagen ihrer Regel noch kleine Spaziergänge unternehmen können.

Kapitel 10

Hormone sind der Schlüssel

Ihre Hormone und Ihre individuelle Reaktion darauf entscheiden – zusammen mit all dem, was in Ihrem Leben geschieht – darüber, wie Sie durch die Wechseljahre kommen. Vielleicht entscheiden Sie sich für eine Hormontherapie, um Symptome zu lindern und Ihr Wohlbefinden zu stärken. Vielleicht aber auch nicht. In jedem Fall ist es wichtig, Ihre hormonelle und mentale Gesundheit durch einen ganzheitlichen Ansatz zu fördern, und darum soll es in diesem Kapitel gehen.

Entscheidungen zur eigenen Gesundheit zu treffen, ist ein fortlaufender Prozess. Was heute noch wunderbar ist, funktioniert irgendwann vielleicht nicht mehr. Der Schlüssel liegt darin, Resilienz zu entwickeln, sprich: Ihre Fähigkeit zu fördern, mit Hormonschwankungen, Gesundheitsproblemen und den Stressfaktoren des Lebens umzugehen. Die Wechseljahre werden Sie auf eine vollkommen neue Weise herausfordern, wobei es durchaus möglich ist, dass die hormonellen und psychischen Veränderungen Sie mit genau dem ausstatten, was Sie für den Rest Ihres Lebens auch brauchen. Es ist die Chance, alles loszulassen, was Ihnen nicht mehr dienlich ist – all die Lasten, die Sie schon seit Jahren mit sich herumschleppen. Die Wechseljahre sind die perfekte Zeit, um Ihrem Leben einen neuen Anstrich zu verpassen, Freude und Spaß zurückzugewinnen, eine tiefere Verbindung zu sich selbst aufzubauen und sich endlich selbst an die erste Stelle zu setzen.

Die Wechseljahre werden häufig als ein Problem angesehen, das behoben werden muss. Wie aber wäre es, wenn Sie dem Prozess vertrauen würden? In der Perimenopause werden wir mit uns selbst und der Realität unseres Lebens konfrontiert. Wir dürfen entscheiden, was wir behalten wollen und was uns nicht länger dient. Wie eine Schlange, die die Haut ihrer „Östrogen-Jahre" hinter sich lässt, können wir aufhören, es allen recht machen zu wollen. Die postmenopausalen Jahre können befreiend sein – nicht nur, weil man sich keine Gedanken mehr über eine mögliche Schwangerschaft machen muss, sondern auch, weil unsere Entscheidungen während der Menstruationsjahre (und ich bin ein bekennender Fan der Menstruation!) häufig sehr stark von unseren Hormonen gesteuert werden. In diesem Sinne kann die Verabschiedung von der Periode also eine Erleichterung sein.

Betrachten Sie in der Rückschau, welche Entscheidungen Sie getroffen haben und welche Verpflichtungen Sie eingegangen sind. Das betrifft Ihren Wohnort, die Menschen, mit denen Sie zusammenleben, Ihre Beziehungen (romantische, familiäre, freundschaftliche und berufliche), Ihr Arbeitsleben und Ihre Interessen. Schauen Sie, was Sie beibehalten möchten und was nicht, und zwar möglichst ohne schlechtes Gewissen und Schuldgefühle.

Wenn es darum geht, die Wechseljahre positiv zu erleben und das Fundament für die darauffolgenden Jahrzehnte zu legen, dann lautet mein Vorschlag, sich auf die Dinge zu konzentrieren, die Sie selbst in der Hand haben:

1. Vereinfachen und verschlanken Sie Ihr Leben.
2. Setzen Sie Grenzen.
3. Sorgen Sie für guten Schlaf.
4. Reduzieren Sie Ihren Alkoholkonsum.
5. Unterstützen Sie die Östrogenentgiftung.
6. Meiden Sie hormonaktive Substanzen.
7. Ernähren Sie sich gesund und nährstoffreich.
8. Bewegen und kräftigen Sie Ihren Körper.
9. Verbringen Sie mehr Zeit an der frischen Luft.
10. Suchen Sie sich Menschen, die Sie unterstützen.

Es ist auch an der Zeit, zu entscheiden, worauf Sie auf keinen Fall verzichten möchten, und diese Dinge sollten Sie bewusst in Ihren Zeitplan einbauen. Was genau für Sie wichtig ist, können nur Sie selbst wissen. Betrachten Sie die nachfolgenden Vorschläge einfach als kleine Anregung:

- Schlafen und Ausruhen
- Gesundheitsvorsorge (Gynäkologe, Zahnarzt, Blutwerte, Akupunktur usw.)
- Bewegungseinheiten (Sportkurse, Spaziergänge, Laufen, Tanzen)
- Zeit für sich allein
- Zeit mit anderen
- Netzwerken
- Zeit an der frischen Luft
- Gutes Essen
- Nähe und Intimität
- Freude und Befriedigung
- Lernen
- Arbeitsstunden
- Arbeitsbedingungen

All diese Dinge sind keineswegs optional – sie sind notwendig. Es ist Zeit zu entscheiden, was wichtiger ist – das Kind mit dem Auto abholen, obwohl es auch problemlos anders nach Hause kommt, oder sich die Zeit für ein Krafttraining nehmen, um die Knochendichte zu erhöhen und das Risiko eines Oberschenkelhalsbruchs zu verringern? Manchmal wird das, was andere von Ihnen wollen, auch wichtiger sein, aber ich gehe jede Wette ein, dass dies wesentlich seltener der Fall ist, als Sie sich selbst vormachen. Weniger für andere zu tun, kann mit vielen Gedanken und Gefühlen verbunden sein. Vielleicht sagen Sie sich, dass Sie andere im Stich lassen, wenn Sie sich selbst an die erste Stelle setzen, oder dass die anderen dann über Sie reden, Sie als unzuverlässig, nicht hilfsbereit, unfähig, nicht vertrauenswürdig oder egoistisch darstellen. Wie können Sie es nur wagen, sich einfach um sich selbst zu kümmern (wobei es wahrscheinlich sowieso nur um die wichtigsten Bedürfnisse geht)?

Ihr zukünftiges Ich

Wenn Sie sich auf die Dinge konzentrieren, die für Sie unverzichtbar sind, dann wird Ihr zukünftiges Selbst es Ihnen danken. Stellen Sie sich einmal vor, wie es Ihnen in fünf, zehn oder zwanzig Jahren geht. Denken Sie an diese zukünftige Version Ihres Ichs. Wofür wird sie Ihnen dankbar sein? Laufen zu gehen, auch wenn Sie keine Lust dazu hatten. Ihr Gehirn zu trainieren, anstatt dumpf auf einen Bildschirm zu starren. Eine Auszeit zu nehmen, die Ihr Nervensystem beruhigt und Sie Energie tanken lässt. Nein zu sagen. Koffein und Zucker zu reduzieren. Gewichte zu stemmen. Gespräche zu führen, vor denen Sie sich zuvor gedrückt haben. Veränderungen vorzunehmen. Wie sieht Ihre ganz persönliche Liste aus?

Eine Frau hat immer etwas zu tun

Wenn es um emotionale Themen und unbezahlte Arbeit geht, dann beruht vieles dessen, was wir tun, auf einer Art stillschweigender Abmachung mit anderen. Denken Sie einmal an die Aufgaben, die Sie zu Hause und bei der Arbeit täglich und wöchentlich erledigen. Für welche davon haben Sie explizit die Verantwortung übernommen? Haben Sie mit den Menschen, mit denen Sie zusammenleben und -arbeiten, die täglichen Aufgaben geklärt und Absprachen getroffen, wer was übernimmt?

Als ich einmal genauer hingeschaut habe, wofür ich die Verantwortung übernommen hatte und was mein Partner tat, war ich ziemlich geschockt. Meine Liste umfasste den größten Teil des Lebensmitteleinkaufs, das Kochen und den Abwasch, das Reinigen von Kühlschrank und Herd, die Wäsche, das Gießen der Pflanzen, das Rasenmähen, das allgemeine Saubermachen im Haushalt, die Kindergartentour am Morgen und am Nachmittag sowie die Kinderbetreuung in den drei Monaten, in denen der Kindergarten meines Sohnes jährlich schließt. Gleichzeitig führte ich ein Online-Business, schrieb ein Buch und behandelte meine Klientinnen. Das klingt wie das ideale Rezept für Burn-out und Beziehungskrise. Die Aufgaben meines Partners? Den Müll rausbringen und abspülen (wenn ich bereit war, das Geschirr abends einfach stehen zu lassen). Ich hatte dieser Aufteilung zu keinem Zeitpunkt explizit zugestimmt. Zwar verbrachte ich eine Menge Zeit damit, deswegen vor Wut zu schäumen, stellte aber bei genauerem Hinsehen fest, dass ich all diese Rollen aus freier Entscheidung übernommen hatte. Meine Mentorin Lisa Martinello wies mich dann noch darauf hin, wie viel emotionale Arbeit ich mir auf diese Weise zusätzlich angelacht hatte – ein echter Augenöffner!

Schönheitsschlaf

Frauen erleben Schlaf anders als Männer, und es ist die Menstruation, die den Hauptunterschied zwischen den Geschlechtern ausmacht. Wenn Östrogen und Progesteron ihr zyklisches Auf und Ab beginnen, übernehmen sie auch die Regulierung des Schlaf-Wach-Rhythmus, und im Laufe Ihres Lebens steigt die Wahrscheinlichkeit, dass Sie Schlafstörungen entwickeln. Zu dem Zeitpunkt, an dem wir unsere perimenopausalen und postmenopausalen Jahre erreichen, leiden 53 Prozent aller Frauen unter schlechtem Schlaf, haben Probleme mit dem Ein- und Durchschlafen und sie bekommen generell nicht ausreichend Schlaf. Nachtschweiß, Harndrang und RLS (das Symptom der „ruhelosen" Beine) beeinflussen unsere Fähigkeit, gut zu schlafen, ebenso wie die Wärmequelle, die die Person neben uns im Bett darstellt oder die schnarchenden Geräusche, die sie von sich gibt. Und dann sind da noch die Situationen, die Ihnen immer wieder durch den Kopf gehen, und die imaginären Gespräche, die Sie innerlich führen. Diese Gedanken lösen Stressreaktionen aus, in denen Ihr Körper kämpfen oder flüchten möchte. All das hält Sie potenziell wach.

Zu wenig erholsamer Schlaf erzeugt Probleme bei der DNA-Reparatur und das wiederum beschleunigt die Alterung – nicht umsonst redet man vom Schönheitsschlaf. Wenn Sie weniger als sieben Stunden pro Nacht schlafen, dann werden auch weniger amyloide Plaques entfernt, die charakteristisch für Alzheimer sind. Oder sind es vielleicht sogar weniger als vier Stunden Schlaf pro Nacht? Kommen Sie schon, ich weiß, dass das bei einigen der Fall ist. Und dagegen müssen wir etwas tun, denn bei weniger als vier Stunden Schlaf pro Nacht sinkt die Anzahl der natürlichen Killerzellen – das sind die, die Krebszellen abtöten – um 70 Prozent. Wenn Sie über lange Phasen weder gut noch ausreichend lange schlafen, dann fühlen Sie sich nicht nur schlecht. Schlafmangel fördert auch Infektionen und die Produktion von Stresshormonen, stört die Blutzuckerregulierung und schwächt das Immunsystem. Das Risiko für Stoffwechselstörungen, neurologische Erkrankungen und Krebs steigt und Sie werden anfälliger für Stress, sind launisch und hundemüde.

Schlaf ist ein kritischer Faktor, vor allem in und nach den Wechseljahren. Wenn ich Menschen mit Schlafproblemen behandle – ganz gleich, welche anderen Gesundheitsprobleme zusätzlich vorliegen –, steht das Verbessern des Schlafs für mich ganz oben auf der Liste, weil ohne ausreichenden und guten Schlaf sich auch bei anderen Beschwerden nur begrenzt Fortschritte erzielen lassen. Mein Ziel ist, dass meine Klientinnen:

- problemlos einschlafen, nachdem sie sich eine halbe Stunde entspannt haben und ins Bett gegangen sind,
- spätestens um 22 Uhr in der Horizontalen sind,
- 7–9 Stunden lang tief und fest schlafen (weniger Stunden sind mit einer ganzen Palette an negativen gesundheitlichen Folgen verbunden),
- weder unter Nachtschweiß noch unter verstörenden oder aufreibenden Träumen leiden,
- am Morgen frisch und erholt aufwachen.

Auch wenn das im Moment utopisch für Sie klingen mag, verspreche ich Ihnen, dass es mit der richtigen Unterstützung und einer umfassenden Liste von Strategien, die ich Ihnen gleich vorstellen werde, möglich ist. Zunächst möchte ich aber über die Hormone sprechen, die unseren Schlaf-Wach-Rhythmus steuern.

Cortisol ist das Hormon, das uns hilft, am Morgen wach und aufmerksam zu sein. Es sollte morgens seinen Höchststand erreichen und dann im Laufe des Tages absinken, bevor es am Abend seinen niedrigsten Stand erreicht. Melatonin hingegen ist der „Dracula“ unter den Hormonen, weil es sich nur abends und nachts zeigt. Es wird von der Zirbeldrüse in Ihrem Gehirn ausgeschüttet. Tagsüber tut sich hier nichts, aber sobald die Sonne untergeht und es dunkel wird, kommt die Zirbeldrüse in Schwung und beginnt mit der Produktion von Melatonin, das dann ins Blut abgegeben wird und Ihrem Körper mitteilt, dass es Zeit zum Schlafengehen ist. In der Nacht bleibt der Melatoninspiegel erhöht, erreicht zwischen zwei und vier Uhr morgens seinen Höchststand und sinkt erst am Morgen nahezu vollständig wieder ab. Weil es im Sommer früher hell wird, fällt es uns in den Sommermonaten entsprechend leichter, morgens hellwach zu sein. Wenn es Ihnen schwerfällt, morgens in die Gänge zu kommen, öffnen Sie sofort nach dem Aufwachen die Vorhänge und lassen Sie Licht ins Zimmer – lassen Sie Ihre Zirbeldrüse wissen, dass sie ihre Arbeit ruhen lassen kann und es für Sie an der Zeit ist, wieder in die Gänge zu kommen.

Die Melatoninproduktion geht der Müdigkeit voraus. Bei einem Vergleich von Frauen vor und nach der Menopause stellten Forscher jedoch fest, dass es bei den menopausalen Frauen eine Verzögerung zwischen der Ausschüttung von Melatonin und der Schläfrigkeit gab.[1] Mit zunehmendem Alter sinkt die Produktion von Melatonin, und wenn wir erst einmal in den Sechzigern sind, ist sie unter Umständen kaum noch vorhanden. Melatonin wird auch von einem hohen Östrogen- oder Cortisolspiegel sowie Entzündungen beeinflusst – allesamt Dinge, die in den Wechseljahren eine Rolle spielen können. Und dann ist da noch das Problem des blauen Lichts von all den Bildschirmen, vor denen wir abends oft hängen. Auch dies verzögert die Melatoninproduktion und stimuliert das Cortisol, sodass Einschlafen zum Problem wird.

Ein erhöhter Cortisolspiegel am Abend kann das Einschlafen nahezu unmöglich machen, also lohnt es sich herauszufinden, was Ihnen Stress bereitet. Es kann zum Beispiel hilfreich sein, auf den Spinning-Kurs um 19 Uhr zu verzichten. Natürlich ist Sport gut und Schwitzen hilft Ihnen dabei, überschüssiges Östrogen auszuscheiden, aber die Frage ist auch: Was bedeutet Sport für Ihre Nebennieren? Sie erhalten die Botschaft, dass es etwas Bedrohliches gibt, vor dem Sie mit aller Macht fliehen wollen. Wenn Ihr Kursleiter zur Motivation ins Megafon brüllt und Sie wie wild in die Pedale treten und schwitzen, glaubt Ihr Körper, ein Säbelzahntiger wäre hinter Ihnen her, also erhöht er den Ausstoß von Cortisol und Sie werden, obwohl Sie nach dem Training absolut erschöpft sind, im Bett liegen und nicht in den Schlaf finden.

Ihr Körper mag Regelmäßigkeit. Wenn Sie zu relativ festen Zeiten am Tag essen, Sport treiben, aufwachen und einschlafen, kann er sich darauf einstellen, was als Nächstes kommt, und das bedeutet zum Beispiel, dass Ihre Zirbeldrüse genau weiß, wann sie mit der Ausschüttung von Melatonin beginnen sollte – und das tut sie dann auch jeden Tag zur gleichen Zeit. Das ist wichtig, weil Melatonin den Schlafzyklus bereits Stunden vor dem tatsächlichen Einschlafen einleitet. Wenn Sie um 22 Uhr eingeschlafen sind, dann funktioniert die Melatoninproduktion optimal; Bildschirme, die viel blaues Licht abgeben, können am Abend die Produktion dieses schlafeinleitenden Hormons erheblich verzögern. Einige Medikamente wie Betablocker oder nichtsteroidale Entzündungshemmer können, wenn Sie am Abend eingenommen werden, die Melatoninproduktion ebenfalls unterdrücken. Sprechen Sie also mit Ihrem Arzt über eine Anpassung der Einnahmezeiten, wenn Sie das Gefühl haben, dass Ihr Schlaf davon beeinträchtigt sein könnte.

Melatonin wirkt sich auch auf den Menstruationszyklus aus. Einige Forschungsergebnisse lassen vermuten, dass eine Verbindung zwischen Melatonin und Ovulation, Regelmäßigkeit des Zyklus und der Progesteronproduktion in der zweiten Zyklushälfte besteht.[2] Melatonin soll auch eine Rolle beim Übergang in die Menopause spielen, wobei die altersbedingte Störung des zirkadianen Rhythmus zu einem unregelmäßigen Zyklus und dem Ausbleiben der Periode führt. Das Einleiten des Schlafs geht mit einem Absinken der Körperkerntemperatur einher, was stark mit der Melatoninproduktion verbunden ist, und dieses Absinken ist bei Frauen nach der Menopause wesentlich geringer ausgeprägt.

Schlaf ist wichtig für Ihre Hirngesundheit. Der Wachstumsfaktor BDNF ist ein Protein, das in Ihrem präfrontalen Kortex reichlich vorhanden ist – dem Teil Ihres Gehirns, das für Funktionen zuständig ist wie Gedächtnis, Selbstkontrolle und kognitive Flexibilität. Vor dem Zubettgehen warm zu duschen oder zu baden, erhöht den BDNF-Spiegel.[3] Ein schnelles Abkühlen nach dem Bad oder der Dusche hilft beim Einschlafen, denn das Absinken der Kerntemperatur ist ein Signal für Ihren Schlaf-Wach-Rhythmus. Achten Sie darauf, nicht zu heißes Wasser zu verwenden (vor allem, wenn Ihre Temperaturregulierung nicht so gut funktioniert) und sorgen Sie dafür, dass die Umgebungsluft kühl ist. Lassen Sie die Badezimmertür oder ein Fenster offen, damit kühle Luft hereinkommen kann. Wenn Sie nach einem warmen Bad oder einer Dusche Hitzewallungen bekommen, duschen Sie nur mit lauwarmem Wasser oder nehmen Sie stattdessen ein Fußbad. Eine noch bessere Wirkung erzielen Sie, wenn Sie dem Wasser Bittersalz hinzufügen, das reich an Magnesium ist.

Besserer Schlaf ist entscheidend, wenn es darum geht, Ihre Lebensqualität und die kurz- oder langfristige Gesundheit zu verbessern. Lassen Sie uns also einen Blick darauf werfen, was Sie dafür tun können:

- Sprechen Sie mit Ihrer Ärztin über mikronisiertes Progesteron, da es den Schlaf verbessern und Symptome wie Nachtschweiß lindern kann.
- Trinken Sie nach 14 Uhr keine koffeinhaltigen Getränke mehr.
- Tanken Sie tagsüber möglichst viel helles Licht und halten Sie sich so häufig wie möglich im Freien auf.
- Stellen Sie sicher, dass der Raum nachts dunkel ist. Lichtundurchlässige Vorhänge und Rollos können hier wirklich hilfreich sein.
- Ersetzen Sie stimulierende LED-Glühbirnen durch normale Glühbirnen, die ein sanfteres Licht abgeben.
- Sorgen Sie dafür, dass Ihr Schlafzimmer kühl und gut belüftet ist.
- Verwenden Sie kühlende, gelgefüllte Kissen und Matratzenauflagen. Sie kühlen bereits bei Raumtemperatur und entfalten eine noch bessere Wirkung, wenn sie vorher im Kühlschrank waren. Die kühlende Wirkung hält über Stunden an, und durch die Gelfüllung liegt man außerdem sehr bequem.
- Wenn Sie nicht alleine schlafen, sollten Sie eine eigene Decke haben, damit unterschiedliche Temperaturbedürfnisse nicht zum Problem werden. Getrennt zu schlafen, muss der Nähe in einer Beziehung nicht abträglich sein, es sei denn, Sie oder Ihr Partner sehen das so. Tatsächlich kann getrenntes Schlafen förderlich für Nähe und Intimität sein.
- Vermeiden Sie Alkohol und Zucker vor dem Schlafengehen, da sie den Schlaf negativ beeinflussen können. Alkohol blockiert den REM-Schlaf, also die Phase, in der wir träumen und die Gedächtniskonsolidierung stattfindet. Sie glauben vielleicht, Alkohol würde Ihnen beim Einschlafen helfen, aber in Wirklichkeit beeinträchtigt er die Schlafqualität, sodass Sie sich hin und her wälzen und immer wieder kurz wach werden, auch wenn Sie sich am Morgen nicht daran erinnern können.
- Kümmern Sie sich um Blasenprobleme, die Sie am Durchschlafen hindern.

- Nehmen Sie am Tag ausreichend Protein und Fett zu sich, damit Ihr Blutzuckerspiegel ausgeglichen ist. Wenn Sie dazu neigen, aufgrund von niedrigem Blutzucker aufzuwachen, dann erlauben Sie sich vor dem Zubettgehen einen kleinen Snack aus Proteinen und Fett.
- Wachen Sie hingegen nachts nicht aufgrund eines gesunkenen Blutzuckerspiegels auf, dann sollten Sie 2–3 Stunden vor dem Schlafengehen nichts mehr essen. Spätes Essen bringt nicht nur Ihren zirkadianen Rhythmus durcheinander, sondern fördert auch die Gewichtszunahme.
- Essen Sie Eier. Eier enthalten jede Menge Cholin, das essenziell für die Produktion des Neurotransmitters Acetylcholin ist, der wiederum eine wichtige Rolle beim REM-Schlaf spielt.
- Ist Ihr Verdauungssystem aus dem Gleichgewicht geraten? Forschungsergebnisse deuten darauf hin, dass das Darmmikrobiom mit den Genen interagiert, die Ihren zirkadianen Rhythmus und Ihre Schlafmuster steuern.[4] Tatsächlich werden 90 Prozent des Serotonins im Darm produziert und Serotonin ist ein Vorläufer von Melatonin – also dem Schlafhormon, das Ihnen hilft, ein- und durchzuschlafen. Wenn Ihr Darm gesund ist, fördert dies daher einen tiefen und erholsamen Schlaf.
- Vermeiden Sie Nickerchen am Tag. Wenn Sie nachmittags müde werden, dann achten Sie darauf, sich gesund und nährstoffreich zu ernähren und versuchen Sie es einmal mit sanfter Bewegung oder Yoga Nidra im Sitzen (siehe Seite 357). Wenn das nicht hilft, dann versuchen Sie, nicht länger als 20 Minuten zu schlafen.
- Sport und Bewegung verbessern zwar den Schlaf, aber Letzterer ist trotzdem wichtiger als Sport, also sollte der Schlaf immer an erster Stelle stehen. Wenn Sport am Abend Sie zu sehr anregt und nicht abschalten lässt, dann versuchen Sie es einmal mit einer anderen Sportart, beispielsweise restorativem Yoga.
- Erwägen Sie die Einnahme von Nahrungsergänzungsmitteln wie Magnesium, B-Vitaminen (B_6 und B_{12}), Melatonin, L-Theanin, GABA und Glyzin.
- Kräuter wie Baldrian, Helmkraut, Passionsblume, Hopfen, Lavendel und Kamille können ebenfalls hilfreich sein.

- Nutzen Sie ätherische Öle wie Lavendel und Muskatellersalbei.
- Ergänzen Sie Ihre Abendroutine um ein Bad oder Fußbad mit Bittersalz. Es ist reich an Magnesium, das von der Haut aufgenommen wird, Ihr Nervensystem beruhigt und das Einschlafen unterstützt. Es ist auch hilfreich, wenn Sie nachts unter „ruhelosen Beinen" leiden.
- Cannabidiol (CBD) hilft, das Anandamid in Ihrem Körper anzukurbeln – die chemische Verbindung, die für das Läuferhoch verantwortlich ist, aber auch den Tief- und REM-Schlaf fördert (Hinweis: Koffein blockiert übrigens Anandamid).
- Hören Sie sich vor dem Zubettgehen oder im Bett eine geführte Meditation an.
- Hören Sie auf zu grübeln, indem Sie Ihre Gedanken aus dem Kopf heraus und zu Papier bringen. Haben Sie immer ein Notizbuch auf dem Nachttisch parat liegen und werden Sie alles los, bevor Sie das Licht ausmachen.
- Schauen Sie vor dem Zubettgehen nicht auf elektronische Bildschirme, die blaues Licht abstrahlen.

Schluss mit Blaulicht

Kennen Sie das, wenn in einem dunklen Raum jemand auf sein Smartphone schaut und das ganze Gesicht unheimlich blau beleuchtet ist? Dieses blaue Licht beeinflusst Ihre Hormone massiv. Ihr Schlaf-Wach-Rhythmus wird durch das Licht geregelt, dem Sie ausgesetzt sind, und das bedeutet, dass bei jeder Verwendung von Smartphone, E-Book-Reader, Laptop, Tablet oder Fernseher – also Geräten mit einem digitalen Bildschirm – Ihr Körper die Botschaft erhält, dass es an der Zeit ist aufzuwachen (auch wenn es gerade 23 Uhr ist). Wenn Sie am Abend und in der Nacht blauem Licht ausgesetzt sind[5], dann steigt Ihre Wachsamkeit und die Melatoninproduktion sinkt und setzt erst verzögert ein. Menge und Timing Ihres REM-Schlafs sind gestört (das ist die erholsame Schlafphase, in der die Teile Ihres Gehirns aktiviert werden, die für Lernen und Speichern von Erinnerungen zuständig sind) und Sie sind am Morgen weniger wach und aufmerksam.

Die Nutzung von Smartphones wird auch mit einer sinkenden Produktion der Schilddrüsenhormone in Verbindung gebracht, was natürlich nicht gerade förderlich ist – vor allem, weil Sie aufgrund Ihres Alters und Geschlechts sowieso schon ein höheres Risiko für eine Schilddrüsenfehlfunktion haben. Folgende Maßnahmen können hilfreich sein:

- Schalten Sie Ihr Telefon zu bestimmten Zeiten aus. Legen Sie es in eine Schublade und konzentrieren Sie sich auf das, was vor Ihrer Nase liegt – oder schalten Sie das Telefon zumindest auf lautlos und stellen Sie die Vibration aus. Vielleicht lassen Sie es sogar einmal in der Schublade liegen, wenn Sie aus dem Haus gehen.
- Halten Sie Ihre Geräte vom Körper fern – in einer Tasche oder Ecke – und nehmen Sie sie nicht mit ins Schlafzimmer.
- Hören Sie zwei Stunden vor dem Zubettgehen auf, elektronische Geräte zu benutzen. Viele Mitglieder meiner Online-Gruppe *The Flow Collective* waren extrem überrascht, wie sehr bereits diese Maßnahme ihre Gesundheit positiv beeinflusste.
- Sollte all das nicht helfen oder nicht möglich sein, investieren Sie in eine Brille, die blaues Licht filtert, und tragen Sie diese, wenn Sie abends noch elektronische Geräte verwenden, um Ihren zirkadianen Rhythmus nicht zu stören. Brillengläser mit speziellem Blaulichtfilter können helfen, die Produktion von Melatonin anzuregen, also sollten Sie sie in Betracht ziehen, wenn Sie Schlafprobleme haben und nicht auf Bildschirme verzichten wollen.
- Installieren Sie auf Ihrem Computer und anderen Geräten eine Blaulichtfilter-App. Diese Software passt die Bildschirmfarbe an die Tageszeit an.
- Lesen Sie ein echtes Buch, anstatt Ihren E-Reader zu verwenden.
- Tauschen Sie Leuchtstoffröhren und LED-Leuchten gegen normale Glühbirnen aus, die weniger blaues Licht erzeugen.

Alkohol

Schränken Sie Ihren Alkoholkonsum ein oder verzichten Sie gänzlich darauf. Alkohol erhöht die Körpertemperatur (Hallo, Hitzewallungen und Nachtschweiß!) und erhöht den Ruhepuls (Hallo, Hitzewallungen und Herzrasen!). Er stört auch die Melatoninproduktion und bringt den zirkadianen Rhythmus durcheinander.

Moderater Alkoholkonsum senkt den Progesteronspiegel, und das zu einer Zeit, in der Sie wahrscheinlich ohnehin schon zu wenig davon haben. Der Östrogenspiegel wiederum steigt durch Alkoholkonsum, weil ein Enzym namens Aromatase erhöht wird, das Testosteron und Androstendion in Östrogen umwandelt. Dadurch sinkt die Wahrscheinlichkeit, dass Sie das stärkere Östradiol (E2) in das weniger starke Östron (E1) umwandeln, also dominiert die stärkere Variante. Alkohol kann auch den DHEA-Spiegel erhöhen, was im Zuge der Umwandlung wiederum zu mehr E1 oder E2 führt. Nachdem der Alkohol also für zusätzliches Östrogen gesorgt hat, muss es entgiftet und ausgeschieden werden. Dafür benötigen Sie die Leber – und die ist schon mit dem Alkohol beschäftigt. Für den Abbau von Alkohol benötigen Sie die gleichen Nährstoffe wie für die Entgiftung von Östrogen.

Alkohol ist toxisch für unsere wertvollen Mitochondrien und leert Ihre Vorräte an Glutathion. Glutathion ist ein Antioxidans, sodass Alkohol Ihre Fähigkeit beeinträchtigt, Energie und Sexualhormone zu produzieren, und dadurch wird der Alterungsprozess beschleunigt.

Viele, die in den Wechseljahren zu mir kommen, erzählen, dass sie Alkohol nicht mehr gut vertragen. Dennoch zögern sie, ihren Alkoholkonsum einmal genauer unter die Lupe zu nehmen. Ich kann Sie nur bitten, sich ehrlich anzuschauen, aus welchem Grund Sie Alkohol konsumieren. Manchmal ist ein Glas Wein einfach nur ein Glas Wein. Manchmal ist es aber auch ein sinnloser Bewältigungsmechanismus und der Versuch, Gefühlen aus dem Weg zu gehen. Deshalb ist es so wichtig, sich dem Drang und den unangenehmen Gefühlen, die sich dahinter verbergen, zu stellen. Tun wir dies nicht, dann ploppen die Gefühle einfach in anderen Bereichen wieder auf. Statt eines weiteren Glases Cabernet Sauvignon essen Sie dann zu viel, stopfen sich mit Süßem voll oder vergeuden unwiederbringliche Zeit in den sozialen Medien.

Entgiften wie ein Profi

Auch wenn Östrogen in mancherlei Hinsicht Wunder für uns vollbringt, ist es nicht gut, wenn es immer wieder im Körper in Umlauf kommt, weil es auch Probleme bereiten kann: Brustschmerzen, Reizbarkeit, starke Monatsblutungen, Myome, Eierstockzysten und sogar einige

Krebsarten. Sinn und Zweck von Östrogen besteht darin, es zu nutzen und dann auch wieder loszuwerden, und das tut unser Körper im Rahmen der Östrogenentgiftung. Diese ist ein Leben lang wichtig, insbesondere aber in den frühen Wechseljahren, wenn der Östrogenspiegel meist hoch ist, und dann wieder, wenn er gegen Ende der Wechseljahre sinkt. Häufig werde ich von Betroffenen mit Östrogenmangel gefragt, ob es nicht einen Prozess gibt, der den Östrogenabbau verlangsamt – in der Hoffnung, dass es eine positive Wirkung haben könnte, wenn das Östrogen länger im Körper verbleibt. Das ist aber leider nicht der Fall. Sobald wir es verstoffwechselt haben, hat es seine Pflicht getan, und wir sollten es am besten auf sichere Weise wieder loswerden.

Die Östrogenentgiftung ist Sache der Leber. Um ihre Aufgabe gut erledigen zu können, benötigt Ihre Leber keinen extrem gründlichen Frühjahrsputz einmal im Jahr (all diese grünen „Reinigungssäfte", die mehr Schaden anrichten als Gutes tun) – sie braucht vielmehr das gesamte Jahr über Ihre Unterstützung. Die Entgiftung findet nämlich ständig statt, und auf diese Weise entledigt sich Ihr Körper auch des Östrogens, das nicht mehr benötigt wird. Hormone wie Östrogen sind fettliebend und lösen sich nicht in Wasser auf, was eine Ausscheidung über den Urin schwierig macht. Die elegante Lösung des Körpers ist, den Prozess in zwei Phasen zu unterteilen: Im ersten Schritt wird das Östrogen in kleinere Einheiten aufgespalten, die Metaboliten oder Abbauprodukte, und im zweiten Schritt werden diese Metaboliten von fettliebenden Molekülen in wasserlösliche umgewandelt, damit Sie sie über Urin und Stuhl ausscheiden können. Ganz schön clever, oder? Das Problem ist, dass die Abbauprodukte von Östrogen verschiedene Wege nehmen können – einige davon sind gesund, andere hingegen sind mit starken Regelblutungen, Brustspannen, PMS und hormonabhängigen Krebsarten verbunden. Deshalb ist es äußerst wichtig, die guten, gesunden Wege zu fördern. Das war jetzt die extrem vereinfachte Kurzfassung der Östrogenentgiftung, nun beleuchten wir die beiden Phasen noch einmal im Detail:

Phase 1: Vorbereitung

In dieser Phase erledigt Ihre Leber die „Vorarbeit", indem sie das Östrogen in kleinere Einheiten aufspaltet. Östradiol und Östron (die beiden

Hauptformen von Östrogen in Ihrem Körper) werden in eines von drei Östrogen-Abbauprodukten umgewandelt: 2-OH, 4-OH, und 16-OH. Nennen wir sie der Einfachheit halber Route 2, Route 4 und Route 16. Von diesen drei Varianten ist Route 2 die sicherste. Route 4 *kann* funktionieren, aber auf der Strecke liegt eine Gabelung und dieser Weg ist nur sicher, wenn die richtige Richtung eingeschlagen wird. Wird der andere Abzweig gewählt, bei dem ein Enzym namens Chinon für die Umwandlung zuständig ist, dann steigt das Risiko, an bestimmten Krebsarten zu erkranken. Route 16 sollte *immer* vermieden werden, denn sie ist mit starken Monatsblutungen, Blutklumpen (kleine Gerinnsel, sogenannte Koagel), Brustspannen und einem erhöhten Risiko verbunden, an hormonbedingten Krebsarten wie Brustkrebs zu erkranken. Es ist die Route, die die Dinge wachsen lässt – Ihre Gebärmutterschleimhaut, Ihre Brüste und auch Krebszellen.

Phase 1 wird beeinträchtigt durch Fehlernährung, mangelnde Proteinaufnahme, Alkohol, Schwermetallbelastung und die Einnahme von Medikamenten wie Paracetamol. Sie können die 2-OH-Route unterstützen und die Entgiftung in Phase 1 fördern, indem Sie Kohlgemüse wie Brokkoli, Grünkohl und Blumenkohl essen, die Diindolylmethan (DIM) enthalten. DIM fördert den gesunden Abbau von Östrogen durch eine geringere Bildung von 4-OH- und 16-OH-Metaboliten sowie eine Erhöhung der 2-OH-Metaboliten. Es ist auch als Nahrungsergänzungsmittel erhältlich. Andere Supplemente, die diese Phase unterstützen können, sind liposomales Glutathion, N-Acetylcystein, Resveratrol und Quercetin.

Am Ende von Phase 1 stehen die Abbauprodukte, die Sie nun „loswerden“ müssen, bevor sie erneut in den Blutkreislauf geraten können und Ihnen dann Kummer bereiten. Damit das funktioniert, muss eine Reaktion stattfinden.

Phase 2: Zugabe (Methylierung)

In diesem Schritt wird den in Phase 1 entstandenen Abbauprodukten des Östrogens etwas hinzugefügt. Vor dieser Phase ist Östrogen fettlöslich. Stellen Sie sich einmal vor, was passiert, wenn Sie eine Badewanne mit Wasser füllen, Öl hinzufügen und dann den Stöpsel ziehen: Das Wasser läuft ab, das Öl bleibt aber an den Wänden der Wanne haften und verschwindet nicht im Abfluss. In Phase 2 wird den Östrogenmetaboliten ein hydrophiles Molekül hinzugefügt, das sie wasserlöslich macht, sodass sie Ihren Körper über den Urin verlassen können. Während der Methylierung kommt eine Methylgruppe von Atomen hinzu, sodass aus 2-OH und 4-OH entsprechend 2-Methoxy und 4-Methoxy werden. Diese Namensänderung zeigt an, dass sie nun wasserlöslich sind. Keine Bange, ich werde die wissenschaftlichen Details nicht am Ende dieses Kapitels abfragen. Alles, was Sie für den Moment wissen müssen, ist die Tatsache, dass die kleineren Östrogenprodukte nun mit Wasser vermischt werden können.

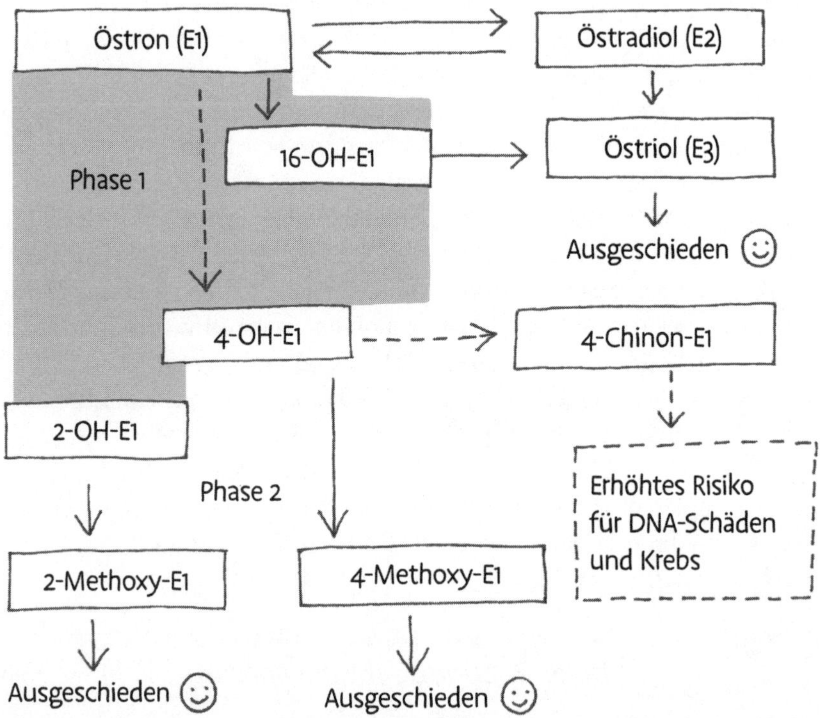

Um die Symptome einer Östrogendominanz zu reduzieren und das Risiko damit verbundener Krebsarten zu senken, müssen beide Routen optimal funktionieren – Ihre Wanne muss mit dem richtigen Wasser gefüllt sein und Ihr Abfluss muss das Ganze auch wieder ablaufen lassen können. Funktioniert Phase 2 nicht richtig, können die Abbauprodukte von Östrogen den Körper nicht verlassen und die 4-OH-Metaboliten wählen die nicht ganz so grandiose Chinon-Enzymroute, wodurch sich das Krebsrisiko erhöht. Genetische Faktoren können diesen Prozess behindern, weshalb Gentests der entsprechenden Marker hilfreich für das Verständnis sein können, wie Sie Ihre Hormone methylieren. Wie gut Ihre Leber ihre Aufgaben erfüllen kann, hängt auch von den Chemikalien in Ihrer Ernährung, Ihren Pflegeprodukten und Ihrer Umgebung ab. Sorgen Sie dafür, die Belastung mit Staub, Schimmel und anderen Schadstoffen in Innenräumen gering zu halten (darunter fallen übrigens auch Lufterfrischer), treiben Sie regelmäßig Sport, kommen Sie ordentlich ins Schwitzen (wenigstens ein Vorteil von Hitzewallungen) und entscheiden Sie sich, wann immer möglich, für Lebensmittel in Bio-Qualität, um eine Belastung mit Pestiziden, Herbiziden, Hormonen und Antibiotika zu vermeiden.

Schwefelreiche Nahrungsmittel wie Eier, Knoblauch, Zwiebeln, Lauch, Pilze und Kohlsorten können den Methylierungsprozess unterstützen, ebenso wie Nahrungsergänzungen, z. B. S-Adenosylmethionin (SAMe), Magnesium und methylierte B-Vitamine. Auch eine ausreichende Flüssigkeitszufuhr ist natürlich hilfreich für die Ausscheidung.

Wie bereits zuvor erwähnt, spielt Östrogen eine Rolle bei mehr als 400 Prozessen im Körper. Es geht also nicht darum, einen Feind zu bekämpfen. Es sollte nur einfach nicht länger im Körper bleiben als nötig, denn Probleme mit der Östrogenentgiftung können Ihnen nicht nur die Wechseljahre zusätzlich erschweren, sondern sich auch auf Ihre langfristige Gesundheit auswirken.

Östrogenausscheidung

Östrogen wird auch – zusammen mit anderen Hormonen und Giftstoffen – über die Galle ausgeschieden, die von der Leber abgegeben wird. Es gelangt dann in den Darm, in dem ein Enzym namens Beta-Glucuronidase dafür sorgt, dass es über den Stuhl ausgeschieden wird. So erklärt sich auch, warum Verstopfung zu einem Östrogenüberschuss führen kann. Dieser wunderbare Prozess gerät ins Wanken, wenn die

Bakterien in Ihrem Darm nicht ausgewogen sind – durch Entzündungen, Antibiotika und schlechte Ernährung. Das Östrogen kann dann dem Enzympaket, in das es eingeschlossen ist, entkommen und zirkuliert so erneut im Körper.

Überlegen Sie einmal kurz, wie problemlos verarbeitete Nahrung Ihren Körper wieder verlässt. Ist Ihr Stuhlgang regelmäßig oder ist Ihr Darm manchmal träge? Eine gesunde Verdauung bedeutet, dass man pro Tag wenigstens einen zufriedenstellenden Stuhlgang hat, und damit meine ich einen Typ 4 auf der Bristol-Stuhlformen-Skala („wurstartig" mit glatter Oberfläche). Eine eventuelle Darmträgheit kann man verbessern, indem man mehr Wasser und Ballaststoffe (sprich: Gemüse) zu sich nimmt und für mehr Bewegung sorgt (entweder des gesamten Körpers oder gezielt im Bauchbereich durch Massagetechniken). Es ist kein Wunder, dass so viele Menschen unter Darmträgheit leiden – wir sitzen nahezu den ganzen Tag, trinken zu wenig und essen zu wenig Ballaststoffe. Und dann kommt noch hinzu, dass wohl kaum jemand sein großes Geschäft am Arbeitsplatz erledigen mag.

Eine ausreichende Menge an Ballaststoffen (siehe Seite 347) unterstützt die Östrogenentgiftung, da sie sich im Darm an das Östrogen binden und dieses so problemlos ausgeschieden wird. Ballaststoffe sind entscheidend für die Darmgesundheit und eine ballaststoffarme Ernährung wird mit Darmkrebs, schlechten Cholesterinwerten und Divertikulitis in Verbindung gebracht – einem Leiden, bei dem sich in der Darmwand kleine Ausstülpungen bilden, was zu Infektionen und Entzündungen führen kann. Wenn Darm und Leber zu kämpfen haben, kann man also keinen ausgewogenen Hormonhaushalt erwarten.

Wildfang Östrogen

Im Idealfall, und hoffentlich während des Großteils unserer Zyklusjahre, standen Östrogen und Progesteron in einer ausgewogenen Beziehung zueinander. Das Östrogen hat sein Ding gemacht und seine beste Freundin, das Progesteron, stand ihm zur Seite, damit die Dinge nicht komplett aus dem Ruder liefen. In den Vierzigern, manchmal auch schon in den Dreißigern, ist die Progesteronproduktion allerdings oft nicht mehr das, was sie einmal war, und das bedeutet, dass der „Wildfang" Östrogen nicht mehr im Zaum gehalten wird. Wenn das passiert, können Sie Anzeichen und Symptome sowohl eines Östrogenüberschusses (siehe Seite 129) aufweisen als auch eines Progesteronmangels (siehe unten). Ihr Östrogenspiegel kann niedrig sein, aber wenn er im Verhältnis zum Progesteron hoch ist, können Sie dennoch unter den Symptomen eines Östrogenüberschusses leiden. Es geht also vor allem um das Verhältnis dieser beiden Hormone zueinander.

Ein Progesteronmangel (Symptome siehe Seite 40), der in der Regel über eine Blutuntersuchung bestätigt wird, kann verursacht werden durch:

- das Älterwerden.
- die Wechseljahre und die Menopause.
- die Einnahme der Pille und / oder einen fehlenden Eisprung. Wie Sie sich erinnern, produziert der nach dem Eisprung zurückbleibende Follikel – Ihr *Corpus Luteum* – den größten Teil des freigesetzten Progesterons (Ihre Nebennieren produzieren auch eine geringe Menge). Wenn Sie also keinen Eisprung haben, produzieren Sie auch kein Progesteron.
- eine nährstoffarme Ernährung oder einen Mangel an Magnesium, Vitamin A, Vitamin B_6, Vitamin C und Zink (all diese Mängel werden oft durch die Pille verursacht).
- eine Schilddrüsenunterfunktion, die mit zunehmendem Alter immer häufiger auftritt.
- einen unzureichenden Anstieg von LH vor dem Eisprung.
- hohe Prolaktinwerte.
- hohe Cortisolwerte, wie sie durch chronischen Stress entstehen.

Was Sie tun können, um den Progesteronspiegel zu erhöhen:

- Versuchen Sie, Stressquellen zu minimieren.
- Nehmen Sie ergänzend Vitamin B_6, da es die Bildung des Gelbkörpers nach dem Eisprung unterstützt, der entscheidend für die Progesteronproduktion ist. Ihre Leber benötigt B_6, um verbrauchtes Östrogen sicher zu verarbeiten und einen Östrogenüberschuss zu vermeiden. Vitamin B_6 erweist sich auch als hilfreich bei Regelschmerzen, PMS und PMDS.

- Versuchen Sie es einmal mit Mönchspfeffer. Diese Pflanze enthält Bestandteile, die dopaminerg sind, was bedeutet, dass sie auf die Dopaminrezeptoren an der Hypophyse reagieren und Prolaktin hemmen. Dadurch werden Entwicklung und Wachstum des Gelbkörpers beschleunigt, was wiederum die Produktion und Ausschüttung von Progesteron erhöht. Aus diesem Grund wird in Foren und Facebook-Gruppen zum Thema Fruchtbarkeit oder zum Thema Wechseljahre oft über Mönchspfeffer berichtet. Er wird bei unregelmäßigen Zyklen, PMS, PMDS, zyklischem Brustspannen und Unfruchtbarkeit eingesetzt (vor allem von Betroffenen mit hohem Prolaktinspiegel). Nehmen Sie die empfohlene Dosis am Morgen ein, weil dies dem natürlichen Rhythmus der Hypophyse entspricht. Es kann einige Monate dauern, bis Sie erste Auswirkungen sehen. Eignet sich Mönchspfeffer für alle? Die klare Antwort ist: Nein. Kräutermedizin ist zwar natürlich, aber sie kann starke Wirkungen haben, weshalb Sie Mönchspfeffer nur nach Rücksprache mit einem Arzt oder einer Ärztin einnehmen sollten, die auf Naturheilkunde spezialisiert sind.
- Einnahme von Nahrungsergänzungsmitteln wie Vitamin B_6, Vitamin D, Vitamin C, Vitamin E, Mönchspfeffer, Maca und Melatonin.
- Einnahme von mikronisiertem bioidentischem Progesteron vom Zeitpunkt des Eisprungs bis zum Beginn Ihrer Regel (siehe Seite 132).
- Akupunktur und Beckenmassagen, z. B. nach der Arvigo®-Methode, können die Blutzufuhr zu den Eierstöcken verbessern und die Progesteronproduktion fördern.
- Gemeinsame Zeit mit Freundinnen: Studien belegen, dass das Zusammensein mit anderen Frauen den Progesteronspiegel ansteigen lassen kann.[6]

Die Arvigo®-Therapie

Die Arvigo®-Therapie basiert auf der alten Maya-Technik der Bauchmassage (auch: ATMAT für *Arvigo Techniques of Maya Abdominal Therapy*). Als Arvigo®-Therapeutin bin ich vielleicht nicht ganz objektiv, aber es ist eine Behandlung, die ich sehr gerne gebe und erhalte, und ich wünsche mir von ganzem Herzen, dass alle, die dieses Buch lesen, sie einmal erleben können.

Bei der Arvigo®-Therapie werden vorwiegend Massagetechniken angewandt, um Durchblutung, Lymphfluss, Nervenaktivität und Energiefluss im Becken zu fördern. Das kann zur verbesserten Funktion von Verdauungs- und Fortpflanzungsorganen beitragen und so beispielsweise Menstruationsprobleme lindern, etwa Regelschmerzen, starke Blutungen, unregelmäßige Zyklen, Eierstockzysten, Endometriose, Myome und Fertilitätsprobleme. Es ist eine großartige Option in den Wechseljahren, weil Sie so der Gebärmutter und den Eierstöcken liebevolle Zuwendung zukommen lassen können, bevor Ihre Periode endet und die Organe schrumpfen. Ich gebe diese Behandlung auch gerne vor einer geplanten Gebärmutterentfernung, wobei diese OP sich häufig vermeiden lässt, wenn früh genug mit der Behandlung begonnen wird. Die Arvigo®-Therapie kann auch helfen, Organe, die ihre Position verändert haben – beispielweise bei einer gekippten Gebärmutter oder einer Gebärmuttersenkung –, sanft wieder aufzurichten. Sie ist ausgesprochen heilsam, wenn Sie Probleme haben, schwanger zu werden beziehungsweise eine Fehlgeburt oder eine traumatische Geburt erlitten haben, selbst wenn diese schon Jahre zurückliegen.

Während einer Sitzung lernt man auch, die Massage bei sich selbst durchzuführen. Schon fünf Minuten am Tag sind ausreichend, um die Wirkung zu spüren und sich mit Ihrem sich verändernden Körper anzufreunden. So haben Sie eine extrem einfache und effektive Möglichkeit, sich für den Rest Ihres Lebens gut um sich selbst zu kümmern. Nähere Informationen finden Sie unter anderem auf der englischsprachigen Internetseite *www.arvigotherapy.com.*

Ein Östrogenungleichgewicht (weitere Informationen zu Symptomen und Beschwerden finden Sie auf Seite 129) kann verursacht werden durch:

- Zyklen ohne Eisprung (häufig in der Teenagerzeit und den Wechseljahren, weshalb Sie und Ihr Teenager ähnliche Probleme haben können)
- PCOS
- Mangelhafte Östrogenentgiftung
- Histaminintoleranz
- Darmprobleme wie Verstopfung
- Hoher Cortisolspiegel, der die Progesteronrezeptoren blockiert
- Umweltgifte wie BPA und Phthalate, die sich häufig in Plastik befinden und Östrogen nachahmen, was den Östrogenhaushalt beeinträchtigen kann.
- Alkoholkonsum
- Gewichtszunahme und Fettleibigkeit (da Fettzellen zusätzliches Östrogen produzieren)
- Diabetes
- Einige Autoimmunerkrankungen

Sie können einem Östrogenungleichgewicht entgegenwirken, indem Sie:

- die Leberentgiftung fördern und die Darmfunktion verbessern.
- mehr Ballaststoffe essen, um die Östrogenentgiftung über den Darm (und Stuhl) zu unterstützen.
- mehr Wasser trinken, um die Östrogenentgiftung über den Urin zu fördern.
- ausreichend schlafen. Es gibt einen Zusammenhang zwischen einer Störung des zirkadianen Rhythmus und der Auftretenshäufigkeit von Brust- und Kolorektalkrebs (Darmkrebs), von dem man annimmt, dass er mit der geringeren Melatoninausschüttung und der höheren Lichtexposition bei Nacht zusammenhängt.
- weniger Alkohol trinken, damit die Leber sich besser um das Östrogen kümmern kann.
- Sport treiben – speziell solche Sportarten, die hochintensiv sind und Sie zum Schwitzen bringen.

- Übergewicht abbauen.
- Brokkolisprossen essen. Sie können sie innerhalb von nur drei Tagen zu Hause ziehen, was sie zu einer einfachen und kostengünstigen Möglichkeit macht, Ihre Gesundheit zu fördern. (Achten Sie vor dem Verzehr darauf, dass sich kein Schimmel gebildet hat.) Brokkolisprossen enthalten eine hohe Konzentration an Glucoraphanin und Sulforaphan. Diese Wirkstoffe sorgen dafür, dass jene Östrogenmetaboliten, die sich auf die ungesunde Chinon-4OH-Route machen, zum Ausgangspunkt der Route zurückkehren; so haben sie die Chance, beim zweiten Mal den besseren Weg zu wählen. Sulforaphan hat überdies eine antioxidative, antimikrobielle, antidiabetische sowie krebs- und entzündungshemmende Wirkung und kann dabei helfen, vor Herz-Kreislauf- und neurodegenerativen Krankheiten zu schützen.
- Nahrungsergänzungsmittel einnehmen, z. B. Kalzium-D-Glucarat, Jod (das die Östrogenrezeptoren weniger reizempfänglich macht), Vitamin D, N-Acetylcystein (NAC) und Resveratrol.

Wenn Sie wissen möchten, was sich im Hinblick auf Östrogen in Ihrem Körper tut (und das sollten wir alle wissen wollen), dann bietet der sogenannte DUTCH-Test den genauesten und umfassendsten Einblick in den Östrogenhaushalt und die Routen, die die Metaboliten nehmen.

Der DUTCH-Test

DUTCH steht für *Dried Urine Test for Comprehensive Hormones* und ist der Name eines umfangreichen Hormontests, bei dem auch Verarbeitung und Verstoffwechslung untersucht werden. Das Verfahren ist einfach: Sie müssen nur im Laufe des Tages und / oder Ihres Menstruationszyklus (je nachdem, worauf spezifisch untersucht wird) auf verschiedene Filterpapiere pinkeln und diese an ein entsprechendes Labor senden. Die Ergebnisse sollten Sie mit Ihrem behandelnden Arzt besprechen, der einen passenden Behandlungsplan mit Ihnen entwickeln kann. Sie können die Testergebnisse nicht selbst interpretieren, und da es sich um eine Untersuchung handelt, die Sie aus eigener Tasche bezahlen müssen, wissen Ihr Hausarzt oder Ihre Hausärztin möglicherweise auch nicht viel mit den Werten anzufangen. Sie sollten sich also jemanden suchen, der auf Naturheilkunde, Ernährungsberatung oder Funktionsmedizin spezialisiert ist, um einen echten Nutzen daraus zu ziehen.

Der Grad an detaillierten Informationen, die der DUTCH-Test liefern kann, ist beispiellos und übertrifft die aus Blut- oder Speichelproben erhaltenen Daten bei Weitem. Er erfasst nicht nur Ihre Hormonwerte, sondern betrachtet auch die Hormonabbauprodukte und die Routen, die sie nehmen, was vor allem dann wichtig ist, wenn Sie wissen wollen, wie Sie Östrogen verarbeiten und ausscheiden. Auch andere Hormone können so gut eingeschätzt werden.

Der Test erfasst auch Cortisol und Cortison (die deaktivierte Form von Cortisol). Indem man beide zu vier verschiedenen Tageszeiten untersucht, kann eine Kurve erstellt werden (die am Morgen hoch sein und im Laufe des Tages abflachen sollte), um zu sehen, ob sie gesund ist oder von der Norm abweicht, was vor allem für das Verständnis von Erschöpfung, Unruhe, Stress, Depressionen, Libido und Schlafproblemen entscheidend ist. Melatonin wird ebenfalls ausgewertet; es ist nicht nur in Bezug auf Schlafprobleme wichtig, sondern ist auch ein Antioxidans, und optimale Werte gehen mit einem geringeren Risiko einher, an Brustkrebs zu erkranken.

Der DUTCH-Test kann Ihnen helfen herauszufinden, warum Sie möglicherweise unter Folgendem leiden:

- Wechseljahressymptome
- Stimmungsschwankungen, Depressionen, innere Unruhe, Ängste
- PMS
- Geringes sexuelles Verlangen (Libidoverlust)
- Unregelmäßige Menstruationszyklen
- Unfruchtbarkeit
- Erschöpfung
- Schlaflosigkeit

Gesetzliche Krankenkassen übernehmen die Kosten für den DUTCH-Test nicht (eventuell übernimmt eine private Zusatzversicherung die Kosten, das müssen Sie im Vorfeld erfragen). Der Test ist nicht gerade preiswert, aber er stellt auch eine Investition in einen schnellen Diagnoseprozess dar und ermöglicht die Entwicklung eines maßgeschneiderten Behandlungsplans. Das spart am Ende vielleicht Zeit und Geld, die Sie sonst für das Ausprobieren anderer Möglichkeiten verwenden würden, und er bietet zuverlässige Ergebnisse. Anbieter finden Sie im Internet oder über diese Seite: *www.dutchtest.com*

Leiden Sie vielleicht an einer Histaminintoleranz?

Wenn Sie unter PMS, PMDS, Regelschmerzen oder einem ganzen Bündel an anderen allergischen Symptomen leiden, dann könnte eine Histaminintoleranz dahinterstecken. Histamin wird gebildet, wenn Sie Allergien haben, und es ruft eine unmittelbare Entzündungsreaktion hervor. Die Einnahme eines Antihistaminikums kann hier hilfreich sein, weil es die durch das Histamin erzeugte Entzündungsreaktion lindert, indem es die Wirkung des Histamins aufhebt oder abschwächt. Wenn Ihr Körper Histamin nicht richtig abbauen kann, können Sie eine sogenannte Histaminintoleranz entwickeln. Hier führt der Verzehr von Lebensmitteln, die viel Histamin enthalten oder viel Histamin freisetzen, zu einer Menge unangenehmer Symptome:

- Kopfschmerzen und Migräne
- Verstopfte Nase und Niesen
- Hautausschläge
- Ekzeme
- Hitzewallungen und Schwitzen
- Atemprobleme
- Benommenheit und Schwindel
- Tinnitus
- Ängste
- Schlaflosigkeit
- Müdigkeit
- Kognitive Störungen
- Bluthochdruck
- Bauchkrämpfe
- Durchfall

- Blähungen
- Übelkeit und Erbrechen
- Schwellungen
- Berührungsempfindliche Brüste / Brustspannen
- Regelschmerzen
- PMS
- PMDS

Eine Histaminintoleranz ist schwer zu erkennen, weil die Beschwerden variieren und viele Menschen das Krankheitsbild gar nicht kennen. Ich litt zehn Jahre lang unter Symptomen, bevor ich etwas über Histaminintoleranz erfuhr und der Groschen endlich fiel – und ich arbeite in diesem Bereich und war in dem Zeitraum auch bei verschiedenen Medizinern in Behandlung. Es ist eine ziemlich frustrierende Angelegenheit, weil sehr viele Lebensmittel und Getränke, die im Grunde genommen sehr gesund sind, Symptome hervorrufen – ganz schön blöd, wenn man eine Menge Geld und Aufwand in eine gesunde Ernährung investiert hat.

Die Symptome einer Histaminintoleranz zeigen sich häufig, wenn der Östrogenspiegel im Zyklusverlauf hoch ist, denn Östrogen regt die Produktion von Histamin an[7] und unterdrückt die Wirkung von DAO – dem Enzym, das Histamin abbaut. Histamin regt wiederum die Produktion von Östrogen in den Eierstöcken an.[8] Je mehr Östrogen produziert wird, desto mehr Histamin wird freigesetzt – ein echter Teufelskreis. Wer unter zyklusbedingten Kopf- und Regelschmerzen leidet, ist häufig auch von einer Histaminintoleranz betroffen.[9]

Einige Betroffene spüren Symptome, sobald das Östrogen sich im Zyklus bemerkbar macht. Bei mir ist das an Tag 3 der Regel. Obwohl ich dann einerseits einen Zuwachs an Energie und positiver Einstellung verzeichne, kann allein der Verzehr eines Nahrungsmittels, das eine Histaminreaktion auslöst, etwa eine Banane, dazu führen, dass ich müde werde, Kopfschmerzen bekomme oder sogar Herzrasen. Eine Freundin leidet vom dritten Zyklustag an bis zum Eisprung unter Schwindel. Zwar ist ihre Stimmung in der ersten Zyklushälfte besser, aber das ständige Gefühl, in einer schwankenden Welt zu leben, macht das Leben mit zwei kleinen Kindern zu einer echten Herausforderung.

Direkt nach dem Eisprung verschwindet das Schwindelgefühl wieder. Kirsten, Mitglied von *The Flow Collective*, leidet in den Tagen vor der Regel beispielsweise unter nervigem Hautausschlag.

Wenn Sie unter PMS oder PMDS leiden, sollten Sie untersuchen lassen, ob eine Histaminintoleranz der Auslöser sein kann. Ich weiß selbst viel zu gut, wie sich PMDS und Histaminintoleranz anfühlen, und ich kann nur sagen, dass es eine Menge ausmacht, wie stark die Symptome ausfallen. Auch wenn Histamin nicht ursächlich für PMDS ist, verändert sich meine zweite Zyklushälfte zum Besseren, wenn ich das Histamin in Schach halte. Das merke ich vor allem daran, dass ich weniger reizbar und wütend bin.

Wenn Sie nun vermuten, dass Histamin auch Ihr Problem sein könnte, fragen Sie sich bestimmt, wie Sie das feststellen und damit umgehen können. Ob Sie von einer Histaminintoleranz betroffen sind, können Sie herausfinden, indem Sie eine sogenannte Eliminationsdiät durchführen, bei der Sie die unten aufgeführten Lebensmittel meiden und diese später wieder einführen, um zu sehen, ob und wie Sie darauf reagieren. Atmen Sie einmal tief durch, denn auf der folgenden Liste finden sich wahrscheinlich viele Dinge, die Sie gerne mögen. Sind Sie bereit, auf Avocados und Bacon auf Sauerteigbrot zu verzichten? Und auch auf das Gläschen Champagner? Schluck! Trotzdem – nichts wie los. Zu den Lebensmitteln mit hohem Histamingehalt, die eine Reaktion hervorrufen können, zählen:

- Fermentierte Nahrungs- und Genussmittel wie Wein, Champagner, Bier, Kombucha (ein fermentierter Tee, der leicht sprudelt), Kefir (ein traditionelles, aus Milch hergestelltes fermentiertes Getränk, das Trinkjoghurt ähnelt), Sauerkraut, Sauerteig, saure Sahne, Buttermilch, Joghurt, Sojasoße
- Knochenbrühe
- Essig (Apfelessig, Weinessig, Essiggurken, Mayonnaise)
- Gepökelte und geräucherte Fleisch- und Wurstwaren (Schinken, Pfeffersalami, Salami, Prosciutto)
- Trockenfrüchte (Aprikosen, Feigen, Pflaumen, Rosinen)
- Die meisten Zitrusfrüchte
- Einige Gemüsesorten (Auberginen, Avocado, Spinat, Tomaten)

- Einige Nüsse (Cashewkerne, Walnüsse)
- Räucherfisch und einige Fischarten (Makrele, Tunfisch, Sardinen, Anchovis)
- Gereifter Käse

Zu den Lebensmitteln, die Histamin freisetzen, gehören:

- Alkohol
- Bananen
- Schokolade
- Kuhmilch
- Papaya
- Ananas
- Schalentiere
- Erdbeeren
- Tomaten

Alkohol, Energydrinks sowie schwarzer und grüner Tee können die Wirkung von DAO beeinträchtigen, sodass es dem Körper schwerer fällt, Histamin abzubauen. Deshalb gehören sie auch zu den Lebensmitteln, die Sie meiden sollten. Leider zählt auch dunkle Schokolade zu den No-Gos, denn sie enthält zwar nur wenig Histamin, dafür aber Bestandteile, die die Ausschüttung von Histamin anregen (sogenannte Histaminliberatoren).

In Ihrer Hausarztpraxis können die Histamin- und DAO-Werte auch aus dem Blut bestimmt werden, wobei solche Tests erfolgen sollten, nachdem Sie histaminreiche und Histamin freisetzende Lebensmittel zu sich genommen haben – und nicht nach deren Absetzen. Die Testergebnisse sind leider nicht immer aufschlussreich: Meine Werte waren unauffällig, obwohl ich auf alles auf der Liste reagiere. Neben dem Verzicht auf Lebensmittel, die Symptome auslösen, können Sie als Behandlung ergänzend Magnesium, Vitamin B_6, S-Adenosyl-L-Methionin (SAMe), Quercetin und DAO einnehmen. Auch das Fördern eines regelmäßigen Eisprungs ist wichtig, weil das Progesteron die körpereigene Produktion von DAO anregt. Aus diesem Grund bessern sich die Symptome häufig, wenn der Progesteronspiegel nach dem Eisprung steigt. Ist der Östrogenspiegel hoch, wie dies häufig in den Wechseljahren der Fall ist, ist es hilfreich, die Östrogenentgiftung zu unterstützen (siehe Seite 321). Aufgrund der hohen Menge an Progesteron, die in der Schwangerschaft gebildet wird und die DAO-Produktion anregt, bessern die Symptome sich in dieser Zeit ebenfalls häufig oder verschwinden sogar gänzlich; nach der Geburt kommt es jedoch oft zu einem Rückfall.

Es gibt verschiedene Ursachen für einen hohen Histaminspiegel, beispielsweise Allergien, eine Dünndarmfehlbesiedelung (SIBO), das sogenannte Leaky-Gut-Syndrom und ein Mangel an einem Enzym namens Diaminoxidase (DAO), das für den Abbau von Histamin benötigt wird. Ein niedriger DAO-Spiegel wiederum kann durch Glutenintoleranz, Leaky-Gut-Syndrom, Dünndarmfehlbesiedlung, Morbus Crohn, Colitis ulcerosa, entzündliche Darmerkrankungen und einige Medikamente bedingt sein, z. B. nichtsteroidale Entzündungshemmer, Antidepressiva und Antihistaminika.

Ernährung

Was wir essen sollten und was nicht, ist ein schwieriges und kontroverses Thema. Neben einigen generellen Empfehlungen sollten wir uns zunächst einmal anschauen, wo, mit wem und wie wir essen. Dazu habe ich folgende Empfehlungen:

- Essen Sie fern von Ihrem Schreibtisch und irgendwelchen Bildschirmen und auch nicht, während Sie zur Bushaltestelle hetzen. Leugnen ist zwecklos – ich weiß, wovon ich spreche. Wo Sie essen, beeinflusst die Nahrungsverarbeitung, also essen Sie möglichst an einem Ort, an den Sie auch jemand anderen einladen würden, also am Tisch, auf einer Bank oder Wiese.
- Entschleunigen Sie vor dem Essen. Es gibt keinen Preis für besonders schnelles Essen, auch wenn die Männer in meinem Haushalt es manchmal so aussehen lassen. Drücken Sie auf die Pause-Taste, damit Ihr Nervensystem vom Kampf-oder-Flucht-Modus in den Ruhen-und-Verdauen-Modus umschalten kann. Atmen Sie mehrmals tief in den Bauch oder lassen Sie im Sitzen einfach bewusst die Schultern sinken, bevor Sie mit dem Essen beginnen.

- Wann Sie satt sind, merken Sie am besten, wenn Sie präsent sind und achtsam essen. Wenn Sie beim Essen durch Ihre Mails oder die sozialen Medien scrollen, verpassen Sie die Signale Ihres Körpers. Sitzen Sie beim Essen vor einem Bildschirm, nehmen Sie im Übrigen 25 Prozent mehr Kalorien zu sich als es sonst der Fall wäre.[10]
- Essen Sie nur so viel, dass Sie sich zu 80 Prozent gesättigt fühlen. Ihr Gehirn benötigt etwa 20 Minuten, um zu Ihrem Magen aufzuschließen und das Signal zu empfangen, dass Sie satt sind. Langsam zu essen, ist nicht nur gut für Ihre Verdauung, es gibt Gehirn und Magen auch die Möglichkeit, in Ruhe miteinander zu kommunizieren, bevor Sie feststellen, dass Sie zu viel gegessen haben.
- Essen Sie dann, wenn Sie Hunger haben. Warten Sie andererseits aber auch nicht so lange, bis Sie kurz davor sind, umzukippen oder jemandem den Kopf abzubeißen.
- Futtern Sie nicht den ganzen Tag über irgendwelche Kleinigkeiten, weil das die Hungerhormone durcheinanderbringt und zu einer Gewichtszunahme führt. Wenn Sie zu einem instabilen Blutzuckerspiegel neigen und alle 3–4 Stunden etwas essen müssen (und mit „etwas“ meine ich Proteine), ist das natürlich etwas anderes. Trifft dies nicht auf Sie zu, dann beschränken Sie sich auf die normalen Mahlzeiten.
- Benutzen Sie Ihre Zähne. Wenn Sie Ihr Essen gut kauen, dann können Sie auch mehr Nährstoffe aus den Lebensmitteln aufnehmen. Es ist außerdem hilfreich für den Erhalt eines gesunden Gewichts, beugt Verdauungsstörungen vor und ist gut für Zähne und Kiefer.
- Legen Sie das Besteck zwischen den einzelnen Bissen aus der Hand. Das hilft dabei, langsamer zu essen und präsent zu sein, sodass Sie Ihr Essen in Ruhe kauen und genießen können.
- Essen Sie zuerst Proteine und Gemüse und prüfen Sie dann, ob überhaupt noch Platz für all die Kohlenhydrate ist, die Sie glaubten, zu brauchen.

Bevor wir uns dem etwas schwierigen Thema einer gesunden Ernährung zuwenden (also den Lebensmitteln, die häufiger auf den Tisch kommen sollten, und jenen, die man besser meidet), gilt es zunächst einmal, sich die Hauptziele vor Augen zu halten. Ihre Mahlzeiten sollten:

- Ihnen gut schmecken,
- viele Nährstoffe enthalten und vielfältig sein,
- Sie mit ausreichend Energie für den Tag versorgen,
- mögliche Verdauungsstörungen oder Nahrungsmittelunverträglichkeiten berücksichtigen,
- die Gesundheit Ihres Mikrobioms fördern,
- Ihren Blutzuckerspiegel im Normbereich halten,
- auf Ihre individuellen gesundheitlichen Probleme abgestimmt sein.

Was kommt auf den Tisch?

Frühstück

Ob das Frühstück eine unverzichtbare Mahlzeit ist oder nicht, ist heiß umstritten. Auch wenn ich glaube, dass es Menschen gibt, die von ihrer Konstitution und Lebensweise her geeignet sind, das Frühstück ausfallen zu lassen – wahrscheinlich größtenteils Männer –, halte ich ein ordentliches Frühstück, gerade für das weibliche Geschlecht, für wichtig. Klientinnen, die nicht frühstücken, machen dies zumeist, weil sie morgens im Stress sind und wenig Zeit haben oder weil sie gelesen haben, dass dies die „einfachste" Art sei, Gewicht zu verlieren. Dabei sorgt ein gutes Frühstück eher dafür, dass Sie Gewicht verlieren können, wohingegen das Auslassen eine körperliche und emotionale Belastung darstellt. Süße Frühstücksflocken zählen übrigens nicht als Frühstück und Toast mit Marmelade auch nicht. Ihr Frühstück sollte immer Proteine enthalten, also Eier, Lachs oder Nuss- oder Samenbutter.

Eier zählen zu meinen Frühstücksfavoriten, nicht zuletzt deshalb, weil sie so einfach zuzubereiten sind und Sie alles, was Sie so im Kühlschrank finden, einem Rührei oder Omelette hinzufügen können. Ein bisschen Kresse oder ein paar Salatblätter dazu und schon haben Sie bereits die erste Portion Grünzeug intus, bevor Sie das Haus verlassen. Wenn Sie es wirklich eilig haben, dann bereiten Sie am Abend vorher eine Gemüse-Frittata zu, sodass Ihr Frühstück an diesem (und dem folgenden) Morgen schon fertig ist.

Hafer ist eine gute Quelle für Kohlenhydrate und Ballaststoffe, sodass Porridge ebenfalls ein gutes Frühstück darstellt. Geben Sie eine Tasse frisches oder gefrorenes Obst dazu (Himbeeren, Brombeeren und Birne enthalten ziemlich viele Ballaststoffe) sowie gesundes Fett und Proteine in Form von Nüssen oder Nussbutter, sonst haben Sie eine Stunde oder zwei Stunden später schon wieder Hunger.

Wenn Sie wirklich nicht der Frühstückstyp sind, dann wählen Sie einen Protein-Smoothie und stellen Sie sicher, dass Sie nicht zu spät zu Abend essen. (Früh am Abend zu essen, sorgt häufig für mehr Appetit am folgenden Morgen.) Wenn Sie Kohlenhydrate zu sich nehmen, dann sollten diese komplex sein, um eine nachhaltige Energieversorgung mit Ballaststoffen zu garantieren.

Regelmäßige Mahlzeiten

Drei über den Tag verteilte sättigende Mahlzeiten und keine Snacks zwischendurch haben sich für viele Menschen bewährt, aber wenn Sie zu einem niedrigen Blutzuckerspiegel neigen oder unter einer Anämie, Stress oder Schlafmangel leiden, müssen Sie wahrscheinlich häufiger etwas essen, vielleicht alle 3 Stunden. Ganz gleich, wie Sie es mit den Mahlzeiten halten, auslassen sollten Sie in keinem Fall eine, weil Ihr Blutzuckerspiegel darunter leiden wird. Bedenken Sie auch, dass Sie keine Kuh sind – Sie haben keine vier Mägen, die mit ständigem Grasen den ganzen Tag über klarkommen, also knabbern Sie nicht ständig an irgendetwas herum. Bei der Planung von Mahlzeiten kann es hilfreich sein, sich vorzustellen, dass ein Viertel Ihres Tellers (etwa eine handtellergroße Menge) mit Proteinen belegt sein sollte, ein weiteres Viertel mit stärkehaltigen Kohlenhydraten und der Rest – also die Hälfte des Tellers – mit Gemüse (und darunter verstehe ich nicht eine große Portion Kartoffelbrei).

Alle Farben des Regenbogens

Nehmen Sie pro Tag 8–10 Portionen Gemüse und – in geringerem Maße – Obst zu sich, und achten Sie darauf, dass verschiedene Farben enthalten sind. Gemüse sind eine gute Kohlenhydratquelle und nährstoffreicher als Weißbrot. Sie enthalten viele Vitamine, Mineralstoffe und sekundäre Pflanzenstoffe, und wenn Sie verschiedenfarbiges Gemüse essen, ist die aufgenommene Bandbreite an Nährstoffen auch größer.

Gemüse ist vollgepackt mit unterschiedlichen Nährstoffen, die zur Vorbeugung und Heilung der meisten Krankheiten geeignet sind. Sie sind auch eine gute Quelle für Ballaststoffe und fördern eine regelmäßige

Verdauung. Viele meiner Klientinnen berichten stolz, dass sie immer einen Salat zu Mittag essen, was großartig ist, aber häufig vergessen sie, den Salat mit Proteinen zu ergänzen. Das Wundervolle an Salaten ist, dass die meisten Proteinquellen – ob Fisch, Linsen, Halloumi, Bohnen oder Hühnchenbrust – gut im Salat schmecken. Geröstetes Gemüse macht sich dort ebenfalls gut. Man unterscheidet generell zwischen zwei Arten von Gemüse: stärkehaltigem und nicht stärkehaltigem.

Nicht stärkehaltige Gemüsesorten sind reich an Vitaminen und Mineralien, Ballaststoffen und Wasser und sie haben einen niedrigen glykämischen Index; das bedeutet, Sie können jede Menge davon essen. Hierzu zählen Blattgemüse, Kohlgemüse wie Brokkoli und Grünkohl, Gurken, Sellerie, Karotten, grüne Bohnen, Pilze, Knoblauch, Zwiebeln, Artischocken, Auberginen und Paprika, wobei Letztere bei einigen eine entzündliche Reaktion auslösen können.

Stärkehaltige Gemüsesorten sind eine gute Quelle für Kohlenhydrate. Aus diesem Grund sind sie in der Regel auch sättigender. Sie können aber auch einen höheren glykämischen Index haben, also sollten Sie eher kleinere Mengen davon essen. Dennoch sind sie eine wesentlich bessere Kohlenhydratquelle als Getreide in Form von Weißbrot oder Nudeln. Stärke beruhigt zudem das Nervensystem und fördert einen gesunden Schlaf. Zu den stärkehaltigen Gemüsesorten zählen Süßkartoffeln, Kartoffeln, Kürbis (z. B. Butternut, Eichelkürbis, Spaghettikürbis und gelber Zentner), Pastinaken, Kochbananen, Mais (obwohl er als stark genetisch veränderte Anbaupflanze nur in Maßen verzehrt werden sollte, am besten halten Sie sich an gentechnisch unveränderte Sorten) und Rote Bete.

Alleskönner Kohlgemüse

Zum Kohlgemüse zählen Gemüsearten wie Brokkoli, Blumenkohl, Rosenkohl, Pak Choi, Weißkohl, Blattkohl, Grünkohl, Rucola, Brunnenkresse und Rettich. Ihnen wird eine entzündungshemmende Wirkung nachgesagt, und weil sie über viele Ballaststoffe verfügen, können sie den Blutzucker regulieren und den Abbau von überschüssigem Östrogen begünstigen. Wenn Sie feststellen, dass Sie davon Blähungen bekommen, probieren Sie unterschiedliche Zubereitungstechniken aus und achten Sie darauf, ausreichend zu kauen. Im Falle einer Schilddrüsenerkrankung sollten Sie Kohlgemüse stets gekocht essen, denn bei übermäßigem rohem Verzehr kann Ihr Darm sogenannte strumigene Substanzen abgeben, die Ihren Bedarf an Jod erhöhen und die Schilddrüse schädigen können.

Beerenstark

Beeren sind ein nährstoffreiches „Superfood" voller Antioxidanzien mit Anti-Aging-Wirkung. Sie enthalten viele Ballaststoffe und können Entzündungen lindern, den Cholesterinspiegel senken, vor Krebs schützen und sogar den kognitiven Verfall aufhalten, also sollten Sie sie auf jeden Fall in Ihre Ernährung einbauen.

Früchte stecken voller Nähr- und Ballaststoffe und sind eine gesunde Quelle für Kohlenhydrate. Sie enthalten aber auch erhebliche Mengen an natürlichem Zucker, weshalb es sich auch empfiehlt, mehr Gemüse als Obst zu essen. Natürlicher Zucker stellt ein geringeres Problem dar, wenn Sie die gesamte Frucht essen, denn so verzehren Sie auch die Ballaststoffe, die in Fruchtfleisch und Haut enthalten sind. Pressen Sie eine Frucht nur aus, dann fehlen die Ballaststoffe, was Auswirkungen auf Ihren Blutzuckerspiegel hat.

Kaufen Sie Bio-Qualität

Ich bin dafür, stets das beste Essen zu kaufen, das das Budget hergibt, und finde es extrem frustrierend, dass Nahrungsmittel mit geringem Nährwert so preiswert sind. Wenn Sie sich überlegen, für welche Bio-Lebensmittel Sie Ihr hart verdientes Geld ausgeben, dann sollten Sie sich die Liste mit dem „Dirty Dozen" anschauen, die jedes Jahr von der Environmental Working Group (EWG) herausgegeben wird, und das „dreckige Dutzend" des Jahres aufführt, also die zwölf am stärksten belasteten Obst- und Gemüsesorten. Sie verändert sich jedes Jahr ein wenig, aber in der Regel finden sich Erdbeeren, Spinat, Pfirsiche, Nektarinen, Kirschen und Äpfel darauf. Die EWG erstellt auch eine Liste der sogenannten „Clean Fifteen“ – die fünfzehn saubersten Gemüse- und Obstsorten, die am wenigsten mit Pestiziden belastet sind oder, anders gesagt, auch Erzeugnisse auflistet, die gar nicht unbedingt aus dem Bio-Anbau sein müssen, wenn das Budget das nicht hergibt. Auf der aktuellen Liste finden sich beispielsweise Avocado, Spargel, Brokkoli, Pilze, Ananas und Kiwi.

Freunden Sie sich mit Fett an

Fett ist nicht so schlimm, wie man uns beigebracht hat. Jahrzehntelang galt es als Verursacher von Fettleibigkeit und Herz-Kreislauf-Problemen, und dennoch zeigen Forschungsergebnisse, dass es entscheidend für die Gesundheit ist. Ihr Gehirn besteht größtenteils aus Fett, und Sie benötigen Fett zum Aufbau von Zellmembranen und für die Schutzhülle Ihrer Nervenzellen. Fett ist eine wichtige Energiequelle, die dabei hilft, sich gesättigt zu fühlen und Blutzucker sowie Hormone zu regulieren. Wenn Nahrungsmitteln Fett entzogen wird oder eine Mahlzeit kein Fett enthält, essen Sie am Ende mehr davon, um den Sättigungspunkt zu erreichen. Die Abwesenheit von Fett kann daher zu Übergewicht beitragen – einmal abgesehen von der Tatsache, dass Lebensmittel mit geringem Fettanteil vollgepumpt sind mit Zucker und Salz, um den Geschmacksverlust auszugleichen, der durch den Fettentzug entsteht. Fett wird auch zur Aufnahme einiger Vitamine und Mineralstoffe in den Körper benötigt.

Östrogen, Progesteron, DHEA (das „Mutterhormon“, aus dem andere Hormone gebildet werden können), Cortisol und Testosteron werden aus Cholesterin aus Nahrungsfetten hergestellt – das bedeutet, dass Ihr Fettverzehr *essenziell* ist für die Hormonproduktion und Funktion. Wenn Sie hormonelle Beschwerden haben, etwa einen niedrigen Östrogen- oder Progesteronspiegel, eine geringe Libido oder PMS, dann sollten Sie sich einen Moment Zeit nehmen und überlegen, wie viel Fett Ihre Ernährung enthält. Jede Mahlzeit, die Sie zu sich nehmen, sollte einen Anteil gesunder Fette enthalten. Eine Portion besteht aus ungefähr 1–2 Esslöffeln Öl, einer halben Avocado oder einem Schnapsglas Nuss- oder Samenöl. Zu den Quellen für gesunde Fette zählen:

- Avocados
- Oliven
- Eier
- Nüsse und Samen
- Fette Kaltwasserfische wie Lachs
- Fettes Fleisch aus Weidehaltung
- Olivenöl (*extra vergine*), Leinsamenöl, Walnussöl und Avocadoöl in Dressings oder zum Beträufeln von Mahlzeiten
- Kokosöl oder Ghee zum Kochen bei höheren Temperaturen. Ich bewahre auch immer das Fett auf, das nach dem Abkühlen oben auf selbst gemachter Brühe schwimmt, und verwende es zum Anbraten.

Gesättigte Fette finden sich in Butter und anderen Milchprodukten sowie in Eiern, Fleisch und Kokosöl. Sie sind ein schwieriges Thema, weil nicht ganz klar ist, wie gesundheitsförderlich sie sind. Man liegt sicherlich nicht falsch, wenn man sagt, dass sie gesundheitliche Vorteile haben, aber nicht allzu häufig verzehrt werden sollten. Wie gut sie Ihnen tun, hat auch viel mit der Qualität der verwendeten Produkte zu tun. So sollten Sie beispielsweise darauf achten, stets Bio-Weidebutter zu verwenden.

Ungesättigte Fettsäuren können einfach ungesättigt sein, etwa in Olivenöl und Avocados, oder mehrfach ungesättigt, z. B. in Fisch, Nüssen und Samen. Hier handelt es sich um Fette, die Ihrer Gesundheit zuträglich sind. Omega-3-Fettsäuren – also jenes gesunde Fett, das in öligem Fisch, Nüssen und Samen enthalten ist und den meisten von uns fehlt – sind sehr gesund, da sie zur Linderung von Entzündungen, Regelschmerzen, Wasseransammlungen, PMS, Akne, Insulinempfindlichkeit, Depressionen und Ängsten beitragen und gut für Haut, Haare und Nägel sind. Das britische Gesundheitsministerium empfiehlt, 2–3 Mal pro Woche öligen Fisch zu essen. Sie können auch Omega-3-Fettsäuren als Nahrungsergänzung einnehmen, wobei einige Menschen dabei über Aufstoßen klagen – und das ist bei Omega-3-Fettsäuren nicht so angenehm. Testen Sie also gegebenenfalls Produkte verschiedener Hersteller. Auch ein Blick auf die Produktsicherheit lohnt sich, empfehlenswert sind Anbieter, die ihre Artikel regelmäßig auf Schwermetallbelastungen untersuchen (Fische im Meer nehmen Giftstoffe und Quecksilber auf, und das wollen Sie schließlich nicht konsumieren). Wenn Sie sich vegetarisch oder vegan ernähren, können Sie statt Fischöl auch auf Omega-3-Fettsäuren zurückgreifen, die aus Algen gewonnen wurden.

Meiden Sie Pflanzenöle wie Sonnenblumen-, Mais- und Rapsöl, da sie in der Regel stark verarbeitet sind. Durch Hitze, Licht und Chemikalien, denen sie während der Verarbeitung ausgesetzt sind, werden die zerbrechlichen Doppelbindungen beschädigt und die Öle verlieren ihre gesundheitsfördernde Wirkung. Sie sind außerdem reich an Omega-6-Fettsäuren, die entzündungsfördernd wirken und daher möglichst nicht konsumiert werden sollten. Komplett meiden sollten Sie die sogenannten Transfette. Sie finden sich in frittierten und fettigen Nahrungsmitteln und erscheinen auf Etiketten unter Bezeichnungen wie „gehärtetes Fett" oder „teilgehärtetes Fett". Transfette werden mit Herzerkrankungen, einem hohen Cholesterinspiegel und Fettleibigkeit in Verbindung gebracht und sie fördern die Östrogen-Routen, die wiederum mit einem erhöhten Krebsrisiko in Verbindung gebracht werden.

Hülsenfrüchte

Zu den Hülsenfrüchten zählen Bohnen, Kichererbsen, Linsen, Erbsen und Erdnüsse (die sind nämlich botanisch gesehen keine wirklichen Nüsse). Hülsenfrüchte sind pflanzliche Proteinlieferanten und hervorragende Quellen für Ballaststoffe, Vitamine und Mineralstoffe, können aber auch Candida fördern und enthalten zudem Phytinsäure und Phytat, was Ihre Fähigkeit zur Nährstoffaufnahme beeinträchtigen kann. Hülsenfrüchte enthalten Agglutinin, das bei einigen Menschen entzündungsfördernd wirkt. Einweichen, Keimen oder Fermentieren kann helfen, die Menge an Phytinsäure, Phytat und Agglutinin zu senken und den Nährstoffwert zu steigern.

Eier

Eier zählen wohl zu den gesündesten Lebensmitteln, die es gibt. Sie sind ein wahres Kraftpaket an Nährstoffen und eine wunderbare Proteinquelle. Wenn ich mit Klientinnen arbeite, die ihren Proteinkonsum steigern sollten – was auf nahezu alle zutrifft –, stehen Eier ganz oben auf meiner Empfehlungsliste. Sie müssen allerdings das Eigelb mitessen, wenn Sie vom Nährwert der Eier profitieren möchten. Wenn Sie glauben, dass der Verzehr von Eigelb Ihren Cholesterinspiegel erhöht und somit auch das Risiko für einen Herzinfarkt, dann sollten Sie wissen, dass bei 75 Prozent der Bevölkerung Cholesterin aus Nahrungsmitteln nur wenig Einfluss auf den Cholesterinspiegel hat. Die verbleibenden 25 Prozent sind sogenannte „Hyperresponder“, bei denen Cholesterin aus der Nahrung sowohl den „schlechten“ LDL-Wert als auch den „guten“ HDL-Wert leicht ansteigen lässt, ohne dabei das Verhältnis beider Cholesterinarten zueinander zu verändern oder das Auftreten von Herzerkrankungen zu erhöhen. Kaufen Sie möglichst Bio-Eier aus Freilandhaltung oder schaffen Sie sich vielleicht sogar eigene Hühner an.

Fleisch und Fisch

Protein liefert die Bausteine für alle Strukturen in Ihrem Körper, ist eine wichtige Energiequelle und hält Ihren Blutzucker stabil. Fleisch und Fisch sind gute Proteinquellen und enthalten außerdem wichtige Vitamine, Mineralien und Omega-3-Fettsäuren – es hängt allerdings viel davon ab, woher Sie die entsprechenden Erzeugnisse beziehen und wie Sie sie zubereiten.

Genauso wichtig wie das, was Sie essen, ist das, was Ihre Nahrungsquelle selbst zuvor gegessen hat – vor allem bei Fisch und Fleisch. Nutztiere erhalten regelmäßig Antibiotika in niedriger Dosierung, um Infektionen zu vermeiden, die durch die unwürdigen Bedingungen gefördert werden, unter denen die Tiere meist gehalten werden. Rund 80 Prozent der auf dem Markt befindlichen Antibiotika werden an Tiere verfüttert. Außerdem werden sie häufig mit Wachstumshormonen vollgepumpt, wodurch auch Sie durch den Verzehr verstärkt Hormonen ausgesetzt sind, weshalb Sie besser auf Fleisch und Geflügel in Bio-Qualität umsteigen sollten – vor allem dann, wenn Sie aus den Knochen Brühe kochen. Bio-Lebensmittel können ganz schön ins Geld gehen, aber es gibt auch weniger beliebte, nährstoffreiche Stücke, die wunderbar schmecken und erschwinglich sind.

Größere Fische sind meist stärker quecksilberbelastet, also sollten Sie bei Thunfisch, Speerfisch, Schwertfisch, Zackenbarsch, Königsmakrele und Hai eher vorsichtig sein. Fische, die in der Regel weniger stark mit Quecksilber belastet sind, sind Sardinen, Anchovis, wilder

Alaska-Lachs, Rotlachs, Krabben, Makrelen, Pollack, Shrimps, Krebse und Muscheln.

Makrelen, Sardinen und Lachs sind großartige Quellen für Omega-3-Fettsäuren. Wählen Sie möglichst Wildlachs, weil die in Farmen gezüchteten Lachse Antibiotika mit dem Futter erhalten und häufig orangerosa gefärbt werden, während Wildlachs von Natur aus rosa ist und im Gegensatz zu den Exemplaren aus dem Zuchtbecken nicht mit Antibiotika und Chemikalien belastet ist.

Kohlenhydrate

Den meisten Menschen würde es guttun, weniger Kohlenhydrate und mehr Gemüse zu essen, aber man muss dafür nicht gleich ganz auf Kohlenhydrate verzichten. Wenn Sie das nämlich tun, glaubt Ihr Körper vielleicht, dass eine Nahrungsknappheit vorliegt und das erzeugt Stress, stört Ihren Schlaf und beeinflusst während der Zyklusjahre auch den Eisprung. Kohlenhydrate sind also gut für uns, und mit Kohlenhydraten meine ich komplexe Kohlenhydrate wie Naturreis, Quinoa, Hülsenfrüchte, Obst und Gemüse. Natürlich müssen Sie nicht komplett auf einfache Kohlenhydrate wie Backwaren aus hellem Mehl oder Nudeln verzichten. Sie sollten aber eben nicht den Hauptanteil Ihrer Ernährung aus machen.

Und wie viel komplexe Kohlenhydrate sollten es sein? Eine kleine Handvoll ist für die meisten Menschen ausreichend, wenn sie gleichzeitig genügend Protein und nicht stärkehaltiges Gemüse essen. Komplexe Kohlenhydrate liefern viele Ballaststoffe, und davon können wir alle mehr vertragen, denn sie sättigen, halten den Darm gesund, senken den Cholesterinspiegel, sorgen für einen ausgeglichenen Blutzuckerspiegel und Insulinhaushalt und helfen bei der Ausscheidung von Östrogen, das Ihr Körper nicht mehr braucht.

Leider nehmen viele Menschen zu wenig Ballaststoffe zu sich. Die empfohlene Tagesration wurde in Großbritannien kürzlich auf 30 Gramm erhöht, aber das schaffen gerade einmal 9 Prozent. Wie also kann man dafür sorgen, dass die Ernährung ganze 30 Gramm Ballaststoffe enthält? Eine Schale Porridge mit einer Tasse (125 Gramm) Himbeeren oder Brombeeren liefert 12 Gramm Ballaststoffe. Eier enthalten keine Ballaststoffe, aber wenn Sie eine halbe Avocado dazu essen, haben Sie für weitere 5 Gramm gesorgt. Eine halbe Tasse schwarze Bohnen fügt weitere 7 Gramm hinzu. Sie können sich nicht vorstellen, zum Frühstück schwarze Bohnen zu essen? Dann sollten Sie sich einmal Rezepte für Bowls mit Bohnen ansehen. Ein Salat mit Spinatblättern oder Grünkohl als Basis, ergänzt um Gemüse wie Artischocke, Kürbis, Brokkoli und Rote Bete liefert weitere 10–15 Gramm. Oder vielleicht doch lieber etwas Warmes? Dann passt ein Eintopf aus Gemüse und Bohnen. Fügen Sie noch Graupen, Quinoa oder Naturreis hinzu, und schon haben Sie 10 Gramm Ballaststoffe beieinander.

Resistente Stärke

Resistente Stärke (auch retrogradierte Stärke genannt) ist eine Kohlenhydratform, die zugleich ein Ballaststoff ist und nicht vollständig vom Körper verarbeitet und aufgenommen wird. Sie widersetzt sich sozusagen der Verdauung. Mithilfe von resistenter Stärke erzielen Sie leichter ein Sättigungsgefühl, nehmen aber weniger Kalorien auf. Resistente Stärke fördert die Menge an Fett, die wir zur Energiegewinnung nutzen, und da sie nicht in Zucker umgewandelt wird, muss Ihr Körper auch nicht viel Insulin ausschütten. Sie gibt dem Stuhl Volumen und Feuchtigkeit und fördert so die Verdauung. Auch für die Darmbakterien ist resistente Stärke gut, weil sie sie aufspalten und als „Treibstoff" verwenden können. Bohnen und Hülsenfrüchte, stärkehaltige Obst- und Gemüsesorten und Vollkorn sind gute Quellen für resistente Stärke. Wenn Sie Kartoffeln oder Reis kochen und einmal abkühlen lassen, bevor sie sie kalt verzehren oder erneut erwärmen, dann enthalten sie einen größeren Anteil an resistenter Stärke. Eine Studie fand heraus, dass sich bei gekochten Kartoffeln über Nacht der Anteil an resistenter Stärke verdreifacht.[11]

Wasser

Beginnen Sie Ihren Tag stets mit Wasser. Es rehydriert Sie, hilft beim Wachwerden und unterstützt Ihren Darm dabei, in die Gänge zu kommen, bevor Sie das Haus verlassen. Die meisten Menschen sollten mehr Wasser trinken, aber wie viel genau, das ist schwer zu sagen, also empfehle ich Ihnen, auf Ihren Durst zu achten und auf Ihre Lippen, weil diese am schnellsten zeigen, wenn Sie unter Flüssigkeitsmangel leiden. Wenn Sie nach Ihrer Lippenpflege greifen, sollten Sie zuerst einmal überlegen, ob Sie vielleicht zu wenig Wasser getrunken haben. Wenn Sie tagsüber müde sind, trinken Sie ein Glas Wasser, bevor Sie auf Koffein und Zucker zurückgreifen, denn Dehydrierung macht sich auch in Form von Müdigkeit bemerkbar. Sobald Sie einmal beginnen, mehr zu trinken, werden Sie feststellen, dass Sie auch durstiger sind als zuvor. Das ist normal und ein Zeichen dafür, dass es Ihrem Körper gefällt, dass Sie mehr Wasser trinken. Denken Sie daran, dass Sie über Gemüse auch viel Wasser zu sich nehmen (von dem Sie ja nun mehr essen, stimmt's?), ebenso wie durch Suppen und andere nicht koffeinhaltige Getränke. Wenn Sie leicht frösteln, dann trinken Sie lauwarmes oder heißes Wasser und Kräutertee. Vermeiden Sie Wasser aus dem Kühlschrank oder mit Eiswürfeln. Kaltes Wasser ist ein Schock für den Körper und nach Auffassung der chinesischen Medizin dämpft es unser Verdauungsfeuer. Raumtemperatur ist also besser. Und überfluten Sie Ihren Magen nicht mit Wasser, während Sie essen, weil das die Verdauungssäfte verdünnen kann. Versuchen Sie lieber, 30–60 Minuten vor dem Essen ein Glas Wasser zu trinken. Wenn Sie sich wegen Ihrer Blasenschwäche sorgen, dann machen Sie sich bewusst, dass Dehydrierung die Dinge nicht verbessert, und trinken Sie vor allem vormittags viel Wasser, damit Sie nachts nicht wegen einer übervollen Blase aufstehen müssen.

Hormonaktive Substanzen

Hormonaktive Substanzen – auch endokrine Disruptoren genannt – sind synthetische Stoffe, die Ihren Hormonhaushalt stören. Sie sind weit verbreitet und finden sich in Kunststoffen, Pestiziden, Flammschutzmitteln, Chemikalien und Wassersystemen. Wahrscheinlich atmen Sie sie ein, trinken sie, essen sie, schmieren sie auf Ihre Haut und reinigen

Ihre Küche damit. Sie lassen sich sogar in der Nabelschnur von Neugeborenen nachweisen. Weil sie so universell vertreten sind, kann man sich leicht verrückt machen, aber das führt nur zu noch mehr Stress, den wir ja vermeiden wollen. Dieser Abschnitt enthält einige praktische Tipps, wie Sie den Kontakt mit hormonaktiven Substanzen verringern können, denn auch wenn Ihre fruchtbaren Jahre sich dem Ende zuneigen, sollten Sie das Thema trotzdem nicht ignorieren. Hormonaktive Substanzen wirken sich auf Übergewicht, Insulin- und Blutzuckerspiegel aus, ebenso auf die Schilddrüsenfunktion und Krebsarten der Fortpflanzungsorgane.

In ihrem Aufbau ähneln hormonaktive Substanzen jenen Hormonen, die Ihr Körper produziert, beispielsweise Östrogen. Sie werden auch als Hormonnachahmer bezeichnet, weil sie Hormone imitieren und an die Rezeptoren von Hormonen andocken. Hormone funktionieren wie ein Schlüssel-Schloss-System. Die Hormondrüsen setzen Hormone frei, die im Blutkreislauf durch Ihren Körper wandern, bis sie ihr Ziel erreichen, dort andocken und eine Reaktion auslösen. Jedes Hormon hat eine andere Form, und so wie ein Schlüssel nur ein bestimmtes Schloss aufschließen kann, passt auch jedes Hormon nur an eine bestimmte Rezeptorenstelle und übt genau dort eine Wirkung aus, wo es gebraucht wird. Hormonaktive Substanzen sind kleine Biester, weil sie auf drei unterschiedlichen Wegen dafür sorgen können, dass der Hormonspiegel steigt oder fällt:

1. Die hormonaktive Substanz passt gut genug in das Schlüsselloch, um den Körper glauben zu machen, es handele sich dabei um ein körpereigenes Hormon. Der Nachahmer kann ein Signal auslösen, das stärker ist als jenes, das von Ihren natürlichen Hormonen abgegeben wird, was zur Über- oder Unterproduktion von Hormonen führen kann. So kann es zu einem Östrogenüberschuss oder einer Schilddrüsenunterfunktion kommen oder ein Signal kann zum falschen Zeitpunkt abgegeben werden. Das ist gerade in den Wechseljahren ein wichtiges Thema, wenn der Östrogenspiegel häufig zu hoch ist und die Schilddrüsenhormone nachlassen.
2. Die hormonaktive Substanz passt in das Schlüsselloch, kann das Schloss aber nicht öffnen, sodass keine Reaktion stattfindet.

Dennoch besetzt sie das Schlüsselloch und hindert Ihre körpereigenen Hormone daran, selbst anzudocken und das Schloss zu öffnen, sodass die normale Hormonsignalgebung fehlt.
3. Hormonaktive Substanzen können auch die Art und Weise beeinflussen, wie natürliche Hormone und Rezeptoren hergestellt werden.

Hormonaktive Substanzen können folgende Probleme verursachen:

- Verfrühtes Einsetzen von Pubertät und Menstruation.
- Verfrühte Menopause – 15 Chemikalien stehen unter einem entsprechenden Verdacht, einschließlich Phthalate (Weichmacher für Kunststoffe) und polychlorierte Biphenyle (PCB), die 1979 verboten wurden, in älteren Produkten aber noch vorhanden sind.
- Fruchtbarkeitsstörungen bei Frauen.
- Vermehrtes Auftreten von Brust-, Eierstock- und Prostatakrebs.
- Zunahme von Immundefekt- und Autoimmunerkrankungen sowie neurologischen Erkrankungen.
- Abnahme der männlichen Fruchtbarkeit und weniger männliche Nachkommen.
- Veränderungen bei männlichen Fortpflanzungsorganen.

Zu den häufigsten hormonaktiven Substanzen zählen:

- **Bisphenol A** (BPA) findet sich in vielen Kunststoffen und Produkten, die wir täglich verwenden: Lebensmittelbehälter, Wasserflaschen, Babyflaschen, Thermopapier (von Kassenbons), Innenbeschichtungen von Aludosen, Milchtüten, optischen Linsen, Zahnversiegelungen, Wassersammelbehältern und Wasserrohren. Aufgrund seiner Produktion gelangen jedes Jahr rund 100 Tonnen davon in die Umwelt, sodass es bereits in Staubpartikeln und Trinkwasser nachgewiesen wurde. Das bedeutet, dass wir es möglichst vermeiden sollten, damit in Kontakt zu kommen. Mit steigenden BPA-Mengen im Urin nimmt auch die Fruchtbarkeit ab.[12]
- **Phthalate** sind das, was Kunststoff weich macht. Sie befinden sich in Lebensmittelverpackungen, die sich heutzutage kaum umgehen lassen. Sorgen Sie in jedem Fall dafür, dass Sie zu Hause für die

Aufbewahrung von Lebensmitteln Glasbehälter verwenden statt Frischhaltefolie oder Plastikdosen, die Sie übrigens von Geschirrspülern, Gefrierschränken und Mikrowellen fernhalten sollten, weil warme und kalte Temperaturen für die Freisetzung von Phthalaten sorgen. Sie finden sich auch in Styroporbechern, Babyspielzeug, PVC, Vinylbelägen, Duschvorhängen, Shampoo, Haarspray, Parfüm und Nagellack. Phthalate werden in Verbindung gebracht mit Ovulationsproblemen und Fruchtbarkeitsstörungen, Fettleibigkeit, Typ-2-Diabetes und Krebs.

- **Pestizide**, die häufig beim Obst-, Getreide- und Gemüseanbau verwendet werden und eventuell auch in Ihrem Garten, sind bekannte hormonaktive Substanzen, die außerdem krebserregend sein können. Sie befinden sich auch in Fleisch und in Milchprodukten, wenn die Tiere pestizidbelastetes Futter fressen.
- **Tenside** aus Reinigungsprodukten: Alles, was schäumt, enthält Tenside (auf dem Etikett als „Sulfate" angegeben), also zum Beispiel Gesichtsreiniger, Duschgel und Shampoo. Tenside entfernen Öl und können daher eine anfängliche Trockenheit bewirken, gefolgt von einer Überproduktion von Talg (der öligen Substanz, die von Ihren Hautdrüsen produziert wird, um sie zu nähren und ihre Feuchtigkeit zu erhalten), weil Ihr Körper aufgrund der Trockenheit glaubt, mehr Talg produzieren zu müssen.
- **Parabene** findet man in Shampoo, Seife und Duschgel, Zahnpasta und anderen Kosmetikartikeln.
- **Dioxine** sind bekannt als langlebige organische Schadstoffe, weil sie – einmal freigesetzt – lange benötigen, um sich abzubauen. Sie entstehen durch Müllverbrennung (auch bei Ihnen im Garten) und Brennstoffe wie Holz, Kohle und Öl sowie das Bleichen von Zellstoff und Papier mit Chlor. Sie sind hochgiftig und können krebserregend sein sowie schädliche Auswirkungen auf unsere Fruchtbarkeit und die Umwelt haben. Zu den weiteren möglichen Effekten zählen eine Schädigung des Immunsystems und des Hormonhaushalts. Sie finden sich in gebleichten Produkten wie Kaffeefiltern und Tampons.
- **Lösungsmittel** in Nagellack und Nagellackentfernern.

Die Liste der möglichen Quellen kann beängstigend wirken, wobei ich es ermutigend und motivierend finde, dass eine Studie herausfand, dass durch die Verwendung von Produkten ohne Phthalate, Parabene und Phenol die Konzentrationen dieser Stoffe in nur drei Tagen um 20–45 Prozent verringert werden konnte.[13] Sie können Ihr Risiko senken, indem Sie Stück für Stück vorgehen und bei den Produkten beginnen, die Sie am häufigsten verwenden, beispielsweise den Dingen, die Sie täglich zum Waschen und Eincremen verwenden. Im Folgenden finden Sie hierzu einige nützliche Tipps:

- Wählen Sie möglichst oft Bio-Lebensmittel, speziell wenn es um Fleisch und Milchprodukte geht oder um die Obst- und Gemüsesorten, die sich auf der EWG-Liste mit dem „Dreckigen Dutzend" befinden, um Erzeugnisse mit einem hohen Anteil an Pestiziden zu vermeiden (siehe Seite 342).
- Schauen Sie nach, wie Ihre Kosmetikartikel abschneiden; Angaben hierzu finden Sie beispielsweise in der *ToxFox*-App des BUND. Tauschen Sie zuerst die Produkte aus, die Sie am häufigsten oder großflächigsten verwenden, etwa Duschgel oder Feuchtigkeitscreme.
- Kaufen Sie BPA-freie Produkte.
- Lagern Sie Lebensmittel und Getränke in Behältern aus Glas oder Edelstahl.
- Vermeiden Sie Konserven- und Getränkedosen, weil sie innen meist mit BPA beschichtet sind (obwohl einige Unternehmen auch BPA-freie Dosen verwenden).
- Kaufen Sie Lebensmittel in Gläsern statt in Dosen.
- Frieren Sie Lebensmittel nicht in Plastik ein und erwärmen Sie sie auch nicht darin.
- Lagern Sie Wasserflaschen aus Plastik im Schatten, da die Wärme dazu führen kann, dass BPA ins Wasser gelangt.
- Nehmen Sie keine Belege an, die auf Thermopapier gedruckt sind, wenn Sie sie nicht wirklich benötigen; tragen Sie eventuell Handschuhe, wenn Sie bei der Arbeit damit zu tun haben.
- Verwenden Sie nur dann Plastikdeckel auf Ihrem Kaffee zum Mitnehmen, wenn es unbedingt sein muss, weil die Wärme des Kaffees dazu führen kann, das eventuell enthaltenes BPA austritt.

- Filtern Sie Ihr Trinkwasser.
- Während ich all das hier schreibe, stecken wir mitten in der Covid-19-Pandemie, also sage ich dies in der Hoffnung, dass wir sie beim Erscheinen des Buches bereits überwunden haben: Verwenden Sie keine Handdesinfektionsmittel oder andere antimikrobielle Produkte. Natürlich gibt es Zeiten, in denen dies absolut richtig und angemessen ist, wie inmitten einer Pandemie oder wenn Sie in einem Bereich arbeiten, der dies erfordert – davon spreche ich hier nicht. Ich meine die Fälle, in denen diese Mittel außerhalb einer Pandemie verwendet werden, aus Angst vor ganz normalen Keimen, die in der Regel gut für Ihr Immunsystem sind.
- Geben Sie Ihre Kleidung nicht in die chemische Reinigung und verwenden Sie keine Trocknertücher in Ihrem Trockner zu Hause.
- Verwenden Sie natürliche Haushaltsreiniger und Waschmittel.
- Wählen Sie bei Produkten wie Kaffeefiltern, Tampons und Toilettenpapier ungebleichte Varianten. Die US-Umweltschutzbehörde hat ausgerechnet, dass allein die Verwendung gebleichter Kaffeefilter zu einer lebenslangen Dioxinaufnahme führt, die verträgliche Werte überschreitet.
- Wenn Sie zu Hause Teppichboden verlegen, dann wählen Sie kein synthetisches Material und lüften Sie anschließend ausgiebig, da die Lösungsmittel im Kleber ebenfalls hormonaktive Substanzen sind.
- Stellen Sie zu Hause und am Arbeitsplatz Pflanzen auf, die die Luft reinigen und mit Sauerstoff anreichern.

Sport

Es gibt drei Arten von Training, die wir alle betreiben sollten: Krafttraining, Ausdauersport und restoratives Training. Viele werden sich jahrelang für kardiovaskuläres Ausdauertraining entschieden (oder sich dieses zumindest vorgenommen) haben wie Laufen, Radfahren und Schwimmen. Es kann helfen, Fett und Kalorien zu verbrennen, was eine Gewichtsabnahme unterstützt (kein Wunder, dass wir auf diese Art von Sport konditioniert sind). Außerdem senkt diese Trainingsform das Risiko für Herz-Kreislauf-Erkrankungen wie Bluthochdruck und Herzinfarkt. Wie wir bereits festgestellt haben, sind dies wichtige Risiken, die es im Auge zu behalten und zu senken gilt, sobald wir einmal in den Wechseljahren sind. Wenn Sie sich in meiner Klientin Rachel wiedererkennen, könnte allerdings bewegungstechnisch ein Umdenken angesagt sein.

Erfahrungsbericht

Rachel war die geborene Läuferin. Sie liebte die Teilnahme an 10-km-Rennen und Halbmarathons, auch weil sie beim Trainieren mentalen Stress abbauen, aus dem Haus kommen und die Bedürfnisse der Familie hinter sich lassen konnte. Aber Rachel war auch erschöpft und gestresst und schlief nicht gut. Also schlug ich ihr – trotz ihres Wunsches, noch längere Strecken zu absolvieren –, eine *Reduzierung* ihres Laufpensums vor. Wir sprachen über Wege, wie sie ihre psychische Gesundheit fördern konnte, damit sie weniger auf das Laufen angewiesen war. Vor allem aber ging es mir darum, dass sie weniger lief.

Wir entwarfen einen Plan, bei dem sie eine kurze Strecke lief und sich dann in einen Park oder ihren Garten setzte, um Yoga Nidra zu praktizieren. Alternativ konnte sie einfach eine Runde spazieren gehen und es genießen, alleine und nicht zu Hause zu sein. In dem Wissen, dass ich ihr zur Seite stand und wir gemeinsam ihre Stressthemen bearbeiten würden, verpflichtete sich Rachel, die Dinge einmal anders anzugehen. Wie erwartet kamen jede Menge Probleme hoch – Probleme, die sie versucht hatte zu verdrängen, indem sie jahrelang jeden Tag viele Kilometer absolvierte. Rachel war bewusst, dass dies eine Chance war, die Kontrolle über ihr Leben zurückzugewinnen und sich ihren inneren Dämonen zu stellen. Und genau das tat sie dann auch. Obwohl sie immer noch gerne lief, stellte sie fest, dass es entspanntere Formen des Laufens gab, bei denen sie nicht versuchte, ihrem Leben zu entkommen.

Glaubt man den meisten Fotos von Frauen jüngeren oder mittleren Alters, die man im Internet findet, besteht das Krafttraining aus dem Anheben niedlicher kleiner Hanteln. Verstehen Sie mich nicht falsch – für den Anfang ist das wunderbar und Sie sollten immer berücksichtigen, wozu Ihr Körper in der Lage ist. Für die meisten von uns gibt es jedoch gar keinen Grund, es nicht mit größeren Hanteln zu versuchen. Wenn wir den Verlust von Knochen- und Muskelmasse vermeiden und unsere Insulinempfindlichkeit verbessern wollen, dann müssen wir mehrmals wöchentlich ein Krafttraining absolvieren. Die eher männliche Energie in Fitnessstudios mag gewöhnungsbedürftig sein, also versuchen Sie es doch einmal in einem CrossFit-Center, in dem man Ihnen zeigen wird, wozu Ihr Herz wirklich fähig ist. Haben Sie keine Angst davor muskulös zu werden – Muskeln sind stark und sexy.

Wir alle können restorative Bewegung im Leben gebrauchen, und ich empfehle sie insbesondere all jenen Ratsuchenden, die gestresst, müde oder ausgebrannt sind. Wenn wir über Bewegung oder Sport sprechen, dann meinen wir in der Regel sehr aktive Formen, bei denen das Herz pumpt und der Körper schwitzt. Nun ist Ausdauertraining zwar wichtig, aber gerade in den Wechseljahren tut uns häufig auch Bewegung gut, die Energie erzeugt, anstatt sie zu verbrauchen. Hier kommt die restorative Bewegung zum Zug. Vielleicht denken Sie, dass eine Aktivität, bei der sie am Ende weder außer Atem noch schweißgebadet sind, keinen richtigen Sport darstellt. Glauben Sie mir: Sie werden die Auswirkungen der Bewegungen, die Sie beim Tai-Chi oder Qigong machen, am nächsten Tag in Ihren Muskeln spüren.

Restoratives Training

Restoratives Yoga ist anders als die Yoga-Kurse, die Sie wahrscheinlich bisher kennengelernt haben, denn hierbei bewegt man sich fast gar nicht. Man nimmt einige Posen ein, in denen man dann 10–20 Minuten verharrt. Das mag im ersten Moment wie Folter klingen, aber restoratives Yoga wird am Boden ausgeübt und es werden jede Menge Hilfsmittel wie Decken und Polster verwendet, um den Körper zu stützen. Anstatt eine Pose mit Kraft zu halten, stützen die Hilfsmittel Sie, damit Sie passiv gedehnt werden. Das bedeutet, Sie können sich in die Haltung hinein entspannen und loslassen – eine großartige Möglichkeit, um Stress abzubauen und Ihr Nervensystem zu beruhigen. In den Kursen herrscht zumeist gedämpftes Licht, manchmal werden sie sogar bei Kerzenlicht abgehalten. Häufig finden sie auch am Abend statt, sodass es sich anbietet, sie nach der Arbeit zu besuchen, um herunterzukommen und entspannt zu schlafen.

Yoga Nidra wird auch als yogischer Schlaf bezeichnet, und man sagt, dass 30 Minuten Yoga Nidra in etwa 2 Stunden Tiefschlaf entsprechen. Aus diesem Grund empfehle ich es besonders gerne allen, die total erschöpft sind und am Nachmittag einen Energieschub benötigen. Beim Yoga Nidra wird eine geführte Meditation mit Yoga verbunden, um Sie durch die vier Hauptstadien der Gehirnwellenaktivität – Beta, Alpha, Theta und Delta – zu führen, damit Sie einen Zustand zwischen Wachsein und Schlaf erreichen. Sie müssen dazu nur bequem sitzen oder sich in die Entspannungslage (Shavasana) begeben und der geführten Visualisierung folgen. Forschungen haben ergeben, dass Yoga Nidra hilfreich ist bei PMS, Ängsten und zyklusbedingten Depressionen.[14] Außerdem kann es den Blutzuckerspiegel bei Diabetikern senken, ebenso wie Wut und Ängste bei Veteranen mit posttraumatischen Belastungsstörungen. Wenn das funktioniert, warum sollte es nicht auch Ihnen helfen?

Qigong kombiniert langsame, anmutige Bewegungen mit Konzentration, Atem und Haltung, um Ihre Energie zu steigern und auszugleichen. Es ist Teil der traditionellen chinesischen Medizin, ebenso wie Akupunktur und Kräuter, und wird seit Tausenden von Jahren praktiziert. Sie können es im Sitzen, Stehen, Liegen oder in der Bewegung tun, was bedeutet, dass Qigong jederzeit und überall ausgeübt werden kann. Außerdem ist es einfach. Beginnen Sie mit den sogenannten „Acht Brokaten“ und Sie werden staunen, wie gut Sie sich danach fühlen. Kirsten, ein

Mitglied von *The Flow Collective*, beschloss Qigong eine Chance zu geben und war aufgrund des sanften Ansatzes sofort begeistert. Sie stellte fest, dass es sie beruhigte und sich positiv auf ihren gesamten Körper auswirkte. Kirsten macht die Übungen am liebsten vor dem Schlafengehen, vor allem an Tagen, an denen sie nicht viel Bewegung hatte. Es hilft ihr abzuschalten und den Tag hinter sich zu lassen.

Tai-Chi wurde ursprünglich im 13. Jahrhundert in China als Kampfkunst entwickelt. Man führt dabei eine Reihe von Bewegungen aus, die nach Tieren benannt sind, beispielsweise „Der weiße Kranich breitet seine Flügel aus". Die Übungen sorgen dafür, dass Ihre Energie (*Qi* oder *Chi*) erhöht wird und problemloser durch den Körper fließen kann, sodass Sie sich danach gestärkt und ausgeglichen fühlen. Es ist eine sanfte und langsame Übungsform und eignet sich deshalb gut, wenn Sie gerade nicht so gut in Form sind oder unter gesundheitlichen Problemen leiden, die Ihre Bewegungsmöglichkeiten einschränken. Tatsächlich zeigt sich in immer mehr Studien, dass Tai-Chi zur Vorbeugung oder Behandlung vieler Gesundheitsprobleme eingesetzt werden kann.[15]

Tai-Chi verbessert die Stärke und Flexibilität des gesamten Körpers und der wichtigsten Muskeln. Ebenfalls gefördert werden Gleichgewicht und Selbstwahrnehmung – also wo sich Ihr Körper im Raum befindet –, weshalb es laut einigen Forschungsergebnissen die Häufigkeit von Stürzen mindern kann.[16] Wahrscheinlich sind Sie noch nicht in einem Alter, in dem Sie Stürze befürchten müssen (außer vielleicht bei entsprechendem Alkoholkonsum), aber Stürze stellen ein starkes Gesundheitsrisiko dar und können Ihre Lebensqualität innerhalb weniger Sekunden verändern.

Sport ist großartig für Ihr Gehirn und für Ihren Körper. Er hilft bei Depressionen, verbessert die Stimmung und die kognitiven Funktionen und kann dem altersbedingten geistigen Abbau entgegenwirken, einschließlich Demenz und Alzheimer. Sport kann sogar das Wachstum neuer Nervenzellen in Ihrem Gehirn stimulieren, was bedeutet, dass es nie zu spät ist, um Ihren Körper in Bewegung zu bringen. Schon der einfachste Trainingsplan kann einen Unterschied machen, und wenn Sie im Freien und/oder gemeinsam mit anderen trainieren können, ist das umso besser.

Nachwort

Ich bin dazu erzogen worden, nett und höflich zu sein, und ich wurde belohnt, wenn ich lieb war und gehorcht habe. Wenn ich ein braves Mädchen war, wurde ich gelobt. Und es fällt mir sehr schwer, meine Wut auszudrücken. Wut fühlt sich gefährlich an, denn ich weiß nicht, wie ich damit umgehen soll. Sie macht mir Angst und ich fürchte mich vor dem, was als Nächstes passieren könnte. Ich bewege mich außerhalb meiner gewohnten Parameter und bewohne diese Wut. Sie brennt in mir. Es ist eine Dringlichkeit in meiner Arbeit, die neu ist und die ich liebe. Ich sehne mich danach, sie vollkommen anzunehmen. Aber meine Familie hält mich zurück – die Familie, die ich liebe, aber der ich mich zugleich für immer längere Abschnitte entziehe, um dann zu ihr zurückkommen zu können. Ich brauche Stille und Alleinsein wie die Luft zum Atmen. Und es sind die Beziehungen zu anderen Frauen, die ich suche und schätze.

Rückblickend gesehen war es das verzweifelte und radikale Zurückschneiden des Baums vor unserem Küchenfenster, das mir bewusst machte, dass sich etwas in mir veränderte. Ich war frustriert, denn ich schrieb gerade an meinem ersten Buch, während ich einen Zweijährigen zu betreuen hatte und in einem Haus lebte, dass sich ebenso marode anfühlte wie mein Gemütszustand. Das hektische Zurückschneiden, das ich dem Baum antat, und die Flüche, die ich dabei ausstieß, waren ein Ausdruck dessen, wie satt ich es hatte. Am liebsten hätte ich alles hinter mir gelassen und noch einmal von vorne begonnen.

Dann kamen die kürzeren Zyklen. Von den vormals regelmäßigen 28 Tagen verkürzte sich mein Zyklus auf 24 und 25 Tage. Meine Periode zog sich länger hin, mit Tagen, in denen ich kaum blutete. In den Tagen vor Beginn der Blutung litt ich unter Nachtschweiß und Schlaflosigkeit. Ungeduld, Reizbarkeit und verstärkte sensorische Probleme erforderten, dass ich von der Welt und meinen Liebsten auf Abstand ging. Mein Bauch wurde weicher, was ich willkommen hieß, ganz im Gegensatz zu den Haaren an meinem Kinn. Meine Hormone waren in Bewegung.

Die Bedürfnisse der anderen forderten und fordern mich und auch, wenn jemand Ansprüche an meine Zeit oder Energie stellt. Ich bin ehrgeizig, vielleicht sogar ichbesessen, und getrieben von der Frage, wie viel Zeit mir noch bleibt und was ich damit anfangen werde. Ich bin wütend ob der Jahre, die ich vergeudet habe, und werde sentimental, wenn ich auf meine jugendliche Naivität zurückblicke. Ich versuche zwei Welten unter einen Hut zu bekommen: „Wer glaubst Du, dass Du bist?“ und „Scheiß drauf, ich tu’s jetzt einfach“. Ich schließe meine Eigenarten in mein Herz und bewege mich von Selbstverbesserung hin zur Selbstliebe. Ich stehe im Spiegel und wertschätze alles, was ich in die Welt bringe. Ich komme in einem bislang nicht gekannten Ausmaß in meine Kraft. Ich finde die Superpower meiner Wechseljahre.

Anhang

Halten Sie mithilfe der folgenden Tabelle fest, von welchen Wechseljahressymptomen Sie betroffen sind und wie sehr Sie derzeit darunter leiden. Mögliche Verbesserungen oder Verschlechterungen lassen sich dadurch unkompliziert ablesen und helfen auch bei der Zusammenarbeit mit Ihrer Ärztin oder Ihrem Arzt.

SYMPTOME	**Gar nicht 0**	**Kaum 1**	**Ziemlich 2**	**Sehr 3**
Schneller / starker Herzschlag				
Angespanntheit oder Nervosität				
Schlafprobleme				
Erregbarkeit und Impulsivität				
Angst- / Panikattacken				
Konzentrationsprobleme				
Müdigkeit / Energielosigkeit				
Desinteresse an den meisten Dingen				
Unglücklichsein / Depression				
Weinanfälle				
Reizbarkeit				
Schwindel / Ohnmacht				
Druck im Kopf				
Taube oder kribbelnde Körperteile				
Kopfschmerzen				
Muskel- / Gelenkschmerzen				
Gefühlsverlust in Händen / Füßen				
Kurzatmigkeit				
Hitzewallungen				
Nachtschweiß				
Kein Interesse an Sex				
GESAMT				

Glossar

Abbruchblutung Die monatliche Blutung, die sich einstellt, wenn mit der Pille hormonell verhütet und das Absinken (bzw. der Entzug) von Hormonen erlebt wird, der bei Einnahme der Placebopillen eintritt und zu einer Abstoßung von Gebärmutterschleimhaut führt.

Allopregnanolon Ein Neurosteroid, das Menschen in der Regel beruhigt, aber bei PMDS-Betroffenen Ängste und Depressionen auslöst.

Amenorrhoe Das Ausbleiben der Periode in den fruchtbaren Jahren.

Androgene Eine Gruppe von Hormonen, die traditionellerweise als „männlich" angesehen werden, die aber Menschen jeglichen Geschlechts aufweisen. Testosteron ist ein Beispiel für ein Androgen.

Anovulatorischer Zyklus Ein Menstruationszyklus, bei dem kein Eisprung stattfindet; daher wird vom Gelbkörper auch kein Progesteron produziert.

Basaltemperatur Die niedrigste Körpertemperatur, die in körperlicher Ruhe erreicht wird. Sie wird unmittelbar nach dem Aufstehen am Morgen gemessen. Da die Temperatur nach dem Eisprung und in der zweiten Zyklushälfte höher ausfällt, kann man anhand der Werte den Zeitpunkt des Eisprungs bestimmen.

Bisphenol A (BPA) Eine hormonaktive Substanz, die Östrogen nachahmt. Sie befindet sich in vielen Artikeln, von Wasserflaschen und Nahrungsmittelbehältern bis hin zu dem Thermopapier, auf das Kassenzettel gedruckt werden. BPA kann Brustkrebs sowie andere Krankheiten und Auffälligkeiten verursachen.

Brain-derived neurotrophic factor (BDNF) Ein niedriger BDNF-Spiegel, verursacht durch den sinkenden Östrogenspiegel in den späten Wechseljahren und nach der Menopause, macht Sie vergesslich.

Cortisol Ein Hormon, das von den Nebennieren produziert wird und eine große Anzahl von Prozessen im Körper steuert, einschließlich des Blutzuckerspiegels und der Immunreaktion. Es wird auch als Antwort auf Stress freigesetzt.

Dehydroepiandrosteron (DHEA) Ein Hormon, aus dem andere Hormone – vor allem Testosteron und Östrogen – gebildet werden. Nach der Menopause ist es die einzige Quelle für Östrogen.

Endometrium Die Gebärmutterschleimhaut, die sich in jedem Zyklus in Vorbereitung auf die mögliche Einnistung einer befruchteten Eizelle aufbaut und während der Menstruation abgestoßen wird, wenn keine Empfängnis stattgefunden hat.

Endometriumhyperplasie Die Gebärmutterschleimhaut (Endometrium) verdickt sich unter dem Einfluss von Östrogen. Das erhöht das Risiko, an Gebärmutterkrebs zu erkranken. Wird zum Östrogen auch Progesteron eingesetzt, wird dies verhindert. Aus diesem Grund wird bei einer menopausalen Hormontherapie immer auch Progesteron gegeben, sofern die Gebärmutter noch vorhanden ist.

Follikel Ein mit Flüssigkeit gefülltes Säckchen, das eine unreife Eizelle enthält. Beim Eisprung wird die reife Eizelle aus dem Follikel freigesetzt, der dann in sich zusammenfällt und zum Gelbkörper wird.

Follikelphase Die erste Hälfte des Menstruationszyklus, beginnend mit dem Eintreten der Periode und endend mit dem Eisprung. In dieser Zyklushälfte wachsen und reifen die Follikel, bis ein Follikel beim Eisprung eine Eizelle freisetzt. In dieser Phase wächst die Gebärmutterschleimhaut an, um sich auf die Einnistung einer befruchteten Eizelle vorzubereiten.

Follikelstimulierendes Hormon (FSH) Ein Hormon, das von der Hypophyse produziert wird und die Follikel in den Eierstöcken dazu anregt, zu wachsen und zu reifen.

Fruchtbarkeitsbewusstsein Eine Methode zur Bestimmung fruchtbarer und nicht fruchtbarer Tage im Menstruationszyklus, unter anderem durch das Aufzeichnen der Basaltemperatur. Kann eingesetzt werden, um schwanger zu werden oder eine Schwangerschaft zu vermeiden.

Frühe Menopause Wenn die Menopause vor dem 45. Geburtstag eintritt.

Gelbkörper Nach dem Eisprung fällt der Follikel, der die „Eizelle des Monats“ enthielt, in sich zusammen und bildet den Gelbkörper – eine temporäre Drüse, die in der zweiten Zyklushälfte Progesteron produziert und freisetzt.

Gestagen Ein Begriff, der sich sowohl auf natürliches Progesteron als auch auf synthetische Formen von Progesteron (Progestine) bezieht.

Gonadotropin-freisetzendes Hormon (GnRH) Ein vom Hypothalamus ausgeschüttetes Hormon, das die Hypophyse dazu anregt, FSH und LH freizusetzen.

Hirsutismus Übermäßiger Haarwuchs an Gesicht und Körper, häufig verursacht durch einen Überschuss an Androgenen.

Hormonaktive Substanz Chemische Stoffe in Nahrungsmitteln, Pestiziden, Pflegeprodukten, Kunststoffen und Lösungsmitteln, die das Hormonsystem und seine Funktion beeinträchtigen.

Hormonersatztherapie (HRT) Behandlungen, mit deren Hilfe die in der Lebensmitte sinkende Menge an Hormonen ersetzt werden soll. Da der sinkende Hormonspiegel jedoch natürlich ist und daher nichts „ersetzt" werden muss, wird bevorzugt der Begriff der menopausalen Hormontherapie (MHT) verwendet.

Hormonsystem Die hormonproduzierenden Drüsen in Ihrem Körper, z. B. Hypophyse, Hypothalamus, Schilddrüse, Nebennieren und Eierstöcke.

Hypothalamische Amenorrhoe (HA) Wenn die Periode ausbleibt, weil der Hypothalamus die Produktion von GnRH stoppt oder verlangsamt.

Hysterektomie Die chirurgische Entfernung der Gebärmutter, auch als Uterektomie bezeichnet. Wenn Eierstöcke und Gebärmutterhals ebenfalls entfernt werden, wird dies als totale Hysterektomie bezeichnet, werden sie nicht entfernt, handelt es sich um eine partielle Hysterektomie.

Individuelle bioidentische Hormonersatztherapie Eine Hormontherapie, die von Privatpraxen angeboten und individuell zusammengestellt wird, weshalb es auch keine Regulierung dafür gibt. Die *British Menopause Society* rät eher davon ab.

Kombinierte Hormontherapie Eine menopausale Hormontherapie, die den Einsatz von Östrogen und Progesteron vorsieht. Wenn Sie eine Gebärmutter haben, dann müssen Sie neben Östrogen auch Progesteron nehmen, damit die Gebärmutterschleimhaut sich nicht zu stark verdickt und eine Endometriumhyperplasie entsteht.

Kontinuierliche Hormontherapie Sobald die Periode ausbleibt, können Sie Östrogen und Progesteron jeden Tag einnehmen (anstatt einem zyklischen Muster zu folgen).

Körperidentische Hormontherapie Hormone, die im Labor aus Pflanzen gewonnen werden und identisch mit jenen sind, die Ihr Körper auch selbst produziert. Körperidentische Hormone werden in der Regel von Ärzten und Wechseljahresspezialistinnen verschrieben.

Lutealphase Die zweite Hälfte Ihres Zyklus, sie dauert vom Eisprung bis zum Beginn der Periode, mit einer Länge von typischerweise 12–16 Tagen.

Luteinisierendes Hormon (LH) Ein Hormon, das von der Hypophyse produziert wird. Der starke Anstieg von LH gegen Ende der ersten Zyklushälfte löst den Einsprung und die Entwicklung des Gelbkörpers aus.

Menopausale Hormontherapie (MHT) Der Einsatz von Hormonen, um Symptome der Menopause zu behandeln. Auch unter dem Namen Hormonersatztherapie bekannt.

Menopause Das Ende der Menstruationszeit, das offiziell ein Jahr nach der letzten Periode erreicht wird.

Menstruation Die Blutung wird als Periode bezeichnet.

Menstruationszyklus Beginnt mit dem ersten Tag der Periode und endet, wenn die nächste Periode beginnt.

Mikrobiom Die Gemeinschaft der Mikroorganismen, die Ihren Körper beziehungsweise bestimmte Bereiche Ihres Körpers – wie Darm und Scheide – bevölkern und viele Körperprozesse ausführen, einschließlich der Produktion von Hormonen.

Mikronisiert Zu sehr feinem Pulver verarbeitet.

Östradiol (E2) Die Form von Östrogen, die wir während der Zyklusjahre hauptsächlich produzieren und die auch am häufigsten bei einer menopausalen Hormontherapie zum Einsatz kommt.

Östrogen Der Oberbegriff für die drei Arten von Östrogen: Östradiol, Östron und Östriol. Östrogen ist verantwortlich für die Entwicklung und Steuerung des weiblichen Fortpflanzungssystems, ist aber auch bei Männern vorhanden.

Östrogenentgiftung Die Arten, wie Ihr Körper Östrogen verstoffwechselt beziehungsweise verarbeitet.

Östron (E1) Östron ist weniger stark als Östradiol (E2) und ist die hauptsächlich nach der Menopause im Körper zirkulierende Östrogenform.

Ovulation Wenn ein Follikel eine reife Eizelle freisetzt, kommt es zum Eisprung.

Perimenopause Der Zeitraum, bevor die Periode endet und in dem hormonelle Veränderungen stattfinden, die sich in Form von Wechseljahressymptomen äußern können.

Phthalate Stoffe, die Kunststoff weich machen und vor allem in Lebensmittelverpackungen vorkommen; es handelt sich um hormonaktive Substanzen.

Polyzyklische aromatische Kohlenwasserstoffe (PAK) Eine Gruppe von mehr als 100 Chemikalien, die als langlebige organische Schadstoffe klassifiziert sind. Sie können unsere DNA schädigen und Krebs auslösen.

Polyzystisches Ovarialsyndrom (PCOS) Eine Erkrankung, die sich durch unregelmäßige Perioden und vergrößerte Eierstöcke auszeichnet, mit oder ohne Zysten. Hohe Mengen an „männlichen“ Hormonen im Körper können zu Hirsutismus führen.

Prämenopause Die Zeit zwischen der ersten Periode und der Perimenopause.

Prämenstruelle dysphorische Störung (PMDS) Eine schwere Form von PMS, die in der Woche oder den zwei Wochen vor der Menstruation psychische und physische Probleme hervorruft und sich wenige Tage nach Beginn der Periode auflöst.

Prämenstruelles Syndrom (PMS) Die körperlichen und emotionalen Symptome, die eine Woche bis zwei Wochen vor der Menstruation auftreten können.

Progesteron Das von den Eierstöcken produzierte Hormon, das für die Aufrechterhaltung einer Schwangerschaft erforderlich ist. In der Peri- und Postmenopause kann körperidentisches Progesteron eingenommen werden.

Progestin Ein synthetisches Hormon, das Progesteron ähnelt, aber nicht identisch damit ist.

Prolaktin Ein Hormon, das in der Hypophyse produziert wird. Hohe Mengen können die Ursache für unregelmäßige Zyklen sein, weil die Ovulation und die normale Produktion anderer Hormone gestört werden.

Prolaps Wenn ein Organ, z. B. Blase, Rektum oder Uterus, aus seiner normalen Position fällt und nach unten in die Vagina sinkt.

Schilddrüsenüberfunktion Wenn die Schilddrüse überaktiv ist und zu viele Schilddrüsenhormone produziert (Hyperthyreose).

Schilddrüsenunterfunktion Wenn die Schilddrüse unteraktiv ist und zu wenig Schilddrüsenhormone produziert (Hypothyreose).

Sehr frühe Menopause Das früheste Stadium der Perimenopause, in dem Ihre Zyklen sich leicht verkürzen und sich rund um das Einsetzen der Periode erste Wechseljahressymptome zu zeigen beginnen, etwa Nachtschweiß, Schlafstörungen, Kopfschmerzen und Stimmungsveränderungen.

Sexualhormon-bindendes Globulin (SHBG) Ein Protein, das von der Leber produziert wird und sich an überschüssige Hormone wie Östrogen und Testosteron bindet.

Systemische Hormontherapie Eine menopausale Hormontherapie, die das ganze System berücksichtigt. Diese Art von Hormontherapie wird zur Behandlung von Symptomen wie Hitzewallungen, Schlafproblemen, Gelenkschmerzen und kognitiven Störungen eingesetzt. Sie kann in Kombination mit lokal angewandtem (vaginalem) Östrogen genutzt werden.

Testosteron Ein Hormon, das zu den Androgenen zählt. Es wird bei Frauen in kleinen Mengen von den Nebennieren und Eierstöcken produziert und ist bei Männern in größeren Mengen vorhanden.

Topische Hormontherapie Eine Form der menopausalen Hormontherapie, bei der Wirkstoffe auf Vulva und Vagina aufgetragen werden, um eine örtlich begrenzte Wirkung zu entfalten. Dies kann beim urogenitalen Menopausensyndrom hilfreich sein, hat aber keine „systemweite" Wirkung.

Urogenitales Menopausensyndrom (GSM) Ein während der Wechseljahre und danach häufig auftretendes Leiden; es umfasst mit den Genitalien und sexueller Aktivität zusammenhängende Beschwerden (Trockenheit, Brennen, Reizungen, Scheidentrockenheit, Schmerzen beim Sex) und Harnwegssymptome (Harndrang, Blasenschwäche und Harnwegsinfektionen).

Vagina Die Scheide ist eine innen liegende Röhre, die Vulva und Gebärmutterhals miteinander verbindet.

Vorzeitige Menopause Wenn die Periode vor dem 40. Geburtstag endet.

Vorzeitige Ovarialinsuffizienz (POI) Die Eierstockfunktion kommt vorzeitig zum Erliegen, was zu unregelmäßigen oder ausbleibenden Zyklen führt und gegebenenfalls mit Wechseljahressymptomen wie Hitzewallungen einhergehen kann. Es besteht ein Unterschied zur vorzeitigen Menopause, da bei POI ein Teil der Eierstockfunktion erhalten bleiben oder zurückkehren kann.

Vulva Ihre externen Genitalien, einschließlich Klitoris und Schamlippen. Anders gesagt: alles, was Sie von Ihren Fortpflanzungsorganen mit bloßem Auge sehen können.

Zyklische Hormontherapie Wenn Sie noch regelmäßig Ihre Periode haben, nehmen Sie jeden Tag Östrogen und erst gegen Ende des Zyklus wird Progesteron ergänzt. Sobald die Periode unregelmäßig wird, nehmen Sie das Progesteron an einer bestimmten Anzahl von Tagen alle drei Monate.

Ressourcen

Weiterführende Literatur

Briden, Lara: *Die Perioden-Werkstatt*, Verlag Lara Briden
Brogan, Kelly: *Die Wahrheit über weibliche Depression*, Beltz Verlag
Cabeca, Anna: *The Hormone Fix*
Calhoun, Ada: *Why We Can't Sleep*
Gottfried, Sara: *Die Hormonkur*, VAK Verlag
Grigg-Spall, Holly: *Sweetening the Pill*
Gurney, Karen: *Mind the Gap*
Hill, Sarah E.: *Wie uns die Pille verändert*, Heyne Verlag
Lewis, Jane: *Me and My Menopausal Vagina*
Mosconi, Lisa: *Das weibliche Gehirn*, Rowohlt Verlag
Newsom, Louise: *Menopause*
Northrup, Christine: *Weisheit der Wechseljahre*, ZS Verlag
Panagos, Angelique: *Die Macht der Hormone*, Christian Verlag
Pope, Alexandra und Jane Bennett: *The Pill: Are You Sure it's for You?*
Pope, Alexandra und Sjanie Hugo-Wurlitzer: *Wild Power*, Trias Verlag
Steinke, Darcey: *Fliegende Hitze*, Aufbau Verlag
Tsing Loh, Sandra: *The Madwoman in the Volvo*
Weschler, Toni: *Familienplanung*, mvg Verlag

Anm. d. Verlags: Die hier genannten Informationen entsprechen nur teilweise den Angaben in der englischen Originalausgabe. Sie wurden für den deutschsprachigen Raum angepasst.

Internetseiten

Arvigotherapy.com bietet Informationen zur Arvigo®-Therapie (Therapeutensuche auch im deutschsprachigen Raum verfügbar).

Clue ist eine kostenlose Menstruationskalender-App (erhältlich bei Google Play oder im App Store).

Daisynetwork.org bietet Informationen für Betroffene von POI (vorzeitiger Ovarialinsuffizienz) und frühzeitiger Menopause.

DHEA-Vaginalcreme von Dr. Anna Cabeca ist in Deutschland nicht erhältlich, auf ärztliche Verordnung gibt es jedoch auch hier Cremes oder Vaginalzäpfchen mit DHEA.

Endometriose-liga.eu bietet eine Arztsuche im europäischen Raum und eine Übersicht über zertifizierte Zentren.

Endowhat.com ist die Homepage über einen Dokumentarfilm zum Thema Endometriose (in englischer Sprache)

Frauenaerzte-im-netz.de ist die Homepage des Berufsverbands der Frauenärzte in Deutschland und informiert u. a. über PMS und PMDS (zu finden über die Rubrik „Erkrankungen“).

Frauenfreundliche Sexshops (teilweise mit Shop im Internet bzw. Bestellmöglichkeit per E-Mail) sind z. B. *blog.fraublum.de*, *pussypleasure.de*, *liebens-wert.at*, *femintim.ch*

Histaminintoleranz.ch bietet umfangreiche Informationen für den Umgang mit einer Histaminintoleranz.

Imsociety.org ist die Adresse der International Menopause Society. In Deutschland gibt es die *www.menopause-gesellschaft.de*.

Kindara.com ist eine kostenlose Fruchtbarkeits-App (erhältlich bei Google Play oder im App Store).

Krebsinformationsdienst.de ist die Seite des Deutschen Krebsforschungszentrums und bietet Informationen zum Thema Brustkrebs und Früherkennung. Anleitungen zum Selbstabtasten finden sich im Internet, z. B. auf den Seiten Ihrer Krankenkasse.

Menopausesupport.co.uk unterstützt die Kampagne #makemenopausematter; die entsprechende Petition findet sich unter *change.org*.

Nancy's Nook mit Informationen über Endometriose und Diskussionsgruppen (in englischer Sprache): *https://www.facebook.com/groups/418136991574617/*

Ohnut.co bietet Donutförmige Kissen, mit deren Hilfe die Penetrationstiefe angepasst und Schmerzen verringert werden können (mit internationalem Versand, es gibt auch Online-Shops in Deutschland).

Physio-deutschland.de bietet die Möglichkeit, gezielt nach Beschwerden wie „Beckenboden", „Senkungen" zu suchen.

Profamilia.de ist eine gemeinnützige Organisation, die Informationen zu Verhütung und sexuell übertragbaren Krankheiten sowie Schwangerschaftsberatung bietet.

Redschool.net bietet einen radikalen Ansatz für mehr weibliche Führung, Kreativität und Spiritualität (in englischer Sprache).

Thehavelockclinic.com ist ein Team spezialisierter Ärzte und Psychologen, die sexuelle Probleme in ihren Kliniken und per Skype behandeln und zudem hervorragende Online-Therapie-Workshops anbieten, an denen Sie anonym teilnehmen können (in englischer Sprache).

Thyroidpharmacist.com ist die englischsprachige Internetseite der Schilddrüsenspezialistin Izabella Wentz, ihre Bücher sind auf Deutsch bei VAK erschienen.

Rizinusölpackungen

Rizinusöl wird aus den Samen der Christuspalme gewonnen. Oral eingenommen ist es für seine abführende Wirkung bekannt, denn es bringt den Darm in Bewegung. Genau diese Bewegung kann übrigens die Gebärmutter reizen und zu Kontraktionen führen, die Wehen auslösen. Es gibt jedoch eine wesentlich sanftere Methode, um Rizinusöl zu nutzen, und zwar indem Sie es in Form einer Packung auf Ihren Unterbauch legen. Obwohl diese Form der Anwendung bislang kaum erforscht ist, handelt es sich jedoch um ein traditionelles Heilmittel, das seit mehr als einem Jahrhundert in Gebrauch ist und eine preiswerte und effektive Methode darstellt, um Probleme mit den Fortpflanzungsorganen zu behandeln.

Ich empfehle Rizinusölpackungen bei Menstruationsproblemen wie Regelschmerzen, Eierstockzysten, Myomen, Endometriose und Adenomyose, aber auch zur Heilung nach erfolglosen künstlichen Befruchtungen, Fehlgeburten oder Schwangerschaftsabbrüchen. Die Packungen stellen eine sanfte Möglichkeit dar, die Durchblutung der Organe in Ihrem Becken zu verbessern und können verwendet werden, um gut ausgeheiltes Narbengewebe nach einem Kaiserschnitt oder einer Bauchspiegelung weicher zu machen. Rizinusölpackungen sind unglaublich entspannend und ein großartiger Grund, sich hinlegen zu müssen. Wenn Sie zu starken Blutungen neigen, verwenden Sie Rizinusöl während der Periode bitte mit Vorsicht. Wie bei allen Ölen sollten Sie zuerst eine kleine Menge auf die Haut auftragen und 24 Stunden abwarten, um zu sehen, ob Ihre Haut eine negative Reaktion zeigt. Zur Herstellung Ihrer Rizinusölpackung benötigen Sie Folgendes:

- 250 ml hochwertiges, kalt gepresstes Rizinusöl (am besten in Bio-Qualität).
- Ein Stück Baumwoll- oder Wollflanell, das groß genug ist, um zur Hälfte gefaltet Ihren Unterbauch abzudecken.
- Eine Wärmflasche oder ein Heizkissen.
- Eine weiteres Moltontuch, ein kleines altes Handtuch oder Frischhaltefolie, um die Packung während des Gebrauchs abzudecken.
- Alte Anziehsachen und ein altes Handtuch, das Sie unter sich legen, da Rizinusöl Flecken verursacht.
- Einen Glasbehälter mit einem Deckel, um das Moltontuch mit Öl zu tränken und es zwischen den Anwendungen aufzubewahren (ein großes Einweckglas oder andere Behälter aus Glas sind gut geeignet).

Ihre erste Rizinusölpackung kann in eine kleine Schweinerei ausarten, also sollte Ihr Bett nicht gerade mit Ihrer Lieblingsbettwäsche bezogen sein. Wenn Sie den Dreh aber erst einmal raushaben, wird es leichter und Sie müssen nicht mehr befürchten, alles vollzukleckern. Und so geht es:

- Falten Sie den Stoff auf eine passende Größe für Ihren Unterbauch.
- Geben Sie das gefaltete Stück Stoff in den Glasbehälter (dazu können Sie den Stoff noch weiter falten, bis er hineinpasst) und tränken Sie ihn mit dem Rizinusöl. Der Stoff muss nicht triefend sein. Rizinusöl ist recht dickflüssig und wird erst durch den Einfluss der Körpertemperatur flüssiger.

- Legen Sie entspannende Musik auf oder genießen Sie die Stille.
- Schalten Sie das Telefon aus.
- Legen Sie sich irgendwo bequem hin, mit einem alten Handtuch unter dem Po und Ihrer Wärmflasche oder Ihrem Heizkissen und Ihrem Behälter mit dem rizinusölgetränkten Stück Stoff neben Ihnen.
- Nehmen Sie das Tuch vorsichtig heraus, falten Sie es auseinander und legen Sie es auf Ihren Unterbauch.
- Bedecken Sie dann das getränkte Tuch mit einem weiteren Moltontuch oder einem Handtuch. Sie können auch Frischhaltefolie verwenden, was aber aufgrund des Plastiks nicht ideal ist.
- Legen Sie das Heizkissen oder die Wärmflasche auf das Tuch.
- Atmen Sie tief durch, meditieren Sie, lesen Sie ein Buch, schauen Sie eine Folge Ihrer Lieblingsserie oder, wenn Sie so gestrickt sind wie ich, schlafen Sie einfach eine Runde.
- Lassen Sie die Packung etwa 30–60 Minuten wirken.
- Anschließend packen Sie das getränkte Tuch wieder in den Glasbehälter und verschließen ihn fest. Das Tuch kann bis zu 30 Mal wiederverwendet werden, wobei es sein kann, dass Sie ab und an etwas zusätzliches Öl hinzugeben müssen.
- Wischen Sie überschüssiges Öl ab, und wenn Sie Ihre Haut anschließend waschen möchten, entfernt eine Mischung aus Wasser und Backpulver zuverlässig alle Rückstände (etwa 1 Teelöffel auf einen halben Liter Wasser).

Ich empfehle die Packung ein bis drei Monate an jeweils drei aufeinander folgenden Tagen pro Woche anzuwenden (besonders vor dem Zubettgehen ist sie sehr empfehlenswert) und dann zu bewerten, ob sie Ihnen hilft. Noch ein kleiner Warnhinweis: Öl erhitzt sich sehr schnell und kann zu Verbrennungen führen, also füllen Sie bitte kein kochend heißes Wasser in Ihre Wärmflasche.

Zyklusrad

Das hier abgebildete Zyklusrad, wie ich es für meinen Zyklus verwende, ist ein Beispiel. Nutzen Sie das leere Zyklusrad auf der folgenden Seite für Ihre eigenen Aufzeichnungen.

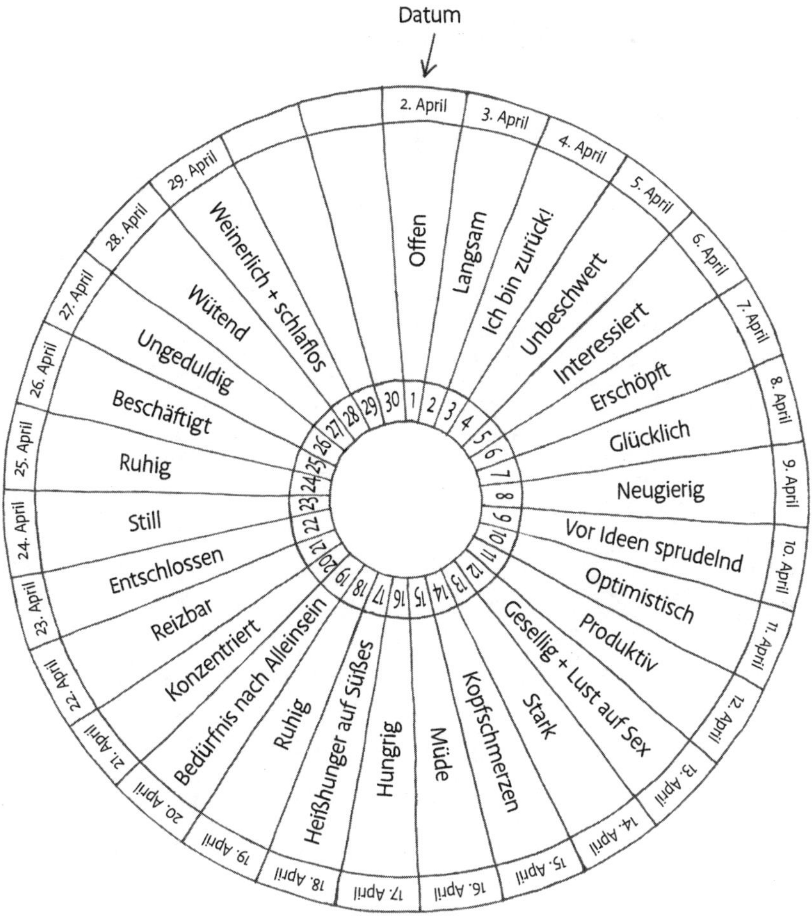

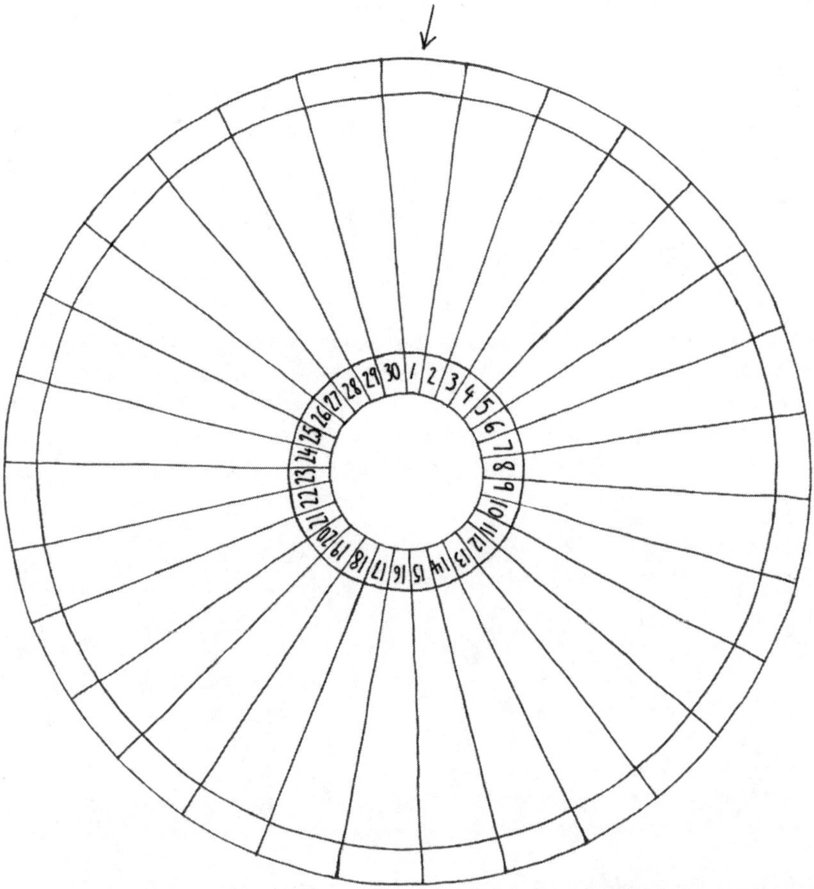
1
2
3
4
5
6
7
8
9
10
11
12
13
14
15
16
17
18
19
20
21
22
23
24
25
26
27
28
29
30

Literatur

Kapitel 1

1. Howden, L.M. and Meyer, J.A. (2010) *Age and Sex Composition: 2010,* United States Census Bureau.
2. United States Census Bureau (2015) 90+ in the United States: 2006–2008: https://www.census.gov/library/publications/2011/acs/acs-17.html
3. Soules, M.R *et al* (2001) Executive summary: Stages of Reproductive Aging Workshop (STRAW), *Climacteric,* 4(4), pp. 267–272.
4. Prior, J. C. *Estrogen's Storm Season: Stories of Perimenopause,* (e-book) 2nd ed. Vancouver, BC: CeMCOR (2018).
5. Centre for Menstrual Cycle and Ovulation Research website: https://www.cemcor.ca/resources/how-can-i-tell-i-am-perimenopause
6. Prior, J. C. (2005) Clearing confusion about perimenopause, *British Columbia Medical Journal,* 47(10), pp. 538–542.
7. Santoro, N. *et al* (2017) Menstrual cycle hormone changes in women traversing menopause: Study of women's health across the nation, *Journal of Clinical Endocrinology and Metabolism,* 102(7), pp. 2218–2229.
8. Costoff, A. and Mahesh, V.B. (1975) Primordial follicles with normal oocytes in the ovaries of postmenopausal women, *Journal of the American Geriatrics Society,* 23(5), pp. 193–196.
9. Treloar, A.E., Boynton, R.E., Behn, B.G. and Brown, B.W. (1967) *Variation of the human menstrual cycle through reproductive life, Int J. Fertil,* Jan–Mar; 12 (1 Pt 2): pp. 77–126, PMID: 5419031.
10. Gliniewicz, K. *et al* (2019) Comparison of the vaginal microbiomes of premenopausal and postmenopausal women, *Frontiers in Microbiology,* 10:193.
11. Pabich, W.L. *et al* (2003) Prevalence and determinants of vaginal flora alterations in postmenopausal women, *Journal of Infectious Diseases,* 188(7), pp. 1054–1058.

12. Gorodeski, G.I. (2000) Effects of menopause and estrogen on cervical epithelial permeability, *Journal of Clinical Endocrinology and Metabolism,* 85(7), pp. 2584–2595.
13. Gorodeski, G.I. (1996) The cervical cycle. In: Adashi, E.Y., Rock, J.A. and Rosenwaks, Z., (eds), *Reproductive Endocrinology, Surgery and Technology,* Lippincott Raven Publishers, pp. 301–324.
14. Sokalska, A. and Valentin, L. (2008) Changes in ultrasound morphology of the uterus and ovaries during the menopausal transition and early post-menopause: a 4-year longitudinal study, *Ultrasound in Obstetrics and Gynaecology,* 31(2), pp. 210–217.
15. Köbele, S.V. *et al* (2019) Hysterectomy uniquely impacts spatial memory in a rat model: A role for the nonpregnant uterus in cognitive processes, *Endocrinology,* 160(1), pp. 1–19.
16. Fogle, R.H. *et al* (2007) Ovarian androgen production in postmenopausal women, *Journal of Clinical Endocrinology and Metabolism,* 92(8), pp. 3040u–3043.
17. Payne, A.H. and Hales, D.B. (2004) Overview of steroidogenic enzymes in the pathway from cholesterol to active steroid hormones, *Endocrine Review,* 25(6), pp. 947–970.
18. Klein, N.A. *et al* (2002) Is the short follicular phase in older women secondary to advanced or accelerated dominant follicle development?, *Journal of Clinical Endocrinology and Metabolism,* 87(12), pp. 5746–5750.
19. Santoro N. *et al* . (2003) Impaired folliculogenesis and ovulation in older reproductive aged women, *Journal of Clinical Endocrinology and Metabolism,* 88(11), pp. 5502–5509.
20. Santoro, N. *et al* (2017) Menstrual cycle hormone changes in women traversing menopause: Study of women's health across the nation, *Journal of Clinical Endocrinology and Metabolism,* 102(7), pp. 2218–2229.
21. Shaw, N.D. *et al* (2015) Compensatory increase in ovarian aromatase in older regularly cycling women, *Journal of Clinical Endocrinology and Metabolism*, 100(9), pp. 3539–3547.
22. Santoro, N. *et al* (1996) Characterization of reproductive hormonal dynamics in the perimenopause, *Journal of Clinical Endocrinology and Metabolism*, 81(4), pp. 1495–1501.

Kapitel 2

1 Feldman, B.M. *et al* (1985) The prevalence of hot flash and associated variables among perimenopausal women, *Research in Nursing and Health,* 8(3), pp. 261–268; Sievert, L.L. (2013) Subjective and objective measures of hot flashes, *American Journal of Human Biology,* 25(5), pp. 573–580.
2. Lock, M. *et al* (1988) Cultural construction of the menopausal syndrome: the Japanese case, *Maturitas,* 10(4), pp. 317–332.
3. Ishizuka, B. *et al* (2008) Crosssectional community survey of menopause symptoms among Japanese women, *Maturitas,* 61(3), pp. 260–267.
4. Kronenberg, F. (1990) Hot flashes: epidemiology and physiology, *Annals of the New York Academy of Sciences,* 592, pp. 52–133.
5. Avis, N.E. *et al* (2015) Duration of menopausal vasomotor symptoms over the menopause transition, *JAMA Internal Medicine,* 175(4), pp. 531–539.
6. Freeman, E.W. *et al* (2014) Risk of long-term hot flashes after natural menopause: evidence from the Penn Ovarian Aging Study cohort, *Menopause,* 21(9), pp. 924–932.
7. Vikström, J. *et al* (2013) Hot flushes still occur in a population of 85-year-old Swedish women, *Climacteric,* 16(4), pp. 453–459.
8. Gallicchio, L. *et al* (2015) Risk factors for hot flashes among women undergoing the menopausal transition: baseline results from the Midlife Women's Health Study, *Menopause,* 22(10), pp. 1098–1107.
9. Aksel, S. *et al* (1976) Vasomotor symptoms, serum estrogens and gonadotropin levels in surgical menopause, *American Journal of Obstetrics and Gynecology,* 126(2), pp. 165–169.
10. Freeman, E.W. *et al* (2005) The role of anxiety and hormonal changes in menopausal hot flashes, *Menopause,* 12(3), pp. 258–266.
11. Kenemans, P. *et al* (2009) Safety and efficacy of tibolone in breast cancer patients with vasomotor symptoms: a doubleblind, randomised, non-inferiority trial, *Lancet Oncology,* 10(2), pp. 135–146.
12. Stubbs, C. *et al* (2017) Do SSRIs and SNRIs reduce the frequency and/or severity of hot flashes in menopausal women, *Journal – Oklahoma State Medical Association,* 110(5), pp. 272–274.

13. Pandya, K.J. *et al* (2000) Oral clonidine in postmenopausal patients with breast cancer experiencing tamoxifen-induced hot flashes: a University of Rochester Cancer Center Community Clinical Oncology Program Study, *Annals of Internal Medicine,* 132(10), pp. 788–793.
14. Pandya, K.J. *et al* (2005) Gabapentin for hot flashes in 420 women with breast cancer: a randomised double-blind placebo-controlled trial, *Lancet,* 366(9488), pp. 818–824.
15. Yurcheshen, M.E. *et al* (2009) Effects of gabapentin on sleep in menopausal women with hot flashes as measured by a Pittsburgh sleep quality index factor scoring model, *Journal of Women's Health,* 18(9), pp. 1355–1360.
16. Pandya, K.J. *et al* (2005) Gabapentin for hot flashes in 420 women with breast cancer: a randomised double-blind placebo-controlled trial, *Lancet,* 366(9488), pp. 818–824.
17. Freedman, R.R. and Woodward, S. (1992) Behavioral treatment of menopausal hot flushes: evaluation by ambulatory monitoring, *American Journal of Obstetrics and Gynecology,* 167(2), pp. 436–439; Irvin J.H. *et al* (1996) The effects of relaxation response training on menopausal symptoms, *Journal of Psychosomatic Obstetrics and Gynaecology,* 17(4), pp. 202–207.
18. Mann, E. *et al* (2012) Cognitive behavioural treatment for women who have menopausal symptoms after breast cancer treatment (MENOS 1): a randomised controlled trial, *Lancet Oncology,* 13(3), pp. 309–318.
19. Aso, T. *et al* (2012) A natural S-equol supplement alleviates hot flushes and other menopausal symptoms in equol nonproducing postmenopausal Japanese women, *Journal of Women's Health,* 21(1), pp. 92–100; Ferrari, A. (2009) Soy extract phytoestrogens with high dose of isoflavones for menopausal symptoms, *Journal of Obstetrics and Gynaecology Research,* 35(6), pp. 1083–1090.
20. Frei – Kleiner, S. *et al* (2005) Cimicifuga racemosa dried ethanolic extract in menopausal disorders: a doubleblind placebo-controlled clinical trial, *Maturitas,* 51(4), pp. 397–404; Mohammad-Alizadeh-Charandabi, S. *et al* (2013) Efficacy of black cohosh (Cimicifuga racemose L.) in treating early symptoms of menopause: a randomized clinical trial, *Chinese Medicine,* 8(1), p. 20.

21. Ziaei, S. *et al* (2007) The effect of vitamin E on hot flashes in menopausal women, *Gynecologic and Obstetric Investigation,* 64(4), pp. 204–207.
22. Auerbach, L. *et al* (2012) Pomegranate seed oil in women with menopausal symptoms: a prospective randomized, placebo-controlled, double-blinded trial, *Menopause,* 19(4), pp. 426–432; Huber, R. *et al* (2017) Pomegranate (Punica granatum) seed oil for treating menopausal symptoms: An individually controlled cohort study, *Alternative Therapies in Health and Medicine,* 23(2), pp. 28–34.
23. Heger, M. *et al* (2006) Efficacy and safety of a special extract of Rheum rhaponticum (ERr731) in perimenopausal women with climacteric complaints: a 12-week randomized, double-blind, placebo-controlled trial, *Menopause*, 13(5), pp. 744–759 (published correction appears in *Menopause,* 14(2), p. 339).
24. Vollmer, G. *et al* (2010) Treatment of menopausal symptoms by an extract from the roots of rhapontic rhubarb: the role of estrogen receptors, *Chinese Medicine,* 5:7.
25. Nambiar, V. and Chalappurath, D. (2019) Thrombotic tendencies in excess catecholamine states, Intechopen: https://www.intechopen.com/books/biogenicamines-in-neurotransmission-and-human-disease/thrombotic-tendencies-inexcess-catecholamine-states
26. El-Battrawy I. *et al* (2018) Estradiol protection against toxic effects of catecholamine on electrical properties in human-induced pluripotent stem cell derived cardiomyocytes, *International Journal of Cardiology,* 254, pp. 195–202.
27. Franco, O.H. *et al* (2015) Vasomotor symptoms in women and cardiovascular risk markers: systematic review and metaanalysis, *Maturitas,* 81(3), pp. 353–361.
28. Muizzuddin, N. *et al* (2005) Effect of systemic hormonal cyclicity on skin, *International Journal of Cosmetic Science,* 56(5), pp. 311–321; Eisenbeiss, C. *et al* (1998) The influence of female sex hormones on skin thickness: evaluation using 20 MHz sonography, *British Journal of Dermatology,* 139(3), pp. 462–467.
29. Hall, G. and Phillips, T.J. (2005) Estrogen and skin: the effects of estrogen, menopause and hormone replacement therapy on the skin,

Journal of the American Academy of Dermatology, 53(4), pp. 555–572.

30. Brincat, M. *et al* (1987) A study of the decrease of skin collagen content, skin thickness and bone mass in the postmenopausal woman, *Obstetrics and Gynecology,* 70(6), pp. 840–845.
31. Aurégan, J.C. *et al* (2018) Correlation between skin and bone parameters in women with postmenopausal osteoporosis: A systematic review, *EFORT Open Reviews,* 3(8), pp. 449–460.
32. DiBonaventura, M. *et al* (2015) The association between vulvovaginal atrophy symptoms and quality of life among postmenopausal women in the United States and Western Europe, *Journal of Women's Health,* 24(9), pp. 713–722.
33. Nappi, R.E. and Kokot-Kierepa, M. (2012) Vaginal health: insights, views and attitudes (VIVA) – results from an international survey, *Climacteric,* 15(1), pp. 36–44.
34. Palacios, S. (2009) Managing urogenital atrophy, *Maturitas,* 63(4), pp. 315–318.
35. Wyeth REVEAL (2009) Revealing vaginal effects at mid-life: surveys of postmenopausal women and healthcare professionals who treat postmenopausal women; Nappi, R.E. and Kokot-Kierepa, M. (2010) Women's voices in the menopause: results from an international survey on vaginal atrophy, *Maturitas,* 67(3), pp. 233–238.
36. Management of symptomatic vulvovaginal atrophy: 2013 position statement of the North American Menopause Society (2013) *Menopause,* 20(9), pp. 888–904.
37. DeGregorio, M.W. *et al* (2014) Ospemifene: a first-in-class, non-hormonal selective estrogen receptor modulator approved for the treatment of dyspareunia associated with vulvar and vaginal atrophy, *Steroids,* 90:82–93.
38. Castelo-Branco, C. *et al* (2005) Management of post-menopausal vaginal atrophy and atrophic vaginitis, *Maturitas,* 52, supplement 1, pp. 46–52.
39. Peters, K.M. *et al* (2007) Sexual function and sexual distress in women with interstitial cystitis: a case-control study, *Urology,* 70(3), pp. 543–547.

40. Bogart, L.M. *et al* (2011) Prevalence and correlates of sexual dysfunction among women with bladder pain syndrome/interstitial cystitis, *Urology,* 77(3), pp. 576–580.
41. Peters, K.M. *et al* (2007) Prevalence of pelvic floor dysfunction in patients with interstitial cystitis, *Urology,* 70(1), pp. 16–18.
42. Robinson, D. and Cardozo, L. (2011) Estrogens and the lower urinary tract, *Neurourology and Urodynamics,* 30(5), pp. 754–757.
43. Baber, R.J., Panay, N., Fenton, A. and IMS Writing Group (2016) IMS recommendations on women's midlife health and menopause hormone therapy, *Climacteric,* 19(2), pp. 109–150.
44. Castelo-Branco, C. *et al* (2005) Management of post-menopausal vaginal atrophy and atrophic vaginitis, *Maturitas,* 52, supplement 1, pp. 46–52.
45. Nygaard, I. *et al* (2008) Prevalence of symptomatic pelvic floor disorders in US women, *JAMA,* 300(11), pp. 1311–1316.
46. Nygaard, I. *et al* (2008) *ibid.*
47. Gray, M. (2004) Preventing and managing perineal dermatitis: a shared goal for wound and continence care, *Journal of Wound Ostomy and Continence Nursing* 31(1), pp. S2-S12.

Kapitel 3

1. Kim, N. *et al* (2005) The impact of clinical trials on the use of hormone replacement therapy: a population based study, *Journal of General Internal Medicine,* 20(11), pp. 1026–1031; Roumie, C.L. *et al.* A three-part intervention to change the use of hormone replacement therapy in response to new evidence, *Annals of Internal Medicine,* 141(2), pp. 118–125.
2. Karim, R. *et al* (2011) Hip fracture in postmenopausal women after cessation of hormone therapy: results from a prospective study in a large health management organization, *Menopause,* 18(11), pp. 1172–1177.
3. Hodis, H.N. and Sarrel, P.M. (2018) Menopausal hormone therapy and breast cancer: what is the evidence from randomized trials? *Climacteric,* 21(6), pp. 521–528.

4. Stefanick, M.L. *et al* (2006) Effects of conjugated equine estrogens on breast cancer and mammography screening in postmenopausal women with hysterectomy, *JAMA*, 295(14), pp. 1647–1657.
5. Stefanick, M.L. *et al* (2006) Effects of conjugated equine estrogens on breast cancer and mammography screening in postmenopausal women with hysterectomy, *JAMA*, 295(14), pp. 1647–1657.
6. Manson, J.E. *et al* (2017) Menopausal hormone therapy and long-term all-cause and cause-specific mortality: the Women's Health Initiative randomized trials, *JAMA*, 318(10), pp. 927–938.
7. Langer, R.D. (2017) The evidence base for HRT: what can we believe? *Climacteric*, 20(2), pp. 91–96.
8. https://www.theguardian.com/science/2019/aug/29/breast-cancer-risk-from-using-hrt-is-twicewhat-was-thought
9. https://www.uhs.nhs.uk/Media/SUHTInternet/Services/Breast ImagingUnit/NHS-Breast-Screening-helping-you-decide.pdf
10. Baber, R.J., Panay, N., Fenton, A. and IMS Writing Group (2016) IMS recommendations on women's midlife health and menopause hormone therapy, *Climacteric*, 19(2), pp. 109–150.
11. Simoncini, T. *et al* (2004) Genomic and non-genomic effects of estrogens on endothelial cells, *Steroids*, 69(8–9), pp. 537–542.
12. Speroff, L. (2004) A clinician's review of the WHI – related literature, *International Journal of Fertility and Women's Medicine*, 49(6), pp. 252–267.
13. Salpeter, S.R. *et al* (2006) Brief report: coronary heart disease events associated with hormone therapy in younger and older women: a meta-analysis, *Journal of General Internal Medicine*, 21(4), pp. 363–366 (published correction appears in *Journal of General Internal Medicine*, 23(10), p. 1728).
14. Fu, X.D. and Simoncini, T. (2008) Extra-nuclear signaling of estrogen receptors, *International Union of Biochemistry and Molecular Biology Life*, 60(8), pp. 502–510.
15. https://www.nice.org.uk/guidance/ng23
16. Razmara, A. *et al* (2007) Estrogen suppresses brain mitochondrial oxidative stress in female and male rats, *Brain Research*, 1176:71–81.
17. https://www.cancerhealth.com/article/bayer-pay-10-billion-settle-roundup-cancer-lawsuits

18. Nelson, L.M. *et al* (1996) Premature ovarian failure. In: Adashi, E.Y., Rock, J.A. and Rosenwaks, Z., (eds), *Reproductive Endocrinology, Surgery and Technology*, Lippincott-Raven, pp. 1393–410; Woad, K.J. *et al* (2006) The genetic basis of premature ovarian failure, *Australian and New Zealand Journal of Obstetrics and Gynaecology*, 46(3), pp. 242–244.
19. Alzubaidi, N.H. *et al* (2002) Meeting the needs of young women with secondary amenorrhea and spontaneous premature ovarian failure, *Obstetrics and Gynecology*, 99(5) (Part 1), pp. 720–725.
20. Bidet, M. *et al* (2008) Premature ovarian failure: predictability of intermittent ovarian function and response to ovulation induction agents, *Current Opinions in Obstetrics and Gynecology*, 20(4), pp. 416–420; Welt, C.K. (2008) Primary ovarian insufficiency: a more accurate term for premature ovarian failure, *Clinical Endocrinology (Oxford)*, 68(4), pp. 499–509; van Kasteren, Y.M. and Schoemaker, J. (1999) Premature ovarian failure: a systematic review on therapeutic interventions to restore ovarian function and achieve pregnancy, *Human Reproduction Update*, 5(5), pp. 483–492.
21. Pinkerton, J.V. and Santen, R.J. (2019) Managing vasomotor symptoms in women after cancer, *Climacteric*, 22(6), pp. 544–552.
22. Rebbeck, T.R. *et al* (2005) Effect of short-term hormone replacement therapy on breast cancer risk reduction after bilateral prophylactic oophorectomy in BRCA1 and BRCA2 mutation carriers: the PROSE Study Group, *Journal of Clinical Oncology*, 23(31), pp. 7804–7810.
23. Eisen, A. *et al* (2008) Hormone therapy and the risk of breast cancer in BRCA1 mutation carriers, *Journal of the National Cancer Institute*, 100(19), pp. 1361–1367.
24. Coulam, C.B. *et al* (1986) Incidence of premature ovarian failure, *Obstetrics and Gynecology*, 67(4), pp. 604–606.
25. Shelling, A.N. (2010) Premature ovarian failure, *Reproduction*, 140(5), pp. 633–641.
26. de Villiers, T.J. *et al* (2013) Global consensus statement on menopausal hormone therapy, *Climacteric*, 16(2), pp. 203–204.
27. Prior, J.C. and Hitchcock, C.L. (2012) Progesterone for hot flush and night sweat treatment – effectiveness for severe vasomotor

symptoms and lack of withdrawal rebound, *Gynecological Endocrinology,* 28, Supplement 2, pp. 7–11.

28. Fournier, A. *et al* (2005) Breast cancer risk in relation to different types of hormone replacement therapy in the E3N-EPIC cohort, *International Journal of Cancer,* 114(3), pp. 448–454; Fournier, A. *et al* (2008) Unequal risks for breast cancer associated with different hormone replacement therapies: results from the E3N cohort study, *Breast Cancer Research and Treatment,* 107(1), pp. 103–111 (published correction appears in *Breast Cancer Research and Treatment,* 107(2), pp. 307–308); Espi e, M. *et al* (2007) Breast cancer incidence and hormone replacement therapy: results from the MISSION study, prospective phase, *Gynecological Endocrinology,* 23(7), pp. 391–397; Cordina-Duverger, E. *et al* (2013) Risk of breast cancer by type of menopausal hormone therapy: a case-control study among post-menopausal women in France, *PLoS One,* 8(11), p. e78016.
29. Press, D.J. *et al* (2011) Breast cancer risk and ovariectomy, hysterectomy and tubal sterilization in the women's contraceptive and reproductive experiences study, *American Journal of Epidemiology,* 173(1), pp. 38–47.
30. Manson, J.E. *et al* (2017) Menopausal hormone therapy and long-term all-cause and cause-specific mortality: The Women's Health Initiative randomized trials, *JAMA,* 318(10), pp. 927–938.
31. https://www.bjfm.co.uk/results-from-the-bjfm-menopause-survey

Kapitel 4

Gibt es keine Anmerkung, basieren alle Daten zur Zuverlässigkeit von Verhütungsmitteln auf den Unterlagen des NHS: https://www.nhs.uk/conditions/contraception/how-effective-contraception

1. Leiblum, S. *et al* (1983) Vaginal atrophy in the postmenopausal woman: the importance of sexual activity and hormones, *JAMA,* 249(16), pp. 2195–2198.
2. Hickey, M. *et al* (2017) Non-hormonal treatments for menopausal symptoms, *British Medical Journal,* 359:j5101.

3. Finer, L.B. (2010) Unintended pregnancy among US adolescents: accounting for sexual activity, *Journal of Adolescent Health*, 47(3), pp. 312–314.
4. Baldwin, M.K. and Jensen, J.T. (2013) Contraception during the perimenopause, *Maturitas*, 76(3), pp. 235–242.
5. Fritz, M. and Speroff, L. (2011) *Clinical Gynecologic Endocrinology and Infertility*, 8th edition.
6. https://patient.info/sexual-health/contraception-methods/contraception-for-the-mature-woman
7. https://sexualhealthdorset.org/contraception/male-sterilisation-vasectomy
8. Jones, R.K. (2011) *Beyond Birth Control: The Overlooked Benefits of Oral Contraceptive Pills*, Guttmacher Institute.
9. Kailasam, C. and Cahill, D. (2008) Review of the safety, efficacy and patient acceptability of the levonorgestrel-releasing intrauterine system, *Patient Preference and Adherence*, 2, pp. 293–302.
10. Farley, T.M. *et al* (1992) Intrauterine devices and pelvic inflammatory disease: an international perspective, *Lancet*, 339(8796), pp. 785–788.
11. Panzer, C. *et al* (2006) Impact of oral contraceptives on sex hormone-binding globulin and androgen levels: a retrospective study in women with sexual dysfunction, *The Journal of Sexual Medicine,* 3(1), pp. 104–113.
12. Battaglia, C. *et al* (2011) Sexual behaviour and oral contraception: a pilot study, *The Journal of Sexual Medicine*, 9(2), pp. 550–557.
13. Battaglia, C. *et al* (2014) Clitoral vascularization and sexual behavior in young patients treated with drospirenone-ethinyl estradiol or contraceptive vaginal ring: a prospective, randomized, pilot study, *The Journal of Sexual Medicine*, 11(2), pp. 471–480.
14. Skovlund, C.W. *et al* (2016) Association of hormonal contraception with depression, *JAMA Psychiatry*, 73(11), pp. 1154–1162 (published correction appears in *JAMA Psychiatry,* 74(7), p. 764).
15. Zukerman, Z. *et al* (2003) Does preejaculatory penile secretion originating from Cowper's gland contain sperm? *Journal of Assisted Reproduction and Genetics*, 20(4), pp. 157–159.

16. Killick, S.R. *et al* (2011) Sperm content of pre-ejaculatory fluid, *Human Fertility,* 14(1), pp. 48–52.
17. Frank-Herrmann, P. *et al* (2007) The effectiveness of a fertility awareness-based method to avoid pregnancy in relation to a couple's sexual behaviour during the fertile time: a prospective longitudinal study. *Human Reproduction*, 22(5), pp. 1310–1319.
18. Fehring, R.J. and Mu, Q. (2014) Cohort efficacy study of natural family planning among perimenopause age women, *Journal of Obstetric, Gynecologic and Neonatal Nursing,* 43(3) pp. 351–358.

Kapitel 5

1. Dubey, N. *et al* (2017) The ESC/E(Z) complex, an effector of response to ovarian steroids, manifests an intrinsic difference in cells from women with premenstrual dysphoric disorder, *Molecular Psychiatry,* 22(8), pp. 1172–1184.
2. Huo, L. *et al* (2007) Risk for premenstrual dysphoric disorder is associated with genetic variation in ESR1, the estrogen receptor alpha gene, *Biological Psychiatry,* 62(8), pp. 925–933.
3. https://www.nih.gov/news-events/newsreleases/sex-hormone-sensitive-gene-complex-linked-premenstrual-mood-disorder
4. Moseley, R.L. *et al* (2020) 'When my autism broke': a qualitative study spotlighting autistic voices on menopause, *Autism*, 24(6), pp. 1423–1437.
5. Bäckström, T. *et al* (2014) Allopregnanolone and mood disorders, *Progress in Neurobiology,* 113, pp. 88–94.
6. Studd, J.W. (2011) A guide to the treatment of depression in women by estrogens, *Climacteric*, 14(6), pp. 637–642.
7. Panay, N. and Studd, J. (1997) Progestogen intolerance and compliance with hormone replacement therapy in menopausal women, *Human Reproduction Update*, 3(2), pp. 159–171.
8. Xiao, B. *et al* (2003) Therapeutic effects of the levonorgestrel-releasing intrauterine system in the treatment of idiopathic menorrhagia, *Fertility and Sterility,* 79(4), pp. 963–969.
9. Kessler, R.C. *et al* (1994) Lifetime and 12-month prevalence of DSM-III-R psychiatric disorders in the United States: results from

the National Comorbidity Survey, *Archives of General Psychiatry,* 51(1), pp. 8–19.
10. Bromberger, J.T. *et al* (2001) Psychologic distress and natural menopause: a multi-ethnic community study, *American Journal of Public Health* 91(9), pp. 1435–1442.
11. Gallicchio, L. *et al* (2007) Correlates of depressive symptoms among women undergoing the menopausal transition, *Journal of Psychosomatic Research*, 63(3), pp. 263–268.
12. Bromberger, J.T. *et al* (2010) Longitudinal change in reproductive hormones and depressive symptoms across the menopausal transition: results from the Study of Women's Health Across the Nation (SWAN), *Archives of General Psychiatry*, 67(6), pp. 598–607.
13. Carvalho, A.F. *et al* (2016) The safety, tolerability and risks associated with the use of newer generation antidepressant drugs: a critical review of the literature, *Psychotherapy and Psychosomatics*, 85(5), pp. 270–288.
14. Freeman, E.W. *et al* (2007) Symptoms associated with menopausal transition and reproductive hormones in midlife women, *Obstetrics and Gynecology,* 110(2) Part 1, pp. 230–240.
15. Bromberger, J.T. *et al* (2010) Longitudinal change in reproductive hormones and depressive symptoms across the menopausal transition: results from the Study of Women's Health Across the Nation (SWAN), *Archives of General Psychiatry*, 67(6), pp. 598–607.
16. https://www.nhs.uk/conditions/stress-anxiety-depression/ways-relieve-stress
17. Blumenthal, J.A. *et al* (1999) Effects of exercise training on older patients with major depression, *Archives of Internal Medicine*, 159(19), pp. 2349–2356.
18. Gordon, B.R. *et al* (2018) Association of efficacy of resistance exercise training with depressive symptoms: meta-analysis and meta-regression analysis of randomized clinical trials, *JAMA Psychiatry*, 75(6), pp. 566–576.
19. Mocking, R.J. *et al* (2016) Meta-analysis and meta-regression of omega-3 polyunsaturated fatty acid supplementation for major depressive disorder, *Translational Psychiatry,* 6(3), p. e756.

20. Sirdah, M.M. *et al* (2002) Possible ameliorative effect of taurine in the treatment of iron-deficiency anaemia in female university students of Gaza, Palestine, *European Journal of Haematology,* 69(4), pp. 236–242.
21. Wu, Q. and Shah, N.P. (2018) Restoration of GABA production machinery in Lactobacillus brevis by accessible carbohydrates, anaerobiosis and early acidification, *Food Microbiology,* 69, pp. 151–158.
22. Spring, B. (1984) Recent research on the behavioral effects of tryptophan and carbohydrate, *Nutrition and Health*, 3(1–2), pp. 55–67.
23. Bhatti, T. *et al* (1998) Effects of a tryptophan-free amino acid drink challenge on normal human sleep electroencephalogram and mood, *Biological Psychiatry,* 43(1), pp. 52–59.
24. DiNicolantonio, J.J. *et al* (2018) Subclinical magnesium deficiency: a principal driver of cardiovascular disease and a public health crisis, *Open Heart*, 5(1), p. e000668 (published correction appears in *Open Heart*, 5(1), p. e000668corr1).
25. Sanmukhani, J. *et al* (2014) Efficacy and safety of curcumin in major depressive disorder: a randomized controlled trial, *Phytotherapy Research*, 28(4), pp. 579–585.
26. Bergman, J. *et al* (2013) Curcumin as an add-on to antidepressive treatment: a randomized, doubleblind, placebo-controlled, pilot clinical study, *Clinical Neuropharmacology*, 36(3), pp. 73–77.
27. Ritz, M.F. *et al* (2002) 17betaestradiol effect on the extracellular concentration of amino acids in the glutamate excitotoxicity model in the rat. *Neurochemical Research*, 27(12), pp. 1677–1683; Ma, Q. *et al* (2015) Estradiol decreases taurine level by reducing cysteine sulfinic acid decarboxylase via the estrogen receptor – a in female mice liver, *American Journal of Physiology – Gastrointestinal and Liver Physiology,* 308(4), pp. G277-G286.
28. Wu, J.Y. and Prentice, H. (2010) Role of taurine in the central nervous system, *Journal of Biomedical Science,* 17, Supplement 1, p. S1.
29. Ochoa-de la Paz. L. *et al* (2019) Taurine and GABA neurotransmitter receptors, a relationship with therapeutic potential? *Expert Review of Neurotherapeutics*, 19(4), pp. 289–291.

30. Gupta, R.C. and Kim, S.J. (2003) Taurine, analogues and bone: a growing relationship, *Advances in Experimental Medicine and Biology*, 526, pp. 323–328.
31. Ito, T. *et al* (2012) The potential usefulness of taurine on diabetes mellitus and its complications, *Amino Acids*, 42(5), pp. 1529–1539.
32. Kuboyama, T. *et al* (2005) Neuritic regeneration and synaptic reconstruction induced by withanolide A, *British Journal of Pharmacology*, 144(7), pp. 961–971.
33. Cohen, M.M. (2014) Tulsi – Ocimum sanctum: A herb for all reasons, *Journal of Ayurveda and Integrative Medicine*, 5(4), pp. 251–259.
34. Lai, P.L. *et al* (2013) Neurotrophic properties of the lion ' s mane medicinal mushroom, Hericium erinaceus (Higher Basidiomycetes) from Malaysia, *International Journal of Medicinal Mushrooms*, 15(6), pp. 539–554.
35. Mori, K. *et al* (2011) Effects of Hericium erinaceus on amyloid β (25–35) peptide-induced learning and memory deficits in mice. *Biomedical Research*, 32(1), pp. 67–72; Chang, H.C. *et al* (2016) Hericium erinaceus inhibits TNF α – induced angiogenesis and ROS generation through suppression of MMP-9/NF- κ B signaling and activation of Nrf2-mediated antioxidant genes in human EA. hy926 endothelial cells, *Oxidative Medicine and Cell Longevity*, 8257238.
36. Chiu, C.H. *et al* (2018) Erinacine A-enriched Hericium erinaceus mycelium produces antidepressant – like effects through modulating BDNF/PI3K/Akt/GSK– 3β signaling in mice, *International Journal of Molecular Sciences*, 19(2), p. 341.
37. Liang, B. *et al* (2013) Antihyperglycemic and antihyperlipidemic activities of aqueous extract of Hericium erinaceus in experimental diabetic rats, *BMC Complementary and Alternative Medicine*, 13, p. 253.
38. Nagano, M. *et al* (2010) Reduction of depression and anxiety by 4 weeks' Hericium erinaceus intake, *Biomed Research*, 31(4), pp. 231–237.
39. Wang, J. *et al* (2017) Emerging roles of *Ganoderma Lucidum* in anti-aging, *Aging and Disease*, 8(6), pp. 691–707.

40. Gold, E.B. *et al* (2000) Relation of demographic and lifestyle factors to symptoms in a multi-racial/ethnic population of women 40–55 years of age, *American Journal of Epidemiology*, 152(5), pp. 463–473.
41. Sairanen, M. *et al* (2005) Brain-derived neurotrophic factor and antidepressant drugs have different but coordinated effects on neuronal turnover, proliferation and survival in the adult dentate gyrus, *Journal of Neuroscience*, 25(5), pp. 1089–1094.
42. Su, Q. *et al* (2016) Estrogen therapy increases BDNF expression and improves post-stroke depression in ovariectomy-treated rats, *Experimental and Therapeutic Medicine*, 12(3), pp. 1843–1848.
43. Liu, P.Z. and Nusslock, R. (2018) Exercise-mediated neurogenesis in the hippocampus via BDNF, *Frontiers in Neuroscience*, 12, p. 52.
44. Newcomer, J.W. *et al* (1999) Decreased memory performance in healthy humans induced by stress-level cortisol treatment, *Archives of General Psychiatry*, 56(6), pp. 527–533.
45. Sherwin, B.B. (1988) Estrogen and/or androgen replacement therapy and cognitive functioning in surgically menopausal women, *Psychoneuroendocrinology*, 13(4), pp. 345–357.
46. Shumaker, S.A. *et al* (1998) The Women' s Health Initiative Memory Study (WHIMS): a trial of the effect of estrogen therapy in preventing and slowing the progression of dementia, *Controlled Clinical Trials*, 19(6), pp. 604–621.
47. Cambiasso, M.J. and Carrer, H.F. (2001) Nongenomic mechanism mediates estradiol stimulation of axon growth in male rat hypothalamic neurons in vitro, *Journal of Neuroscience Research*, 66(3), pp. 475–481.
48. Simpkins, J.W. *et al* (1997) Estrogens may reduce mortality and ischemic damage caused by middle cerebral artery occlusion in the female rat, *Journal of Neurosurgery*, 87(5), pp. 724–730.
49. Simpkins, J.W. *et al* (1997) Role of estrogen replacement therapy in memory enhancement and the prevention of neuronal loss associated with Alzheimer's disease. *American Journal of Medicine*, 103(3A), pp. 19S–25S; Resnick, S.M. *et al* (1997) Estrogen replacement therapy and longitudinal decline in visual memory: a possible protective effect? *Neurology*, 49(6), pp. 1491–1497.

50. (2000) Estrogen deprivation leads to death of dopamine cells in the brain. ScienceDaily: www.sciencedaily.com/releases/2000/12/001204072446.htm (source: Yale University)

Kapitel 7

1. Webb, P. (1986) 24-hour energy expenditure and the menstrual cycle, *American Journal of Clinical Nutrition*, 44(5), pp. 614–619.
2. Peppa, M. *et al* (2013) Body composition determinants of metabolic phenotypes of obesity in nonobese and obese postmenopausal women, *Obesity (Silver Spring)*, 21(9), pp. 1807–1814.
3. Doyle, S.L. *et al* (2012) Visceral obesity, metabolic syndrome, insulin resistance and cancer, *Proceedings of the Nutrition Society*, 71(1), pp. 181–189.
4. Barbagallo, M. and Dominguez, L.J. (2007) Magnesium metabolism in type 2 diabetes mellitus, metabolic syndrome and insulin resistance, *Archives of Biochemistry and Biophysics*, 458(1), pp. 40–47.
5. Humphries, S. *et al* (1999) Low dietary magnesium is associated with insulin resistance in a sample of young, nondiabetic Black Americans, *American Journal of Hypertension*, 12(8) Part 1, pp. 747–756.
6. Morais, J.B.S. *et al* (2017) Effect of magnesium supplementation on insulin resistance in humans: a systematic review, *Nutrition*, 38, pp. 54–60.
7. Costantino, D. *et al* (2009) Metabolic and hormonal effects of myo-inositol in women with polycystic ovary syndrome: a double – blind trial, *European Review for Medical and Pharmacological Sciences,* 13(2), pp. 105–110.
8. Gianfranco, C. *et al* (2011) Myo-inositol in the treatment of premenstrual dysphoric disorder, *Human Psychopharmacology*, 26(7), pp. 526–530; Cunningham, J. *et al* (2009) Update on research and treatment of premenstrual dysphoric disorder, *Harvard Review of Psychiatry*, 17(2), pp. 120–137.
9. Giordano, D. *et al* (2011) Effects of myo-inositol supplementation in postmenopausal women with metabolic syndrome: a perspective,

randomized, placebo-controlled study, *Menopause*, 18(1), pp. 102–104.
10. Nordio, M. *et al* (2019) The 40:1 myo-inositol/D-chiro-inositol plasma ratio is able to restore ovulation in PCOS patients: comparison with other ratios, *European Review for Medical and Pharmacological Sciences*, 23(12), pp. 5512–5521.
11. Eason, R.C. *et al* (2002) Lipoic acid increases glucose uptake by skeletal muscles of obese-diabetic ob/ob mice, *Diabetes Obesity and Metabolism*, 4(1), pp. 29–35.
12. Li, N. *et al* (2017) Effects of oral α – lipoic acid administration on body weight in overweight or obese subjects: a crossover randomized, doubleblind, placebo-controlled trial, *Clinical Endocrinology (Oxford)*, 86(5), pp. 680–687.
13. Gupta Jain, S. *et al* (2017) Effect of oral cinnamon intervention on metabolic profile and body composition of Asian Indians with metabolic syndrome: a randomized double-blind control trial, *Lipids in Health and Disease*, 16(1), p. 113.
14. Khan, A. *et al* (2003) Cinnamon improves glucose and lipids of people with type 2 diabetes, *Diabetes Care*, 26(12), pp. 3215–3218.
15. Hajimehdipoor, H. *et al* (2008) Identification and quantitative determination of blood lowering sugar amino acid in fenugreek, *Planta Medica*, 74:PH12; Broca, C. *et al* (2004) Insulinotropic agent ID – 1101 (4-hydroxyisoleucine) activates insulin signaling in rat, *American Journal of Physiology-Endocrinologyand Metabolism*, 287(3), pp. E463-E471.
16. Shamshad Begum, S. *et al* (2016) A novel extract of fenugreek husk (FenuSMART™) alleviates postmenopausal symptoms and helps to establish the hormonal balance: a randomized, double-blind, placebo-controlled study, *Phytotherapy Research*, 30(11), pp. 1775–1784.
17. Wei, W. *et al* (2012) A clinical study on the short-term effect of berberine in comparison to metformin on the metabolic characteristics of women with polycystic ovary syndrome, *European Journal of Endocrinology*, 166(1), pp. 99–105.
18. Anderson, R.A. *et al* (1991) Supplemental – chromium effects on glucose, insulin, glucagon and urinary chromium losses in subjects

consuming controlled low-chromium diets, *American Journal of Clinical Nutrition*, 54(5), pp. 909–916.

19. Choudhary, D. *et al* (2017) Body weight management in adults under chronic stress through treatment with ashwagandha root extract: a double-blind, randomized, placebo-controlled trial, *Journal of Evidence-Based Complementary Integrative Medicine*, 22(1), pp. 96–106.
20. Joo, E.Y. *et al* (2012) Adverse effects of 24 hours of sleep deprivation on cognition and stress hormones, *Journal of Clinical Neurology*, 8(2), pp. 146–150.
21. Spiegel, K. *et al* (2005). Sleep loss: a novel risk factor for insulin resistance and type 2 diabetes, *Journal of Applied Physiology*, 99(5), pp. 2008–2019.
22. Ju, S.Y. and Choi, W.S. (2013) Sleep duration and metabolic syndrome in adult populations: a metaanalysis of observational studies, *Nutrition and Diabetes*, 3(5), p. e65.
23. Xi, B. *et al* (2014) Short sleep duration predicts risk of metabolic syndrome: a systematic review and meta-analysis, *Sleep Medicine Reviews*, 18(4), pp. 293–297.
24. Spiegel, K. *et al* (2004) Brief communication: Sleep curtailment in healthy young men is associated with decreased leptin levels, elevated ghrelin levels, and increased hunger and appetite. *Annals of Internal Medicine*, 141(11), pp. 846–850.
25. Blom, W.A. *et al* (2006) Effect of a high-protein breakfast on the postprandial ghrelin response, *American Journal of Clinical Nutrition*, 83(2), pp. 211–220.
26. Sumithran, P. *et al* (2013) Ketosis and appetite-mediating nutrients and hormones after weight loss, *European Journal of Clinical Nutrition*, 67(7), pp. 759–764.
27. Beigh, S.H. and Jain, S. (2012) Prevalence of metabolic syndrome and gender differences, *Bioinformation*, 8(13), pp. 613–616.
28. Rossi, M.C. *et al* (2013) Sex disparities in the quality of diabetes care: biological and cultural factors may play a different role for different outcomes: a cross-sectional observational study from the AMD Annals initiative. *Diabetes Care*, 36(10), pp. 3162–3168.

29. Pentti, K. *et al* (2009) Hormone therapy protects from diabetes: the Kuopio osteoporosis risk factor and prevention study, *European Journal of Endocrinology*, 160(6), pp. 979–83; *und* Kanaya, A.M. *et al* (2003) Glycemic effects of postmenopausal hormone therapy: the Heart and Estrogen/progestin Replacement Study. A randomized, double-blind, placebo-controlled trial. *Annals of Internal Medicine*, 138(1) pp. 1–9; *und* Margolis, K.L. *et al* (2004) Effect of oestrogen plus progestin on the incidence of diabetes in postmenopausal women: results from the Women's Health Initiative Hormone Trial. *Diabetologia*, 47(7) pp. 1175–1187.
30. Nussey, S. and Witehead, S. (2001) *Endocrinology: An Integrated Approach*, BIOS Scientific Publishers.
31. Mazer, N.A. (2004) Interaction of estrogen therapy and thyroid hormone replacement in postmenopausal women, *Thyroid*, 14, Supplement 1, pp. S27-S34.
32. Sathi, P. *et al* (2013) Progesterone therapy increases free thyroxine levels – data from a randomized placebo-controlled 12-week hot flush trial, *Clinical Endocrinology (Oxford)*, 79(2), pp. 282–287.
33. Mortavazi, S. *et al* (2009) Alterations in TSH and thyroid hormones following mobile phone use, *Oman Medical Journal*, 24(4), pp. 274–278.
34. Kessler, L. *et al* (2010) Changes in serum TSH and free T4 during human sleep restriction, *Sleep*, 33(8), pp. 1115–1118.
35. Unal, A.D. *et al* (2014) Vitamin D deficiency is related to thyroid antibodies in autoimmune thyroiditis, *Central European Journal of Immunology*, 39(4), pp. 493–497. doi:10.5114/ceji.2014.47735

Kapitel 8

1. Bilezikian, J.P. *et al* (1998) Increased bone mass as a result of estrogen therapy in a man with aromatase deficiency, *New England Journal of Medicine*, 339(9), pp. 599–603; Falahati-Nini, A. *et al* (2000) Relative contributions of testosterone and estrogen in regulating bone resorption and formation in normal elderly men, *Journal of Clinical Investigation*, 106(12), pp. 1553–1560.

2. Garnero, P. *et al* (1996) Increased bone turnover in late postmenopausal women is a major determinant of osteoporosis, *Journal of Bone and Mineral Research*, 11(3), pp. 337–349.
3. Tella, S.H. and Gallagher, J.C. (2014) Prevention and treatment of postmenopausal osteoporosis, *Journal of Steroid Biochemistry and Molecular Biology*, 142, pp. 155–170.
4. Kanis, J.A. *et al* (2000) Long-term risk of osteoporotic fracture in Malmö, *Osteoporosis International*, 11(8), pp. 669–674.
5. Ishii, S. *et al* (2013) Trajectories of femoral neck strength in relation to the final menstrual period in a multi-ethnic cohort, *Osteoporosis International*, 24(9), pp. 2471–2481.
6. Beck, T.J. *et al* (2009) Does obesity really make the femur stronger? BMD, geometry and fracture incidence in the women's health initiative – observational study, *Journal of Bone and Mineral Research*, 24(8), pp. 1369–1379.
7. Cummings, S.R. and Melton, L.J. (2002) Epidemiology and outcomes of osteoporotic fractures, *Lancet*, 359(9319), pp. 1761–1767.
8. Wosje, K.S. *et al* (2001) Comparison of bone parameters by dual-energy X-ray absorptiometry and peripheral quantitative computed tomography in Hutterite vs. non-Hutterite women aged 35–60 years, *Bone*, 29(2), pp. 192–197.
9. Ma, D. *et al* (2013) Effects of walking on the preservation of bone mineral density in perimenopausal and postmenopausal women: a systematic review and meta-analysis, *Menopause*, 20(11), pp. 1216–1226.
10. Kohrt, W.M. *et al* (2004) American College of Sports Medicine position stand: physical activity and bone health, *Medicine and Science in Sports and Exercise*, 36(11), pp. 1985–1996.
11. Nicholson, V.P. *et al* (2015) Low-load very high-repetition resistance training attenuates bone loss at the lumbar spine in active post-menopausal women, *Calcified Tissue International*, 96(6), pp. 490–499.
12. Heinonen, A. *et al* (1996) Randomised controlled trial of effect of high impact exercise on selected risk factors for osteoporotic fractures, *Lancet*, 348(9038), pp. 1343–1347.

13. Nelson, M.E. *et al* (1994) Effects of high – intensity strength training on multiple risk factors for osteoporotic fractures: a randomized controlled trial, *JAMA*, 272(24), pp. 1909–1914.
14. Itoi, E. and Sinaki, M. (1994) Effect of back-strengthening exercise on posture in healthy women 49 to 65 years of age, *Mayo Clinic Proceedings*, 69(11), pp. 1054–1059.
15. Feskanich, D. *et al* (1997) Milk, dietary calcium and bone fractures in women: a 12-year prospective study, *American Journal of Public Health*, 87(6), pp. 992–997.
16. Bolland, M.J. *et al* (2011) Calcium supplements with or without vitamin D and risk of cardiovascular events: reanalysis of the Women's Health Initiative limited access dataset and meta-analysis, *British Medical Journal*, 342:d2040.
17. Warensjö, E. *et al* (2011) Dietary calcium intake and risk of fracture and osteoporosis: prospective longitudinal cohort study, *British Medical Journal*, 342:d1473.
18. Wallace, R.B. *et al* (2011) Urinary tract stone occurrence in the Women's Health Initiative (WHI) randomized clinical trial of calcium and vitamin D supplements, *American Journal of Clinical Nutrition*, 94(1), pp. 270–277.
19. Bolland, M.J. *et al* (2011) Calcium supplements with or without vitamin D and risk of cardiovascular events: reanalysis of the Women's Health Initiative limited access dataset and meta-analysis, *British Medical Journal*, 342:d2040.

Kapitel 9

1. Moorman, P.G. *et al* (2011) Effect of hysterectomy with ovarian preservation on ovarian function. *Obstetrics and Gynecology*,118(6), pp. 1271–1279.
2. Moorman, P.G. *et al* (2011) *ibid.*
3. Farquhar, C.M. *et al* (2005) The association of hysterectomy and menopause: a prospective cohort study, *International Journal of Obstetrics and Gynaecology*, 112(7), pp. 956–962.

4. Simpson, J.C. *et al* (2015) Enhanced recovery from surgery in the UK: an audit of the enhanced recovery partnership programme 2009–2012, *British Journal of Anaesthesia*, 115(4), pp. 560–568.
5. Hayhurst, C. *et al* (2014) Enteral hydration prior to surgery: the benefits are clear, *Anesthesia and Analgesia*, 118(6), pp. 1163–1164.
6. Hubacher, D. *et al* (2009) Side-effects from the copper IUD: do they decrease over time? *Contraception*, 79(5), pp. 356–362.
7. Jacobstein, R. and Polis, C.B. (2014) Progestin-only contraception: injectables and implants, *Best Practice and Research. Clinical Obstetrics and Gynaecology,* 28(6), pp. 795–806.
8. Edlund, M. *et al* (1996) On the value of menorrhagia as a predictor for coagulation disorders, *American Journal of Hematology*, 53 (4), pp. 234–238; Kadir, R.A. *et al* (1998) Frequency of inherited bleeding disorders in women with menorrhagia, *Lancet*, 351(9101), pp. 485–489.
9. https://www.bmj.com/content/328/7449/1199 (subscription required)
10. Royal Devon and Exeter NHS Foundation Trust (2017) *Endometrial Ablation*: https://www.rdehospital.nhs.uk/documents/patient-information-leaflets/gynaecology/patient-information-leaflet-endometrial-ablation.pdf
11. Taymor, M.L. *et al* (1964) The etiological role of chronic iron deficiency in production of menorrhagia, *JAMA*, 187, pp. 323–327.
12. Naafe, M. *et al* (2018) Effect of hydroalcoholic extracts of Capsella bursa-pastoris on heavy menstrual bleeding: a randomized clinical trial, *Journal of Alternative and Complementary Medicine*, 24(7), pp. 694–700.
13. Templeman, C. *et al* (2009) Risk factors for surgically removed fibroids in a large cohort of teachers, *Fertility and Sterility*, 92(4), pp. 1436–1446.
14. Templeman, C. *et al* (2009) *ibid.*
15. Gallos, I.D. *et al* (2013) LNG-IUS versus oral progestogen treatment for endometrial hyperplasia: a long-term comparative cohort study, *Human Reproduction*, 28(11), pp. 2966–2971.
16. https://www.cdc.gov/cancer/breast/young_women/bringyourbrave/hereditary_breast_cancer/index.htm

17. Kuchenbäcker, K.B. *et al* (2017) Risks of breast, ovarian, and contralateral breast cancer for BRCA1 and BRCA2 mutation carriers, *JAMA,* 317(23), pp. 2402–2416.
18. Greenlee, R.T. *et al* (2010) Prevalence, incidence and natural history of simple ovarian cysts among women >55 years old in a large cancer screening trial, *American Journal of Obstetrics and Gynecology,* 202(4), pp. 373.e1–373.e3739.
19. Ding, T. *et al* (2017) The prevalence of polycystic ovary syndrome in reproductive-aged women of different ethnicity: a systematic review and meta-analysis, *Oncotarget,* 8(56), pp. 96351–96358.
20. Lowe, P. *et al* (2005) Incidence of polycystic ovaries and polycystic ovary syndrome amongst women in Melbourne, Australia. *Australian and New Zealand Journal of Obstetrics and Gynaecology,* 45(1), pp. 17–9; *und* Farquhar, C.M. *et al* (1994) The prevalence of polycystic ovaries on ultrasound scanning in a population of randomly selected women. *Australian and New Zealand Journal of Obstetrics and Gynaecology,* 34(1) pp. 67–72; *und* Clayton R.N. *et al* (1992) How common are polycystic ovaries in normal women and what is their significance for the fertility of the population? *Journal of Clinical Endocrinology and Metabolism,* 37(2) pp. 127–134.
21. Sheehan, M.T. (2004) Polycystic ovarian syndrome: diagnosis and management. *Clinical Medicine & Research,* 2(1), pp. 13–27.
22. Schmidt, J. *et al* (2011) Reproductive hormone levels and anthropometry in postmenopausal women with polycystic ovary syndrome (PCOS): a 21-year follow-up study of women diagnosed with PCOS around 50 years ago and their age-matched controls, *Journal of Clinical Endocrinology and Metabolism,* 96(7), pp. 2178–2185.
23. Adeniji, A.A. *et al.* (2016) Metabolic effects of a commonly used combined hormonal oral contraceptive in women with and without polycystic ovary syndrome, *Journal of Women's Health,* 25(6), pp. 638–645.
24. Van Der Heijden, G.J. *et al* (2010) Strength exercise improves muscle mass and hepatic insulin sensitivity in obese youth, *Medicine and Science in Sports and Exercise,* 42(11), pp. 1973–1980.
25. Pundir, J. *et al* (2017) Laparoscopic excision versus ablation for endometriosis-associated pain: an updated systematic review and

meta-analysis, *Journal of Minimally Invasive Gynecology*, 24(5), pp. 747–756.
26. Halme, J. *et al* (1984) Retrograde menstruation in healthy women and in patients with endometriosis, *Obstetrics and Gynecology*, 64(2), pp. 151–154.
27. Signorile, P.G. *et al* (2009) Ectopic endometrium in human foetuses is a common event and sustains the theory of müllerianosis in the pathogenesis of endometriosis, a disease that predisposes to cancer, *Journal of Experimental and Clinical Cancer Research*, 28(1), p. 49.
28. Bouaziz, J. *et al* (2017) The clinical significance of endocannabinoids in endometriosis pain management, *Cannabis Cannabinoid Research*, 2(1), pp. 72–80.
29. Ciavattini, A. *et al* (2017) Ovarian endometriosis and vitamin D serum levels, *Gynecological Endocrinology*, 33(2), pp. 164–167.
30. Marziali, M. *et al* (2012) Gluten-free diet: a new strategy for management of painful endometriosis related symptoms?, *Minerva Chirurgica*, 67(6), pp. 499–504.

Kapitel 10

1. Toffol, E. *et al* (2014) Melatonin in perimenopausal and postmenopausal women: associations with mood, sleep, climacteric symptoms, and quality of life. *Menopause*, 21(5) pp. 493–500.
2. Barron, M.L. (2007) Light exposure, melatonin secretion, and menstrual cycle parameters: an integrative review, *Biological Research for Nursing*, 9(1), pp. 49–69 (published correction appears in *Biological Research for Nursing*, 9(3), p.264).
3. Haghayegh, S. *et al* (2019) Before-bedtime passive body heating by warm shower or bath to improve sleep: a systematic review and meta-analysis, *Sleep Medicine Reviews*, 46, pp. 124–135.
4. Rosselot, A.E. *et al* (2016) Hong, C.I., Moore, S.R. Rhythm and bugs: circadian clocks, gut microbiota, and enteric infections, *Current Opinion in Gastroenterology*, 32(1), pp. 7–11.
5. Chang, A.M. *et al* (2015) Evening use of light emitting eReaders negatively affects sleep, circadian timing, and next-morning

alertness, *Proceedings of the National Academy of Sciences of the United States of America,* 112(4), pp. 1232–1237.

6. Brown, S.L. *et al* (2009) Social closeness increases salivary progesterone in humans, *Hormones and Behavior,* 56(1), pp. 108–111 (published correction appears in *Hormones and Behavior* 56(5), p. 574).
7. Bonds, R.S. and Midoro-Horiuti, T. (2013) Estrogen effects in allergy and asthma, *Current Opinion in Allergy and Clinical Immunology,* 13(1), pp. 92–99.
8. Bódis, J. *et al* (1993) The effect of histamine on progesterone and estradiol secretion of human granulosa cells in serum-free culture, *Gynecological Endocrinology,* 7(4), pp. 235–239.
9. Maintz, L. and Novak, N. (2007) Histamine and histamine intolerance. *American Journal of Clinical Nutritione,* 85(5), pp. 1185–1196.
10. Robinson, E, *et al* (2013) Eating attentively: a systematic review and meta-analysis of the effect of food intake memory and awareness on eating, *American Journal of Clinical Nutrition,* 97(4), pp. 728–742.
11. Muir, J.G. and O'Dea, K. (1992) Measurement of resistant starch: factors affecting the amount of starch escaping digestion in vitro. *American Journal of Clinical Nutrition,* 56(1), pp. 123–127.
12. Cariati, F. *et al* (2019) Bisphenol a: an emerging threat to male fertility, *Reproductive Biology and Endocrinology,* 17(1), p. 6.
13. Harley, K.G. *et al* (2016) Reducing phthalate, paraben, and phenol exposure from personal care products in adolescent girls: findings from the HERMOSA intervention study, *Environmental Health Perspectives,* 124(10), pp. 1600–1607.
14. Rani, K. *et al* (2016) Psycho-biological changes with add on yoga nidra in patients with menstrual disorders: a randomized clinical trial, *Journal of Caring Sciences,* 5(1), pp. 1–9.
15. Jahnke. R., *et al* (2010) A comprehensive review of health benefits of qigong and tai chi, *American Journal of Health Promotion,* 24(6):e1-e25.
16. Wolf, S.L. *et al* (2003) Reducing frailty and falls in older persons: an investigation of tai chi and computerized balance training, *Journal of the American Geriatrics Society,* 51(12), pp. 1794–1803.

Danksagung

Dieses Buch zu schreiben, wäre nicht möglich gewesen ohne meine unglaubliche Assistentin Bek Botting. Du hast die Stellung gehalten, wenn mein E-Mail-Postfach überlief, hast dich bei mir gemeldet, wenn du wusstest, dass ich überfordert war, und hast mich mit zahllosen GIF-Bildern zum Lachen gebracht, die es immer auf den Punkt brachten. Du hast dich um so viele Aspekte meiner Arbeit gekümmert, und ich bin immer wieder aufs Neue erstaunt ob deiner Fähigkeit, meine Gedanken lesen zu können und gleichzeitig an all das zu denken, was ich nicht einmal auf dem Zettel hatte. Ich bin dankbar für alles, was du getan hast und weiterhin tun wirst, und ich kann es kaum erwarten, dich endlich persönlich zu treffen!

Mein Dank geht auch an alle Mitglieder von *The Flow Collective*. Ihr seid ständig in meinen Gedanken und inspiriert mich immer wieder dazu, noch weiter zu forschen. Danke für eure Wissbegier und dass ihr mir dabei geholfen habt, eine so außergewöhnliche Community ins Leben zu rufen. Mein besonderer Dank gilt allen, die an unserer Diskussionsgruppe zum Thema Wechseljahre teilgenommen haben, aus der einige der Beispiele und Zitate stammen.

Ebenfalls bedanken möchte ich mich bei meiner Agentin Julia, die mich darum bat, dieses Buch zu schreiben, und zwar lange bevor ich selbst auf den Gedanken kam. Danke, dass du mich in jedem Stadium des stürmischen Prozesses der Buchentstehung begleitet und so großartig unterstützt hast, als meine Mutter starb.

Ein Dankeschön gebührt auch dem großartigen Team bei Bloomsbury. Ich freue mich ungemein, wieder mit euch dieses Abenteuer anzugehen, und ich könnte nicht dankbarer sein für eure tolle Arbeit und das Vertrauen, das ihr in mich setzt. Charlotte Croft hat sich auf die Idee eingelassen und darauf vertraut, dass ich das Projekt auch in schwierigen Zeiten durchziehen würde. Holly Jarald danke ich für ihr Adlerauge, dem kein Detail entgeht, und für ihr Lektorat – deine Fragen machen mich zu einer besseren Autorin. Lizzy Ewer und Katherine

Macpherson – meine Power-Verlegerinnen – haben großartige Arbeit geleistet, euch gebührt ebenfalls mein Dank.

Ich danke Karen Gurney und AJ. Der Abend, den wir zusammen verbracht haben, war ein Wendepunkt für mich, und ich bin dankbar für unsere Gespräche und die gemeinsame Zeit. Danke an Baz Moffat für den wichtigen fachlichen Input und an Dr. Bella Smith für das Korrekturlesen des Buchs.

Ich wäre nicht da, wo ich bin, ohne die erstaunlichen Kolleginnen, Lehrerinnen und Mentorinnen, die ich all die Jahre hatte. Christine Hall – wir haben uns nicht lange gekannt, aber du hast mich beeindruckt. Reina James, Hilary Lewin, Amanda Porter, Louise Crockart, Rosita Arvigo, Diane Macdonald, Alexandra Pope, Sjanie Hugo-Wurlitzer, Nicole Jardim, Jessica Drummond, Carrie Jones, Sarah Gottesdiener, Giusi Pezzotta, Lisa Hendrickson-Jack, Holly Grigg-Spall, Lara Briden, Keris Marsden, Dani Gordon, Angela Heap und – last but not least – Angelique Panagos.

Brooke Castillo und allen an der *Life Coach School* gilt mein ewiger Dank. Ohne das, was du mir beigebracht hast, Brooke, wäre meine geistige Gesundheit schon nach den ersten Kapiteln ernsthaft gefährdet gewesen. Das Coaching, dass ich bei euch bekommen habe und das Selbst-Coaching, das du mir beigebracht hast, ließ mich daran glauben, dass ich dieses Buch in einem viermonatigen Lockdown schreiben konnte, und zwar mit einem Vierjährigen zu Hause – ein zunächst unmöglich erscheinendes Ziel. Danke an Lisa Martinello und an alle in meinem Freitagskurs, insbesondere Stacy Tuschl, die im Angesicht des Abgabetermins für mich da war. Danken möchte ich auch Victoria Albina, der ich einige Erkenntnisse verdanke, und natürlich Stacey Boehman und allen innerhalb von 2k und 200k dafür, dass ihr mich angespornt und meine Überlegungen und Gedanken zu all jenem, was möglich erscheint, in Frage gestellt habt.

Ebenfalls bedanken möchte ich mich bei *Fuck You Pay Me.* Ich bin immer wieder überwältigt von der Großzügigkeit, die in dieser Gruppe herrscht, und inspiriert von der großartigen Arbeit, die dort geleistet wird. Danke an alle im *Rabbit Hole*, dass ihr immer dann da seid, wenn ich es nicht bin.

Danke an Steve Horne, dass du wieder in meinem Leben aufgetaucht bist, mit *Three Women* und einem Riegel Green & Blacks-Schokolade im Gepäck. Mein Dank geht auch an Megan und Harriet für all die „lol", an Gabby, Adlin und Othega Uwangba für das gute Gespräch, an Octavia Bright für unsere Spaziergänge und Gespräche und für deine Bereitschaft, dies zu tun, an Richard und Craig für die Momente der Normalität über die Gartenmauer hinweg während des Lockdowns, an Anna Jones für deine stetige Unterstützung und an Rebecca Schiller für ihr Verständnis für mich und dieses Projekt. Kelly Abbott – du bist eine unglaubliche Frau und eine Kraft des Guten in dieser Welt. Dir danke ich für ALLES. Naomi, Natalie, Ryan, William und Hugo bin ich sehr dankbar, dass unsere Familien befreundet sind – 2020 war nicht einfach und gemeinsam haben wir es geschafft. Danke an Mars Lord, du bist immer da und verstehst mich, und es ist ein Segen, dich als Freundin zu haben.

Ein besonders GROSSES Dankeschön gebührt Natalie Georgas. Du hast mich so oft vor dem Abgrund bewahrt, warst in guten wie in schlechten Zeiten für mich da und hast zahllose Tassen Tee und heiße Schokolade mit mir geteilt. Ich bin dir und Frankie so dankbar, dass ihr mir geholfen habt, die Schönheit meiner Neurodiversität zu sehen.

Danke an Sam, Sandra und den kleinen Jasper. Sam, du bist einfach großartig, und ich bin sehr froh, dich zum Bruder zu haben. Ich danke meinem Vater, der mich aufforderte, mir *Woman's Hour* (Anm. d. Übers: ein BBC-Radiomagazin) anzuhören, lange bevor ich dazu bereit war.

Ich danke dir, Paul, dafür, dass du weißt, dass mein Gehirn das Schreiben braucht. Es ist wirklich ein Zeugnis für unsere Beziehung und meine Liebe zu dir, dass wir TROTZ DEINES STÄNDIGEN PFEIFENS während der Arbeit an diesem Buch noch immer zusammen sind.

Danke an Nelson, mein wundervoller Nelson, jetzt habe ich Zeit zum Spielen.

Und ich danke meiner Mutter. Du konntest dieses Buch nicht mehr lesen, aber es steckt so viel von dir darin.

Stichwortverzeichnis

Weitere Einträge finden sich auch im Glossar auf den Seiten 363–369.

Über die Autorin

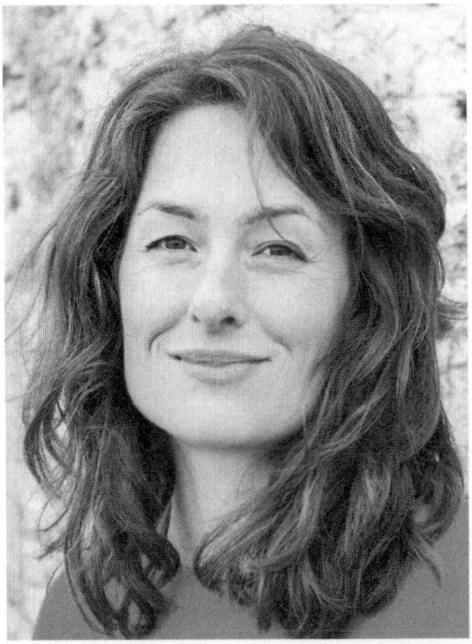

Wenn es um Themen rund um die Menstruation und Fruchtbarkeit geht, ist Maisie Hill ein unglaublicher Quell an Wissen und Erfahrung. Mit ihrer großen Bandbreite an Behandlungsmethoden unterstützt sie seit 2006 Frauen im Umgang mit Zyklus- und Fruchtbarkeitsproblemen und verhilft ihnen zu einem ausgeglichenen Hormonhaushalt. Weil sie sich leidenschaftlich und engagiert für Frauen und ihre Gesundheitsprobleme einsetzt, wird sie zuweilen auch als „Womb Whisperer" („Gebärmutterflüsterin") bezeichnet. Man erkennt Maisie Hill sofort an ihren auffälligen Tattoos und ihrem ansteckenden Lächeln und sie beeindruckt ihre Klientinnen gleichermaßen mit ihren wissenden Händen und ihrer positiven Ausstrahlung.

Ihre Fähigkeit, andere zu behandeln, entdeckte sie – zumindest aus ihrer eigenen Sicht – bereits mit acht Jahren. Tatsächlich war ihre Mutter höchst erstaunt, als sie entdeckte, wie Maisie den Rücken ihres kleinen Bruders mit einem Kamm bearbeitete (hätte sie seinerzeit etwas über Gua-Sha-Massagen gewusst, wäre sie bestimmt begeistert gewesen). Seit sie damals ausgeschimpft wurde, wie sie ihren Bruder und zwei seiner Freunde „behandelt" hatte, machte Maisie Hill einen Bachelor-Abschluss in chinesischer Akupunktur und schloss Ausbildungen in Arvigo®-Therapie, Fußreflexzonenmassage, Aromatherapie und Akupunktur für Kinder ab, ohne dabei ihren ganz eigenen Behandlungsansatz aus den Augen zu verlieren.

Maisie Hills Interesse für Frauengesundheit begann, als sie im Alter von zwanzig Jahren und ohne Kinderwunsch das Buch *Familienplanung* von Toni Weschler las. Nachdem sie jahrelang die Pille genommen hatte, womit sie sich körperlich und seelisch nicht gut fühlte, suchte sie nach neuen Wegen, um ihr Fortpflanzungssystem zu verstehen und einen Zugang dazu zu finden. Durch das Buch entdeckte sie nicht nur eine Verhütungsmethode, die ihr entgegenkam, sondern war auch beeindruckt von den Fähigkeiten ihres Körpers und verblüfft, dass niemand ihr bislang diese wertvollen Informationen hatte zukommen lassen. So entstand ihr leidenschaftlicher Wunsch, mehr über den Menstruationszyklus zu erfahren.

Zahlreiche Fortbildungen zum Thema Frauengesundheit später hilft Maisie Hill nun selbst Frauen die Kraft ihres Menstruationszyklus zu entdecken. Im Jahr 2017 rief sie den *Womb Tang Clan* ins Leben, ein Online-Coaching-Programm, das Frauen rund um den Globus helfen soll zu verstehen, wie Hormone arbeiten und wie sie die einzelnen Zyklusphasen optimal zum Erreichen bestimmter Ziele nutzen können. Für einige Frauen bedeutet dies beispielsweise zu wissen, wann sie vor Selbstbewusstsein strotzen und Meetings souverän bewältigen, während es für andere eher darum geht herauszufinden, wann der optimale Zeitpunkt ist, um schwanger zu werden. Für praktisch alle Frauen ist es hingegen wichtig zu wissen, wann es an der Zeit ist, einen Gang herunterzuschalten, „Nein" zu sagen und für sich selbst zu sorgen. Und das ist eine ziemlich coole Sache.

Mehr als ein Jahrzehnt hat Maisie Hill Hunderte von Familien während der Schwangerschaft als Doula begleitet. Sie leitet Geburtskurse der *Red-Tent*-Bewegung und ist eine bekannte Größe im Doula-Mentoring-Programm der Initiative *Birdsong Brooklyn*.

Maisie Hill brennt dafür, Frauen die Mechanismen ihres Fortpflanzungssystem näher zu bringen, sodass sie ihren Menstruationszyklus und ihre Hormone verstehen und optimal für sich nutzen können.

Internet: www.maisiehill.com
Instagram: www.instagram.com/_maisiehill_
Facebook: www.facebook.com/maisiehillwombwhisperer
Twitter: www.twitter.com/maisiehill